科学出版社"十四五"普通高等教育本科规划教材
科学出版社普通高等教育药学类系列教材

生物药剂学与药物动力学

第2版

主　编　鲁卫东　于　超
副主编　贾　乙　王　凌　钟志容　李维凤　高秀容
编　委（以姓氏笔画为序）

于　超（重庆医科大学）　　　　　　王　凌（四川大学）
白　燕（重庆医科大学）　　　　　　任国莲（山西医科大学）
刘　畅（齐齐哈尔医学院）　　　　　刘　佳（昆明医科大学海源学院）
孙红武（陆军军医大学）　　　　　　阳　剑（昆明医科大学）
李海菊（长治医学院）　　　　　　　李维凤（西安交通大学）
李瑞娟（内蒙古医科大学）　　　　　林意菊（大理市第一人民医院）
钟志容（西南医科大学）　　　　　　贾　乙（陆军军医大学）
高秀容（成都医学院）　　　　　　　黄　静（贵州医科大学）
逯　荻（昆明医科大学）　　　　　　程　欣（云南中医药大学）
鲁卫东（昆明医科大学）　　　　　　谢非凡（中南大学）
颜　红（湖南中医药大学）

科学出版社
北　京

内 容 简 介

本教材分为两篇，第一篇先介绍生物药剂学概念与基本知识和药物跨膜转运，再依据药物体内过程以吸收、分布、代谢、排泄展开，逻辑清晰严密。第二篇先讲述药物动力学基本概念及药物动力学将会涉及的一些共性知识，再依据给药途径和给药次数分别以单剂量血管内给药药物动力学、单剂量血管外给药药物动力学、多剂量给药药物动力学展开，接着介绍了非线性药物动力学、药物动力学在药物设计中的应用和药物动力学在临床实践中的应用，深入、系统地对其应用进行阐述，以便学以致用。最后，通过药物动力学研究进展，结合当今该学科的发展，对其研究进展进行阐述。本教材在章节内容编写上，注重理论与实践的结合，书中引用大量例子有利于对所阐述理论知识的理解。本教材注重有关新进展的介绍，同时注重科学性、严谨性、实用性及启发性。

本教材适合药学、药物制剂、临床药学及相关专业本科教学使用，同时也可作为药学相关从业人员的参考用书。

图书在版编目（CIP）数据

生物药剂学与药物动力学 / 鲁卫东，于超主编. 2 版. -- 北京：科学出版社，2024. 12. --（科学出版社"十四五"普通高等教育本科规划教材）（科学出版社普通高等教育药学类系列教材）. -- ISBN 978-7-03-080115-9

Ⅰ. R945；R969. 1

中国国家版本馆 CIP 数据核字第 2024UN8129 号

责任编辑：王锞韫 / 责任校对：宁辉彩
责任印制：张　伟 / 封面设计：陈　敬

科学出版社 出版
北京东黄城根北街 16 号
邮政编码：100717
http://www.sciencep.com
天津市新科印刷有限公司印刷
科学出版社发行　各地新华书店经销

*

2017 年 1 月第 一 版　开本：787×1092　1/16
2024 年 12 月第 二 版　印张：20
2024 年 12 月第八次印刷　字数：590 000

定价：88.00 元
（如有印装质量问题，我社负责调换）

前　言

党的二十大是在全党全国各族人民迈上全面建设社会主义现代化国家新征程、向第二个百年奋斗目标进军的关键时刻召开的一次十分重要的大会,会议提出加快建设健康中国是全面建设社会主义现代化国家的必然要求。全民健康是一个国家综合实力的体现,是民族昌盛和国家富强的重要标志,是现代化国家应有之义。在我们进入实现中华民族伟大复兴的重要节点,药学教育特别是横跨多学科的生物药剂学与药物动力学的人才培养应该自觉为实现中华民族伟大复兴,将我国建设成富强、民主、文明、和谐、美丽的社会主义现代化国家贡献自己的力量。

一流的本科人才培养离不开一流的教材,一本好的教材不仅要具有可读性,更要具有知识传递性,同时要满足不同专业、不同特色培养模式学生的需求,使教师能在教材中选取相应内容教授学生,学生也能重点选择学习教材中自己感兴趣的内容。此外,对学生实践和创新能力的培养也应该在教材中有所体现,本教材正是本着这一编写理念完成的。

本教材共包括十四章,第一至六章为第一篇生物药剂学内容,第七至十四章为第二篇药物动力学内容,系统地介绍了生物药剂学与药物动力学的基本概念、基本理论、基本研究方法、应用及研究进展。

本教材注重理论知识与临床实践及药学学科进展相结合,力求做到语言简明易懂,重点突出,详略得当,名词定义言简意赅,知识阐述由浅入深。

本教材的特色主要体现在以下方面。

(1)兼顾理论性和实践性。本教材兼顾理论性与实践性,在对基本理论知识讲述清楚得当的基础上,将理论与实践紧密结合。例如,第十三章药物动力学在临床实践中的应用,提供了大量来自临床的知识,并结合理论进行深入浅出的阐述。

(2)具有更好的可读性。例如,第一篇生物药剂学部分,本教材将涉及药物体内吸收(A)、分布(D)、代谢(M)和排泄(E)四个过程的共性知识单独列出作为第二章药物跨膜转运,章中的知识点紧密围绕后面药物体内 ADME 四个过程章节讲述,过于理论化的延伸内容未过多涉及,层次及逻辑清晰,增加了可读性。再如,本教材将传统教材中的单独一章“统计矩原理”归入药物动力学概述中药物动力学模型之非隔室模型项下,逻辑层次清晰,只针对重要内容讲解,更多强调其应用性而非枯燥的理论,可读性增强。另外,隔室模型判别方法放在药物动力学概述部分隔室模型概念之后讲解,逻辑性和可读性均更强。

(3)配套的数字资源。如章前学习指导视频、章末总结视频、思考题答案二维码链接等,并且各章风格统一。

(4)育人与育才有机结合。本教材融入党的二十大精神,做到思政与专业知识内容的有机融合,突显中国特色社会主义新时代人才的培养模式。

本教材编委的热情与投入,以及出版社的大力支持,使得本教材能顺利完成,在此对他们致以衷心感谢!

鉴于编者水平有限,教材中如存在疏漏之处恳请各位读者批评指正。

鲁卫东　于　超

2024 年 1 月

目　　录

第一篇　生物药剂学

第二篇 药物动力学

第一篇 生物药剂学

第一章 生物药剂学概述

章前学习
指导

学习目标

1. 掌握 生物药剂学的定义和药物的体内过程；吸收、分布、代谢、排泄的定义；剂型因素、生物因素的概念。

2. 熟悉 生物药剂学的研究内容和在药物研究中的地位。

3. 了解 生物药剂学的研究方法、应用和与药学相关学科的关系。

第一节 生物药剂学的定义

药剂学（pharmaceutics）通过对药物制剂制备的基础理论（elementary theory）、处方设计（formula design）、制备工艺（manufacturing technology）、质量控制（quality control）和合理应用（reasonable use）等的研究，将原料药制成某种剂型（dosage form），得到相对应的制剂（preparation），通过一定的给药途径（route of administration）进入体内后经历的一系列的体内过程。给药途径分为血管外给药途径（extravascular route of adminstration）和血管内给药途径（intravascular route of administration）。口服（oral）、直肠（rectum）、舌下（sublingual）、颊黏膜（buccal mucosa）、皮肤黏膜（mucocutaneous）、肌内（intramuscular）、皮下（subcutaneous）、吸入[inhalat，包括鼻腔（nasal）和肺部（pulmonary）]等均属于血管外给药途径。静脉推注（intravenous bolus）和静脉滴注（intravenous drip）属于血管内给药途径。

药物从给药部位进入体循环称为药物吸收（absorption）。血管内给药的药物直接进入体循环，无吸收过程，也可以说药物100%瞬间吸收。血管外给药的药物要发挥系统药理作用，必须从给药部位吸收进入体循环系统（systemic circulation system）。药物吸收的速度影响给药后药物出现在体循环的速度。药物吸收的程度代表了所给剂量的药物中能够到达体循环的部分，称为吸收分数（absorbed fraction，F），该部分药物通常能代表药物生物利用度（bioavailability）。药物吸收进入体循环的速度和程度决定了给药后药物起效快慢（onset effect）和药效强度（intensity effect）。通常药物在血浆中的浓度必须达到最低有效药物浓度（minimum effective concentration，MEC）才有可能产生药理效应。快速的药物吸收导致药物快速起效，高程度的药物吸收导致高的血浆药物浓度，进而达到更强的药效。药物的物理化学性质、剂型和给药途径是影响药物进入体循环的速度及程度的主要因素。药物一旦进入体循环将会被分布到体内几乎所有的部位（包括药理作用部位及其他的消除器官等，靶向制剂的设计可有效增加药物在药理作用部位的分布），即药物随着体循环向各组织、器官或体液转运，并在血浆和作用部位达到动力学平衡，此过程称为药物分布（distribution）。分布的程度受药物物理化学性质，特别是药物脂溶性的影响极大。此外药物与血浆蛋白的结合程度也是考量药物分布程度的重要参数。由于药物在作用部位的浓度不易获得，通常用药物在血浆中的浓度替代。药物在血浆中的浓度受很多因素影响，如吸收进入体循环的药物量、分布的程度及药物从体内消除的速度。药物在吸收过程或吸收进入体循环后，通常会受肠道菌群或体内酶的作用，使其化学结构发生改变，此过程称为药物代谢（metabolism）。药物在体内的作用发挥完成之后会从体内以原型药物或其代谢产物（被生物酶降解或生物化学转化）的形式消除，此过程称为排泄（excretion）。以上描述的药物体内过程中，吸收、分布和排泄也称为药物在体内的转运（transport）过程，分布、代谢和排泄称为药物在体内的处置（disposition）过程，代谢和排泄称为药物在体内的消除（elimination）过程。

药物要发挥临床治疗作用,就需要有足够的药物到达作用部位,并且在此部位停留足够长的时间以发挥药理效应,这一切都与给药途径、给药剂型及药物在体内的转运速度等因素有关。吸收是药物发挥药效的前提,因而从狭义的角度说,生物药剂学可以被定义为研究药物的理化性质、剂型及给药途径等对药物吸收速度和程度影响的学科。研究发现,吸收之后的分布、代谢和排泄对药效的发挥也会产生重要影响,如靶向制剂通过改变药物在体内的分布特征,达到高效、低毒的临床效果。此外,对同一用药个体,同一剂型通过不同途径给药、不同的剂型通过同一途径给药、同一剂型不同处方通过同一途径给药等都会导致药物血浆浓度出现显著差异,进而导致药效的差别,甚至出现不良反应或无效作用。不同的用药个体,由于疾病、遗传等差异,同一剂型、同一途径给药的药效和不良反应也会有很大差别,如吸入气雾剂对儿童、老年人和有呼吸障碍的患者疗效通常较差。因而,广义来说,可以将生物药剂学(biopharmaceutics)定义为通过研究药物及其制剂在体内的吸收、分布、代谢和排泄过程,从而阐明剂型因素和生物因素对药物效应影响的一门学科。这里的剂型因素是个广义概念,不仅包括剂型本身的因素,还包括药物及其剂型的理化性质、用法用量、辅料的性质及用量、药物的配伍及相互作用等。生物因素包括种族、性别、生理、病理、年龄、遗传等。药物效应是机体对药物作用的反应,包括治疗效果和不良反应。药物体内过程见图1-1。

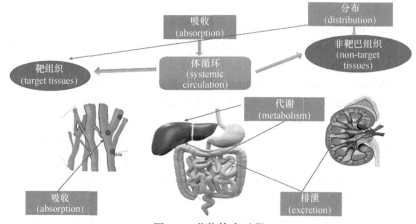

图 1-1   药物体内过程

不同剂型通常需通过不同给药途径进入体内,药物体内过程会有很大差异(图1-2)。

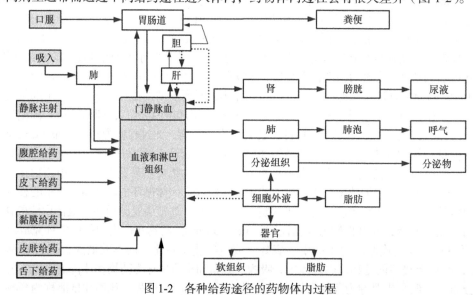

图 1-2   各种给药途径的药物体内过程

第二节　生物药剂学的研究内容及进展

一、药物的剂型因素和生物因素对药物体内过程的影响

药物制剂进入体内后，药物首先要从制剂中释放或溶出，然后透过用药部位的生物黏膜吸收进入体循环，才有可能发挥药理作用。药物的物理化学性质对药物的体内转运有极大影响，如药物的结晶形态、粒径等极大影响药物溶出性能，从而影响药物从制剂中释放或溶出的速度和程度，影响药物的吸收。机体的生物黏膜是脂质膜，药物主要通过被动扩散形式跨过生物黏膜，对大多数药物，其脂水分配系数对药物的膜渗透性有很重要的影响。此外，药物剂型、制剂辅料、制剂处方和制备工艺对药物体内溶出性能及药物体内外稳定性会有很大影响，从而影响药物体内转运过程。药物在体内的代谢稳定性会影响药理效应发挥，与药物本身的立体结构有很大关系。例如，药物对映体物理化学性质相同，旋光方向不同，则生理生化作用不同，通常只有一种对映体有显著药理活性。药物对映体空间构型不同，不仅药物在口服吸收上存在差别，在与血浆蛋白的结合程度及代谢作用上也存在差别。

药物的体内过程与用药个体的生理因素关系密切。因此，可根据机体的生理功能进行制剂的设计。例如，依据胃肠道的生理差异，如消化道各部位 pH、药物转运时间、酶与细菌对药物及辅料的作用，设计缓控释制剂、胃漂浮制剂、结肠定位给药制剂和肠溶制剂等。此外，研究微粒给药系统在血液循环中的转运，将为靶向给药系统设计奠定基础。

二、生物药剂学的研究方法

（一）药物体内吸收预测

生物药剂学研究药物进入体内的吸收、分布、代谢和排泄过程的影响因素，从而找到提高药效、降低药物不良反应的方法。但体内研究耗时、耗力，在药物制剂研发中，特别是处方研究阶段，如能通过体外方法对药物体内过程，特别是吸收情况先进行预测，之后再通过体内试验验证，将会减少不必要的研发流程，节省人力、物力和缩短研发周期，提高新药研究效率，既能为保障人民健康、全面推进健康中国建设贡献力量，还有助于提高自主创新能力，掌握医药创新制高点和主动权。

1. 生物药剂学分类系统　药物体内吸收是一个药物跨膜转运或称渗透的过程，药物跨生物膜之前，首先要以分子状态溶出，溶出是药物跨膜的前提。依据生物药剂学分类系统（biopharmaceutics classification system，BCS）理论，根据药物的溶解性和渗透性，将药物分为四类：Ⅰ类为高溶解性高渗透性药物；Ⅱ类为低溶解性高渗透性药物；Ⅲ类为高溶解性低渗透性药物；Ⅳ类为低溶解性低渗透性药物。根据药物在分类系统中的归属，可对药物体内吸收及体内外相关性作出预测。例如，Ⅰ类药物体外溶出和体内吸收具有相关性，因此可以通过改进溶出度测定装置、溶出介质等实验条件，进行溶出速率测定方法研究，并依此研究结果来预测药物体内跨膜的情况。

2. 药物的物理化学性质　机体生物膜是由磷脂和胆固醇组成的脂质双分子膜，药物脂溶性大一般容易跨膜，可通过测定药物在正辛醇/水系统中的脂水分配系数预测药物体内跨膜的情况。药物的生物药剂学性质与其临床应用可能性密切相关。

利平斯基（Lipinski）等研究者发现的"五原则"（the rule of five）可以通过理化性质对药物经小肠吸收情况进行初步的预测，即当化合物的理化参数满足下列任意两项时，其在小肠中的吸收较差：分子量 >500；氢键供体数 >5 个；氢键受体数 >10 个；$\lg P$ 值 >5.0；氢键供体数+氢键受体数 >12。

（二）药物转运的研究方法

1. 体外研究方法　目前有很多通过体外研究预测药物体内转运的方法，包括细胞模型、人工

生物膜技术、生物物理实验技术等。

（1）细胞模型：细胞来源广泛，包括人类结肠腺癌细胞、人黏膜下层腺癌细胞、犬肾上皮细胞及位于派尔集合淋巴结（Peyer patch，PP）的 M 细胞等。细胞模型实验条件可调节，实验时间较短，有较好的重复性和准确性，可用于研究不同部位生物黏膜通透性、转运途径和转运机制，药物在机体不同部位的代谢情况及吸收促进剂的筛选等。

最常见的细胞模型为 Caco-2 细胞模型，其模型细胞来源于人结肠腺癌细胞，具有 P-糖蛋白（P-gp）高表达的特征。该模型通常用于小肠上皮细胞药物转运的研究，还可用于研究药物的细胞内代谢及药物的首关代谢。另外，血脑屏障模型，其模型细胞来源于脑微血管细胞，用于研究药物跨血脑屏障的影响因素及促进方法的研究。

（2）人工生物膜技术：是重要的类生物膜结构评价系统，主要有模拟生物膜色谱法（mimetic biomembrane chromatography，MBC）。该方法是在色谱固定相外包裹模拟生物膜（脂质体等）后观察药物的保留情况。因为药物在色谱中的保留行为与小肠黏膜吸收结果有较好的相关性，可通过测定不同 pH 条件下 MBC 保留行为来预测药物在胃肠不同部位吸收。

此外，胶束液相色谱法（micellar liquid chromatography，MLC）是在流动相中添加浓度超过临界胶束浓度的表面活性剂。研究发现药物在 MLC 上的保留行为和药物与生物膜的作用强度有较好的相关性。

平行人工膜渗透分析（parallel artificial membrane permeation assay，PAMPA），利用自组装人工膜（药物的水性缓冲液+富含磷脂的十二烷或十六烷）代替细胞膜模型，主要用于药物通过被动扩散机制转运的研究。

（3）生物、物理实验技术：结合近代物理学和生物科学的研究进展，在细胞与分子水平对药物转运进行研究。常用技术包括电子显微技术、扫描隧道显微技术，可用于直接观察亚细胞的构造，甚至可以得到生物大分子的形象，研究大分子药物和靶细胞的相互作用。中子衍射方法可用于研究药物分子在磷脂双分子层中的位置。振动光谱可用于研究生物膜与药物及其他膜外分子的相互作用。红外光谱（IR）、拉曼光谱、磁共振（NMR）可用于研究抗体与脂质体或药物和脂质体相互作用机制，研究脂质体膜结构及对药物转运的影响。微透析技术是将一种具有透析作用且充满液体的微细探针置于生物体内，与探针周围组织进行物质交换后测定其内的化学物质含量的技术。该技术可在麻醉或清醒的生物体上使用。

此外，模拟体内吸收的体外模型如经皮吸收模型、血脑屏障模型、角膜吸收模型也用于药物吸收的预测。人工神经网络技术通过计算机模拟生物神经网络的某些结构及功能，结合化合物构效关系的研究，从化合物结构参数预测药物体内吸收。

2. 体内研究方法　药物动力学研究方法是研究药物转运最常用的体内方法，通常选用家兔、大鼠、比格犬等作为模型动物。斑马鱼具有实验周期短、费用低等优点，近年来也被选作模型动物。给模型动物用药后，于规定时间点采集血样、尿样或组织样本，测定其中药物浓度或其代谢物浓度，根据药物动力学研究方法得到主要药物动力学参数，对药物体内转运进行评价。

高效液相色谱法（HPLC）、放射性同位素标记、气相色谱、质谱荧光分光光度法、原子分光光度法、同位素标记、磁共振等常用于药物或其代谢物浓度的测定。测定方法的准确性、灵敏性、专属性等是该体内方法的关键。此外，正电子发射断层显影术、表面等离子共振技术、微透析等技术也得到广泛应用。

三、新的给药途径

多肽及蛋白质类药物在胃肠中不稳定，容易被胃肠环境破坏。该类药物分子量大，不容易透过生物黏膜吸收。因而该类药物目前在临床上主要通过注射途径给药。注射给药不方便，并且存在导致与针头相关疾病传播的风险。此外，该类药物生物半衰期短，需长期反复给药，导致患者用药顺应性差。因此，蛋白质、多肽类药物非注射给药途径新剂型的研究很有必要性，通过药剂学手段，如脂质体技术，将胃肠中不稳定、分子量大不易透过胃肠生物黏膜的问题解决，将其设计成口服给药剂型也是有可能的。此外，口腔黏膜给药、鼻黏膜给药、直肠黏膜给药、眼黏膜给药等非胃肠道黏膜给药系统，肺内给药系统，透皮给药系统，皮下埋植系统等非注射给药途径的研究也很受关注。总之，通过深入研究各个给药途径药物吸收的影响因素，从而有针对性地解决影响吸收的关键问题，那么非注射给药途径的蛋白质、多肽类药物的临床应用将具有无限可能。据目前的研究发现，该类非注射新剂型的生物利用度较低。因而从分子及细胞水平深入考察影响多肽及蛋白质类药物吸收的因素，提高蛋白质、多肽的生物黏膜透过性，提高抵抗酶、pH 降解的能力，寻找促进吸收的方法就非常必要。

此外，还可以根据药物转运机制和影响药物吸收因素的研究，建立呼吸道给药、舌下黏膜给药、经皮给药等途径的给药方法。例如，通过确定药物肺部沉积的情况，将雾化的高压气流通过体外递进撞击器（cascade impactor，CI），测定颗粒在各个分级板上的沉积情况，进行肺部给药药物体外研究。通过药物透过皮肤黏膜角质层的情况，进行经皮给药研究。某些治疗脑内疾病的药物可通过鼻黏膜给药绕过血脑屏障，可通过考察鼻黏膜中酶对药物的降解及鼻黏膜对药物的渗透性进行研究。

四、分子生物药剂学

分子生物药剂学（molecular biopharmaceutics）是指在细胞与分子水平研究药物与给药系统和生物大分子的相互作用及药物在给药系统中的分子状态对药物吸收、分布、代谢和排泄的影响的科学，其研究的主要内容之一是在分子和细胞水平研究剂型因素对药物吸收的影响。

1. 对药物转运器的研究　细胞膜上存在多种转运体，由此组成不同药物转运器，介导药物内流与外排。药物转运器在体内多个黏膜部位均有表达，因而在药物体内吸收、分布和排泄中起到很重要的作用。研究药物转运器对改善药物跨膜及药物处置和药物相互作用都会起到很好的作用（图1-3）。此外，在某些疾病状态下，药物转运器在体内的分布和表达有可能发生改变，因此，通过研究生理病理状态下药物转运器与药物的动态作用，可为针对某一特定疾病的新药的开发提供极大的指导。

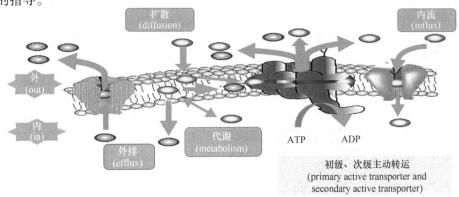

图 1-3　药物转运器与药物相互作用

2. 药物载体的结构对药物转运的影响研究　广义来说，凡是能装载药物，使其以一定的途径进入体内的都称为药物载体。但通常载体是指微粒型药物载体，包括聚合物胶束、微囊、微球、脂质体、纳米粒等，不同类型的微粒型载体通常采用某些特定的材料，通过某些特定的制备方法生产，具有某些特有的结构、大小及离子性质。通过从分子或细胞的水平对此类药物载体结构进行研究及调控，可提高对药物的装载量、释药及靶向性能。

3. 药物的细胞内靶向与胞内动力学研究　药物细胞内靶点通常为胞内的核酸、蛋白质、受体或酶等，生物分子药物靶向的细胞器主要包括线粒体或高尔基体等。胞内动力学主要研究药物在细胞内的处置，包括药物在细胞膜的渗透和外排，在胞内的分布和降解。微粒型载体包载药物形成的微粒型制剂通过与细胞膜的物理吸附、融合、内吞、膜间转运或接触释放等方式进入胞内（图1-4），不同的入胞途径可能导致药物在细胞内分布和代谢的差异。因而在细胞水平通过药物动力学方法定量研究药物入胞的方式、胞内的转运释放与降解情况，对精准给药系统的设计具有重大意义。

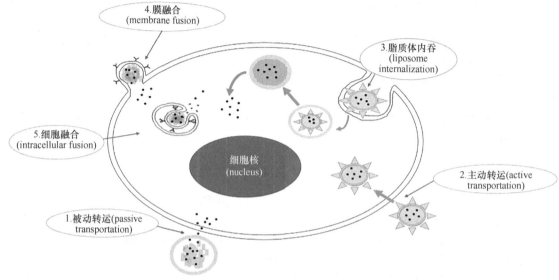

图 1-4　药物入胞方式

五、基 因 给 药

基因给药可通过遗传物质纠正人类基因结构或功能。基因给药的关键首先要减少调理素对基因药物非特异性作用及网状内皮系统等的非特异性吞噬，并能被细胞高效摄取，入胞之后要避免DNA被溶酶体降解，继而才能达到向细胞核转运的目的。DNA带负电荷，并且分子量大，细胞膜通常也带负电，导致DNA不容易渗透通过细胞膜，因而基因递送需要载体。通常的基因递送载体包括病毒和非病毒载体，微粒型药物载体是常用的非病毒载体。例如，采用阳离子脂质体作为载体包载基因药物，有利于其与带负电的细胞膜的吸附，再利用脂质体材料与细胞膜的亲和性及融合性作用，使基因药物高效导入细胞内。有效的载体不仅自身具有安全性，并且能携带基因克服体内多种生物屏障的影响，增加胞内转运和细胞核摄取，提高基因的组织和细胞特异性及靶向性，实现安全、高效的基因治疗（图1-5）。

六、细胞治疗产品

细胞治疗产品临床前药物动力学研究应能阐明细胞的体内过程及伴随的生物学行为，重点关注目标细胞、辅料及分泌的生物活性分子在体内的增殖、表达和与宿主组织的相互作用。临床药物动力学研究应尽可能开展细胞治疗产品的体内过程研究，重点检测细胞的活力、增殖与分化能力、体内的分布/迁移和相关的生物学功能。

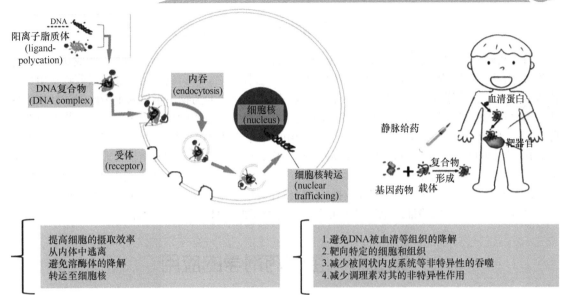

图 1-5 基因给药

七、计算机辅助药物设计

计算机辅助药物设计（computer aided drug design，CADD）可以提高药物研发的成功率，降低研发成本，缩短研发周期，是目前创新药物研究的核心技术之一。药物动力学反映了药物在生物体内吸收、分布、代谢和排泄的规律。在新药创制中，约 60%的药物由于体内生物药剂学性质不理想或毒性过大而导致开发失败。通过计算机辅助预测药物体内过程能将无成药前景的药物在早期排除，降低研发成本，提高研发效率。目前，常用的药物代谢产物预测软件有 TMES、METEOR、ADMET Predictor 等。以 ADMET Predictor 软件为例，只需输入化合物的结构式即可快速并且较准确地预测化合物的理化性质，体内的吸收、分布、代谢、排泄、毒性及生物利用度等参数。CADD 计算结果只是预测值，不能取代实验数据，药物设计的最终结果还需要以此预测值作为指导进行体内的实验验证，该实验验证结果反过来可用于改进和完善 CADD 方法与策略。

第三节　生物药剂学的应用

一、在新药开发中的应用

1. 新药的合成及筛选阶段需考虑药物体内的转运与转化关系　在筛选以先导化合物为基础进行化合物合成的过程中，需要考虑候选化合物的生物药剂学性质。好的候选化合物一般应具备良好的给药部位吸收，良好的靶部位分布浓集的能力，有适宜的药物动力学参数。通过动物模型实验预测药物体内吸收情况，由此可将生物药剂学性质不佳的候选化合物在新药研究的前期阶段淘汰，大大减少新药研究过程中人力物力的浪费。或者通过对先导化合物结构进行改造以改善其体内生物药剂学性质，以达到适宜的药物动力学参数。此外可以根据药物体内代谢的情况或代谢部位与途径来设计前药。

2. 新药的安全性评价为毒性试验设计提供依据　在新药安全性评价过程中，生物药剂学的研究主要考虑药物体内的分布，重点考察对药物蓄积部位的影响及由此造成的一系列不良影响。此外，针对药效与血药浓度呈相关性的药物，可通过血药浓度监测其安全性，否则需通过药效学指标来监测药物的安全性。可根据动物模型实验得到的药物动力学参数指导毒性试验方案的设计。

3. 新药制剂研究为评价剂型的合理性提供依据　合理的剂型是充分发挥药效和降低毒性的前提。例如，口服给药剂型需通过动物模型实验得到一系列药物动力学参数，如血药浓度、血药浓度-时间曲线下面积（AUC）、峰浓度（C_{max}）和达峰时间（t_{max}），这些参数分别反映了药物被机体吸收的速度和程度。因而对设计合适的口服给药剂型具有很重要的指导意义。或者根据某个不适宜的药物动力学参数指导给药剂型的设计或改造，如 t_{max} 太大，说明药物吸收慢，可通过提高药物溶出速度的剂型设计获取适宜的药物动力学参数。

4. 新药临床前与临床研究需要进行动物或人体药物动力学研究　新药临床前生物药剂学研究试验主要通过动物，如比格犬进行，通过对药物进行毒性、刺激性、致癌、致畸性、致突变等安全性评价来预测临床研究的风险程度。新药临床生物药剂学研究是药物研究不可缺少的环节，试验的对象是患者或健康志愿者，主要针对药物的有效性和安全性进行研究。Ⅰ期临床试验需提供健康志愿者用药后药物在体内的吸收、分布、代谢和排泄的主要药物动力学参数。Ⅱ期和Ⅲ期临床试验需提供患者用药后药物在体内的主要药物动力学参数，包括生物利用度、安全性、药物组织分布或蓄积情况等。临床给药方案设计的依据很大程度上依赖于生物药剂学与药物动力学研究得到的药物动力学参数。

二、在临床药学中的应用

药品在临床应用中需要进行生物药剂学研究。临床药学（clinical pharmacy）针对用药安全性和有效性进行研究，主要内容涉及剂型、给药途径、给药间隔、给药剂量、联合用药等。

1. 给药途径及剂型的确定，需要生物药剂学研究的指导　剂型不同、给药途径不同，药物体内吸收或代谢有差异。例如，口服给药药物可能存在肝脏首过效应，此外药物在胃肠道的溶解对吸收有很大影响。根据生物药剂学研究得到的药物动力学参数可用于指导剂型或制剂处方的设计及给药途径的选择。例如，生物药剂学研究发现，银杏黄酮普通片剂体内生物利用度很低，究其原因可能是体内溶出不佳，为改善其溶出，有研究者将其制成软胶囊剂型，口服给药后发现生物利用度有极大提高。再如，经生物药剂学研究，硝酸甘油口服片剂生物利用度低，究其原因是肝脏首过效应严重，为此将其给药途径改为舌下黏膜给药，其生物利用度极大提高。

2. 给药剂量与给药间隔的确定需考虑药物体内过程的影响因素　给药剂量和给药间隔是临床给药方案设计的基本内容。根据已知有效血药浓度范围，用药物动力学研究方法计算初步适宜给药剂量（包括负荷剂量和维持剂量），根据血药浓度波动幅度，确定初步适宜给药间隔。之后再通过临床药物治疗浓度与药效监测进行调整，得到临床最佳给药剂量和给药间隔。对特殊疾病人群，需通过研究疾病状态对代谢等体内过程的影响，来进行个体化给药方案设计。

3. 生物药剂学研究用于指导临床用药监测　对治疗窗口较窄、安全性较低的药物或剂量小、药效强及用药后个体差异较大的药物，为了达到安全、有效、合理的用药目的，需要进行治疗药物监测。如果血药浓度与临床疗效或不良反应有相关性，可通过治疗药物监测，根据得到的药物动力学参数指导用药方案设计。

4. 联合用药需考虑药物体内过程　联合用药会影响药物在体内的各个过程。①在吸收过程中，一些需要载体转运的药物可能会竞争性与载体结合，对药物吸收造成影响。②在分布过程中，药物可能与血浆蛋白竞争性结合，影响药物分布。③在代谢过程中，可能对药酶存在抑制与诱导作用，对药物代谢产生影响。④在排泄过程中，一些通过肾小管主动分泌的药物可能会竞争转运体，对排泄造成影响；也可能在肾小球滤过阶段，与血浆蛋白竞争性结合影响排泄。

第四节　生物药剂学的地位及与相关学科的关系

一、在药物研究中的地位

应用于临床的药品都有一定的存在形式（如固态、液态、半固态、气态等），都必须赋予一定剂型（如片剂、胶囊剂、颗粒剂、溶液剂、软膏剂、栓剂、气雾剂等），通过一定的给药途径进入体内（如口服、肌内注射、静脉注射、经皮给药、鼻黏膜给药、肺部黏膜给药等），进入体内之后会经历一系列体内过程（吸收、分布、代谢和排泄）。通常剂型不同、给药途径不同，会造成药物在体内作用过程的差异，从而影响药效。除了常规药品质量研究中对药物有效成分含量和杂质限量的研究，生物药剂学更需要对与药物体内过程相关的性质进行深入研究，该研究对设计合理剂型、处方和生产工艺，正确评价药物制剂质量，对临床用药方案设计提供可靠依据都具有非常重要的意义。总而言之，生物药剂学研究，可以有效增强药物的治疗效果及改变它们在体内的命运。

二、与药学相关学科的关系

药剂学通过对药物和辅料基础理论、处方设计、生产工艺设计、质量控制等研究将原料药制成体外质量合格的产品，该产品最终能否应用于临床，还需通过生物药剂学的理论和研究方法对药物体内过程进行研究，该研究结果反过来又对药剂学处方设计和生产工艺设计的改进提供依据。生物药剂学是药剂学的分支学科，两者相辅相成，共同促进合理的药物剂型、给药途径及新剂型的开发。

药理学是研究药物与机体（包括病原体）之间相互作用及机制和规律的科学。其研究内容主要包括药物效应动力学（pharmacodynamics，简称药效学）和药物动力学（pharmacokinetics，又称药物代谢动力学），药理学研究是新药开发必不可少的关键步骤，通过其研究阐明药物对机体的作用及作用机制。药理学研究中所使用的药物一般指原料药，但无论哪一种原料药都不能直接应用于患者，必须制成某种剂型才能应用于临床。生物药剂学研究的即是经药理学研究明确药理作用的原料药，通过药剂学手段制成特定剂型的特定制剂，应用后药物在体内吸收、分布、代谢和排泄过程中的影响因素，包括剂型因素（如药物物理化学性质、剂型、药物相互作用、制剂辅料、生产工艺等）和用药个体生理因素（如年龄、性别、种族、遗传、生理病理状态等），找到提高药物治疗效果、降低不良反应的方法。

生物化学是在分子水平研究生物体的化学组成、分子结构与功能、物质代谢与调节的科学。药物制剂进入机体，其体内过程需要以生物化学对生物体结构的研究为基础，再通过生物药剂学对药物体内过程影响因素的研究，才能指导合理药物剂型研究，使药物达到最好药效、最低不良反应。

生理学和解剖学研究机体各组成部分的功能与结构等，为生物药剂学研究生理因素对药物体内过程的影响提供研究基础。

分子和细胞生物学、分子药理学为分子生物药剂学在细胞及分子的水平研究药物在体内的吸收机制提供基础理论。

药物动力学为生物药剂学提供研究方法和手段。用动力学原理建立药物动力学模型，通过数学方法将模型中药物的进出情况用数学微分方程描述出来，解微分方程得到药物动力学参数，定量描述药物的体内动态过程。

本 章 小 结

章末总结

生物药剂学是通过对药物制剂进入体内之后的 ADME 过程中影响因素的研究，阐明这些因素对药效影响的一门学科。影响因素分为两大类：剂型因素和生物因素。这里的剂型因素是一个广义概念，包括剂型本身、制剂制备工艺、辅料等，还包括活性成分的物理化学性质等。

药物在体内包括四个过程：吸收（A）、分布（D）、代谢（M）、排泄（E）。药物在体内的转运（transportation）包括 A、D、E，处置（disposition）包括 D、M 和 E，消除（elimination）包括 M 和 E。不同剂型的药物，通常需通过不同给药途径进入体内，在体内会经历不同的 ADME 过程，特别是吸收过程会存在很大差异。

生物药剂学的主要研究内容如下。①研究药物体内 ADME 过程的影响因素：广义剂型因素和生理因素。②研究生物药剂学研究方法：根据 BCS 根据药物理化性质等的体内预测方法；对药物转运的研究，包括体外和体内研究方法，细胞模型方法、人工生物膜技术等属于体外方法，药物动力学研究方法是最重要的体内研究方法。③新的给药途径和给药方法的研究。④多肽和蛋白质类药物非注射给药途径研究：从影响该类生物大分子药物吸收的影响因素入手，考虑非注射途径。⑤从细胞和分子的水平对药物转运器、药物载体结构、细胞内靶向和基因给药等进行研究。

生物药剂学应用广泛，在新药开发中，通过对与药物体内过程相关的性质进行深入研究，为设计合理剂型、处方和生产工艺，正确评价药剂质量提供可靠依据。在临床药学中，药物剂型和给药途径的确定、给药方案确定（包括剂量、给药间隔等）、临床用药监测、联合用药等都需要生物药剂学研究的指导。

由此可见生物药剂学在药物研究中的地位和作用。简言之，通过生物药剂学研究，可以有效增强药物活性成分的治疗效果及它们在体内的命运。

生物药剂学需要以药理学、药剂学等学科研究作为基础，研究过程中离不开生理学、解剖学、分子和细胞生物学等学科的指导，药物动力学更是其不可或缺的研究手段。

思　考　题

1. 简述生物药剂学定义。
2. 生物药剂学定义中阐述的剂型因素和生物因素分别包括哪些？
3. 简述生物药剂学研究的基本内容。
4. 简述生物药剂学的应用。
5. 简述生物药剂学在药物研究中的作用或地位。

（鲁卫东　逯　获）

章前学习
指导

第二章 药物跨膜转运

学习目标

1. 掌握 不同类别跨膜转运的机制及其特点；BCS 的标准与相关参数。

2. 熟悉 生物膜的结构与性质；药物膜转运的主要研究方法。

3. 了解 微粒给药系统在体内的转运特征及其影响因素。

细胞的表面包围着一层极薄的膜，称为细胞膜（cell membrane），又称质膜（plasma membrane）。除细胞膜外，真核细胞中还有构成各种细胞器的膜，称为细胞内膜（intracellular membrane）。细胞膜和细胞内膜统称为生物膜（biological membrane）。自然界生物，除某些病毒外，都具有生物膜。物质通过生物膜的现象称为膜转运（membrane transport）。膜转运是重要生命现象之一，对于药物的吸收、分布和排泄过程十分重要。

第一节 生物膜的结构与性质

一、生物膜的结构

生物膜是细胞的重要组分，不同细胞的生物膜有着不同的生物功能，但在结构上有着明显的共性。形态上，生物膜呈双分子层的片层结构，厚度为 6～10 nm；化学组成上，生物膜主要由膜脂（membrane lipid）和膜蛋白（membrane protein）借助非共价键结合而形成，在膜的表面含有少量糖脂和糖蛋白。膜脂主要包括磷脂、糖脂和胆固醇等，胆固醇含量一般不超过膜脂的 1/3，其功能是提高膜脂分子层的稳定性，调节双分子层流动性，降低水溶性物质的渗透。

20 世纪 30 年代以来，先后有许多模型用来阐述膜的结构。1935 年，丹尼利（Danielli）与戴维森（Davson）提出细胞膜经典模型（classical model），认为细胞膜是由脂质双分子层构成，两个脂质分子的疏水尾部相互连接，在中间形成膜的疏水区，脂质分子的亲水头朝外分布在膜的外侧形成对称的双层膜结构；膜蛋白分布在脂质双分子层的两侧，膜上有许多带电荷的小孔，水能自由通过。膜结构中还存在特殊载体和酶促系统，能与某些物质特异性结合，进行物质转运。

在此基础上，1972 年辛格（Singer）和尼科尔森（Nicolson）提出生物膜流动镶嵌模型（fluid mosaic model）（图 2-1）。该模型的基本结构仍是脂质双分子层，流动的脂质双分子层构成细胞膜的连续主体，蛋白质分子以不同的方式和不同的深度嵌入脂质双分子层中。该模型强调了生物膜的流动性和不对称性，即膜的结构不是静止的而是流动的，膜结构中蛋白质和脂质的分布是不对称的。流动镶嵌模型可解释许多生物膜中所发生的现象，已被许多实验证实并被普遍接受，但该模型不能说明具有流动性的膜脂在变化过程中如何保持膜的相对完整性和稳定性。

1975 年由沃勒克（Wallach）提出晶格镶嵌模型，进一步解释了膜的流动性和完整性特征，认为其流动性是由于脂质能可逆地进行无序（液态）和有序（晶态）的相变过程。膜蛋白对脂质分子的活动具有控制作用，认为具有流动性的脂质呈小片的点状分布，因此脂质的流动性是局部的，并不是整个脂质双分子层都在流动，这就清楚地解释了为什么细胞膜既具有流动性又能保持其完整性和稳定性。

二、生物膜的性质

膜的流动性、不对称性及选择透过性与物质转运、细胞表面受体功能、细胞融合和细胞分裂等有密切的关系。

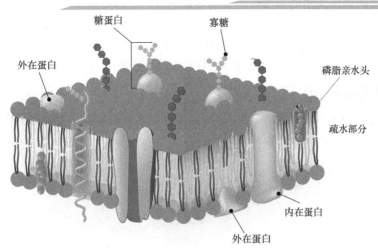

图 2-1 生物膜流动镶嵌模型示意图

1. 膜的流动性 构成膜的脂质分子能可逆地进行液态（无序）和晶态（有序）的相变。在相变温度以上时，膜脂处于流动状态，膜脂分子具有不同形式的运动方式，膜蛋白也处于运动状态。膜脂分子的运动方式包括旁向扩散、旋转运动、翻转运动、摆动运动、伸缩振荡运动及异构化运动等。膜蛋白也可发生侧向扩散运动和旋转运动。磷脂脂肪酸链不饱和键可降低膜脂分子间排列的有序性，从而增加膜的流动性，脂肪酸链不饱和程度越大，脂质的相变温度越低，流动性越大。

2. 膜的不对称性 膜脂、膜蛋白、糖脂和糖蛋白在膜上均呈不对称分布，导致膜功能的不对称性和方向性，使物质转运信号的接受和传递都具有一定的方向。糖脂和糖蛋白只分布于细胞膜的外表面，这些成分可能是细胞表面受体和表面抗原。膜蛋白的不对称性是指每种膜蛋白在细胞膜上都有明确的方向性，都有特定的分布区域。根据膜蛋白在脂质双分子层的不同位置，膜蛋白可分为外在蛋白和内在蛋白（又称镶嵌蛋白或整合蛋白）。外在蛋白为水溶性蛋白，通过较弱的非共价键结合于脂质双分子层表面，可增加膜的强度，或作为转运体能特异性识别并与药物可逆性结合，依靠蛋白分子构象变化转运药物。

3. 膜的选择透过性 细胞膜具有选择透过性，可以让水分子自由透过，选择吸收的离子和小分子也可以通过，而其他的离子、大分子则不能通过。例如，膜的脂质结构特征，使得脂溶性高药物较易透过而脂溶性低的药物难以透过，膜上特异性表达的载体蛋白是某些药物选择性透过的载体。

第二节 药物跨膜转运

对于口服给药等血管外途径给药的药物而言，药物需要从给药部位吸收进入体循环发挥全身作用。口服后，药物分子穿过胃肠道上皮细胞或其间隙进入体循环。药物在吸收部位的渗透性与药物的分子结构、细胞膜的物理和生化性质密切相关。药物一旦进入体循环，也须穿过毛细血管壁等生物膜，才能达到作用部位。因此，生物膜形成了药物转运的重要屏障。

一、药物跨膜转运途径

药物的吸收过程就是一个跨膜转运的过程，转运途径可分为跨细胞途径（transcellular pathway）和细胞旁途径（paracellular pathway，又称细胞旁路途径）（图 2-2）。

（一）跨细胞途径

该途径的药物借助脂溶性或膜内蛋白的载体作用，穿过生物膜。一些脂溶性药物借助细胞膜的脂溶性跨膜转运（图 2-2a），特殊转运机制的药物借助膜蛋白（如转运体、通道蛋白、受体等）的作用跨膜转运（图 2-2b），大分子和颗粒状物质借助特殊细胞（如肠道上皮中的 M 细胞）的作用等，穿过细胞膜进行转运（图 2-2d），该途径是药物吸收的主要途径。

（二）细胞旁路途径

细胞旁路途径（图 2-2c）是指一些水溶性小分子物质通过细胞连接处的微孔而进行扩散的转运途径。水溶性的小分子药物可通过该途径转运。

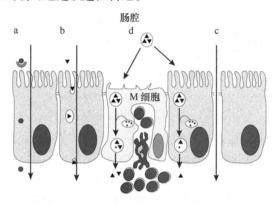

图 2-2　药物在肠道中的吸收途径示意图

a. 跨细胞途径；b. 跨细胞途径（载体介导）；c. 细胞旁路途径；d. 跨细胞途径（M 细胞介导）

二、药物跨膜转运机制

生物膜具有复杂的分子结构和生理功能，因而药物的跨膜转运机制呈多样性，可分为三大类：被动转运（passive transport）、载体转运（carrier mediated transport）和膜动转运（membrane mobile transport）。药物的不同跨膜转运机制及其特点见表 2-1，主要跨膜转运机制示意见图 2-3。

表 2-1　药物跨膜转运机制及其特点

特点	被动转运		载体转运		膜动转运	
	膜孔转运	单纯扩散	促进扩散	主动转运	入胞	出胞
载体	无	无	有	有	有	有
能量消耗	无	无	无	有	有	有
饱和现象	无	无	有	有	无	无
竞争性抑制	无	无	有	有	无	无
膜变形	无	无	无	无	有	有

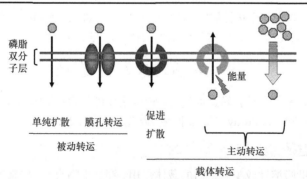

图 2-3　药物主要跨膜转运机制示意图

（一）被动转运

被动转运是指存在于生物膜两侧的物质不需要消耗能量，由高浓度侧向低浓度侧（顺浓度梯度）转运的过程，分为单纯扩散（simple diffusion）和膜孔转运（membrane pore transport）两种形式。药物被动扩散的速度与膜两侧药物的浓度差成正比，当膜两侧药物浓度达到平衡状态时，转运停止。生物膜是被动转运的屏障，物质的透膜量大小可用扩散通量表示。物质的跨膜转运方向和扩散通量不仅取决于膜两侧的浓度梯度、电位梯度和渗透压梯度，也与细胞膜对该物质的屏障作用有关。

1. 单纯扩散　单纯扩散是指药物仅在其浓度梯度的驱动下由高浓度侧向低浓度侧跨膜转运的过程。由于生物膜为脂质双分子层，小分子脂溶性药物可溶于液态脂质膜中，因而较易扩散透过细胞膜。大多数有机弱酸或有机弱碱药物在消化道内等吸收位点的吸收机制是单纯扩散。单纯扩散属于一级速率过程，服从菲克（Fick）扩散定律：

$$\frac{\mathrm{d}C}{\mathrm{d}t} = \frac{DAk\left(C_{\mathrm{site}} - C\right)}{h} \tag{2-1}$$

式中，$\dfrac{\mathrm{d}C}{\mathrm{d}t}$ 为扩散速率，D 为药物扩散系数，A 为扩散表面积，k 为药物在膜中（脂）和吸收位点液间（水）的分配系数，h 为膜厚度，C_{site} 为跨膜位点的药物跨膜前浓度，C 为跨膜后的药物浓度。

一般情况下，药物在吸收位点的浓度远大于血药浓度，即 C 可以忽略不计。在给予某一药物于某一个体的吸收过程中，其 D、A、k 和 h 为定值，定义渗透系数 $P = \dfrac{DAk}{h}$，则式（2-1）可简化为

$$\frac{\mathrm{d}C}{\mathrm{d}t} = PC_{\mathrm{site}} \tag{2-2}$$

即药物的扩散速率等于渗透系数与吸收位点药物浓度的乘积。渗透系数是药物渗透性的参数，描述药物的膜渗透能力。对于给定药物，药物单纯扩散透过膜的转运速率与跨膜位点药物浓度呈线性关系。

2. 膜孔转运　被动转运的另一种形式。生物膜上有直径 $0.4 \sim 0.8\,\mathrm{nm}$ 的微孔，这些微孔贯穿细胞膜且充满水，是小分子水溶性物质（如水、乙醇和尿素等）的转运通路。膜孔内含带正电荷的蛋白质或吸附阳离子（如 Ca^{2+} 等），其正电荷形成的球形静电空间电场能排斥阳离子，有利于阴离子通过。由于细胞连接处微孔只占整个上皮表面积的极小部分，因此经该机制的药物转运能力有限。

被动转运的特点：①物质的转运是从高浓度侧向低浓度侧顺浓度梯度转运；②不消耗能量，扩散过程与细胞代谢无关，不受细胞代谢抑制剂的影响；③不需要载体，对药物无特殊选择性；④不存在转运饱和现象和同类物竞争抑制现象。

（二）载体转运

载体转运是借助生物膜上的载体蛋白即药物转运体的作用，使物质透过生物膜而被转运，分为促进扩散（facilitated diffusion）和主动转运（active transport）两种形式。

1. 促进扩散　又称易化扩散，是指某些药物在细胞膜上载体的帮助下，由高浓度侧向低浓度侧扩散的过程。有些脂溶性较差，但也能有较好的透膜吸收的药物是由促进扩散进行转运的。一般认为，促进扩散的转运机制：细胞膜上的转运体在膜外侧与药物结合后，通过转运体的自动旋转或变构将药物转运到细胞膜内侧。

促进扩散的特点主要如下。①物质从高浓度侧向低浓度侧转运。②不消耗能量，扩散过程与细胞代谢无关，不受细胞代谢抑制剂的影响。③促进扩散有饱和现象：促进扩散需要转运体参与，但转运体数量、与药物结合位点数量有限，药物浓度超过该限度时转运速率不再增加。④需要载体，存在结构特异性。⑤促进扩散有竞争性抑制现象：两种药物靠同一种转运体进行转运时，可相互竞争转运体结合位点，从而产生转运的相互抑制现象。

2. 主动转运　主动转运是指需要消耗能量，生物膜两侧的药物借助载体蛋白或酶促系统的帮助由低浓度侧向高浓度侧（逆浓度梯度）转运的过程。生物体内一些必需物质，如 K^+、Na^+、单糖、氨基酸、水溶性维生素及一些有机弱酸、有机弱碱等都以主动转运的方式通过生物膜。主动转运是人体重要的物质转运方式，主动转运的转运速率及转运量与载体的量和载体的活性相关。当药物浓度较低时，载体的量及活性相对较高，药物转运速率随浓度的增加而增加；当药物浓度较高时，载体趋于饱和，随着药物浓度的增加，药物转运速率增加的速度逐渐减慢，直至转运饱和。主动转运速率可用米氏（Michaelis-Menten）方程描述：

$$\frac{\mathrm{d}C}{\mathrm{d}t} = \frac{V_\mathrm{m}C}{K_\mathrm{m}+C} \qquad (2\text{-}3)$$

式中，C 表示药物血药浓度，V_m 表示最大转运速率，K_m 表示米氏常数，V_m 和 K_m 都是转运体的特征常数。

主动转运的主要特点：①药物从低浓度侧向高浓度侧逆浓度梯度转运；②需要消耗能量，能量来源是 ATP 水解；③需要载体参与，存在结构特异性和部位特异性；④转运速率和转运量与载体数量及其活性有关，当药物浓度逐步升高时，药物转运速率趋向最大值，生物膜对药物的转运能力趋向饱和；⑤可发生竞争性抑制，相似物能通过竞争载体结合位点影响药物的转运。

（三）膜动转运

膜动转运是指通过细胞膜的主动变形将物质摄入细胞内或释放到细胞外的转运过程。其中，向内摄入为入胞作用（endocytosis），向外释放为出胞作用（exocytosis）。摄取固体颗粒称为吞噬（phagocytosis），摄入液体物质称为胞饮（pinocytosis）。

一些大分子物质如蛋白质、多肽等（如低密度脂蛋白），能够通过入胞作用吸收，通常这种入胞作用具有部位特异性。出胞作用与入胞作用的方向相反，某些大分子物质通过形成小泡从细胞内部移至细胞膜内表面，小泡的膜与细胞膜融合，从而将物质排出细胞外的转运过程称为出胞作用，又称胞吐作用。胰腺 B 细胞分泌胰岛素的过程是典型的出胞作用，胰岛素被包裹在细胞的小泡内，通过与细胞膜的融合而将胰岛素释放到胞外。细胞内不能消化的物质及合成的分泌蛋白均通过这种途径排出细胞。

三、药物转运体

转运体是一类镶嵌型膜蛋白，又称膜转运体（membrane transporters），能识别并转运其生理学底物或内源性底物。药物体内过程的吸收、分布和排泄，都与存在于组织生物膜上的蛋白质或多肽即药物转运体有关。转运体包含两个转运体超家族：溶质载体（SLC）转运体和 ATP 结合盒式（ABC）转运体。

药物转运体在小肠、肝、肾、肺、脑和胎盘等许多重要处置器官与组织的上皮细胞膜上均有表达，它们在体内各主要脏器的分布与转运方向示意图见图 2-4。

根据底物跨膜转运方向的不同，可将药物转运体分为内流转运体（influx transporters）和外排转运体（efflux transporters）。内流转运体将底物摄取至靶部位以发挥药效，属于溶质载体，包括肽转运体（PEPT）、有机阴离子转运体（OAT）、有机阴离子转运多肽（organic anion-transporting polypeptide，OATP）及有机阳离子转运体（OCT）等。外排转运体是将底物逆向泵出细胞，降低底物在细胞内的浓度，属于 ABC 转运体，包括 P-gp、多药耐药相关蛋白（MRP）、乳腺癌耐药蛋白（BCRP）、多药耐药蛋白（multidrug resistance protein，MDR）和多药及毒性化合物外排转运体（MATE）等。

（一）药物内流转运体

1. 肽转运体　肽转运体主要分布于小肠、肺、肾等器官的上皮细胞，主要生理功能是摄取消化道或体液中的寡肽，在细胞内寡肽酶的作用下降解成氨基酸从而给机体提供营养，或介导寡肽类

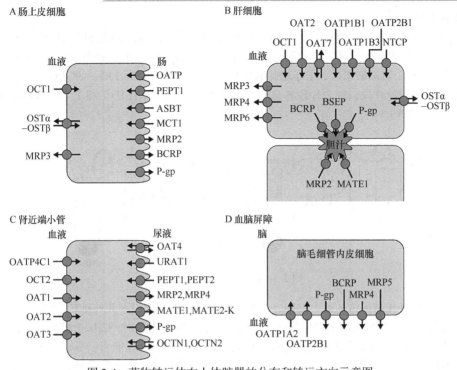

图 2-4 药物转运体在人体脏器的分布和转运方向示意图

和肽类似结构药物的转运。PEPT1 是目前研究最深入、应用最广泛的肽转运体之一，具有低亲和力和高容量的特征，它表达于小肠上皮细胞顶侧膜，在小肠近端至远端方向的表达水平逐渐增高，因此其底物的肠道吸收有部位依赖性。

2. OAT 与 OATP OAT 主要表达于近端肾小管上皮细胞基膜侧，将血液中的有机阴离子摄入肾小管上皮细胞，此过程需要有机阴离子与二羧酸盐交换来提供能量。OAT 底物广泛，如抗肿瘤药甲氨蝶呤、乌苯美司；非甾体抗炎药乙酰水杨酸、吲哚美辛等。OAT 也参与了 β-内酰胺类抗生素的肾排泄过程。OATP 是肝中重要的内流转运体，与肝代谢酶的协同作用是目前药物相互作用研究的重要领域。

3. 葡萄糖转运体 被消化的碳水化合物的最终产物大多是通过葡萄糖转运体从小肠吸收。葡萄糖转运体分为钠离子依赖的继发性主动转运体（SGLT）和非钠离子依赖的促进扩散转运体（GLUT）两类。SGLT 家族有超过 450 个成员，主要分布于小肠刷状缘膜囊泡，SGLT1 是该家族最重要的成员之一，主要位于小肠顶侧膜，在肠道中主动转运葡萄糖。

4. 其他转运体 OCT 表达于肾脏、肝脏和小肠，底物非常广泛，临床应用的药物大约有 50% 是有机阳离子药物，包括抗心律失常药、抗组胺药、β 受体拮抗剂、骨骼肌松弛剂及其他内源性物质（如胆碱、多巴胺和组胺等）。氨基酸转运体是介导氨基酸跨膜转运的膜蛋白，维生素转运体主要转运不同类别的水溶性维生素，胆酸转运体参与胆酸的肠肝循环。

（二）药物外排转运体

除了上述内流转运体外，外排转运体（大多属于 ABC 转运体）在药物的口服吸收及药物的临床治疗中也具有很重要的作用。ABC 转运体不仅在小肠、肝、肾、血脑屏障、胎盘等组织中分布广泛，而且在肿瘤细胞中常有过度表达。外排转运体对抗肿瘤药（如多柔比星、紫杉醇、长春碱等）的外排作用会导致肿瘤细胞内药量减少，从而对肿瘤细胞杀伤作用下降，这种现象称为多药耐药。ABC 转运体不仅对药物的药物动力学特征有直接作用，而且因其底物广泛、具有饱和性及竞争性抑制或诱导，可能产生不良反应。另外，通过抑制小肠外排转运体的作用，也可能提高某些药物的口服生物利用度。

1. P-gp　P-gp 是目前研究较为深入的 MDR，它将药物从细胞内转运外排到细胞外，在体内分布极为广泛，如在肠、肝、肾、脑及胎盘中均有表达。P-gp 于 1976 年被发现，是 MDR 的重要成员。P-gp 由 1280 个氨基酸组成，由于糖化程度的差异，分子质量为 130～190 kDa。P-gp 分子包括 N 端和 C 端两个同源片段，每个片段各自有 6 个疏水性跨膜区（TMD）和 1 个亲水性的 ATP 结合区（NBD）（图 2-5）。

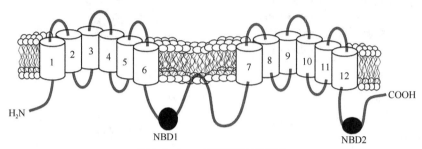

图 2-5　P-gp 跨膜转运示意图

P-gp 与其他外排转运体的最大差别之一是它的底物众多，能识别并外排转运结构、化学性质和药理学特性等方面差异很大的亲脂性药物、有机阳离子和中性化合物。临床上极易发生由 P-gp 所介导的药物相互作用，如地高辛是 P-gp 的底物，抑制或增强 P-gp 的转运能力会影响其药物动力学过程。

2. MRP　多药耐药相关蛋白 2（MRP2）主要分布于胆管、肾小管及肠道上皮细胞，多药耐药相关蛋白 3（MRP3）主要分布于肝血窦侧，参与胆汁排泄。MRP2 底物广泛，包括结合型有机阴离子型化合物如内源性葡萄糖醛酸结合物、类固醇激素的葡萄糖醛酸及硫酸结合物、谷胱甘肽结合物等。MRP2 由 1545 个氨基酸组成，分子质量为 190 kDa，有 2 个 ATP 结合区和 17 个跨膜区（图 2-6）。

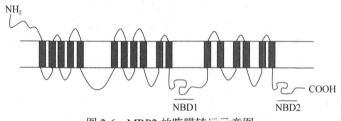

图 2-6　MRP2 的跨膜转运示意图

3. BCRP　BCRP 在体内有广泛的分布，如分布于小肠、肾、肝、乳腺、胰腺、胎盘及血脑屏障等，在药物的体内过程中发挥着重要作用。BCRP 能识别多种抗癌药、膳食化合物和抗生素，其底物与 P-gp 和 MRP2 有部分重叠。BCRP 由 655 个氨基酸组成，分子质量为 72 kDa。大多数 ABC 转运体（包括 P-gp 和 MRP2）都含有 2 个 ATP 结合区和 2 个跨膜区，但 BCRP 在 N 端只有 1 个 ATP 结合区，在 C 端仅有 1 个跨膜区，所以又被称为半转运方式的转运体。

药物的跨膜转运是相当复杂的过程，特定药物的具体跨膜转运机制取决于药物本身的性质和吸收部位的生理、病理特征。特定药物可以以一种转运方式进行跨膜，也可以通过多种转运方式来完成跨膜过程。但对于外源性药物来说，一般先考虑其经溶解扩散的被动转运，其次在特定情况下根据药物的结构特征和转运部位，考虑是否有转运体介导的跨膜转运，最后要考虑的是药物转运是几种转运方式的共同作用结果，还是其中的一种转运方式处于主导地位。

四、跨膜转运研究方法

药物跨膜转运在药物的吸收、分布和排泄等过程均扮演重要角色，因此决定着药物的体内命运、治疗效果与不良反应。此外，对非靶部位和靶部位转运体的系统研究，可以为高度靶向性药物和制剂的设计提供参考。药物跨膜转运的研究手段主要包括体外研究方法、在体研究方法和体内研究方法。

（一）体外研究方法

1. 细胞模型　细胞模型是研究药物转运特性的重要手段，主要包括不含重组转运体的细胞系模型、原代细胞模型、三明治培养原代肝细胞模型和转染细胞模型。细胞模型在药物发现阶段可用于确定药物是否为单一或多个转运体的底物或抑制剂，以及阐明药物转运机制与跨膜转运的限速步骤。此外，上述细胞体系还可用于转运体介导的药物-药物相互作用研究。

（1）不含重组转运体的细胞系模型：不含重组转运体的细胞系包括不同种属的多种细胞系，如Caco-2、MDCK、Caki、IHKE-1、NRK52E 和 LLC-PK1 细胞等。Caco-2 细胞模型被认为是目前最理想的体外吸收模型，可作为快速评估药物吸收和转运特性的方法。该方法作为药物吸收研究的一种快速筛选工具，可在细胞水平上提供药物透过小肠黏膜的吸收、分布、代谢、转运及毒性的综合信息，但在试验前需对 Caco-2 模型进行完整性评价。目前该模型已经被应用于评价前药的口服吸收、辅料对药物吸收的影响作用、药物结构与吸收的关系等。

（2）转染细胞模型：转染细胞系可单独表达吸收和外排转运体，或两者共表达。用于构建转染细胞的细胞系众多，如 MDCK、HEK239、LLC-PK1 和 CHO 细胞系等。构建过程包括将含目的基因片段的重组质粒转染至特定细胞，用 G418 进行筛选，挑选单克隆细胞后结合蛋白质印迹法（Western blotting）、PCR、免疫荧光显微镜或放射性标记底物摄取/外排率等方法验证转染细胞是否构建成功。MDCK-MDR1 细胞模型是理想的体外细胞模型，MDCK-MDR1 细胞与 Caco-2 细胞相比能模拟更真实的体内药物吸收情况。该模型可以作为研究药物跨血脑屏障转运和肾主动分泌的有效手段。

（3）原代细胞模型：原代细胞来源于完整组织，可表达存于该组织的全部转运体基因，与体内模型相关性较好，可用于研究药物代谢、转运及临床药物的相互作用。原代细胞分离后需适应培养环境，以确保细胞适度生长。

（4）三明治培养原代肝细胞模型：该模型是研究药物胆汁排泄的重要体外评价模型。已知肝细胞中除了含有丰富的药物代谢酶，还表达多种重要的摄取和外排转运体。虽然原代肝细胞可模拟肝脏基本功能，但传统方法培养的肝细胞会迅速丧失活性及代谢能力，失去胆管网络，难以模拟体内肝的小管外排功能。三明治培养是将肝细胞培养于两层胶原之间，底层铺鼠尾胶使肝细胞贴壁，上层铺 Matrigen 胶使其形成肝板样结构，可维持肝细胞极化状态，保持肝细胞的代谢活性及调节机制，最大程度地模拟肝脏功能，可用于研究转运体功能及药物相互作用。

2. 其他体外模型　ATP 水解法可用于研究某些底物和抑制剂与 ABC 转运体的相互作用。ABC转运体需要利用 ATP 分解产生的能量进行物质转运，因此将底物分别与含 P-gp、MRP、BCRP 转运体的细胞或组织温孵，利用比色法测定转运过程中 ATP 裂解产生的无机磷酸盐，可以反映药物转运机制。

膜囊泡转运模型将膜囊泡混悬于含药缓冲液中，模拟药物吸收，包括刷状缘膜囊泡、基膜囊泡和外翻转囊泡模型。刷状缘膜囊泡法是将禁食动物小肠取出，沉淀离心处理肠细胞匀浆，得到的沉淀物具有刷状缘酶和载体活性。将所得沉淀重新混悬，得到囊泡，测定囊泡摄取的药物，模拟药物吸收。

（二）在体研究方法

目前广泛应用的动物在体肝、肠及脑灌流模型可分别用于肝、肠和脑部药物转运的研究。例如，在体器官灌流模型通过在灌流液中加入相应转运体的选择性抑制剂，比较灌流液、组织器官或血浆中药物含量的差别，考察特定转运体对药物的吸收或外排作用。通过比较单个或多个药物联合灌流的结果，可研究合用药物对同一转运体的竞争关系及对药物吸收程度的影响。

肠灌流法在各种药物肠道吸收模型中是最接近于体内真实吸收状态的，包括小肠单向灌流和小肠循环灌流。肠灌流法可以用于药物在肠道的吸收程度、辅料对药物透过的影响、药物吸收促进剂的转运能力等方面的研究。

（三）体内研究方法

1. 基因敲除　1994 年，申克尔（Schinkel）等采用转基因技术构建了 *mdrla*$^{(-/-)}$ 小鼠，该种小鼠无明显生理缺陷，但不表达 P-gp。进入 21 世纪，基因敲除动物模型种类日益丰富，商品化应用逐渐完善，成为目前研究转运体功能的重要工具之一。基因敲除小鼠用于转运体的研究具有可以阐明生理状态下的转运体功能、无须抑制剂即可研究转运体对药物的摄取和外排，以及可用于多转运体协同作用研究的特点。但其存在问题也需注意，有研究者对 *BCPR* 及 *MRP2* 基因敲除小鼠在小肠、肝、肾、脑组织的基因表达及病理学改变进行了系统研究，结果显示，*MRP2* 基因敲除小鼠表现出高胆红素血症及肝 *MRP3* 上调和小鼠肝细胞体积增大等特征。因此，在应用基因敲除小鼠进行转运体功能研究时，基因敲除引起小鼠代偿性功能改变进而导致药物动力学的变化需引起关注。

2. 动物活体成像技术　动物活体成像技术是在尊重生命，尽可能减少损伤动物的前提下，应用影像学方法对生物过程进行组织、细胞和分子水平的定性、定量研究。该技术主要分为核素成像、光学成像、计算机断层摄影、磁共振成像和超声成像等。其中光学成像和核素成像的灵敏度和精确度极高，特别适合研究药物代谢和转运等生理过程，称为功能成像。核素成像是用放射性核素示踪的方法显示药物体内结构，按所用核物理探测方法不同分为正电子发射断层显像和单光子发射断层显像。体内光学成像包括荧光与生物发光两种技术。这两种技术采用荧光染料（包括荧光量子点）或荧光报告基因等纳米标记材料进行标记，利用荧光蛋白质/染料产生的荧光或报告基因产生的生物发光形成体内生物光源。

3. 抑制剂"敲除"转运体　体内试验方法除采用普通动物与基因敲除动物作对比实验外，也常用选择性抑制剂抑制转运体功能，达到"敲除"转运体的目的。使用抑制剂"敲除"转运体是一种方便快捷的研究转运体的方法，主要考察药物在抑制剂组和对照组动物体内吸收和代谢差别，在整体动物水平研究转运体对药物的作用。

4. 药物动力学方法　对于血管外途径给药（如口服给药），药物在体内会经历吸收、分布、代谢和排泄等动力学过程，可依据药物动力学原理评估药物的吸收特征。简单来说，经血管外途径给予药物后，测定体内血药浓度或尿中原型药物排泄总量，通过求算相关药物动力学参数如 $t_{\max}$ 和 $C_{\max}$ 等可评价药物的吸收速度及程度。另外，利用药时曲线可计算药物吸收速率常数和平均吸收时间，它们可以评估药物及其制剂的吸收特征。

第三节　生物药剂学分类系统

一、定义与分类标准

（一）定义

BCS 是由 Amidon 等于 1995 年提出的一个分类概念，根据药物的溶解性和渗透性特点将药物分为四类：Ⅰ类为高溶解性与高渗透性药物、Ⅱ类为低溶解性与高渗透性药物、Ⅲ类为高溶解性与低渗透性药物、Ⅳ类为低溶解性与低渗透性药物。

BCS 被提出后，已成为近年来新药开发和监督管理最强有力的工具之一。其不仅在新药研发阶段可用于候选化合物的筛选或进行合理的剂型设计，也可用于预测口服药物的体内外相关性。BCS 也被美国食品药品监督管理局（FDA）、欧洲药品管理局（EMEA）等药品管理机构用于药品管理，以指导仿制药的研究申报。

（二）分类标准

以 BCS 对药物进行分类时，主要依据药物的剂量值、溶解性和渗透性。判别溶解性和渗透性高低的标准，不同管理机构设定的标准不尽相同。WHO 的分类标准如下。

1. 剂量值　WHO 推荐以药物最大剂量（D）与溶解度（S）的比值（$D:S$）作为剂量值。在 BCS 中，$D:S$ 中的剂量为 WHO 推荐的单次最大剂量（以 mg 计），不同国家处方规范信息中推荐的剂量可能不同，从而导致不同的 $D:S$。

2. 溶解性　高溶解性药物是指药物的最大应用剂量能在不大于 250 mL（FDA 标准）的 37℃、pH 1～7.5 的水性缓冲液介质中完全溶解的药物，否则即为低溶解性药物。可用剂量与溶解度的比值来判断药物溶解性的高低。FDA 标准中的 250 mL，是生物等效性试验方案中禁食健康志愿者服药时的规定饮水量。

3. 渗透性　高渗透性药物是指在没有证据表明药物在胃肠道不稳定的情况下，在肠道吸收达到 90% 以上的药物，否则即为低渗透性药物。FDA 推荐的药物渗透性测定方法有质量平衡法、绝对生物利用度及人体肠灌流方法。采用人体肠灌流法（通常采用胃肠插管法 Loc-I-Gut）根据以下公式计算人体小肠有效渗透率（effective permeability，P_{eff}）进行渗透性判断：

$$P_{\text{eff}} = \frac{Q_{\text{in}}(C_{\text{in}} - C_{\text{out}})}{C_{\text{out}} 2\pi r L}\tag{2-4}$$

式中，Q_{in} 为灌流液流速；C_{in} 和 C_{out} 分别为灌入液与流出液中的药物浓度；r 为肠道半径（1.75 cm），L 为空肠段长度（10 cm）。肠道 P_{eff} 与药物的吸收分数 F 成正比，如果药物的 P_{eff} 大于 2×10^{-4} cm/s 或 1 cm/h，其吸收分数可达 95% 以上。有效渗透率大小常用于动物模型或体外模型中肠道渗透性的判别，常将 2×10^{-4} cm/s 值作为高渗透性的下限。在药物渗透性研究时，通常需要使用模型药物（如普萘洛尔）进行比较。

二、分类系统与三个有关参数

BCS 可用三个参数来描述药物跨膜转运的特征：吸收数（absorption number，A_{n}）、剂量数（dose number，D_{o}）和溶出数（dissolution number，D_{n}）。对这三个数进行综合分析，可判断药物跨膜吸收的可能性，也可计算出药物的吸收分数（F）。这对药物在 BCS 中的类别划分、药物改造或制剂设计及提高药物吸收方面均有重要指导意义。

（一）吸收数

吸收数是预测口服药物吸收的基本变量，是反映药物在胃肠道渗透性高低的函数，与药物的有效渗透率、肠道半径和药物在肠道内滞留时间有关，用下式表示：

$$A_{\text{n}} = \frac{P_{\text{eff}}}{r} T_{\text{si}} = \frac{T_{\text{si}}}{T_{\text{abs}}}\tag{2-5}$$

式中，P_{eff} 为有效渗透率；r 为肠道半径；T_{si} 为药物在肠道中的滞留时间；T_{abs} 为肠道内药物的吸收时间。对某一个体而言，r 为一定值，则 P_{eff} 和 T_{si} 决定了吸收数的大小。吸收数也可视为 T_{si} 与 T_{abs} 的比值。

通常高渗透性药物有较大的吸收数值。药物的吸收分数（F）与吸收数、剂量数及溶出数的相关性各异。假如药物的溶出和剂量不限制药物的口服吸收（如溶液剂），则药物的吸收分数与吸收数呈以下指数关系：

$$F = 1 - e^{-2A_{\text{n}}}\tag{2-6}$$

当某药物吸收数=1.15 时，药物口服最大吸收分数约为 90%；当吸收数<1.15 时，药物口服最

大吸收分数＜90%，提示该药物的渗透性不高；当吸收数＞1.15 时，药物最大口服吸收分数＞90%，提示该药物属于高渗透性药物。

（二）剂量数

剂量数是反映药物溶解性与口服吸收关系的参数，是药物溶解性能的函数，可用下式计算：

$$D_o = \frac{\dfrac{M}{V_0}}{C_s} \tag{2-7}$$

式中，M 为药物的剂量；V_0 为溶解药物所需的体液容积，通常设为胃的初始容量（250 mL）；C_s 为药物的溶解度。由上式可知，剂量数是药物在一定体积（250 mL）水中的浓度与其饱和溶解度的比值，也可看作溶解该剂量药物所需水的份数（每份 250 mL）。当剂量数≤1 时说明药物在水中的溶解度高，而剂量数＞1 则属于低溶解性药物。药物的溶解度越大，剂量数越小，如果某一药物极易溶解且剂量又很小，则剂量数对药物吸收并不重要。通常情况下，服用相同剂量药物，以同时饮用较多水时的吸收为佳。

很多难溶性药物的吸收数和剂量数通常很高（可归属于 BCS Ⅱ 类药物），但如果药物的吸收数和溶出数都很低，则可被认为是 BCS Ⅳ 类药物，在假设吸收过程不受溶出限制的情况下（如混悬剂），吸收分数可用下式计算：

$$F = \frac{2A_n}{D_o} \tag{2-8}$$

式（2-8）表明，吸收分数与吸收数和剂量数相关。若剂量数较小或吸收数较大，小肠末端不会有粒子存在，则吸收较好；反之，则部分粒子依然存在于小肠中而未被吸收。随着剂量数减小，吸收分数增大，但药物并不一定能达到最大吸收，这是因为吸收数也会限制药物的吸收。

（三）溶出数

溶出数是反映药物从制剂中释放速度的函数，与多种药物特征参数有关，用下式表示：

$$D_n = \frac{\dfrac{3D}{r^2}C_s}{\rho}T_{si} = \frac{T_{si}}{T_{diss}} \tag{2-9}$$

式中，D 为扩散系数；r 为初始药物粒子半径；C_s 为药物的溶解度；ρ 为药物的密度；T_{si} 为药物在肠道中的滞留时间；T_{diss} 为药物的溶出时间。溶出数也等于药物在胃肠道滞留时间与溶出时间的比值。溶出数值越小，表示药物溶出越慢。溶出数是评价药物吸收的重要参数，受剂型因素所影响，并与吸收分数密切相关。大多数难溶于水的药物由于其高脂溶性特征而具有较大的吸收数值，但由于受溶出数和剂量数的影响，吸收分数会有很大变化。

根据上述 3 个参数的计算公式可知，较高的渗透性、较大的溶解度、较低的剂量、饮用较多量的水、较小的粒子及延长药物在胃肠道的滞留时间等都可增加药物的吸收。

三、分类系统与药物体内外相关性预测

体内外相关性（in vitro-in vivo correlation，IVIVC）是指将药物制剂体外的释药情况与其体内相应的应答关联起来，用数学模型描述药物体外性质（药物溶出的速率或程度）与体内特性（血药浓度或药物吸收量）的关系。BCS 是体内外相关性评价体系的理论基础。BCS 将药物的溶出速度、溶解度和肠道渗透性结合考虑，认为三者是影响药物吸收程度和速度的主要因素。应用该系统，我们可以通过体外溶出数据预测药物体内的生物利用度，建立和评价体内外相关性。BCS 根据药物的溶解性和渗透性，可用于预测药物的体内外相关性，见表 2-2。药物的体内外相关性研究应用较为广泛，可用于制剂处方的早期筛选、体外释放限度质量控制标准的确定、剂量规格的变更、上市后的生产产地变更等。主要目的是依据体外数据（如体外释放特性）预测药物体内动力学过程，并有可能通过考察不同制剂的体外特性研究来替代体内生物利用度和生物等效性研究。

　　此外，基于 BCS 也可初步预测食物与药物的相互作用。药物在胃肠道内吸收会受到各种因素的影响，其中饮食也是不可忽视的重要方面，食物对药物吸收的影响十分复杂。BCS 的出现为预测食物对药物吸收的影响提供了可能。

表 2-2　药物 BCS 与体内外相关性预测

类别	溶解性	渗透性	体内外相关性预测
I	高	高	如果药物胃排空速率比溶出速率快，存在体内外相关性，反之则无
II	低	高	如果药物在体内、体外的溶出速率相似，具有相关性；但给药剂量很高时，则难以预测
III	高	低	透膜是吸收的限速过程，溶出速率没有体内外相关性
IV	低	低	溶出和透膜都限制药物吸收，一般不能预测其体内外相关性

　　一般情况下，进食会引起 BCS I 类药物的胃排空速率降低，延缓药物吸收，使血浆 C_{max} 降低，其对生物半衰期短的药物影响更加明显，但一般对吸收程度影响不大。对于 BCS II 类药物来说，该类药物低剂量给药时，因溶出是限速步骤，进食时肠道内胆汁浓度的增加对其溶解度影响不大。但在给予高剂量的难溶性药物时，其在胃肠道中溶解度接近饱和溶解度，进食可显著增加药物溶解度。例如，灰黄霉素，已有报道，食物的存在使其生物利用度增加了 5 倍。在这些情况下，推荐的给药方案通常要求进餐时服药。除胆汁和食物中脂类乳化的增溶作用使药物生物利用度提高外，进食还可引起胃液体积增加，胃内 pH 发生改变，从而使药物的溶解度发生改变。例如，餐中富含蛋白质则可使胃 pH 从禁食状态的 1.2～1.8 增至 7（中性），从而导致原来可在酸性胃液中自由溶解的碱性药物溶解度下降而降低生物利用度，而低溶解度弱酸性药物的情形正好相反。食物效应会降低胃排空速率，使 BCS III 类药物的血药浓度 t_{max} 延长，同时药物可能与食物中的有关成分结合，导致生物利用度降低。BCS IV 类药物的渗透性和溶解性均很差，食物对其影响最为复杂，药物的吸收程度和 t_{max} 可能降低、增大或保持不变，没有统一的规律而言，需具体药物具体分析。

知识拓展

　　基于 BCS，世界各国药监机构如美国 FDA 和 EMEA 等已构建起药物速释制剂的体内生物等效性研究的可豁免或不可豁免的指导原则，提供了一种生物等效性评价的新模式。基于该指导原则，美国 FDA 已实施对 BCS I 类药物速释固体制剂生物利用度或生物等效性体内试验的生物豁免。如果 BCS I 类药物在胃肠液内的稳定性良好且满足相关快速溶出的标准（如在人工胃液和肠液中 30 min 溶出达 85% 以上），那么其受试和参比制剂可通过体外溶出度试验和相似因子的比较，判定两制剂之间的生物等效性。对于 BCS II 类药物，溶出是其药物制剂体内吸收的限速步骤。如果药物制剂已构建明确的体内外相关性模型，也可考虑基于该模型和体外溶出研究结果免除相关生物等效性研究。对于 BCS III 类药物，药物吸收或生物利用度主要受药物渗透性而非剂型因素的影响。在不考虑胃排空影响的前提下，如果 BCS III 类固体制剂在离体试验（又称体外试验）生理 pH 下能迅速溶出，并且制剂中不含能改变药物肠道渗透性的成分和（或）赋形剂，则药物的生物等效性也可通过体外试验来代替。BCS IV 类药物的体内吸收同时受其溶解度和渗透性的影响，其体内吸收特征较难准确预测，也难以构建体内外相关性模型，所以目前未被列入生物豁免的考虑范畴。

第四节　微粒递药系统体内转运

　　现代药剂学作为一门跨学科的研究领域，融合了分子生物学、高分子材料学、纳米科学等多个学科的知识与技术,为药物的研发、递送和应用提供了强有力的支持。根据机体生理和病理学特点,设计合理的递药系统,现代药剂学能够控制药物在体内的转运和释放过程,实现药物的定时、定位、定量递送,提高药物疗效,降低不良反应,确保药物的合理应用和社会效益的最大化,最大程度地保障人民的健康和生活质量。运用现代制剂技术制备的微粒递药系统,如微球、微囊、微乳、纳米粒和脂质体等,成为现代药剂学的重要研究方向。由于微粒的理化性质和选择性分布的特点,其可以改变药物原有的分布特征,提高药物生物利用度和稳定性,或使药物向特定的靶器官、靶组织特异性浓集。

一、微粒递药系统体内转运概述

微粒递药系统的体内转运从给药部位到作用部位要穿越包括以下几个过程的多个屏障(图2-7)。

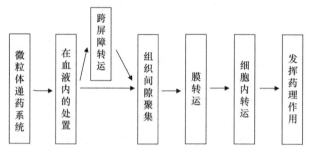

图 2-7　微粒递药系统的体内转运途径

1. 在血液内的处置　微粒进入血液后,会首先与血浆蛋白等发生相互作用,并可能被巨噬细胞吞噬或清除及被血浆中的酶降解。例如,调理素是血浆中的一类蛋白,可吸附到微粒的表面,被单核巨噬系统识别,导致微粒被网状内皮系统的巨噬细胞吞噬,而被快速清除或转运到体内巨噬细胞丰富的区域。血液中的蛋白如高密度脂蛋白,能与脂质体结合,严重影响脂质体的稳定性,导致包载药物的泄漏。此外,血浆中白蛋白等,能够吸附在微粒递药系统表面,延长其在血浆中的半衰期或赋予其特定靶向能力。

2. 跨屏障转运　人体内许多组织存在其特定的屏障,如脑部具有血脑屏障,胎儿与母体具有胎盘屏障,肿瘤具有血瘤屏障。微粒体递送系统随血液系统进入具有这些特殊屏障的部位时,必须透过这些屏障。

3. 组织间隙聚集　微粒递药系统透过各组织器官屏障,或跨过血管壁后会首先在组织间隙内分布聚集。例如,粒径大于 7 μm 的微粒会被肺毛细血管截留而进一步分布在肺组织或肺泡。50～400 nm 的微粒能够透过肿瘤新生血管上的孔洞进入肿瘤细胞间隙。

4. 膜转运和细胞内转运　在组织间隙分布的微粒可以通过与细胞膜发生吸附、内吞等相互作用进入细胞内部。进入细胞的微粒有些可在细胞内释放药物发挥治疗作用,有些则进一步通过和细胞核孔内特定蛋白结合而被细胞核摄取进入核内。例如,基因治疗的 DNA 片段可被微粒载体携带通过细胞核膜的摄取进入核内,再和核内特定成分作用产生疗效。除此之外,药物也可以在组织间隙直接释放,进入细胞,或者直接在细胞外发挥作用。例如,一些药物的靶点为细胞膜蛋白,其摄取进入细胞反而不利于药理作用的发挥。

微粒的细胞内转运是基因药物在靶标部位发生作用的关键步骤,调理素的介导和细胞的识别是微粒细胞内转运的必要条件,细胞的内吞作用是微粒细胞内转运的主要方式。概括起来,微粒的细胞内转运过程:识别—结合—内吞—溶酶体消化降解—释放药物。一般而言,微粒通过内吞进入细胞后,首先分布于溶酶体,被溶酶体消化降解或直接释放后进入细胞质,并将药物释放入细胞质内。但是对于特定药物,如生物大分子药物,溶酶体酶会破坏大分子药物的活性,因此其摄取进入溶酶体后需要尽快逃逸。同时对于基因类药物,其往往要进入细胞核方能发挥作用,因此微粒递药系统从细胞质向细胞核的转运尤为重要。

二、影响微粒递药系统体内转运的因素

细胞对微粒递药系统的内化作用是驱动微粒向细胞内转运的主要动力,微粒体与细胞的相互作用是影响微粒向细胞内转运,从而影响其体内分布的重要因素。微粒本身的理化性质如微粒的粒径、表面性质及组成该微粒的高分子材料的性质等因素也会影响微粒的体内过程。此外,机体各组织的生理、病理状态也会影响微粒体递药系统的体内作用。

（一）微粒与细胞的相互作用

微粒递药系统通过与细胞相互作用而达到进入细胞、释放药物、跨细胞转运等目的。其主要方式包括吸附、内吞、融合及膜间作用。

1. 吸附　吸附（adsorption）是指微粒依靠静电相互作用、疏水相互作用等黏附在细胞表面（图 2-8）,是微粒和细胞相互作用的开始,属于普通的物理吸附。吸附的强弱受微粒粒径、形状、电荷、表面性质和密度等因素影响。吸附作用后,一般会发生进一步的细胞内吞或融合。然而吸附作用的强弱并不一定与内吞或融合作用的强弱成正相关。例如,长宽比较大的圆柱形微粒与细胞的吸附作用强于长宽比较小的球形微粒,但前者的内吞作用却小于后者。

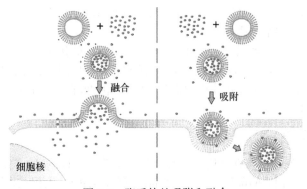

图 2-8　脂质体的吸附和融合

2. 融合　融合（fusion）主要发生在脂质体与细胞膜之间（图 2-8）。由于脂质体膜中的磷脂与细胞膜的组成成分相似,脂质体可与细胞膜融合,包载于其中的药物直接释放进入细胞质。体外试验表明,利用脂质体和细胞膜的融合作用,可以将生物活性大分子如酶、DNA、mRNA、环磷酸腺苷（cAMP）或毒素转运入细胞内。在脂质体、纳米粒的材料中加入融合因子如溶血磷脂、磷脂酰丝氨酸或具有膜融合作用的多肽等可促进融合。脂质体中包载的大分子药物可直接与细胞膜融合进入细胞,而不经过内涵体-溶酶体膜通路,可减少药物在溶酶体中的降解。

3. 内吞　内吞（endocytosis）是细胞摄取细胞外物质的一种方式（图 2-9）,也是微粒递药系统进入细胞的主要方式。内吞被认为是细胞对微粒作用的主要机制,所有真核细胞都具有内吞功能。除了前面学习过的吞噬和胞饮外,还有由微粒和细胞表面性质决定的内吞作用,包括受体介导和吸附介导的过程。细胞内化相关的受体存在于细胞表面,可识别并结合配体启动内吞通路,将配体转运至细胞。利用受体-配体的结合和内吞转运机制,通过特异性配体修饰微粒递药系统,可实现其靶向递送与释放。

药物包载入微粒递药系统后,掩蔽了药物本身的性质,而表现为微粒递药系统的性质,微粒经内吞作用进入细胞后,逐步发生酶解或水解而释放出药物。一般而言,微粒递药系统通过不同机制吸附于细胞膜表面后,通过细胞膜内陷或细胞膜蛋白主动包被而形成小泡,小泡进一步从细胞膜解离转运至溶酶体等细胞器,从而使得微粒递药系统进入细胞内部,释放药物,并发挥药理作用。

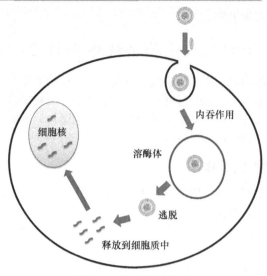

图 2-9　脂质体的内吞

4. 膜间作用　主要分为膜间转运（inter-membrane transfer）和接触释放（contact release）。膜间转运是指微粒和相邻细胞膜间的脂质成分发生相互交换作用,接触释放主要是指微粒和细胞接触后,微粒中的药物释放并向细胞内转运。

膜间转运和接触释放是一种微粒不被破坏、不进入细胞内的作用方式,对于那些不具备吞噬能力的细胞摄取药物具有重要意义。这类微粒递药系统在设计和应用时,常需考虑降低细胞周围介质的流动性或通过与细胞内化相关受体作用加强脂质体和细胞间的相互作用,脂质体膜的组成和药物本身的性质可影响此相互作用。

（二）微粒的理化性质

1. 微粒粒径　微粒递药系统在体内的宏观分布主要受粒径的影响。粒径较大的微粒,主要通过机械性栓塞作用分布到相应的部位,再进一步和该部位的细胞发生相互作用。粒径较小的微粒则主要聚集于网状内皮系统,如肝和脾是小微粒主要分布的部位,粒径更小的微粒有可能避免巨噬细胞的摄取,分布到其他组织中,并延长了体内半衰期。有报道,$12\sim44\ \mu m$ 的白蛋白微粒静脉注射 $10\ min$ 后,95%以上分布于肺,$0.5\sim0.7\ \mu m$ 的微粒约 85%分布于肝,2%分布于脾。粒径 $0.2\sim0.4\ \mu m$ 的硫化锑纳米粒迅速被肝清除,小于 $0.1\ \mu m$ 的纳米粒更容易透过血脑屏障,而小于 $0.01\ \mu m$ 的微粒则缓慢聚集于骨髓。

2. 微粒形状　形状对微粒与细胞的相互作用有重要影响。相比球形微粒（长宽比为 1）,扁球形微粒（长宽比为 4）更难被巨噬细胞摄取,具有较长的血浆半衰期,从而具有更好的靶器官分布。例如,表面载有曲妥珠单抗的纳米棒抑制乳腺癌生长的效果是同样剂量球形微粒的 5 倍。

3. 微粒表面性质　微粒表面性质包括微粒的表面电荷、微粒表面修饰等,对其体内的分布和降解影响显著。

白细胞表面通常带负电荷,带正电的微粒很容易和白细胞发生吸附作用,而带负电的微粒则由于排斥作用不易被白细胞吞噬。微粒表面的 ζ 电势可影响其和血浆蛋白的结合,研究表明,血浆蛋白可使微粒表面的 ζ 电势的绝对值降低。白蛋白可通过疏水作用吸附到微粒表面,改变微粒表面电势分布,吸引溶液中 H^+ 的能力增强,加快水解过程,加快微粒在体内的降解。微粒表面负电势的绝对值越高,微粒在血液中被血小板的附着能力就越强。

微粒表面高分子材料、靶向功能分子的修饰能够改变微粒在体内的分布过程。微粒表面修饰的亲水性高分子材料能够大幅降低与血液中相关成分的吸附作用,延长微粒在血液中的循环时间。微粒表面靶向功能分子的修饰，增加了微粒对特异器官、组织、细胞的识别功能，使微粒在体内的分布行为从被动分布转变为主动靶向分布。近年研究表明，微粒表面的性质对药物转运具有重要意义。由于细胞膜表面常常带负电，带有正电荷的阳离子脂质体、高分子材料纳米粒作为药物载体促进药物的细胞内转运，可明显提高 DNA 的转染效率，提高药物基因治疗的效果。用带正电的阳离子白蛋白修饰的纳米粒可携带小分子药物和基因药物，明显提高跨血脑屏障的能力、提高药物的脑内分布。靶向肿瘤、脑等特异性的蛋白、多肽、小分子的修饰提高了微粒向这些组织的分布效率。

4. 微粒的环境响应性 微粒的载体材料、表面修饰等的理化性质往往随着周围环境的改变而改变，从而影响微粒的体内转运。例如，不同组织内的酶表达量不同，因此能够被特定酶降解的载体材料则能在相应部位降解，从而使药物更多释放在该部位，提高其在该部位的分布。又如，一些两亲性材料在不同 pH 下具有不同的电荷，从而具有与细胞不同的亲和力。细胞膜通常带负电荷，在特定 pH 下（如肿瘤间液的低 pH）微粒表面负电荷变为正电荷，从而提高细胞与微粒的亲和性和对微粒的摄取能力，增加微粒在该组织内的分布。

（三）病理生理情况

在一些病理情况下，机体血管通透性发生改变，会明显影响微粒给药系统的体内过程。例如，肿瘤组织具有快速生长的需求，血管生成很快，导致新生血管外膜细胞缺乏、基膜变形，因而纳米粒能通过毛细血管壁的"缝隙"进入肿瘤组织，而肿瘤组织的淋巴系统回流不完善，造成纳米粒在肿瘤部位蓄积，这就是高通透性和滞留效应（enhanced permeability and retention effect, EPR 效应）。现常利用 EPR 效应研究肿瘤的靶向制剂。实体瘤内部的缺氧状态使肿瘤细胞无氧糖酵解产生乳酸，而肿瘤内部血管系统的缺乏使产生的乳酸不能充分排出，导致肿瘤内呈酸性。实体瘤内部存在不同的酸性环境，包括细胞间质中的弱酸性环境，肿瘤细胞中内涵体和溶酶体中更强的酸性环境。在炎症情况下，局部组织的毛细血管通透性增加，免疫细胞在炎症部位聚集，可引起粒径小于 200 nm 的微粒在炎症组织部位的分布明显增加，可利用这一特性研究各种抗炎药物的微粒递药系统。

（四）其他因素

目前所用的微粒递药系统的材料大都为高分子聚合物，如蛋白质类（明胶、白蛋白）、糖类（琼脂糖、淀粉、葡聚糖、壳聚糖）和合成聚酯类（聚乳酸、丙交酯乙交酯共聚物）。这些材料都具有体内生物可降解的特性，在各种体液环境下受各种酶催化作用可发生降解反应，如胰蛋白酶对蛋白微球具有降解作用；淀粉酶对淀粉微球具有降解作用等。体外试验发现，血浆蛋白（包括白蛋白、γ 球蛋白或纤维蛋白原）可使聚 *L*-丙交酯微囊的降解速度增大，降解产物随着血浆蛋白浓度的增大而增多。这些体液环境因素可影响各种微粒递药系统的体内过程。

本 章 小 结

生物膜主要由膜脂和膜蛋白借助非共价键结合而形成，为生物镶嵌模型结构，具有流动性、不对称性及选择透过性。生物膜的这些性质与物质转运、细胞表面受体功能、细胞融合和细胞分裂等有密切的关系。

章末总结

药物跨膜转运途径包括跨细胞途径和细胞旁路途径。药物的跨膜转运机制呈多样性，大致可分为被动转运、载体转运和膜转运，其中大部分药物以被动转运为主。

BCS 可用于候选化合物的筛选或进行合理的剂型设计，也可用于预测口服药物的体内外相关性。BCS 根据药物的溶解性和渗透性特点将药物分为四类：Ⅰ类为高溶解性与高渗透性药物、Ⅱ类为低溶解性与高渗透性药物、Ⅲ类为高溶解性与低渗透性药物、Ⅳ类为低溶解性与低渗透性药物。

药物微粒递药系统能够改变药物的体内分布，达到缓控释、靶向递送等目的，有助于提高药物诊断、治疗效果，降低不良反应。其体内分布除受到组织器官病理、生理特征影响外，还受到微粒体本身性质，如粒径、电荷、表面基团等的影响。

思 考 题

1. 从 pH 分配理论的观点，简述药物理化性质对药物跨膜转运的影响，以及如何利用这一特点提高药物的胃肠道吸收。

2. 简述促进扩散的特点，以及其与被动转运的异同点。

3. P-gp 对药物吸收有何影响？

4. 影响 BCS Ⅱ类药物口服吸收的理化因素有哪些？如何改善该类药物的口服生物利用度？

5. 简述 BCS 对药物制剂的研究意义。

（谢非凡）

章前学习
指导

第三章 药 物 吸 收

学习目标

1. 掌握 影响药物胃肠道给药、注射给药、皮肤给药、肺部给药、口腔黏膜给药、鼻腔黏膜给药、直肠及阴道黏膜给药、眼部给药吸收的生理因素与剂型因素。

2. 熟悉 各种非口服给药部位的结构及生理特征；促进皮肤吸收、增加药物眼部吸收的方法。

3. 了解 口服给药的药物吸收研究方法；运用药物吸收特性进行药物新制剂开发和合理用药的方法；各种非口服给药的特点；经皮吸收、肺部吸收、口腔黏膜吸收、鼻腔黏膜吸收的研究方法。

第一节 口服给药的药物吸收

药物的吸收（absorption）是指药物从用药部位进入体循环的过程。吸收可在口腔、胃、小肠、大肠、肺泡、皮肤、鼻黏膜和角膜等部位的上皮细胞膜中进行。口服给药后，药物透过胃肠道上皮细胞后进入血液或淋巴液随体循环系统分布到各组织器官而发挥疗效。

一、影响胃肠道吸收的因素

（一）生理因素

口服给药药物的吸收在胃肠道上皮细胞进行，胃肠道生理环境的变化对吸收产生较大的影响。

1. 消化系统因素

（1）胃肠液的 pH：消化系统 pH 的变化可对药物的稳定性、溶解度、溶解速度和解离度产生影响，进而影响药物的吸收。药物吸收部位的 pH 对很多药物特别是有机弱酸或弱碱类药物的吸收至关重要。如前所述，大多数药物的吸收属于被动转运，即非离子型的脂溶性药物较容易通过细胞膜，而分子型和离子型药物的比例是由药物的 pK_a 和胃肠道药物吸收部位的 pH 决定的。

不同部位的胃肠液有不同的 pH。胃 pH 为 1～4，十二指肠 pH 为 4～5，空肠和回肠 pH 为 6～7，大肠 pH 为 7～8。空腹时胃液 pH 为 1.2～1.8，正常饮食或进水后 pH 变为 3 左右。胃液的 pH 偏酸性，有利于弱酸性药物的吸收。此外，胃液的表面张力较低，有利于湿润药物粒子及水化片剂的包衣层，促进体液渗透进入固体制剂。胃液到达十二指肠后，被胰腺分泌的胰液（pH 为 7.6～8.2）中和，导致肠液的 pH 逐渐升高。同时小肠自身分泌液也是一种弱碱性液体，pH 约为 7.6。小肠较高的 pH 环境是弱碱性药物最佳的吸收部位。此外，小肠液分泌后很快地被绒毛重吸收，这种液体的交流为小肠内物质的吸收起到媒介作用。但要注意的是，主动转运的药物是在特定部位受载体或酶系统作用吸收，不受消化道 pH 变化的影响。

胃肠道的 pH 还能影响某些口服药物的稳定性。红霉素在胃酸中 5 min 只剩下 3.5% 的效价，因而可将其制成红霉素丙酸酯，其在胃液中不溶，在肠液中溶解，保证有效剂量的吸收。竹桃霉素在胃酸中容易失效，可将其乙酰化成三乙酰竹桃霉素给药。

（2）胃肠道运动

1）胃排空：胃内容物从胃幽门排入十二指肠的过程称为胃排空（gastric emptying，GET）。胃的运动方式有两种，一种是全胃性的慢紧张性收缩；另一种是以波形向前推进的蠕动。慢紧张性收缩可使药物与食物充分混合，同时有分散和搅拌作用，使药物与胃黏膜充分接触，有利于胃中药物的吸收。蠕动将内容物向十二指肠方向推进，一般只有小于 2 mm 的食糜颗粒可以通过幽门进入十二指肠。胃排空是按一级速率过程进行，其速率称为胃排空率（gastric emptying rate，GER），它可用胃排空率常数表示。

$$\lg V_t = \lg V_0 - \frac{K_{em} \cdot t}{2.303}$$ （3-1）

式中，V_t 即时间为 t 时的胃内容物体积；V_0 为初始胃内容物体积；K_{em} 为胃排空率常数。由式（3-1）可知，胃排空率与胃内容物体积成正比，当胃中充满内容物时，对胃壁产生较大的压力，胃张力增大，从而促进胃排空。胃排空率决定了药物到达肠道的速度，从而影响药物的起效快慢、药效强弱及持续时间。当胃排空率增大时，药物到达小肠时间短，药物作用的潜伏期缩短，对于那些需立即产生作用的药物（如止泻药），胃排空率的加大，会尽早发挥药效。胃排空率慢，药物在胃中停留时间延长，与胃黏膜接触机会和面积增大，增加在胃中吸收的弱酸性药物的吸收。而大多数药物以小肠吸收为主，胃排空率增加时，药物到达小肠的速度加快，从而药物吸收加快。少数部位特异性主动转运的药物，在胃排空率增大时，吸收量会减少，如维生素 B_2 在十二指肠经主动转运吸收，

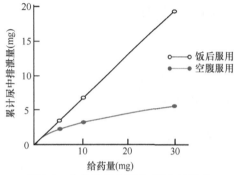

图 3-1　食物对维生素 B_2 吸收的影响

当胃排空率加快时，短时间内大量维生素 B_2 同时到达吸收部位，致使药物转运载体处于饱和状态，有部分药物未能在该部位吸收，因而吸收总量减少。对于这类药物，若饭后服用，胃排空率小，药物连续不断缓慢地通过十二指肠，可避免出现主动转运饱和的现象，增加药物的吸收量（图 3-1）。对于一些在胃内会被胃酸或酶降解的药物，在胃排空迟缓的情况下，药物在胃内停留时间延长，药物的降解程度会增加，导致药物的吸收减少。胃排空率增加，对胃中不稳定药物和期望速效的药物（如止痛药）更为有利。

除了内容物的体积外，胃排空率还受到多种因素的影响。①食物的影响：稀的软性食物较稠的或固体食物的胃排空率为快；食物的组成可影响胃排空率，一般来说糖类的胃排空时间较蛋白质短，蛋白质又较脂肪短，混合食物的胃排空时间通常需要 4～6 h。②胃内容物黏度、渗透压：若胃内容物黏度低，渗透压低时，一般胃排空率较大。随着内容物黏度和渗透压的增高，胃排空率减小，胃内滞留时间延长。服药时饮用大量水，胃内容物体积增大和渗透压降低，加快了胃排空率，进入小肠后药物的稀溶液可与肠壁充分接触，也有利于药物的吸收。例如，洗胃解毒时，每次不应注入过多的水或使胃中水停留过久，以免促进毒性物质吸收。③药物的影响：服用某些药物，如抗胆碱药、抗组胺药、止痛药、麻醉药等都可使胃排空率下降。④其他因素：如右侧卧胃排空快，精神因素等也会对胃排空产生影响（表 3-1）。

表 3-1　影响胃排空的因素

影响因素	胃排空情况
胃内容物的体积	随胃内容物增加，开始阶段胃排空加快，继而减慢
食物类型	固体食物比流体食物排空慢
脂肪类	胃排空减慢
蛋白质类	胃排空减慢
糖类	胃排空减慢
药物	
抗胆碱药（如阿托品）	胃排空减慢
麻醉药（如吗啡）	胃排空减慢
止痛药（如阿司匹林）	胃排空减慢
β 受体激动剂（如异丙肾上腺素）	胃排空减慢
β 受体拮抗剂（如普萘洛尔）	胃排空加快
身体位置	站立比卧姿排空快，右侧卧比左侧卧排空快

2）小肠的运动：小肠的固有运动包括蠕动、节律性分节运动和黏膜与绒毛的运动三种。蠕动使内容物分段向前推进，速度较慢，每分钟数厘米，通常是到达一个新的肠段，再开始节律性分节运动。分节运动很少向前推进，以肠环形肌的舒张与收缩为主，使小肠内容物与消化液充分混合，并反复与吸收黏膜接触，常在一段小肠内进行 20 min 后，再蠕动推进一段。由局部刺激而发生的黏膜肌层收缩引起的黏膜与绒毛的运动，有利于药物的充分吸收。从十二指肠、空肠到回肠，内容物通过的速度依次减慢。小肠运动的快慢和正常与否直接影响药物通过的速率，从而影响药物的吸收过程。一般药物与吸收部位的接触时间越长，药物吸收越好。此外，小肠黏膜有众多的皱褶，增加了小肠的吸收面积，有利于药物的吸收。由于药物的主要吸收部位在小肠，所以制剂在肠内滞留时间的长短对药物吸收影响很大，滞留时间越长，吸收越完全。对于缓慢释放的剂型如缓释制剂或需要有足够的时间才能释放的剂型如肠衣片或某些需在小肠特定部位吸收的药物，肠内滞留时间或运行速率是至关重要的。蠕动波以每秒钟 1～2 cm 的速度推动肠内容物逐渐向下移动。饭后胃内扩张，通过胃肠反射导致蠕动波增加，从而加快内容物的运行速度。

一些药物可影响肠道的运行速度而干扰其他药物的吸收。例如，阿托品、丙胺太林等能减慢胃空速率与肠内容物的运行速率，从而增加一些药物的吸收；甲氧氯普胺可促进胃排空且增加肠运行速率，因减少了其他药物在消化道内的滞留时间而减少这些药物的吸收程度。

3）结肠的运动：结肠的运动包括结肠的推进运动和混合运动。结肠推进运动能将内容物向下推进。结肠的混合运动进行得较慢，可产生较大的环状收缩，从而增加结肠的表面积并引起水分的有效吸收。结肠是特殊的给药部位，是治疗结肠疾病的作用部位，多肽类药物常以结肠作为口服的吸收部位。物质通过结肠的速度较慢，而结肠中分泌液量少，因而药物释放后可获得较高的浓度梯度，有利于药物的吸收。除直肠给药和结肠定位给药外，只有些吸收很慢的药物，在通过胃与小肠未被吸收时，才能在结肠呈现药物吸收功能。

结肠的主要功能是吸收水分、电解质及储存粪便。药物在结肠的吸收远比在小肠部位的吸收要慢，其主要原因在于结肠处的有效表面积小。缓慢释放的药物制剂在结肠处吸收最佳，如缓释片、肠溶片等。药物在小肠上端溶解，不完全吸收的部分可在结肠处继续溶出和吸收。

肠内运行速度还受生理、病理因素的影响，如消化液的分泌减少、甲状腺分泌减少可使肠蠕动减慢；痢疾、低血糖等疾病可使肠蠕动加快。此外，妊娠期间，由于肌肉松弛可导致肠内运行速率降低。

（3）胃肠道代谢作用：药物在进入全身循环前，首先在胃肠道和肝脏进行代谢。肠壁细胞黏膜是药物代谢的主要部位，整个胃肠道均存在代谢活性酶，其中小肠部位（十二指肠、空肠）的代谢活性最高。

消化道内或黏膜内存在各种消化酶，以及肠道菌群产生的酶、上皮细胞新生酶等。这些代谢酶使得药物尚未被吸收就可能在消化道内发生代谢反应（水解反应、结合反应等），从而产生活性的变化。药物在肠道的代谢可发生在肠腔内，也可发生在肠壁；既可在细胞内产生，也可在细胞外进行。大分子药物，如蛋白质类和多肽类药物的结构极易被肠道酶系胃蛋白酶及胰酶的消化作用破坏，失去药理活性。通常药物滞留时间越长，代谢反应就越容易发生。

药物在胃肠道内的代谢是药物首过消除的一部分，对药物的生物利用度有较大的影响。在肠道进行代谢的药物包括阿司匹林、对乙酰氨基酚、水杨酰胺、对氨苯甲酸、吗啡、喷他左辛、异丙肾上腺素、左旋多巴、利多卡因及一些甾体类药物。左旋多巴主要是在胃黏膜被脱羧酶代谢，因此，加快胃排空率则有利于左旋多巴原型药物的吸收；某些药物在肠道的首关消除作用具有饱和现象，如水杨酰胺和对氨苯甲酸在肠道的代谢。在给予较低剂量时，首过消除明显，药物到达血液循环的比例很低，如加大剂量，首关消除即呈现饱和现象，吸收入血的药物比例明显增加。

（4）其他因素：胃肠道黏膜表面覆盖一层黏性多糖-蛋白质复合物（glycocalyx），具有保护黏膜的作用，有利于药物的吸附吸收，但是也可与某些药物结合而使药物不能吸收（如季铵盐类药物）或不完全吸收（如链霉素）。在复合物表面还存在一层厚度约为 400 nm 的不流动水层（unstirred layer），它是高脂溶性药物跨膜吸收的屏障，因此，在制剂中加入适量的表面活性剂可促进高脂溶性药物的吸收。胆汁中含有胆酸盐，是一种表面活性剂，对难溶性药物有增溶作用，可促进吸收，但可与新霉素和卡那霉素等生成不溶性物质而影响吸收，还可使制霉菌素、多黏菌素和万古霉素失效。此外，有研究认为，胃肠道内水分的吸收对药物跨膜转运有促进作用，被称为溶剂拖曳效应（solvent drag effect）。

2. 循环系统因素

（1）胃肠道血液循环：血流具有组织灌流和运送物质的双重作用，消化道周围的血流与药物的吸收、分布和排泄有复杂的关系。药物在胃肠道内跨膜转运后，大部分被血流迅速输送到全身各部位。当血流速度下降，吸收部位运走药物的能力降低，不能维持漏槽状态（sink state），药物吸收降低。

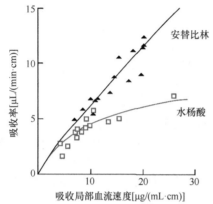

图 3-2　安替比林和水杨酸在大鼠空肠吸收时的血流依赖性

一般情况下被吸收的药物，在吸收部位立即随血液转移，保持胃肠道内与吸收局部血液的药物浓度差，直至药物吸收完毕。但血流速度缓慢时，这种浓度差会变小，进而影响胃肠道药物的吸收速度。

图 3-2 表示安替比林和水杨酸的吸收情况：安替比林吸收率随吸收局部血流速度的增加而增加，提示安替比林的吸收限速因素是血流速度；当血流速度较小时，水杨酸的吸收率随血流速度的增加而增加，当血流速度达到一定程度时，水杨酸的吸收率不能与血流速度同步增加，提示水杨酸的吸收速度的限速因素是药物的膜透过速度，而非血流速度。

对于难溶性药物来说，当药物的透膜速率小于血流速率时，透膜是吸收的限速过程；而对高脂溶性药物和膜孔转运药物来说，当透膜速率大于血流速率时，血流是吸收的限速过程。血流量可影响胃的吸收速度，如饮酒的同时服用苯巴比妥，其吸收量增加。但这种现象在小肠吸收中并不显著，因为小肠黏膜有充足的血流量。血液从小肠经门静脉流入肝的速度约为 500 mL/min，小肠组织中的血流速度影响着药物在小肠的清除效率，人体摄入食物后，小肠的血流量可以增加 30%～130%。

（2）淋巴循环：药物从消化道向淋巴系统转运也是药物吸收的途径之一。淋巴液的流速比血流慢得多，为血流的 1/1000～1/500。淋巴液由肠淋巴管、胸导管直接经左锁骨下静脉进入全身循环。因此，经淋巴系统吸收的药物不经过肝，不受肝首过效应的影响。通常，药物在消化道中的吸收主要通过毛细血管向循环系统转运，淋巴系统的转运几乎可忽略。但淋巴系统的转运对大分子药物的吸收起着重要作用：大分子药物从上皮细胞中排出后，穿过基膜进入结缔组织间隙，由于毛细血管被一层不间断的基膜遮蔽，这些物质透过基膜的能力差，进入毛细血管的速度慢；而淋巴管没有基膜，加上肠组织不断蠕动及绒毛运动，使毛细淋巴管的内皮细胞不时分离，大分子物质就容易进入毛细淋巴管进行转运。肠道淋巴系统是转运脂肪、脂溶性维生素、胆固醇和一些酶的主要途径。药物经肠道淋巴吸收后随淋巴液从肠淋巴管、胸导管直接注入左锁骨下静脉进入全身循环。脂肪能加速淋巴液流动，使药物淋巴系统的转运量增加。值得注意的是，癌细胞的转移也通过淋巴途径并存在于淋巴结内，因此，淋巴系统转运对在肝中易被代谢的药物的吸收及一些抗癌药的定向淋巴系统吸收和转运有重要的临床意义。

（3）肝首过效应：大部分从消化道上皮细胞吸收的药物经肝门静脉进入体循环，然后随循环系统转运到机体各部位。被胃吸收的药物经胃冠状静脉、胃网膜左静脉等进入肝门静脉；吸收到小肠绒毛内毛细血管中的药物经过十二指肠静脉、小肠静脉、上肠系膜静脉进入肝门静脉；由大肠吸收的药物经过上肠系膜静脉、下肠系膜静脉进入肝门静脉。通过胃肠道生物膜吸收的药物经肝门静脉进入肝后,在肝药酶作用下,药物可发生生物转化。药物进入体循环前的降解或失活称为"肝首过效应"(liver first pass effect),又称"肝首过代谢"(图3-3)。肝首过效应越大,药物被代谢越多,其原型药物的血药浓度越小,药效也会降低。

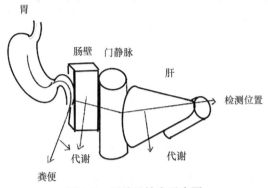

图 3-3　肝首过效应示意图

3. 疾病因素　疾病使得人体的正常生理功能发生改变,从而影响药物的吸收,因此疾病对药物吸收的影响机制较为复杂。在对不同患者用药时,需要综合考虑用药目的和患者的具体状态。

链 3-1

(二)剂型因素

药物的剂型会影响药物的吸收。这里的剂型不仅仅是狭义的药物剂型,还包括了药物及辅料的影响因素等。

1. 药物理化性质对药物吸收的影响

(1)脂溶性和分子量:胃肠上皮细胞膜是药物吸收的通道,也是吸收的屏障。作为脂质双分子层膜,脂溶性较大的未解离型药物较容易通过生物膜进行吸收。药物脂溶性大小可由脂水分配系数(lipo-hydro partition coefficient,$K_{O/W}$)表示,脂水分配系数的对数值用 lg$P$ 表示。

$$K_{O/W} = \frac{C_{oil}}{C_{water}} \qquad (3-2)$$

$$\lg P = \lg K_{O/W} \qquad (3-3)$$

式中,C_{oil} 为药物在脂相中的浓度;C_{water} 为药物在水相中的浓度。脂水分配系数本身是个常数,是指中性分子的化合物在与水相不混溶的溶剂中的浓度与水相中的浓度比,实验时最常用的分配溶剂是正辛醇或三氯甲烷。一般来说,随着药物的脂水分配系数增大,药物脂溶性增加,吸收率也增加。例如,随着巴比妥类药物脂水分配系数的增大,其在大鼠胃中的吸收率也逐渐增加(表3-2)。但要注意的是,脂水分配系数与药物的吸收并不呈简单的比例关系。脂溶性太强的药物反而可因难以从脂质膜中解离出来进入水性体液而导致药物吸收下降。同时,分子量也会影响到药物的吸收,相同的脂溶性药物分子量越小越容易被吸收。脂溶性的大小对制剂的制备具有指导意义:一般来说,lg$P<0$,可做成注射剂;lg$P$ 为 0~3,可做成口服制剂;lg$P$ 为 3~4,可做成透皮制剂;当 lg$P$ 为 4~7 时要注意其在脂肪组织的蓄积易发生中毒现象。但主动吸收的药物吸收由载体转运实现,与药物脂溶性不相关。同样,通过细胞旁路途径转运吸收的药物的吸收也与脂溶性没有直接相关性。

(2)解离度:绝大多数药物皆为弱酸或弱碱,在胃肠道内 pH 的影响下,药物以未解离型(分子型)和解离型(离子型)两种形式存在,两者所占比例取决于药物的解离常数 pK_a 和吸收部位的 pH。消化道的上皮细胞膜是药物吸收的屏障,由于其为类脂膜,通常脂溶性较大的未解离型

（分子型）药物容易通过，而解离型药物不易透过，难以吸收。例如，弱酸性药物在胃液中几乎不解离，故有较好的吸收；弱碱性药物在胃液中解离程度高，吸收差，当其到达小肠时才能被有效吸收。

表 3-2　巴比妥酸衍生物的脂水分配系数与大鼠胃中的吸收

巴比妥酸衍生物	pK_a	分子量	$K_{O/W}$（三氯甲烷/水）	吸收率（%）
巴比妥	7.9	184.19	0.72	6.2
苯巴比妥	7.41	232.23	4.44	12.6
戊巴比妥	8.11	226.27	24.1	17.6
异戊巴比妥	7.49	226.27	33.8	17.7
环己巴比妥	8.34	236.26	126	24.1
硫喷妥	7.45	240.34	321	37.8

药物的吸收可以部分地由 pH-分配假说（pH-partition hypothesis）来预测。pH-分配假说认为胃肠道内已溶解药物的吸收会受药物的解离状态和脂溶性的影响，即药物的吸收取决于药物在胃肠道中的解离状态和脂水分配系数。

大多数药物在胃肠道内主要以单纯扩散方式，经跨细胞途径被吸收。以该机制吸收的药物，首先溶解（分配）在细胞膜（脂质）中，脂水分配系数高，即脂溶性较高的药物容易被吸收。大多数药物以弱酸（碱）或以其盐的形式存在。脂溶性较高的非解离性药物以单纯扩散方式被吸收，因此吸收部位药物解离程度的变化可导致药物脂溶性的改变而影响吸收。这种现象可用 pH 分配理论（pH distribution theory）解释。弱酸弱碱性药物在水溶液中处于以下平衡状态：

$$弱酸性药物：[HA] \xleftrightarrow{K_a} [A^-] + [H^+] \tag{3-4}$$

$$弱碱性药物：[BH^+] \xleftrightarrow{K_a} [B] + [H^+] \tag{3-5}$$

[HA]、[A$^-$]为弱酸性药物的非解离型和解离型的浓度，[B]、[BH$^+$]为弱碱性药物的非解离型和解离型的浓度，[H$^+$]为消化道中 H$^+$浓度，K_a 为药物的解离系数。

消化道 pH 与药物解离常数 pK_a的关系可以用亨德森-哈塞尔巴赫（Henderson-Hasselbalch）方程表示。

$$弱酸性药物：pK_a = pH + \lg \frac{C_u}{C_i} \tag{3-6}$$

$$弱碱性药物：pK_a = pH + \lg \frac{C_i}{C_u} \tag{3-7}$$

式中，C_u 为非解离型（分子型）药物的浓度（包括[HA]和[B]），C_i 为解离型（离子型）药物的浓度（包括[A$^-$]和[BH$^+$]）。从式（3-6）、式（3-7）中可知，无论是弱酸性药物还是弱碱性药物，当 pK_a 与 pH 相等时（pK_a=pH），则解离型药物和未解离型药物各占 50%；如果 pH 变动一个单位值，未解离型与解离型比例将随之变动 10 倍。当弱酸性药物的 pK_a 大于消化道体液 pH 时（通常是弱酸性药物在胃中），则未解离型药物浓度占较大比例。当弱碱性药物 pK_a 大于体液 pH 时（通常是弱碱性药物在小肠中），其解离型药物所占比例较高，随着小肠从上到下的 pH 逐渐增大，吸收量增加。

（3）溶出速率

1）药物溶出理论：药物溶出的过程包括两个连续的阶段，首先是溶质分子从固体表面溶解，形成饱和层，然后在扩散作用下经过扩散层，再在对流作用下进入溶液主体内（图 3-4）。固体药物的溶出速度取决于药物在溶剂中的溶解度和药物从溶出界面进入总体溶液中的速度。因此，溶出由固液界面上药物溶解扩散的速度所控制。

药物在扩散层中饱和浓度 C_s，与总体介质浓度 C 形成浓度差。由于浓度差的存在，溶解的药物不断向总体介质中扩散，其溶出速率可用诺伊斯-惠特尼（Noyes-Whitney）方程描述。

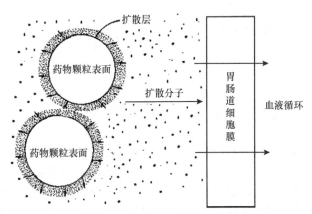

图 3-4　药物溶出理论示意图

$$\frac{\mathrm{d}C}{\mathrm{d}t} = \frac{DS}{h}(C_s - C) \tag{3-8}$$

式中，$\mathrm{d}C/\mathrm{d}t$ 为药物的消除速率，D 为溶解药物的扩散系数，S 为固体粒子比表面积，h 为扩散层厚度。C_s 为药物在胃肠液或溶出介质中的溶解度，即饱和浓度，C 为 t 时间药物在溶出介质中的浓度，C_s-C 为扩散层与总体液体介质的浓度差。

一般情况下，某一特定药物在固定的溶出条件下，其 D 和 h 为一定值，可用该药的特定的溶出速率常数 k 来表达，即 $k=D/h$。

则式（3-8）可简化为

$$\frac{\mathrm{d}C}{\mathrm{d}t} = kS(C_s - C) \tag{3-9}$$

在胃肠道中，已溶出的药物往往立即透过生物膜被吸收，即 $C_s \gg C$，则式（3-9）进一步简化为

$$\frac{\mathrm{d}C}{\mathrm{d}t} = kSC_s \tag{3-10}$$

上式表明药物吸收是受扩散层控制的溶出过程，即药物吸收速度与 k、S、C_s 成正比。

2）影响溶出的药物理化性质

Ⅰ. 药物的溶解度：药物的溶解度在溶出过程中是一个重要的因素，与溶出速率直接相关。已溶解的药物浓度和扩散层的厚度，决定了透过扩散层的浓度梯度，是推进药物扩散的动力。不同的理化性质会影响药物在胃肠道中的溶解度。

A. pH 与 $\mathrm{p}K_a$：弱酸和弱碱的溶解度由它们的解离常数及 pH 决定，即由 $\mathrm{p}K_a$ 和溶剂的 pH 决定，因此胃肠道不同部位的溶解度是不同的。

弱酸的总溶解度为

$$C_s = [\mathrm{HA}] + [\mathrm{A}^-] \tag{3-11}$$

$[\mathrm{HA}]$ 是未解离的酸性药物的固有溶解度，用 C_0 表示；$[\mathrm{A}^-]$ 是阴离子浓度，可用解离常数 K_a、C_0 及 H^+ 浓度的关系表示，则

$$C_s = C_0 + \frac{K_a C_0}{[\mathrm{H}^+]} \tag{3-12}$$

同理，弱碱性化合物的溶解度为

$$C_s = C_0 + \frac{[H^+]C_0}{K_a} \tag{3-13}$$

将上述两式分别代入式（3-10），则得出溶出速率方程。

弱酸性药物：
$$\frac{dC}{dt} = kS\left(C_0 + \frac{K_a C_0}{[H^+]}\right) \tag{3-14}$$

或：
$$\frac{dC}{dt} = kSC_0\left(1 + \frac{K_a}{[H^+]}\right) \tag{3-15}$$

弱碱性药物：
$$\frac{dC}{dt} = kSC_0\left(1 + \frac{[H^+]}{K_a}\right) \tag{3-16}$$

由上式可以看出，胃肠道的 pH 是影响可离子化药物溶解度的最重要因素之一。弱酸性药物的溶出速率随 pH 增加（[H$^+$]的减少）而增加，弱碱性药物的溶出速率随 pH 增加（[H$^+$]的减少）而降低。在胃肠道各区段中，pH 变化明显。禁食时胃的 pH 为 1～2，小肠上端的 pH 为 5～6.5。对于弱碱性药物，如果进食后马上服用，由于内容物的存在使酸性减弱，减小药物的溶解性。而 pK_a 低于 6 的难溶性弱酸类药物，如呋塞米（pK_a 3.9）、吲哚美辛（pK_a 4.5），在餐前的胃内容物中是相对不溶的，溶解现象首先发生在小肠上端。

B. 多晶型：某些药物尽管具有相同的化学结构，但由于结晶条件（如溶剂、温度、冷却速度等）不同，形成结晶时分子排列与晶格结构不同，因而形成不同的晶型（crystal form），称为多晶型（polymorphism）现象，包括稳定型、亚稳定型和无定型等。各种固体晶型具有不同的物理化学性质，如外形、溶解度、密度、熔点、X-衍射等，因此它们的溶出速度也不同。稳定型（stable form）的结晶熵值最小、熔点高、溶解度小，因此溶出速度慢；无定型溶出最快，但易在储存过程中甚至在体内转化成稳定型；亚稳定型（metastable form）介于上述两者之间，其熔点较低，具有较高的溶解度和溶出速度，因此在常温下较稳定，可以利用亚稳定型的特点制成制剂。如果掌握了转晶条件，就能制成吸收性良好的药物制剂，最终产生不同的生物利用度。因此，研究药物的多晶型现象成为控制药物生产和新药剂型设计工作中不可缺少的重要组成部分。

有机化合物大约有 1/3 具有多晶型。晶型不同会影响药物的药理作用，已经发现许多药物的晶型与疗效有关，如甾体化合物、磺胺类、红霉素、四环素、棕榈氯霉素、可待因、巴比妥类、吲哚美辛、利福平、甲苯磺丁脲、氯磺丙脲、甲氧氯普胺、制霉菌素、甲苯咪唑等。

C. 表面活性剂：表面活性剂可增加药物的溶解度。因小肠中存在胆汁的某些组分（如胆盐、卵磷脂和甘油单油酸酯），使得一些难溶性药物的溶解度呈线性增加。当这些组分的浓度大于它们的临界胶束浓度时，可形成胶束，起到对药物的增溶作用。一些难溶性药物通过胆盐胶束可达到药物增溶的目的，如灰黄霉素、格鲁米特、地高辛、白细胞三烯-D$_4$拮抗剂和吉非罗齐等。通过加入生理浓度的胆盐，这些水中难溶性成分的溶解度最大可增加 100 倍。

D. 溶剂化物：药物含有溶媒而构成的结晶称为溶剂化物（solvate）。溶剂为水的称为水合物，不含水的为无水物。药物分子的水合作用状况能影响药物的理化性质及生物活性。受水合作用影响最大的是药物的水溶性，通常无水的有机化合物的溶解性大于含水者。在多数情况下，药物在水中的溶解度和溶解的速度是以水合物＜无水物＜有机溶剂化物的顺序增加。在原料药生产时，将药物制成无水物或有机溶剂化物，有利于溶出和吸收。例如，对无水和含有 3 个结晶水的氨苄西林进行研究，结果表明：无水的氨苄西林比含结晶水的有较大的溶出速率和较大的溶解度，如图 3-5 所示。将两种形态的氨苄西林分别以混悬液和胶囊剂的形式给犬服用，结果证明无水的比含结晶水的易被吸收，人体内的试验也表明无水氨苄西林有较高的生物利用度，如图 3-6 所示。

以上研究除了发现无水氨苄西林具有较高的生物利用度外，药物的理化性质及在动物和人体内的相互关系也是一个十分重要的问题，在动物和人体试验中，氨苄西林的生物利用度与药物的溶解度、溶出速率密切相关。较大的水溶性是增进氨苄西林体内有效性的主要因素。

当治疗制剂存在两种或两种以上形态时，各种形态具有不同的理化性质，因而将呈现出不同的药物疗效。总之，由于溶出速率不同，药物的晶型、无定型、水合物及无水物等不同形态会呈现出疗效的显著差异。

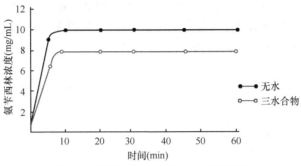

图 3-5　氨苄西林在 37℃ 水中的溶解度

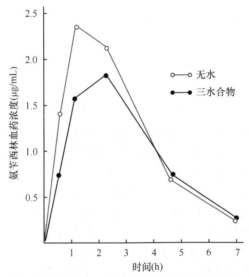

图 3-6　人口服含 250 mg 氨苄西林混悬液后的平均血药浓度

Ⅱ. 溶出的有效表面积

A. 粒子大小：从式（3-10）可知，药物的粒子大小与溶出速率有一定关系。药物粒子与溶剂接触的物质表面积越大，溶出速率越快。相同重量的药物粉末，其比表面积随粉末粒子直径的减少而增加（表 3-3）。

表 3-3　球形粒子的直径和 1 g 粒子的比表面积的关系

粒子直径（μm）	1 g 粒子的比表面积（cm²）
1000	60
100	600
10	6000
1	60 000

粒径和比表面积的关系为

$$S = \frac{6}{d} \times \frac{W}{D}$$

（3-17）

式中，d 为药物粉末颗粒的平均直径，D 为药物密度，W 为药物质量，药物粒子的比表面积 S 与粒子直径成反比。药物粒子越小，比表面积越大，药物的溶出速率增大，吸收也越快。例如，以不同粒径的氯霉素 200 mg 给家兔口服后得出不同的血药浓度，小颗粒比大颗粒 C_{max} 出现快，见图 3-7。因此，采用微粉化（粒径在 5 μm 以下）技术，如研磨、机械粉碎和气流粉碎等，能够有效增加溶出速率。例如，微粉化乙酸炔诺酮比未微粉化的溶出速率要快很多，在临床上微粉化乙酸炔诺酮包衣片比未微粉化的包衣片活性几乎大 5 倍。

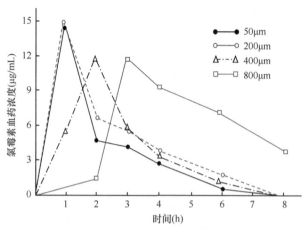

图 3-7　氯霉素颗粒大小对家兔体内吸收及血药浓度的影响

对难溶性药物或溶出速率很慢的药物来说，药物的粒径降低使其比表面积增大，药物与介质的有效接触面积增加，药物的溶出度和溶出速度提高，因此降低粒径是提高难溶性药物生物利用度的行之有效的方法。通常水溶性差的药物如地高辛、灰黄霉素、螺内酯（安体舒通）等颗粒大小对溶出速率的影响非常显著。灰黄霉素溶解度很小，增加比表面积，灰黄霉素的生物利用度增加。国内药厂生产的微粉化灰黄霉素制剂比未微粉化的制剂剂量可减少 50%，《中华人民共和国药典》2020年版规定灰黄霉素的颗粒长度在 5 μm 以下的粒子不得少于 85%。地高辛胶囊的生物利用度研究结果也表明，药物粉末平均粒径为 20 μm 的胶囊的 AUC 是 80 μm 的 6 倍。

B. 润湿：疏水性药物难以被水润湿，接触角大，造成药物与体液的接触面积减小，影响药物的溶出。存在于胃肠道内的天然表面活性剂，如胆酸盐类，有助于润湿药物，使胃肠液在粒子间的渗透及渗透进入粒子孔隙内的能力增强，从而促进药物的溶出。在制剂处方中加入表面活性剂，除了具有增溶作用外，也可以促进体液对药物的润湿。

C. 溶出体积的影响：溶出体积的增加可增大浓度差，使溶出速度增加。胃肠道内容物的体积可以通过食物的摄取而增加，如流质食物可以提高 1.5 倍的胃容积。消化的食物和流体不但影响胃肠道上端的容积，同时也刺激胃酸、胆汁和胰液的分泌。高渗的食物可以刺激水透过肠壁进入胃肠道。

D. 扩散层厚度和溶出时间的影响：在禁食状态下，胃肠道运动较弱，由于缺乏收缩，内容物停滞，扩散层的界限变宽，药物的转运时间延长。在进食状态下，由于食物引起胃肠道收缩的增强，伴随混合效率的提高，扩散层的厚度变小了，因此扩散和吸收的效率可能比禁食大。

2. 剂型对药物吸收的影响　不同的剂型决定了不同的给药部位和吸收途径，导致药物吸收的速度与程度的差异。口服制剂经胃肠道吸收后，其中一部分药物经肝药酶的代谢后进入循环系统，口腔黏膜制剂等经黏膜吸收的药物则不需经肝直接进入体循环。不同口服剂型药物的溶出速度不同，其吸收的速度与程度也不同。这种差异必然会影响药物的起效时间、作用强度及作用持续时间等。

链 3-2　　　剂型中药物的吸收情况取决于药物从制剂中崩解、溶出的速度与程度（如果存在崩解或溶出的过程）。一般认为，口服剂型吸收的快慢顺序为溶液剂＞乳剂＞混悬剂＞散剂＞颗粒剂＞胶囊剂＞片剂＞包衣片。

3. 制剂处方对药物吸收的影响　口服固体制剂的药效与它在胃肠道中分散的微粒、表面积和溶解性质有关。例如，在片剂的制备过程中，赋形剂（辅料）的吸附作用起着影响片剂崩解溶出的作用，从而影响片剂的生物有效性。片剂比别的剂型吸收总是迟缓一些，处方因素的影响的也是其中之一。

（1）辅料的影响：为增强主药的均匀性和稳定性，制备过程中往往添加各种辅料（excipient）。许多辅料可影响药物的理化性质及机体的生理特性，同时辅料与药物及辅料之间还可产生相互作用从而影响药物的吸收。

1）对跨膜转运的影响：表面活性剂广泛应用于许多制剂中，往往会对药物的跨膜转运产生影响。表面活性剂能溶解消化道上皮细胞膜脂质从而改变上皮细胞的渗透性，增加被动扩散难以吸收药物的吸收。但长期的类脂质损失可能造成肠黏膜的损害。表面活性剂除能够降低表面张力外，还有形成胶束起到增溶的作用。如果药物被增溶在胶束内，药物从胶束中扩散的速度和程度及胶束与胃肠生物膜融合的难易程度对药物的吸收具有重要影响。如果药物可以顺利从胶束内扩散或胶束本身迅速与胃肠黏膜融合，则吸收增加。但增溶作用也可能对药物吸收产生不利影响。

2）对崩解和溶出的影响：许多药物溶液及混悬剂中常加入一些增黏剂来改变制剂的物理性质。通常药物的溶出度和扩散速度与黏度成反比。溶液黏度改变而影响药物吸收的机制可能是由于胃排空速率或通过肠道速度的改变，或减缓了药物分子到达吸收表面的扩散速度等。

对于难溶性药物，加入增溶剂或助溶剂有利于药物的溶解。服用这类制剂后，由于胃内容物的稀释或胃酸的影响，药物可能会析出。但一般析出的药物粒子极细，可以迅速溶解。若析出的粒子较大，则会延缓药物的吸收。药物在与水能混溶的非水溶液中的吸收比固体制剂快；在与水不相混溶的非水溶液中，如溶于植物油中，其吸收速度和程度比水溶液差，这是由于口服药物油溶液的吸收受药物从油相转到水相中速率的影响所致。

片剂制粒过程中常常加入黏合剂以增加颗粒之间的黏合能力。黏合剂的品种和用量会影响药物的崩解及溶出。黏合剂的种类不同，对固体制剂溶解速率的影响也不同。

为消除因黏合剂或由于加压而形成的结合力以使片剂容易崩解，常加入崩解剂。崩解剂的品种和用量会影响药物的崩解和溶出。将微晶纤维素（MCC）、羧甲基淀粉钠（CMS-Na）、羧甲基纤维素钠（CMC-Na）分别作为法莫替丁分散片的崩解剂，测定法莫替丁分散片的溶出速度从大到小排序为CMC-Na＞CMS-Na＞MCC。

润滑剂大多为疏水性或水不溶性物质，疏水性润滑剂可使药物与溶媒接触不良，溶出介质不易透入片剂的孔隙而影响药物的崩解与溶出。硬脂酸镁与滑石粉为常用的润滑剂，前者具有疏水性，后者为水不溶性物质但具有亲水性。包衣中的增塑剂和着色剂有时会影响水溶性薄膜衣的性质而干扰吸收，增塑剂与薄膜衣材料虽然有相容性，不易挥发，但有时能够增强衣层的黏合能力而影响溶出。

为达到延缓或控制释药速率的目的，在缓控释制剂中还应用了有特殊作用的辅料，如在渗透泵片中，加入氯化钾作为渗透压促进剂，聚乙二醇400不仅是半渗透膜的增塑剂，也是控制释药速率的致孔剂。

3）对药物颗粒比表面积的影响：对于难溶性、小剂量药物，稀释剂能够稀释和分散主药。亲水性稀释剂可使疏水性药物具有较好的分散作用，能够减少粉末与液体接触时的结块现象，使药物有合适的有效表面积，有利于药物的吸收。但要注意的是若稀释剂为不溶性物质而又有较强的吸附作用，则被吸附的药物很难释放出来，从而影响药物的吸收，如三硅酸镁和碳酸镁能吸附抗胆碱药物阿托品、溴丙胺太林等。

（2）药物与辅料间的相互作用

1）络合作用：药物在制剂中可能与辅料发生络合作用，能减少药物在吸收部位的浓度。药物络合物的性质，如溶解度、分子大小、扩散性及脂水分配系数，可能与原来的药物有很大的差别。

药物与络合物间的平衡式如下：

$$药物 + 络合剂 \rightleftharpoons 药物络合物$$

相互作用的程度用络合平衡常数（稳定常数）$K_稳$表示，1∶1络合时：

$$K_稳 = \frac{C_{药物络合物}}{C_{药物} \times C_{药物络合物}} \tag{3-18}$$

络合作用对吸收的影响取决于$K_稳$的大小。一般情况，$K_稳$小，络合作用对药物的吸收影响小，因为络合作用是可逆的，吸收带走了游离的药物，则平衡式向左移动；若是吸收很差的药物，又形成不能被吸收的络合物，则络合作用对药物的吸收影响较为显著。由于存在可逆的动态平衡，以及胃肠液对络合物的稀释作用常会使其解离，所以制剂中络合物的形成对吸收的影响较小。

2）吸附作用：吸附（adsorption）作用分为物理吸附和化学吸附。物理吸附指将药物分子从溶液中转移到"活性"固体表面，溶液中药物与被吸附药物间常存在平衡关系。化学吸附是指药物与"活性"固体表面形成很强的键合作用，吸附是不可逆的，对药物吸收产生显著影响。水溶性聚合物常作为水性混悬剂中助悬剂，除能提高液体介质黏度外，聚合物在固体粒子表面的吸附对于混悬剂的絮凝和稳定也有重要作用。许多辅料都具有"活性"固体表面或吸附剂的作用，因而可能会影响药物的吸收。若吸附物的解离趋势大，可能不影响药物的吸收，有的可能只是影响药物吸收的快慢，而不影响药物吸收的总量。吸附解离趋势小的吸附剂，如三硅酸镁，能吸附多种药物，如地高辛、抗胆碱类药物等，可使药物的生物利用度降低。

4. 制备工艺对药物吸收的影响 药物的制备工艺也会影响药物的崩解、溶出过程，从而影响药物的吸收。

（1）对溶出的影响：混合方法会影响药物的溶出速度，尤其对于小剂量的药物影响更加明显。粉体性质（如粒子的粒径、形态、密度等）、混合方式、混合时间、操作条件及设备等都会影响混合效果。例如，用溶媒分散法将小剂量的药物配成溶液再与辅料混合，比药物直接与辅料混合分散均匀度好得多，亦有利于药物的溶出，如采用等量递加混合法制备的利血平片剂与直接混合法制成的片剂相比，溶出速度快得多。

制粒方法的不同会影响所得颗粒的形状、大小、密度和强度，使崩解性、溶解性产生很大差别，从而影响药物疗效。例如，加入崩解剂的方法影响磺胺嘧啶片的崩解进而影响溶出，不同加入方法制得片剂的溶解性能从小到大为外加法＜内加法＜内外加法。由表3-4可见，在药物的胶囊剂制备过程中，随着粒径的增加，药物的溶出逐渐减小，这可能与表面积减少有关。

表 3-4　颗粒粒径对药物胶囊溶出度的影响

品种	6号筛（150 μm）溶出度（%）	5号筛（180 μm）溶出度（%）	4号筛（250 μm）溶出度（%）	3号筛（850 μm）溶出度（%）
阿莫西林	94	93	90	86
克拉霉素	88	88	86	79
吉非罗齐	87	86	82	77
头孢氨苄	95	94	92	92

压片是在压力下把颗粒状或粉末状药物压实的过程。压力与溶出速度的关系与原料及辅料有关。塑性较强的物料受压时易产生塑性形变，可压性好，压制的片剂硬度亦比较大。反之，弹性较强的物料，受压时易产生弹性形变，可压性差，解除压力后，由于弹性复原，可使压制的片剂硬度降低甚至破裂。压力的大小会影响片剂的孔隙率，进而影响片剂的崩解与药物的溶出。一般情况下，压力增大，片剂的孔隙率减小，硬度变大，比表面积变小，崩解时间延长，溶出速度变慢。但当压力增大到一定范围时，出于挤压而使颗粒破碎，比表面积增大，虽然密度也增加，但药物的崩解和

溶出都加快，如果压力继续增大，则比表面积减小，颗粒间产生了不可逆的塑性形变，形变的颗粒借助分子间力、静电力等而紧密结合成坚实的片剂，则该片剂具有高度的致密性，液体不易透入片剂内部，使崩解不易发生。

（2）对晶型的影响：不同晶型药物的吸收乃至药理作用都有可能不同。不同的制备工艺会影响到晶型的转变。例如，重结晶可以使晶型发生转变：吲哚美辛在乙醇中 80℃ 结晶时得到 α 型，在苯中室温下结晶为 β 型，在乙醚中结晶为 γ 型，从而影响药物的疗效。粉碎与研磨亦可以使晶型发生转变，如结晶性头孢氨苄经离心球磨机粉碎可转变为非晶型。

5. 储存条件对药物吸收的影响 储存的时间、温度、湿度等会影响到药物的吸收。

（1）对晶型的影响：储存过程的晶型转换不可忽视，混悬剂中的药物多为无定型或亚稳定型，在储存期间可能缓慢地转变为稳定型。加入高分子材料增加分散溶媒黏度或加入表面活性物质使其吸附在结晶上，可以阻滞或延缓晶型转变，如甲基纤维素、聚氧乙烯吡咯烷酮和阿拉伯胶等都有延缓晶型转变的作用；聚山梨酯 80 等表面活性剂，吸附在结晶表面，干扰新晶核的形成，延缓晶型的转变。

（2）对溶出的影响：散剂的比表面积大，其吸湿性、风化性也较显著，散剂吸湿后会发生物理化学变化，如湿润性降低，结块，从而影响药物的溶出。胶囊储藏时的相对湿度和温度对胶囊的崩解性有很大的影响，从而也会影响药物的释放。胶囊剂在高温、高湿条件下不稳定，若长期储存，其崩解时限明显延长，溶出度也有很大的变化，胶囊的储存温度一般不应超过 25℃、相对湿度不超过 45%。过分干燥可使胶囊中的水分丢失而易脆裂。

片剂在储存后，其物理稳定性和化学稳定性会受到影响。1971 年，帕拉（Parra）等研究双氢氯噻嗪片的崩解和溶解情况，在室温储存一年，阿拉伯胶制粒的片剂硬度、崩解和溶解都增加了，而淀粉浆制粒的片剂则没有变化。

包衣制剂储存过久也会影响药物的体内释放，一般情况下，高湿度的环境会使溶出速度减慢。例如，糖衣片在高湿环境中易发生软化、溶化和黏结而影响药物的溶出速度。所以储存对片剂有效性的影响与药物的性质、赋形剂种类和储存条件有关。

二、口服药物吸收的研究方法与技术

口服药物吸收的研究方法有药剂学研究方法、体外方法、在体动物法、体内法，可采用多种实验方法对同一药物进行研究，以便综合评价，相互补充。

（一）药剂学研究方法

1. 崩解时限测定 崩解（disintegration）是指固体制剂全部崩解或溶散成碎粒的过程。崩解是药物从固体制剂中释放和吸收的前提，特别是难溶性药物的固体制剂在崩解成碎粒后，其有效表面积增加，有利于药物的溶解和释放。制剂崩解的快慢及崩解后颗粒的大小均有可能影响药物疗效。但固体药物制剂的崩解度不能完全反映其内在质量，亦不能反映药物在体内的吸收和呈现药效的情况，更不能反映药物之间及药物与赋形剂之间的相互作用。崩解试验具体方法按照《中华人民共和国药典》（以下简称《中国药典》）2020 年版四部通则 0921 "崩解时限检查法" 规定进行。

2. 溶出速率测定 溶出速率（dissolution rate）是指在规定溶出介质中，片剂或胶囊剂等固体制剂中药物溶出的速度和程度。对固体药物制剂而言，溶出是影响吸收的重要因素。如果某些难溶性药物不易从制剂中溶出，则该药物制剂的生物利用度很低。对于药理作用强烈、安全指数很小的药物，如果制剂溶出速率太大，则极易发生不良反应甚至中毒。可见，固体制剂的溶出速率必须控制在一个合适的范围内，能够在一定程度上反映药物的吸收情况，从而可以作为考察固体制剂内在质量的指标之一。对于具有缓控释作用的制剂而言，通常用释放速率来描述药物从制剂中释药的速度。

《中国药典》2020 年版四部通则 0931 规定的"溶出度与释放度测定法"有第一法（篮法）、第二法（浆法）、第三法（小杯法）、第四法（浆碟法）和第五法（转筒法）、第六法（流池法）、第七法（往复筒法）。溶出介质有人工胃液、人工肠液、蒸馏水等，有时还需加入适量的表面活性剂、有机溶剂等。第一法、第二法、第四法、第五法溶出杯为 1000 mL 底部为半球形的杯状容器，第三法采用 250 mL 底部为半球形的杯状容器，因为底部为半球形的杯状容器在搅拌的过程中不会形成死角。转速的大小也应该保持一致，第一法与第二法规定为 50～200 r/min，第三法规定 25～100 r/min，第四法规定溶出杯中放入用于放置贴片的不锈钢网碟，第五法规定搅拌桨另用不锈钢转筒装置替代。

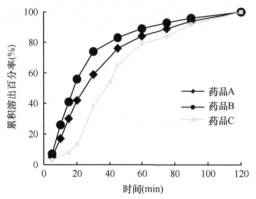

图 3-8　两种不同片剂（药品 A、药品 B）和糖衣片药品 C 的累积溶出百分率示意图

在固体制剂溶出度研究中，常每隔一定时间取样一次，测定一系列时间药物溶出百分数，对实验数据进行处理，求算若干溶出度参数，其目的：①由体外试验求出若干参数，用以描述药物或药物制剂在体外溶出或释放的规律；②以体外若干参数为指标，比较不同原料（粒度、晶型等的不同）、处方、工艺过程、剂型等对制剂质量的影响关系；③寻找能与体内参数密切相关的体外参数，作为制剂质量的控制标准。

链 3-3　　　　固体药物（原料药物）或固体制剂溶出速率常见图形见图 3-8。

（二）体外方法

体外法（in vitro method）简便易行，重复性好，实验环境和条件便于控制，使影响因素单一化、简单化，但不能反映药物在机体的实际吸收状态，因此常用于研究肠吸收机制等。该法主要包括细胞模型法、组织流动室法、外翻肠囊法、外翻肠环法等。

1. 细胞模型法　细胞模型（cell model）是体外法评价药物吸收的重要手段。作为药物吸收研究的一种快速筛选工具，可在细胞水平上提供药物透过小肠黏膜的吸收、分布、代谢、排泄及毒性的综合信息，并具有相对简单、重复性较好、应用范围较广的特点。最常用的是 Caco-2 细胞模型，其他细胞模型，如 MDCK 细胞模型和 M 细胞模型等近年发展也十分迅速。

（1）Caco-2 细胞（Caco-2 cell）：来源于人的直肠癌，结构和功能类似于人小肠上皮细胞，并含有与小肠刷状缘上皮相关的酶系。存在于正常小肠上皮中的各种转运系统、代谢酶等在 Caco-2 细胞中大多都有相同的表达，如细胞色素 P450 同工酶、谷氨酰胺转肽酶、碱性磷酸酶、蔗糖酶、葡萄糖醛酸酶及糖、氨基酸、二肽、维生素 B_{12} 等多种主动转运系统在 Caco-2 细胞中都有与小肠上皮细胞类似的表达。由于其含有各种胃肠道代谢酶，因此更接近药物在人体内吸收的实际环境。值得一提的是 Caco-2 细胞能过度表达 P-gp，因此，许多研究都利用 Caco-2 细胞模型来研究 P-gp 对药物肠道吸收的影响。随着 Caco-2 细胞模型的不断推广，某些不足，如培养周期过长、缺少黏液层、细胞间紧密连接过紧及表达转运载体与酶的数量和种类同人体小肠的差异等，逐步显现并限制其进一步的发展。TC_7 细胞是 Caco-2 细胞经甲氨蝶呤处理后分离得到的，是 Caco-2 细胞的良好替代。TC_7 细胞的形态学特征与 Caco-2 细胞相似，但表达的酶比 Caco-2 细胞更接近人体小肠，可以主动转运牛磺胆酸，P-gp 表达水平低于 Caco-2 细胞。

（2）MDCK 细胞（MDCK cell）：来源于考克斯班尼犬肾，可分化成具有紧密连接的极性细胞单层，在遗传学和细胞的脂质、蛋白质组成方面是最为理想的上皮细胞系。MDCK 细胞主要有 MDCK Ⅰ 和 Ⅱ 两种，转运研究中一般选用跨膜电阻（TEER）较低的 Ⅰ 型。通过 MDCK 细胞模型研究左甲状腺素钠的吸收促进剂，发现癸酸、十二酸及油酸可通过降低 MDCK 细胞的 TEER 值，打开紧密连接，从而增加左甲状腺素钠的渗透性，且很低的癸酸、十二酸和油酸浓度即可显著增加其渗透性，无细胞毒性。对比 55 种化合物在 MDCK 细胞与 Caco-2 细胞上的表观渗透系数（P_{app}），发现两者的 P_{app} 相近，并且被动吸收药物在 MDCK 细胞上的渗透性与人体吸收具有一定的正相关性，P_{app} 越大，吸收越好。表明 MDCK 细胞在研究被动转运药物吸收特征方面可作为 Caco-2 细胞模型的优良替代模型。

MDCK 细胞最主要的优点是培养周期短，3～5 日即能成熟，可减少实验成本，降低染菌的可能性。但其来源于动物，有异源性，且转运蛋白表达的种类少、水平低、酶代谢活性低。因此，该细胞模型通常只用于被动转运药物的吸收研究，不宜用于药物的主动转运和外排机制研究。MDCK-MDR1 细胞是将人多药耐药基因稳定地转染到 MDCK 细胞而建立的细胞系，能大量表达人源性 P-gp，可以专门用于研究 P-gp 介导的转运机制，筛选 P-gp 底物、抑制剂和诱导剂。

（3）M 细胞模型：随着微粒给药系统的发展，与微粒吸收相关的派尔集合淋巴结越来越受重视。派尔集合淋巴结是口服微粒的主要吸收部位，位于派尔集合淋巴结的 M 细胞（M cell）具有很强的吞噬能力，能吞噬多种材料制备的粒径小于 10 μm 的纳米颗粒。因此 M 细胞模型可用于研究微粒给药系统的吸收。M 细胞的培养可建立在 Caco-2 细胞之上，在 Caco-2 细胞单层长至 14 日后，加入人 B 淋巴瘤细胞，共同孵育 4～6 日，即可分化出占细胞总数约 20% 的 M 细胞。M 细胞的 TEER 值小，碱性磷酸酶的活性可降低 15%～36%。用 M 细胞研究聚苯乙烯羧酸纳米粒（粒径为 200 nm）的转运机制时发现，其转运具有温度和能量依赖性，加入乙二醇双（2-氨基乙醚）四乙酸打开紧密连接，对纳米粒的转运无影响，但加入吞饮抑制剂却能限制其转运，说明聚苯乙烯羧酸纳米粒在 M 细胞上不是经细胞旁路途径转运，而是通过细胞吞噬作用被摄取。

2. 组织流动室法 组织流动室法（tissue flux chamber method）通过化合物透过未损肠组织的实验来模拟药物体内吸收。剪开离体肠段形成一定面积的小肠块，将其安装至扩散池中。扩散池中装入适宜的缓冲液，通入空气搅动缓冲液来控制不流动水层的厚度，并且为肠组织提供氧气。药物加入供应室，在接收室取样测量药物不同时间的浓度并计算其累积量。通常在缓冲液中加入谷氨酰胺或者葡萄糖等物质作为能量源，使组织存活能力增强。由于黏膜侧药物含量是膜分配系数的函数，因此可以通过这一方法对膜渗透性进行筛选。此方法也常用于研究其他限制药物吸收的因素，如细胞旁路途径转运、肠道排泄及代谢作用对药物吸收的影响等，有如下几种。①可以改变供应室的化合物组成以研究离子、pH 及其他物质等对药物转运的影响。②通过从黏膜及浆膜缓冲液中取样可以测定黏膜到浆膜或者浆膜到黏膜方向上的药物流量，以确定药物是被动扩散吸收还是以载体介导的转运吸收。如果流量等于 1，则表明是被动转运，如果不等于 1，则表明可能有载体介导的转运过程。③也可研究肠道对药物的代谢作用，同时亦可研究药物及其代谢物的主要转运方向。但肠道不同区段对药物的吸收和代谢作用不同，如上段肠道的细胞旁路途径通道较下段多；血流供应的缺乏对细胞旁路途径通道和药物代谢酶活性的影响等因素都会对实验结果产生一定影响。

3. 外翻肠囊法 外翻肠囊法（everted gut sac method）是较为经典的研究方法：将动物一定长度的小肠置于特制的装置中（图 3-9），通过考察药物透过肠黏膜的速度和程度，定量描述药物的透膜性。取出一定长度小肠，注入 0.9% NaCl 溶液排出内容物。用细玻棒将其翻转，使黏膜朝外，浆膜朝内。肠一端结扎，另一端接取样器，注入一定体积克雷布斯-林格（Krebs-Ringer）溶液于肠囊内并将肠囊置于含有药物的 Krebs-Ringer 溶液中，37℃孵育，充分供氧，定时从肠管内外两侧取样，测定药物浓度的变化。此法可用于研究生物膜的转运机制。浆膜侧的体积相对较小，药物积累较快，便于样品的分析。但翻转小肠时易造成形态学破坏，缺乏血液及神经供应，组织

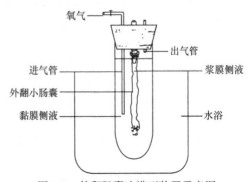

图 3-9 外翻肠囊法模型装置示意图

易死亡，因此实验操作时间不宜过长，通常要求在 5 h 以内完成试验。

科奈尔（Cornaire）等利用改进外翻肠囊方法研究了聚山梨酯 80 和 Cremophor EL 两种表面活性剂对地高辛吸收的影响。发现这两种表面活性剂在提高了地高辛溶解性的同时，又参与了 P-gp 泵药机制的调节，可增加口服吸收较差的药物的生物利用度。Bouer R 等用外翻肠囊法研究了肠组织对美沙酮的吸收，证实美沙酮是 P-gp 的底物，并且在肠囊内检测到了美沙酮的代谢产物，表明肠道在吸收美沙酮的同时也存在对药物的代谢作用。

4. 外翻肠环法　外翻肠环法（eversion intestinal loop method）是一种研究肠道组织摄取药物能力的方法。分离出的小肠段，用手术线系住一端，然后用玻璃杆推动系线端穿过肠腔，小心将其翻转。横切肠段将其分割为小环。小环在含有药物并保证氧气充分的缓冲液中孵育一定的时间。孵育在水浴摇床中进行，可以对温度及缓冲液的搅动速度进行控制。用冰冷的缓冲液冲洗小肠环可以终止其对药物的摄取。将肠环取出，吸干，置于预先过秤的小瓶中称重，消化肠环，分析药物含量。其结果可表示为药物摄取量（吸收的药物含量/组织重量）。与其他体外试验方法一样，组织活性是外翻肠环实验的关键问题。肠黏膜在孵育过程中，上皮细胞可能损伤，长时间的孵育可能导致上皮组织细胞的脱落，所以外翻肠环的孵育时间最好控制在 10 min 以内。在环制备的过程中保持 4℃ 恒温，尽量降低孵育过程中组织的损伤程度。

应进行预实验来确定实验中的孵育时间及摇床速度。孵育时间选择在当进入组织的药物量线性增长的时间区段内，因为这时药物从组织中溢出的量很少，只需考虑组织对药物的吸收作用。另外，孵育时间还受组织活性及测量方法敏感性的影响。研究应当在有足够摇床速度、使水阻力最小的条件下进行。还可通过摄取量与摇动速度的函数关系来确定不流动水层的阻力对药物摄取的影响。

该法的优点：①用此法测得的药物的摄取量与人体口服吸收线性相关性较好；②在适当条件下，使用外翻肠环模型测得的药物摄取量与药物生物利用度呈平行关系，且不受 pH、溶剂和肠道组织区段的影响；③此方法可以从一段小肠组织中制备许多肠环，因此可以进行自身对照，也可进行同一实验动物小肠的不同节段的对照性研究；④可以同时研究药物的被动转运和主动转运。外翻肠环法的不足之处是药物可能从浆膜或小环边缘摄取等，这限制外翻环技术的使用。另外，为保证组织活度，对实验条件及操作人员的技术熟练程度要求较高。

保拉（Paula）等应用外翻肠环法，考察药物浓度、pH、溶剂种类及不同肠段肠环对 12 种化合物在小肠的摄取影响。结果表明，该模型所测得的小肠药物摄取量与体内药物生物利用度呈正相关，且不受实验 pH、溶剂种类和不同肠段肠环等因素的影响。

■ （三）在体动物法

在体动物法（in situ experimental method）主要采用原位实验模型。模型在实验过程中具有完整的血液供应和神经支配，保证肠道神经完好无损，直接反映药物的吸收情况，常用于研究药物的吸收动力学过程，主要有在体肠灌流法、肠袢法、肠道血管灌流法等。

1. 在体肠灌流法（intestine perfusion method）　打开麻醉动物腹腔，量取一定长度的肠节段，两端插管，用恒流泵灌流 0.9% NaCl 溶液冲洗肠内容物后，换含药灌流液灌流肠腔，于不同时间分段收集灌流液，测定不同时间灌流液药物和示踪物的浓度，通过灌流液中药物的消失率评价药物的吸收速率和吸收量。在体肠灌流法根据灌流方式的不同可分为单向灌流、循环灌流（图 3-10）和振动灌流等。该法可以在不同时间测定灌流液内药物浓度的变化，也可以从血液中取样，测定血药浓度以获得药物通过肠上皮细胞的情况。肠灌流法既保证了肠道神经及内分泌输入的完好无损，也保证了血液及淋巴液的供应，维持实验期间的生物活性。虽然这些研究常在麻醉的小动物上进行，但借助肠插管技术，非麻醉的实验动物甚至人体的肠灌流研究亦可进行，但该法只限于溶液状态给药，pH、药物浓度、吸收部位等因素均有可能影响其测定的准确性。

2. 肠袢法（intestinal loop method）　麻醉大鼠，开腹结扎肠腔，也可按部位分段结扎。将一定浓度的人工肠液注入肠袢中，经过一定时间后，取出肠袢，收集肠袢冲洗液，测定药物剩余量。

该法操作简单，但由于肠腔中存在大量内容物，样品处理较复杂。

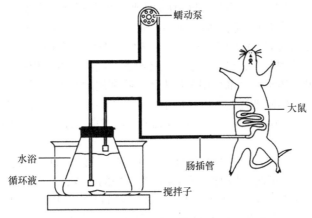

图 3-10 大鼠在体小肠循环灌流模型实验示意图

3. 肠道血管灌流法（entestinal vascular perfusion method） 在在体肠灌流的基础上，进行肠道血管插管。实验过程中，既可插管于对一段肠管供血的肠系膜血管，也可以插管于对整段小肠供血的肠系膜上动脉和肝门静脉，在不同时间内收集门静脉或体静脉血以研究该物质从肠腔直接吸收入血的情况。此法中药物的吸收量是以药物被吸收到血液的变化量来计算，不受动物的大小及血容量的限制，能真实反映药物在小肠的吸收情况。但其技术难度大，干扰因素较多，应用受到一定限制。

（四）体内法

体内法（in vivo experimental method）通常是在口服给予药物后，于不同时间点采集血液或尿液等样品，测定其中的药物浓度，绘制体内药物的药时曲线，计算药物动力学参数，如半衰期、AUC 等来评价药物的吸收速度和吸收程度。这些药物动力学参数不仅反映药物的吸收特征，也是药物在体内的吸收、分布、代谢和排泄过程的综合反映。但此法的结果反映了物理化学、生理、剂型等因素的综合作用，很难从细胞或分子水平研究药物的吸收机制，不能特异性地反映药物肠道的吸收情况，且存在个体差异大等情况。

三、生物药剂学分类系统与口服药物吸收的剂型设计

（一）生物药剂学分类系统指导口服制剂设计的基本思路

在对不同类型药物进行制剂研究时，可根据 BCS 理论，合理设计剂型，有针对性地解决影响药物吸收的关键问题，从而提高其生物利用度。基于 BCS 的制剂设计基本策略见表 3-5。

表 3-5 基于 BCS 的制剂设计基本策略

分类	限速过程	制剂设计的重点	制剂策略
I 类	胃排空	辅料不应影响药物的溶解及渗透	简单的胶囊或片剂
II 类	肠内溶出	改善制剂的崩解与溶出	药物微粉化+表面活性剂、纳米粒技术、固体分散体、熔融制粒和挤出、液体或半固体填充胶囊、包衣技术
III 类	跨膜作用	改善药物的膜渗透性	简单的胶囊或片剂+吸收促进剂
IV 类	多种因素	改善溶出与膜渗透性	联合 II 类的制剂策略+吸收促进剂

（二）基于生物药剂学分类系统的制剂设计

1. I 类药物的溶解性和渗透率均较大，药物的吸收通常较好，进一步改善其溶解性对药物的

吸收影响不大。一般认为餐后胃平均保留（排空）t_{50} 是 15～20 min。因此，当此类药物在 0.1 mol/L 盐酸中 15 min 溶出 85% 以上时，可认为药物体内吸收速度与程度不依赖于胃排空速率。在这种情况下，只要处方中没有显著影响药物吸收的辅料，通常无生物利用度问题，易于制成口服制剂。延长药物在胃肠道内的滞留时间（胃肠道黏附剂），减少药物在胃肠道中的代谢或降解（定位释药制剂、包衣、加入代谢酶抑制剂），可进一步提高药物的生物利用度。依据 FDA《依据生物药剂学分类系统对口服速释型固体给药制剂采用免做人体生物利用度和生物等效性实验》的指导原则，Ⅰ类药物免做生物学实验。但制剂还必须满足以下条件：①为速释型口服固体制剂（30 min 内释放 85% 以上）；②辅料不能影响主药吸收的速度和程度。具有窄治疗窗或应用于口腔的药物不适用于生物学实验免做原则。

2. Ⅱ类药物的溶解性较低，药物的溶出是吸收的限速过程。如果药物的体内与体外溶出基本相似，且给药剂量较小时，可通过增加溶解度来改善药物的吸收；若给药剂量很大，存在体液量不足而溶出较慢的问题，可通过减小药物粒径促进吸收。影响Ⅱ类药物吸收的理化因素有药物的溶解度、晶型、溶剂化物、粒子大小等。黏膜黏液层可延缓药物的扩散，不流动水层能限制药物在绒毛间的扩散，从而影响药物的跨膜吸收。为提高Ⅱ类药物的生物利用度，通常采取以下方法。

（1）制成可溶性盐类：将难溶的弱酸性药物制成碱金属盐、弱碱性药物制成强酸盐后，它们的溶解度往往会大幅度提高，吸收增加。例如，降血糖药甲苯磺丁脲及其钠盐在 0.1 mol/L 盐酸中的溶出速率分别为 0.21 mg/（cm²·h）和 1069 mg/（cm²·h），口服 500 mg 甲苯磺丁脲钠盐，在 1 h 内血糖迅速降到对照水平的 60%～70%，药理效应与静脉注射其钠盐相似，而口服同剂量的甲苯磺丁脲经 4 h 后，血糖才降到对照水平的 80%。

（2）选择合适的晶型和溶媒化物：药物的多晶型现象非常普遍，如 38 种巴比妥类药物中有 24 种为多晶型，48 种甾体化合物中有 32 种为多晶型。不同晶型的晶胞内分子在空间构型、构象与排列上的不同，使药物溶解性存在显著差异，导致制剂在体内有不同的溶出速率，直接影响药物的生物利用度，造成临床药效的差异。因此，在药物研究时应注意考察药物的多晶型现象。制剂开发应选择药物溶解度大、溶出快的晶型。除结晶型外，药物往往以无定型的形式存在。一般情况下，无定型药物溶解时不需要克服晶格能，比结晶型易溶解，溶出较快，如在酸性条件下无定型新生霉素能够迅速溶解，而其结晶型溶解很慢，图 3-11 显示它们在 0.1 mol/L 盐酸溶液中 25℃时的溶解情况。由于两者溶解速度不同，所以口服结晶型新生霉素无效，而无定型有显著的活性。实验证明，无定型新生霉素的溶解度比结晶型大 10 倍，溶解速度也快 10 倍，故无定型新生霉素在犬体内的吸收快，达到有效治疗浓度的时间短。

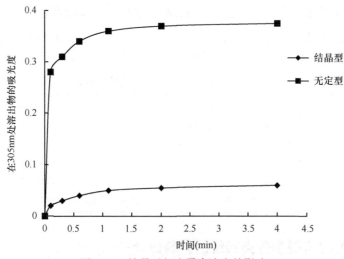

图 3-11　结晶对新生霉素溶出的影响

（3）加入适量表面活性剂：表面活性剂通过润湿、增溶、乳化等作用加快药物在胃肠道的溶出，促进药物的吸收。肠道黏膜黏液层可延缓药物的扩散，不流动水层则限制药物在绒毛间的扩散，制剂中加入适量表面活性剂可降低溶液的表面张力，有利于加快药物在黏膜黏液层和绒毛间的扩散。当表面活性剂的浓度达到临界胶束浓度以上时，又可形成胶束增加药物的溶解度。但胶束中的药物必须重新分配到溶液中，转变成游离药物才能被吸收，若这种分配迅速完成，则药物吸收不受影响，反之，吸收速度可能变小。此外，表面活性剂也可能会溶解细胞膜脂质、使部分膜蛋白变性，增加上皮细胞的通透性，使药物吸收增加，如十二烷基硫酸钠（SDS）可增加四环素、对氨基苯甲酸、磺胺脒等药物的吸收，但长期大量使用可能造成肠黏膜的损伤。因此，表面活性剂的用量应当适量。

（4）用亲水性包合材料制成包合物：用环糊精包合大小适宜的疏水性物质或其疏水性基团，形成单分子包合物，可显著提高某些难溶性药物的溶解度，极大地促进药物吸收。除天然环糊精外，亲水性环糊精衍生物如葡萄糖-β-环糊精、羟丙基-β-环糊精、甲基-β-环糊精等作为包合材料，包合后可显著提高难溶性药物的溶解度，使其溶出加快，促进药物吸收。目前，国外已有多种环糊精及其水溶性衍生物包合的商品如氯霉素、伊曲康唑、吡罗昔康、尼美舒利等上市。例如，Ⅱ类药物伊曲康唑的溶解度约 1 ng/mL，每日剂量 100～400 mg，当药物以普通胶囊口服给药时，人体吸收可以忽略不计；当用 2-羟丙基-β-环糊精进行包合后，溶解度增至 10 mg/mL，口服吸收生物利用度可达 55%。

（5）增加药物的比表面积：较小的药物颗粒有较大的比表面积，药物的粒径减小后由于大幅度提高与胃肠液的接触面积，可大大加快药物的溶出。例如，灰黄霉素的比表面积与相对吸收速率存在相关性，随比表面积增大，吸收速率增加（图 3-12）。增加药物的比表面积，对提高脂溶性药物的吸收有显著性意义，而对水溶性药物的吸收影响较小。通常可采用微粉化技术等来增加药物的比表面积。难溶性药物如选择普通口服剂型时，也可选用比表面积相对较大的剂型如混悬剂、乳剂、分散片等，有利于改善药物的吸收。

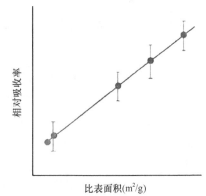

图 3-12　灰黄霉素的比表面积与相对吸收率的关系

除上述方法增加药物的比表面积外，还可通过固体分散、自微乳化和纳米技术提高Ⅱ类药物的溶出和吸收。

1）固体分散体技术：固体分散技术是药剂学中提高难溶性药物口服生物利用度的有效方法。该方法是将药物以微晶、胶态、无定型或分子状态高度分散在适宜的载体材料中，加快难溶性药物的溶出速率，以提高药物的生物利用度或提高药物的疗效。例如，广谱抗寄生虫药物甲苯咪唑与低取代-羟丙基纤维素（L-HPC）制成 1∶1、1∶2.5 和 1∶5 的固体分散体后，其大鼠体内抗蠕虫效果分别是结晶药物的 1.74、3.20 和 3.80 倍。

2）自微乳化技术：自微乳化药物给药系统（self-microemulsifying drug delivery system，SMEDDS）和自乳化给药系统（SEDDS）是由药物、油相、表面活性剂、辅助表面活性剂所组成的口服固体或液体剂型，主要特征是在体温环境下，遇体液后可在胃肠道蠕动的促使下自发形成粒径为纳米（100 nm 以下）或微米（5 μm 以下）的 O/W 型乳剂。由于两者可显著改善亲脂性药物的溶出性能，提高口服生物利用度，近年来在药剂学中的应用越来越广泛。例如，Wei 等制备了卡维地洛的 SEDDS 和 SMEDDS，两者的溶出比市售片剂快两倍，卡维地洛 SEDDS 的生物利用度是市售片剂的 413%。又如，Ⅱ类药物环孢素 A 的溶解度约为 7.3 μg/mL，微乳山地明首先上市，1994 年又上市第 2 代新山地明（sandimum neoral）自微乳化软胶囊，将微乳粒径减少到 100 nm 以下，药物的吸收得到进一步改善，平均 t_{max} 提前 1 h，平均 C_{max} 提高 59%，平均生物利用度提高 29%。

3）纳米技术：纳米技术可采用纳米结晶研磨、粉碎等技术直接将药物制成纳米混悬液，也可将药物溶解、吸附或包裹于高分子材料中，制成纳米球、纳米囊、纳米脂质体、固体脂质纳米粒、纳米胶束、药质体等。以纳米级的粒子作为药物载体，较普通制剂具有粒度小、比表面积大和吸附能力强等特性，有利于药物吸收。特别是粒径的显著减小，可大大增加药物的溶出速率进而提高药物的生物利用度。例如，抗血小板药物西洛他唑在 BCS 中属于 II 类药物，Jinno 等利用锤击式粉碎、气流粉碎和纳米结晶喷雾干燥方法分别制备了平均粒径分别为 13μm、2.4 μm 和 0.22 μm 的微粒混悬液，各混悬液在水中溶出 50% 的时间分别为 82 min、2.33 min 和 0.016 min，禁食状态下比格（beagle）犬的口服绝对生物利用度分别为 14%、15% 和 84%，即纳米化后药物的口服生物利用度提高 6 倍，吸收基本完全。此外，纳米化药物后还可减少食物对该药物吸收的影响，见图 3-13。

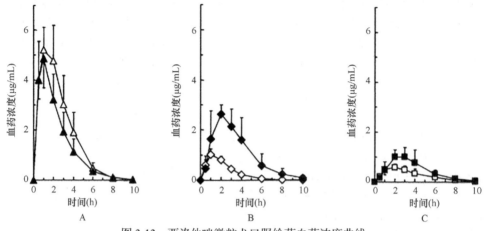

图 3-13　西洛他唑微粒犬口服给药血药浓度曲线

A. 0.22 μm；B. 2.4 μm；C. 13 μm

（6）增加药物在胃肠道内的滞留时间：根据 BCS 中溶出数 D_n 的公式，通过将药物制成生物黏附制剂或胃内滞留制剂延长药物在体内的溶出时间，有利于提高低水溶性药物的吸收。特别是胃内滞留制剂，由于在药物到达主要吸收部位小肠之前释放药物，可有效增加药物的吸收。约瑟夫（Joseph）等采用溶剂挥发法制备了吡罗普康胃内漂浮聚碳酸酯微球和普通微球，并考察了两者在家兔体内的吸收情况。在相同实验条件下，漂浮微球的生物利用度是非漂浮微球的 3.4 倍。

（7）抑制外排转运及药物肠壁代谢：研究表明有较多 II 类药物是 P-gp 和（或）CYP3A 的底物，如环孢素 A、西罗莫司、地高辛等。P-gp 和 CYP3A 在肠壁细胞中的表达位置接近，这两种膜功能蛋白对口服药物吸收的影响有协同作用，P-gp 可降低药物的跨细胞膜转运，同时又延长药物与 CYP3A 酶的接触，从而增加药物被肠壁 CYP3A 代谢的机会，减少药物透过生物膜。

3. III 类药物的渗透性较低，生物膜是吸收的屏障，药物的跨膜转运是吸收的限速过程，可能存在主动转运和特殊转运过程，可通过改善药物的脂溶性来增加药物的吸收。影响口服药物透膜的主要因素有分子量、脂溶性、P-gp 和 CYP3A 等。促进药物跨膜吸收的方法如下。

（1）加入透膜吸收促进剂：通常大分子、极性大的药物较难透过生物膜，可加入一些特异或非特异性增强胃肠道透过性的物质来促进药物的透膜。这类物质被称为吸收促进剂（absorption enhancer）或透过促进剂（permeation enhancer）。生物膜的类脂结构限制低脂溶性药物的透过，紧密连接处则阻碍水溶性药物的通过。在制剂中加入吸收促进剂可改善上述特征，使药物的吸收速度和吸收量增加。一些有效的吸收促进剂见表 3-6。

表 3-6　药物口服吸收促进剂一览表

类别	物质
胆盐	胆酸钠、脱氧胆酸钠、牛磺胆酸钠、甘胆酸钠
脂肪酸	癸酸钠、油酸
环糊精	羟丙基 β-环糊精、二甲基 β-环糊精

续表

类别	物质
甘油酯	植物油、中链甘油酯、磷脂、聚氧乙烯甘油酯
水杨酸盐	水杨酸钠、甲氧水杨酸钠
螯合剂	EDTA
维生素	维生素 D 及其衍生物
氨基酸衍生物	N-环乙酰亮氨酸
酰基肉碱类	棕榈酰肉碱
可溶胀性聚合物	淀粉、壳聚糖、卡波姆
表面活性剂	聚氧乙烯烷醚、聚氧乙烯烷酯、聚山梨酯、月桂醇硫酸钠、二辛基磺基琥珀酸钠、十二烷基硫酸钠、十二烷基麦芽糖苷
其他	柠檬酸、二氧化碳泡腾剂、NO 供体、胡椒碱

与传统辅料不同，吸收促进剂是一类新型辅料，它对生物系统的作用机制可分为促进药物跨细胞膜途径和细胞旁路途径吸收两种机制。

1）改善跨细胞膜途径吸收机制。①改变黏液的流变学性质：促进剂的使用可降低黏液的黏度和弹性，如 0.2～20 mmol/L 的脱氧胆酸钠、甘胆酸钠可降低黏液的黏度和弹性。一些螯合剂如皂角苷能与黏液中的 Ca^{2+}、Mg^{2+} 反应而改变黏液的黏度，从而提高药物的渗透性。②提高膜的流动性：微绒毛膜是药物吸收的主要物理障碍，吸收促进剂与其发生作用，引起膜的无序，增加膜的流动性而提高药物的透过性，如低熔点脂肪酸和短碳链脂肪酸钠能引起膜的无序，增加其他药物的吸收。③膜成分的溶解作用：表面活性剂可促使膜成分溶解而增加药物的吸收。例如，胆酸盐具有较强的溶解磷脂的能力，低浓度的胆酸盐可穿过、插入脂质双分子层，高浓度时可使双分子层破碎，形成混合胶束，甚至造成肠壁的破坏，使药物透膜性增强。④与膜蛋白的相互作用：吸收促进剂可作用于膜内蛋白质区，引起蛋白质的变性甚至析出，也可能引起蛋白质螺环的延伸和展开，使细胞间的空隙增大，由此开放了极性通道。

2）促进细胞旁路途径转运机制。①溶解拖动能力的增加：细胞旁路途径的水吸收是药物在该通道吸收的动力，促进此作用有助于药物的通过。葡萄糖和氨基酸增强胰岛素扩散是激活了活性钠的转运、加速了水通道的吸收能力所致。②肌动蛋白和肌球蛋白环的收缩：葡萄糖、氨基酸还可引发紧密连接处的肌动蛋白、肌球蛋白环的收缩，导致该部位空间扩展而增加渗透性。此外，细胞外 Ca^{2+} 的螯合作用、上皮细胞 ATP 的消耗、对磷脂酶 C 介导的紧密连接物的调节及 NO 对紧密连接处的膨胀作用等都与细胞旁路吸收有关。

（2）制成前药：将低渗透性药物进行结构改造以提高药物的脂溶性或设计成肠道特殊转运体的底物，可增强药物的透膜性能。Ⅲ类药物阿昔洛韦和更昔洛韦的肠道渗透性差，其与肠道寡肽转运体（hPepT1）的亲和力低，口服吸收差。伐昔洛韦和缬更昔洛韦分别是阿昔洛韦和更昔洛韦的 L-缬氨酸酯，其肠内的渗透性比原药可增加 3～10 倍。

（3）制成微粒给药系统：将药物载入微粒给药系统（particulate delivery system）如脂质体、纳米乳、纳米粒、脂质囊泡等，除减小药物粒径、增加与胃肠黏膜的接触面积提高药物吸收外，还可通过其他途径增加药物的吸收。例如，人体肠道黏膜内存在与免疫相关的特定组织派尔集合淋巴结，口服给药时，微粒可透过小肠上皮细胞，经过派尔集合淋巴结进入淋巴系统被吸收；口服含脂质的纳米给药系统如纳米脂质体、固体脂质纳米粒时，可在胆酸的作用下形成混合胶束，通过小肠上皮细胞中的甘油硬脂酸通路，药物以乳糜微滴进入肠系膜淋巴被吸收。另外，某些微粒给药系统中的载体材料如壳聚糖，处于溶胀状态时可以暂时打开或加宽上皮细胞间紧密连接的通道，从而促进微粒中药物的转运。Ⅲ类药物阿昔洛韦用胆固醇、司盘 60 和磷酸鲸蜡酯（65：60：5）制成脂质囊泡给予家兔，其口服生物利用度是游离药物的 2.55 倍。

（4）增加药物在胃肠道的滞留时间：已知增加药物在肠道内的滞留时间，可提高吸收数 A_n 值，进而增加药物的吸收分数。特别是对于一些在肠道内经主动转运的药物，增加药物在吸收部位的滞留时间或者让药物在吸收部位之前缓慢释放药物，以使药物有充足的吸收时间，均有利于改善药物的生物利用度。因此，可通过制备生物黏附制剂或胃内滞留制剂提高低渗透性药物的吸收。例如，阿昔洛韦主要在十二指肠和空肠吸收，口服生物利用度为 10%～20%。Dhaliwal 等采用硫代壳聚糖制备了胃内生物黏附微球，SD 大鼠口服给药后药物在十二指肠和空肠的吸收时间可达 8 h，生物黏附微球中药物生物利用度是阿昔洛韦溶液剂的 4 倍。

4. IV型药物的溶解度和渗透性均较低，药物的水溶性和脂溶性均为影响药物透膜吸收的主要因素，药物溶解度或脂水分配系数的变化可改变药物的吸收特性，主动转运和 P-gp 外排等可能也是影响因素。对于IV型药物通常考虑采用静脉途径给药。改善药物溶解性和（或）透膜性，也能在一定程度上提高药物的吸收。

（三）速释、缓释、控释及定位释放药物剂型设计

药物的溶解性直接影响药物从制剂中的溶出速率，对于难溶性或溶出速度很慢的药物来说，其从制剂中的溶解释放就成为药物吸收的限速过程，即药物的溶解性成为影响药物吸收的主要因素，从而直接影响药物的起效时间、药效强度及持续时间；而溶解性较好、释放较快的药物则有可能造成血药浓度过高或持续时间较短等现象。因此在临床应用的制剂中，许多药物是采用制剂手段，特别是通过胃肠道释药及吸收速度的调整来改变药物的释放特征而产生速释、缓释或特定部位释放的效果。

缓释制剂（sustained-release preparation）系指在规定释放介质中，按要求缓慢地非恒速释放药物，给药频率比普通制剂有所减少的制剂。控释制剂（controlled-release preparation）系指在规定释放介质中，按要求缓慢地恒速或接近恒速释放药物，使给药频率降低，血药浓度比缓释制剂更加平稳的制剂。缓、控释制剂与普通制剂比较，给药次数减少，治疗作用持久，血药浓度波动减小，可以避免超过治疗血药浓度范围的不良反应，又能保持在有效浓度范围内以维持疗效。同时口服缓、控释制剂开发周期短，技术含量高，经济风险小且回报丰厚，为制药工业界所看重，是制剂开发中比较活跃的领域。

1. 速释制剂   速释制剂是通过辅料（如崩解剂）及制剂新技术加快了药物的溶解释放，使药物吸收速度提高，起效速度快，可用于某些急症疾病的治疗。例如，采用固体分散技术制成的速释型制剂具有快速释放药物的特征。

2. 缓、控释制剂   这类制剂种类与类型繁多，治疗目的的不同，设计的剂型亦不同。口服缓控释制剂的设计目的主要是通过延缓药物从剂型中的释放速率以延缓药物的吸收速率或使药物从制剂中以受控的形式恒速地释放到作用器官或特定靶器官，从而达到特定治疗目的。

设计缓、控释系统时除了考虑药物的脂水分配系数、药物胃肠道的稳定性和药物在胃肠道的滞留时间外，还应该特别注重药物在体内吸收部位，根据药物的吸收特性来决定某药是否适合制成缓、控释制剂。如果药物通过主动转运吸收或者转运局限于某一特定部位，则制成普通的缓、控释制剂不利于药物的吸收。例如，维生素 B_2 和硫酸亚铁主要在十二指肠吸收，如果其缓、控释系统在通过这一区域前释药不完全，则不利于吸收。可将其制成胃内漂浮制剂或胃内生物黏附制剂，延长其在胃内的停留时间，吸收得到改善。

缓、控释制剂吸收的限速步骤主要是药物从制剂中的释放过程。维生素 B_6 胃内滞留漂浮型控释片在人工胃液中 2 h 释放 40%～50%，10 h 释放达 90% 以上，12 h 释放完全，片剂仍漂浮于液面。以普通片为对照，漂浮片显著延长了药物在胃肠道的滞留时间，可使主药缓慢释放，增加吸收，提高生物利用度。

硝酸酯用于治疗心绞痛已有 100 多年历史，此类药物的临床应用主要存在两大问题：其一是药

物作用时间短；其二是药物作用起效慢。针对这两
个问题，1985年单硝酸异山梨酯30%速释70%缓释
剂型（IR-SR）问世。此剂型优于传统的单硝酸或硝
酸异山梨酯，具有更简单、可预测的药物动力学特
点，因此由于药物过量引起的高铁血红蛋白的风险
更容易控制。IR-SR 胶囊内的小丸是多层结构（图
3-14），共含有 50 mg 的单硝酸异山梨酯，和一般
的持续释放制剂相比，外层的30%药物成分在进入
胃中几分钟内释放，其余70%在整个消化道中缓慢
持续地释放。这种设计兼有快速反应和长持续作用

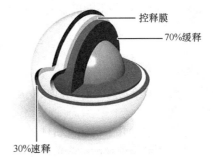

图 3-14　单硝酸异山梨酯 IR-SR 胶囊内小丸模型

两方面的特点，包括外层即刻释放和内层持续释放，体现了完整的药物释放系统。与一天中多次服
药的方案相比，单硝酸异山梨酯 IR-SR 一日服药一次可更有效防止硝酸酯耐药性的产生，同时由
于使用方便，患者顺应性更好。制剂中的速释成分和缓释成分更是符合心绞痛发生的昼夜节律，预
防心绞痛及其他心血管急性事件更为有效，患者的生活质量参数大大提高。

　　缓、控释制剂是否可以掰开使用主要看其释药技术和原理，如膜包衣技术、渗透泵技术、多层
片技术制成的缓、控释制剂，多不能掰开使用。如果是骨架技术、胶囊小丸或小丸压片技术制成的
缓、控释制剂，则可能掰开使用。缓、控释制剂若临床要求分剂量使用，可以按药物上的划痕给药。

　　3. 迟释（定位释药）制剂　为了改善药物在胃肠道的吸收，避免其在胃肠生理环境下灭活或避免
缓、控释制剂因受胃肠道运动影响而导致吸收不完全，或为了治疗胃肠道局部疾病，提高疗效，降低
不良反应，需要将药物口服后直接输送到某一特定部位，以速释或缓、控释给药的制剂称为口服迟释
制剂（oral delayed-release preparation），亦称为口服定位给药系统。根据药物吸收部位与胃肠道不同
病灶部位，口服定位给药系统分为口服胃滞留制剂、口服小肠迟释制剂和口服结肠迟释制剂三种。

　　易在胃中吸收的药物（如弱酸性药物）或在酸性环境中溶解的药物和治疗胃部疾病的药物制成
胃滞留制剂后可使药物在胃内排空率降低，滞留时间延长，与胃黏膜接触面积增大，接触时间延长。
常见有以下三种类型。①胃内漂浮型：服药后在胃内环境作用下体积膨胀，导致其相对密度小于胃
内容物而在胃液中呈漂浮状态，延长其在胃内停留时间。②胃内膨胀型：可在胃内迅速膨胀至无法
通过幽门进入肠道，从而滞留在胃内释药。③胃壁黏附型：利用生物膜黏附性聚合物与胃黏膜之间
静电或氢键作用，延长胃内滞留时间。

　　小肠迟释制剂的设计主要基于小肠的生理特征（小肠的 pH 梯度和转运时间）。小肠从十二指
肠、空肠到盲肠的 pH 大于 4，并且逐渐增大，而胃 pH 为 1～4。故利用胃和小肠之间的 pH 差异，
选用不同类型的 pH 肠溶材料包衣即可达到定位释药（pH 敏感型）的目的。另外，研究发现释药
系统在小肠的转运时间相对稳定，一般为 3～5 h，且不受食物或释药系统物理性质的影响，因此通
过改变释药系统时滞的长短控制药物释放时间即可控制药物在小肠释放的位置（时控型）。

　　口服结肠迟释制剂又称口服结肠定位给药系统（oral colon-specific drug delivery system，
OCDDS）。结肠部位由于代谢酶少、药物转运时间长，因而可提高药物生物利用度，尤其适用于
在胃肠道上段易降解的蛋白质和多肽类药物的口服给药。另外，结肠定位给药可改善结肠局部病变
（溃疡性结肠炎、结肠癌和结肠性寄生虫等）的治疗。在制剂设计时，利用结肠中含有丰富的菌群
和肠腔压力较大分别制成酶解型和压力控制型结肠定位释药制剂。

第二节　注射给药的药物吸收

　　注射给药（parenteral administration）是指由注射器将适当药物制剂注入组织、血管或体腔中的
给药方式。注射给药通常起效迅速，常用在以下情形，如危重患者急救、口服不吸收或在胃肠道被

破坏的药物,以及一些不能口服的患者。注射给药的吸收是药物由注射部位向循环系统转运的过程。

一、特点和注射部位

注射给药具有剂量准确、起效迅速,可避开胃肠道及肝首过效应的影响,生物利用度高,药效可靠等优势。但给药时易对注射部位及周围组织造成创伤,若一旦发生用药差错难以纠正,可导致严重后果。

理论上注射剂几乎可注入机体的任何器官及部位,注射部位不同,药物注射的容量、允许的药物分散状态不同,药物的吸收情况也有差异。常见注射给药主要部位如图 3-15 所示。

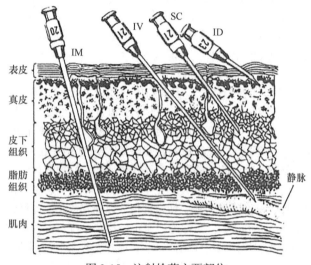

图 3-15　注射给药主要部位

1. 静脉注射（intravenous injection，IV.）　是将药物直接注入静脉而进入血液循环,无吸收过程,一般视为完全吸收,生物利用度为 100%,且作用迅速,适用于危重患者的急救。

2. 肌内注射（intramuscular injection，IM）　是将少量药液注入肌肉组织。肌内注射药物先经注射部位的结缔组织扩散,再经毛细血管吸收进入血液循环,所以存在吸收过程,起效比静脉注射稍慢,但通常快于口服或皮下注射。某些药物肌内注射后吸收缓慢且不完全,如地西泮、苯妥英钠、地高辛和奎尼丁等肌内注射的吸收程度甚至低于口服给药。

肌内注射的容量一般为 2～5 mL,药物多为水溶液,也可是油溶液、混悬型和乳剂型注射液。油溶液、混悬型和乳剂型注射液注射后在局部可形成药物储库,具有一定的延效作用,如可的松混悬液肌内注射后吸收比口服慢。

3. 皮下与皮内注射

（1）皮下注射（subcutaneous injection，SC）:是将药物注射到疏松的皮下组织中。皮下注射药物通过结缔组织扩散进入毛细血管吸收,吸收较肌内注射慢,有时甚至比口服吸收还慢。需延效的药物可采用皮下注射,如治疗糖尿病的胰岛素等。一些油混悬型注射液或植入剂可注射或埋藏于皮下,以发挥长效作用。皮下注射给药的一般用量为 1～2 mL,适合刺激性较小的药物,常采用水溶液。

（2）皮内注射（intracutaneous injection，IC 或 intradermal injection，ID）:是将药物注射到表皮与真皮之间。一次剂量在 0.2 mL 以下,常用于过敏性试验或疾病诊断。皮内血管细小,药物吸收差,药物通常很难进入血液循环。

4. 其他部位注射

（1）动脉注射（intra-arterial injection，IA）:是将药物注入靶区动脉末端,可使药物分布于特定组织或器官。动脉注射不存在吸收过程和肝首过效应,如抗癌药采用靶区动脉内给药可提高疗效、降低毒性。

（2）鞘内注射（intrathecal injection，IT）：是将药物直接注射到椎管内,可用于克服血脑屏障,使药物分布于脑内,如治疗结核性脑膜炎时可鞘内注射异烟肼和激素等药物,防治中枢神经性白血病可鞘内注射化疗药物。

（3）腹腔注射（intraperitoneal injection，IP）：是将药液注入腹膜腔内,经腹膜吸收并主要经门静脉进入血液循环,其药物作用的速度,仅次于静脉注射。但由于腹腔注射具有一定危险性,该给药途径仅用于动物。

二、影响注射吸收的因素

（一）生理因素

注射部位的血流状态是影响药物吸收快慢的主要生理因素。此外,对于水溶性大分子药物或油溶液型注射剂,淋巴液的流速也会影响药物的吸收。

1. 血流量 皮下或肌内注射时,血流越丰富的部位药物吸收越快。例如,肌内注射药物吸收速率一般为上臂三角肌>大腿外侧肌>臀大肌。

2. 血流速度 能够改变血流速度的因素可能影响注射部位药物的吸收。例如,肌内或皮下注射后,注射部位的按摩与热敷能加快血液流动,促进药物的吸收。运动使血管扩张,血流加快,能够促进药物吸收。肾上腺素使末梢血管收缩,可降低合用药物在皮下的吸收速度。

（二）剂型因素

药物的理化性质可影响药物分子在体内的扩散、分配。注射剂中药物的释放速度主要受制剂因素的影响。

1. 药物的理化性质 肌内或皮下注射的药物可通过组织液进入毛细血管和毛细淋巴管,其吸收途径取决于药物的理化性质,如分子量。此外,脂水分配系数、溶解度也可影响药物的吸收。

（1）分子量：分子量小的药物既可经毛细血管吸收,也可经毛细淋巴管吸收。因血流量大大超过淋巴流量,故药物几乎全部由血管转运。分子量大的药物（分子量为5000~20 000）难以通过毛细血管的内皮细胞膜和管壁上的微孔,淋巴系统成为其主要的吸收途径。例如,氯化钠肌内注射后主要通过毛细血管吸收;山梨醇铁（分子量约为5000）肌内注射后50%~60%通过毛细血管吸收,16%通过淋巴吸收;分子量更大的铁-多糖复合物（分子量为10 000~20 000）肌内注射后主要经淋巴途径吸收。

（2）脂水分配系数：药物的脂溶性有利于对血管上皮组织的透过,而药物适度的亲水性有利于药物在周围组织的扩散和分配,因而脂水分配系数是影响药物吸收的重要因素。但实际上药物的脂水分配系数对注射剂的吸收影响并不大,因为一般分子量为200~800的药物均可穿过毛细血管壁。故很多口服难吸收的亲脂性或亲水性药物,皮下和肌内注射可有较好的吸收。

（3）溶解性：混悬型注射剂中药物的溶解速度可能成为药物吸收的主要限速因素。此外非水溶剂注射液因在水性体液中析出沉淀,药物的溶解度亦可能成为影响吸收的主要因素。例如,地西泮注射液中含丙二醇40%、乙醇10%,肌内注射后血药浓度比口服同剂量药物还低。

2. 制剂因素 药物从注射剂中的释放速率是药物吸收的限速因素,各种注射剂中药物的释放速率排序：水溶液>水混悬液>油溶液>O/W型乳剂>W/O型乳剂>油混悬剂。

（1）溶液型注射剂：大部分注射液是药物的水溶液,药物在水溶液型注射剂中以分子或离子形式分散,能与体液迅速混合并被快速吸收,有利于药物迅速发挥作用。有时为提高药物的溶解性和稳定性,溶剂中加入助溶剂,使用混合潜溶剂或调节药液pH等。这些偏离体液生理条件的注射剂进入体内后被体液稀释,由于溶剂、pH等的改变,药物的溶解度下降,析出形成微粒,并滞留在组织中缓慢释放，导致药物吸收缓慢、不规则甚至发生不良反应。

注射剂的渗透压也会影响血管外注射药物的吸收。当注射剂呈明显低渗时，溶剂会从注射部位向外扩散，从而使药物浓度提高，增加了被动扩散的速率；相反，当注射剂呈明显高渗时，液体流向注射部位，使该部位的药物浓度降低，从而减小了扩散速率。例如，阿托品溶液中加入氯化钠，可使渗透压增加，肌内注射药物吸收速率降低。

以油为溶媒的溶液型注射剂，由于油与组织液不相混溶，在注射部位扩散慢而少，形成药物储库而延缓其吸收。通常药物从油溶剂向水性组织液的分配过程是影响油溶液型注射剂中药物吸收的主要因素。药物的吸收速率常数与溶解度及脂水分配系数有关。

注射剂中高分子附加剂的加入亦可影响吸收速率。例如，在水性注射液中加入甘油或高分子物质，可使溶液的黏度增加，药物向组织扩散的速度减慢，吸收延长，可产生延效作用。小分子药物与高分子化合物结合，可使药物定向分布到作用部位或淋巴系统，提高生物利用度、降低副作用、增强和延长药效。例如，右旋糖酐铁是铁和右旋糖酐的络合物，因分子较大，静脉注射后需由淋巴途径转运再进入血液，也可被肝脾的网状内皮系统吞噬，变成储存铁而延长造血作用时间。

（2）混悬型注射剂：混悬型注射剂注射后，药物微粒沉积在注射部位，药物被吸收前，需经溶出与扩散过程，吸收较慢。药物在组织液中的溶出是吸收的限速过程。根据 Noyes-Whitney 方程，药物的溶出速率与其溶解度、粒子表面积成正比。此外药物的结晶状态与粒径大小等因素也影响药物的吸收速率。混悬型注射液中助悬剂使注射液黏度增大，降低了药物的扩散及溶出速度，从而延缓药物的吸收。混悬型注射液中的表面活性剂等其他附加剂，亦可能影响吸收。油混悬液由于采用了油性溶剂，并且药物呈混悬状态，吸收前需经历溶解、向周围组织分配及扩散过程，其吸收时间可更长。例如，棕榈酸帕利哌酮在 pH 范围很宽的水溶性介质中几乎不溶解，制成混悬型注射液肌内注射呈现长效释药特征。

（3）乳剂型注射剂：O/W 型静脉乳剂的乳滴粒径大小为 1 μm 左右，静脉注射后可被网状内皮系统的巨噬细胞所吞噬，使药物富集于巨噬细胞丰富的区域，如肝、脾、肺、肾等，具有靶向作用。乳剂型注射剂肌内注射后，药物多通过淋巴系统转运，适用于淋巴转移的恶性肿瘤治疗与淋巴造影等。

乳剂型注射剂中药物需首先从内相向外相转移，再扩散进入体液，吸收过程受药物的溶解度和脂水分配系数的影响，因此吸收较水溶液型注射剂慢，有一定的长效作用。

（4）微粒型注射剂：微粒型注射剂主要有微球、脂质体和纳米粒等，注射后通常具有缓释、长效及靶向作用。其中药物的释放速率主要由微粒系统的骨架材料控制。例如，注射用利培酮微球每2 周注射用一次；乙酸亮丙瑞林注射用微球经肌内注射可以缓慢释放药物，维持 1～3 个月的治疗效果。

第三节　皮肤给药的药物吸收

皮肤给药可用于局部治疗表皮和皮下组织疾病，也可以作为全身性疾病的治疗途径。其中，在发挥全身作用时药物必须通过角质层，被皮下毛细血管吸收进入体循环以后才能起效。因此，皮肤给药涉及药物透皮和吸收的问题。

皮肤由表皮、真皮和皮下组织三部分组成，此外还有汗腺、皮脂腺、毛囊等附属器。其中，表皮层由角质层（死亡表皮层）和活性表皮层组成，见图 3-16。

表皮由外向内可分为角质层、透明层、颗粒层、棘层和基底层五层。表皮中的角质层性质与其他各层有较大差异，是药物经皮吸收的主要屏障，表皮的其他四层统称为活性表皮层。活性表皮层位于角质层和真皮之间，厚度为 50～100 μm，由活细胞组成，细胞膜具有脂质双分子层的结构，其转运药物的功能与其他部位细胞基本相同。

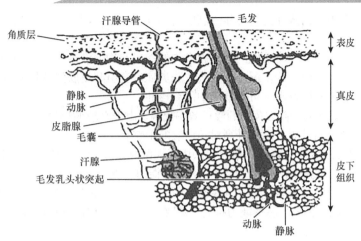

图 3-16 皮肤的结构

真皮位于表皮和皮下脂肪组织之间，分为上部的乳头层和下部的网状层。厚 1~2 mm，主要由结缔组织构成，毛发、毛囊、皮脂腺和汗腺等皮肤附属器分布于其中，并有丰富的血管和神经。

皮下组织厚度因部位和性别的不同而有所差异，一般不成为药物的吸收屏障，可以作为脂溶性药物的储库。

皮肤附属器包括毛囊、汗腺、皮脂腺等，约占皮肤面积的 1%，在大多数情况下不是药物主要吸收途径。大分子药物及离子型药物难以通过富含类脂的角质层，可能经由这些途径转运。

药物经皮吸收（percutaneous absorption）的主要途径是经表皮途径。溶解的药物分配进入角质层，扩散穿过角质层到达活性表皮并分配进入水性的活性表皮，扩散至真皮被毛细血管吸收进入体循环。药物经皮吸收包括以下两种方式。①通过细胞间隙扩散。该途径在药物经皮吸收过程中起重要作用。药物渗透阻力主要来自于细胞间隙的纤维蛋白骨架中镶嵌的类脂质。透皮促进剂主要作用于类脂质双分子层，通过改变类脂质双分子层的空间结构来提高流动性。②通过细胞膜扩散。角质层细胞膜是一种致密的交联的蛋白网状结构，细胞内则是大量微丝角蛋白和丝蛋白的规整排列结构，两者均不利于药物的扩散，但由于其占有巨大的扩散面积，有些促进剂可作用于其中的一些蛋白质，所以在药物经皮渗透研究中也必须重视通过细胞膜扩散的途径。此外难以通过富含类脂的角质层的大分子及离子型药物可通过毛囊、皮脂腺和汗腺等皮肤附属器转运。

一、影响皮肤吸收的因素

（一）生理因素

1. 皮肤渗透性的生理差异　种属、种族、年龄、性别、用药部位等因素引起皮肤角质层的厚度、致密性和附属器的密度等的差异，由此对皮肤的渗透性产生明显的影响。

一般认为家兔、大鼠、豚鼠皮肤对药物的渗透性比猪皮大，猪皮的渗透性接近人体皮肤。种族不同，皮肤的渗透性不同。例如，白色人种、黑色人种、黄色人种的皮肤对烟酸甲酯的渗透性大小顺序：黑色人种＜黄色人种＜白色人种，白色人种中西班牙人的渗透性最高。婴儿的角质层没有成年人的发达、完善，因而皮肤的渗透性比较大。通常，老人和男性皮肤的渗透性低于儿童和妇女。女性因年龄差异导致的角质层脂质含量不同，可引起药物渗透性不同。而身体各部位皮肤渗透性大小：阴囊＞耳后＞腋窝区＞头皮＞手臂＞腿部＞胸部。

2. 皮肤渗透性的变化　各种导致角质层变化的因素均可导致皮肤渗透性的变化。

皮肤的水化能改变皮肤的渗透性，当皮肤上覆盖塑料薄膜或具有封闭作用的软膏后，水分和汗液在皮肤内蓄积，使角质层水化，细胞自身发生膨胀，结构的致密程度降低，药物渗透性增加，对水溶性药物的促渗作用较脂溶性药物明显。皮肤水化对药物经皮吸收的影响与水化的程度和药物的性质有关。

使角质层受损而削弱其屏障功能的任何因素均能加速药物的渗透。溃疡、破损或烧伤等创面上的渗透性可能增加数倍至数十倍。湿疹及一些皮肤炎症也会引起皮肤渗透性改变。相反，硬皮病、老年角化病等使皮肤角质层致密，可降低药物的渗透性。

另外，随着皮肤温度的升高，药物的渗透效率提高，由于血液循环过程不是经皮给药吸收的限速步骤，故推测这种影响可能与温度升高对角质层的影响有关。

3. 皮肤的代谢及微生物的降解作用　皮肤内代谢酶含量很低，主要存在于活性表皮，且皮肤用药面积一般很小，血流量小，所以酶代谢对多数药物的经皮吸收不产生明显的首过效应。有研究利用皮肤的酶代谢作用设计前药，如阿糖腺苷、茶碱、甲硝唑等药物的经皮渗透效率不能达到治疗效果，将其改造成亲脂性前药，渗透能力提高，扩散进入活性表皮内被代谢成为具有治疗作用的母体药物，继而吸收进入体循环。

皮肤表面寄生着许多微生物，这些微生物可能对药物有降解作用，特别当药物以薄层涂覆于皮肤表面时此作用更突出。当经皮给药制剂贴于皮肤上长达数天时，有利于微生物生长，可使药物降解变得明显。

4. 角质层中药物的蓄积　在经皮吸收过程中药物可能会在皮肤内产生积蓄，积蓄的主要部位是角质层。药物可能与角质层中的角蛋白发生结合或吸附，亲脂性药物以较高浓度溶解在角质层中。这些蓄积作用使药物在皮肤内形成储库，有利于皮肤疾病的治疗。

■（二）剂型因素

1. 药物的理化性质　药物的分子量、熔点、溶解度、脂水分配系数、解离程度等是影响药物经皮吸收的重要因素。

（1）药物的分子量：药物经皮吸收主要通过角质层细胞的扩散。小分子药物容易通过细胞间扩散，分子量大于600的物质很难自由通过角质层。

（2）药物的熔点：一般情况下，低熔点的药物因药物晶格能较小，在介质（或基质）中的热力学活度较大，更容易渗透通过皮肤。

（3）药物的溶解度与脂水分配系数：一般而言，脂溶性药物，即脂水分配系数大的药物较水溶性药物或亲水性药物容易通过角质膜屏障，但是脂溶性太强的药物也难以透过亲水性的活性表皮和真皮层，主要在角质层中蓄积。药物的透皮速率与脂水分配系数不成正比关系，往往呈抛物线关系，即透皮速率随脂水分配系数增大到一定程度后，脂水分配系数继续增大，透皮速率反而下降。所以用于经皮吸收的药物最好在水相及油相中均有较大的溶解度。水溶性药物经皮渗透系数小，但当溶解度大时可能有较高的皮肤渗透速率。

（4）药物的解离程度：对于弱酸或弱碱性药物，药物的解离程度也会影响药物的透皮速率。药物以分子型存在时容易通过皮肤吸收，而离子型药物由于其强亲水性而难以进入脂性细胞间隙，一般不易透过角质层。

2. 给药系统性质

（1）剂型对药物释放的影响：药物从制剂中释放越容易，越有利于药物的经皮渗透。常用的经皮给药剂型有乳膏、凝胶、涂剂和透皮贴剂等，药物从不同剂型的制剂中的释放往往有显著差异。同一剂型的制剂，药物的透皮速率亦可能有很大不同。药物从制剂中的释放与制剂的处方、制备工艺有关。选择处方基质时，要考虑基质对药物的亲和力不应太大，否则将影响药物的释放，从而影响药物的吸收。

（2）分散介质的影响：溶解与分散药物的介质不但会影响药物的释放，有些亦会影响皮肤的渗透性。不同介质对药物亲和力不同，影响药物在制剂与皮肤之间的分配。通常药物在介质中的溶解度大意味着药物与介质的亲和力大，使药物在皮肤与介质间的分配系数降低，因而会降低透皮速率。

（3）pH 的影响：皮肤表面和给药系统内的 pH 能通过影响弱酸性或弱碱性药物的解离程度，进而影响药物的渗透率。药物的解离程度由介质的 pH 和药物的 pK_a 决定。皮肤可耐受的介质 pH 为 5～9。制剂设计时，根据药物的 pK_a 调节给药系统中介质的 pH，可以提高药物分子型的比例，有利于提高药物的渗透性。

（4）药物浓度和给药系统表面积的影响：药物通过皮肤的渗透主要是被动扩散过程，随着皮肤表面药物浓度的增加，渗透速率亦增大。同一给药系统，药物释放速率相同时，药物透皮吸收的量与给药系统的表面积成正比，表面积越大，透皮吸收量越多，常用面积大小调节给药剂量。

二、经皮吸收的研究方法

经皮吸收的研究方法包括体外研究和体内研究，体外研究可用于考察药物的经皮渗透性及其影响因素，筛选制剂处方及工艺，通过体内研究可获得详尽的药物动力学参数。

链 3-4

三、促进皮肤吸收的方法与技术

目前常用的促进皮肤吸收的方法有化学方法、物理方法和药剂学方法。

1. 化学方法　使用透皮吸收促进剂改善药物的经皮透过性属于一种化学方法，也是改善药物经皮吸收的首选方法。

常用的透皮吸收促进剂有如下几种。①表面活性剂类，如吐温 80、十二烷基硫酸钠等；②二甲基亚砜及其类似物，如二甲基亚砜、癸基甲基亚砜等；③吡咯酮衍生物、氮酮类化合物，如月桂氮草酮、醇类和脂肪酸类化合物；④芳香精油，如桉叶油、薄荷油等。

透皮吸收促进剂的作用机制可能有以下几种。①作用于角质层的脂质双分子层，干扰脂质分子的有序排列，增加脂质的流动性，有助于药物分子的扩散而提高药物的透皮速率；②溶解角质层的类脂，影响药物在皮肤的分配而提高药物的透皮速率；③促进皮肤的水化而提高药物的透皮速率；④提高药物在处方和（或）皮肤中的溶解度，改变药物的热力学性质；⑤与药物形成离子对。

2. 物理方法　常用的物理方法包括离子导入技术、超声导入技术、电致孔技术、微针导入技术等。

（1）离子导入（iontophoresis）技术是利用直流电流将离子型药物经由电极定位导入皮肤和黏膜、肌肉局部组织或血液循环的一种生物物理方法。离子型药物或能够在溶液中形成带电胶体粒子的药物可采用这一技术给药。与药物分子不同，药物离子经皮吸收主要通过皮肤附属器，如毛囊、皮脂腺及汗腺等途径转运。有些情况下，离子导入技术亦可改善不荷电药物的渗透。这主要是在电场作用下，增加了水对皮肤的渗透，增强皮肤水化，而非电流对药物的直接作用。影响离子导入有效性的因素：①药物及介质因素，如药物解离性质、药物浓度、介质 pH 等；②电学因素，如电流强度、通电时间、脉冲电流、离子电极等。

（2）超声导入（sonophoresis）技术即超声波导入法，是用超声波促进药物经皮穿透（或吸收）的方法。超声促进药物吸收的作用机制主要有两方面：①超声波可能改变皮肤角质层的结构；②将皮肤附属器作为药物的传递通道。前者主要在超声波的作用下角质层的脂质结构重新排列形成空洞，后者主要在超声波的放射压和超微束作用下形成药物传送通道。影响超声波促进药物吸收的因素主要有超声波的波长、输出功率及药物的理化性质等。

（3）电致孔（electroporation）技术是对细胞膜等脂质双分子层施加瞬时高压电脉冲电场，使之形成暂时、可逆的亲水性孔道而增加细胞及组织膜通透性的一种方法。该技术特别适用于生物大分子的经皮给药。影响电致孔法透皮渗透的因素主要是电脉冲参数，如电压、脉冲数量及脉冲持续时间等。

（4）微针（microneedle）导入技术综合了传统注射器和经皮给药的双重优点。微针是通过微制造技术制成的极为精巧的微细针簇，可以穿透皮肤的角质层或活性表皮，可在皮肤上人为造成大量微米级孔道，具有连续性的促进药物透皮传递的装置。该技术尤其适合多肽、蛋白质及其他大分子药物传递透过角质层，在提高药物经皮渗透性方面具有良好的应用前景。

3. 药剂学方法　药剂学方法主要借助于微米或纳米药物载体，以改善药物经皮渗透吸收的能力，包括微乳（microemulsion）、脂质体（liposomes）、传递体（transfersomes）、醇脂体（alcohol liposome）、囊泡（niosomes）、纳米粒（nanoparticles）等。

第四节　肺部给药的药物吸收

肺部给药（pulmonary administration）是指药物经口腔或鼻腔吸入，通过咽喉，进入呼吸道中下部位的给药方式，能够产生局部或全身治疗作用。肺部给药的吸收面积大，肺泡上皮细胞膜薄，渗透性高；吸收部位的血流丰富，酶的活性相对较低，能够避免肝首过效应，生物利用度高。对于口服给药在胃肠道易受破坏或具有较强肝首过效应的药物，尤其是蛋白多肽类药物，肺部给药可显著提高生物利用度。肺部给药常用剂型包括气雾剂、喷雾剂和粉雾剂等。

人体的呼吸系统由鼻、咽、喉、气管、支气管、细支气管、终末细支气管、呼吸细支气管、肺泡管、肺泡囊及肺泡组成。呼吸道表面覆盖着上皮细胞，从气管到支气管的上皮细胞主要由纤毛细胞和杯状细胞组成。上皮表面覆盖着由分泌细胞分泌的黏液，呼吸道黏液组成很复杂，含有糖蛋白、蛋白质和磷脂等成分，起到保护呼吸道及润湿吸入空气的作用。纤毛节律性运动推动黏液层沿着呼吸道向咽喉部移动，将异物带至咽喉部被吐出或吞咽。大的支气管处纤毛细胞数量多，运动快，细支气管处纤毛减少。

肺泡是血液与气体进行交换的部位，也是药物在肺部主要的吸收部位。肺泡是半球状囊泡，呈薄膜束状，由单层扁平上皮细胞构成，厚度仅 0.1～0.5 μm，细胞间隙存在致密的毛细血管。肺泡腔至毛细血管腔间的距离仅为 1 μm，便于气体交换和药物吸收。由于巨大的肺泡表面积、丰富的毛细血管和极小的转运距离，肺部给药吸收通常比较迅速，而且吸收后的药物直接进入血液循环，可避免肝首过效应的影响。

此外，肺泡部位的细胞中约有 3% 的巨噬细胞，可将外来异物清除或转运至淋巴系统及纤毛区。

一、影响肺部吸收的因素

◤（一）生理因素

1. 呼吸道的防御作用　呼吸道气管壁上的纤毛运动能够使停留在该部位的异物在几小时内被排出。呼吸道越往下，纤毛运动就越弱，而肺泡由于没有纤毛，异物停留可达 24 h 以上。有时不被纤毛运动清除的微粒可被肺泡内的巨噬细胞通过吞噬作用有效转移。通常被纤毛运动清除的量越少，药物能到达肺深部的比例就越高。在病理状况下，纤毛运动减弱，使粒子的停留时间延长。

2. 呼吸道的管径　随着支气管分支增多，呼吸道管径逐渐变小且气道方向发生改变，药物粒子在向肺深部运动过程中，因受到碰撞等原因容易被截留。支气管病变的患者，腔道通常比正常人窄，药物更容易被截留，故肺部给药之前，先应用支气管扩张药，使支气管管径扩大，减少药物截留。

3. 呼吸量、呼吸频率和类型　通常药物粒子进入呼吸系统的量与呼吸量成正比，与呼吸频率成反比。短而快的吸气使药物粒子停留在气管部分，细而长时间的吸气可获得较大的肺泡沉积率。吸气后短暂屏气能够推迟药物粒子沉积的时间，且一般来说，屏气 5 s，粒子可向呼吸道内推进几毫米。所以为了达到最大的肺部给药效果，推荐在吸入药物后屏气 5～10 s。

此外，患者使用气雾剂时，如果阀门的掀压与吸气不同步，可使大部分药物停留在咽喉部。经抛射装置给药时，药物在上呼吸道的损失可达 70% 以上。当使用干粉吸入器或雾化器给药时，药物经患者主动吸入，损失药量相对较少。

4. 黏液层 覆盖在呼吸道黏膜上的黏液层是药物的吸收屏障之一。粉末吸入剂中的药物需首先溶解在黏液中，才能进一步被吸收。黏稠的黏液层可能成为粉末状药物，特别是难溶性药物吸收的限速过程。黏液中带负电荷的唾液酸残基可与某些带正电荷的药物离子发生相互作用，也有可能影响药物的吸收。

5. 巨噬细胞和多种代谢酶 呼吸道黏膜中存在巨噬细胞和多种代谢酶，使药物可能在肺部上皮组织被清除或代谢，从而失去活性。病理状态下，代谢酶活性和数量会发生变化。

（二）剂型因素

1. 药物的溶解性和脂水分配系数 呼吸道上皮细胞为类脂质膜，脂溶性药物易通过脂质膜被吸收，水溶性化合物主要通过细胞旁路吸收，吸收较脂溶性药物慢。但水溶性药物的肺部吸收仍比小肠、直肠、鼻腔和颊黏膜快。另外，吸入的药物最好能溶解于呼吸道的分泌液中，否则会成为异物，对呼吸道引起刺激。

2. 药物的分子量 通常小分子药物吸收快，大分子药物吸收相对慢。分子量小于 1000 时，对吸收速率的影响不明显。大分子药物可通过肺泡壁细胞间孔隙被吸收，也可先被肺泡中的巨噬细胞吞噬进入淋巴系统，再进入血液循环，因而肺部有可能成为一些水溶性大分子药物较好的给药部位。近年来多肽、蛋白质类药物肺部给药，已成为国内外药学工作者研究的热点。

3. 粒子的性质 吸入的药物粒子要在肺部通过惯性碰撞（inertial impaction）、沉降（sedimentation）、扩散（diffusion）等方式沉积，溶出后发挥局部或全身治疗作用。粒子的沉积效率受粒子大小、形态、密度、喷出速度等的影响。空气动力学直径大于 10 μm 的粒径主要在口咽部沉积，并很快被排出，过小粒子不能停留在呼吸道，容易随呼气排出，最佳空气动力学直径为 0.5～5 μm。表面粗糙、细长形及密度较小的粒子不易被截留。粒子喷出的初速度可影响药物粒子的停留部位，初速度越大，在咽喉部的截留越多。

4. 药物的吸湿性 吸湿性强的药物，在呼吸道运行时由于环境的湿度，使其微粒聚集增大，妨碍药物进入深部。

5. 制剂因素 制剂的处方组成、吸入装置的类型及构造可能影响药物雾滴或粒子的大小和性质、粒子的喷出速度等，进而影响药物的吸收。例如，抛射剂的种类可影响气雾剂喷出雾滴的大小。定量吸入气雾剂（metered dose inhaler，MDI）用氢氟烷烃作为抛射剂时产生的雾滴较使用氟氯烷烃时更细。同时由于氟氯烷烃类物质能够破坏大气臭氧层，现已经被替代，这充分体现了制剂设计中的绿色与环保的理念。氢氟烷烃类抛射剂肺部给药系统生物利用度仍然较低，尤其多肽类药物，加入适量代谢酶抑制剂和吸收促进剂可增加药物吸收，提高生物利用度。但需考虑吸收促进剂的安全性问题，尤其是长期给药的制剂。另外，某些添加剂也可能对支气管有不同程度的收缩作用。超临界粉碎、喷雾干燥等技术可有效控制粒子形态和大小。

用于肺部给药的吸入气雾剂、雾化剂和干粉吸入剂需经特殊给药装置使药物进入呼吸道发挥作用。吸入装置的类型及构造可影响微粒或雾滴的粒径，影响其在肺部的沉积，最终影响药物吸收。可通过对传统给药装置的改良获得更好的生物利用度。例如，在传统雾化吸入剂装置的基础上，设计的创新型压电驱动的振动网孔式雾化器，能够获得粒径更小、粒度分布更窄的雾滴，更适合低黏度流体的微米级雾化。此外可根据患者的个体呼吸状况对雾化过程进行调整的雾化吸入剂装置，可通过感知患者呼吸使吸入和呼吸同步的干粉吸入剂装置等更多新型装置不断被开发。带有视听功能的气雾剂装置甚至可以培养患者正确的使用习惯。这些新型给药装置在改善药物肺部沉积、提高肺吸入效率等方面显示出突出优势，这些新型装置的研究与开发也充分体现了以患者为中心的设计理念。

脂质体、微球、聚合物纳米粒、固体脂质纳米粒、纳米脂质载体等新型载药微粒也进一步扩展了肺部给药系统的应用。这些新剂型在增加药物在肺部的滞留时间、延缓药物的释放、提高靶向性等方面提供了更多可能。

二、肺部吸收的研究方法

链 3-5

肺部吸收的研究方法包括体外法、在体法和体内法，可用于筛选处方、评价药物在肺部的吸收机制及影响因素、考察药物的吸收速率等。

第五节　口腔黏膜给药的药物吸收

口腔黏膜给药（buccal mucosal administration）能避开胃肠道的降解作用，给药方便，起效迅速，无痛无刺激，患者耐受性好，是较为重要的黏膜给药方式。药物经口腔黏膜给药可发挥局部或全身治疗作用。

人口腔黏膜主要可分为四层结构：上皮层、基底层、固有层和黏膜下层。上皮层由角质形成细胞与非角质形成细胞组成，为药物透过黏膜的主要屏障；基底层位于上皮层与固有层之间，为药物渗透的主要屏障；固有层为致密的结缔组织成分；黏膜下层为疏松的结缔组织。结缔组织中有毛细血管网络，药物透过角质层后由此进入血循环。

口腔黏膜表面覆盖有一种水凝胶状黏液，主要是由 1%～5% 水不溶性的糖蛋白和 95%～99% 水构成。口腔黏膜下有大量毛细血管汇总至颈内静脉，不经肝而直接进入心脏，可避免肝的首过效应。口腔中唾液腺分泌的唾液有湿润口腔、帮助食物消化、润滑食物及保护口腔组织的作用，唾液中除含有黏蛋白外，还含有淀粉酶、羧酸酯酶和肽酶，但活性比胃肠道中低得多。

一、影响口腔黏膜吸收的因素

▍（一）生理因素

1. 口腔黏膜的结构与性质的影响　口腔黏膜的结构与性质具有分布区域差别，不同部位黏膜的角质化程度、面积、厚度及血流量等均不同，这些差别能影响口腔黏膜的渗透性。其中颊黏膜和舌下黏膜上皮均未角质化、表面积较大、血流量较大，更有利于药物的透过吸收而发挥全身治疗作用，是口腔黏膜给药的常用部位。尤其舌下黏膜渗透性能最强，药物吸收迅速。甾体激素、硝酸甘油、二硝酸异山梨酯等许多口服前首过效应强或在胃肠道中易降解的药物，舌下给药后生物利用度显著提高。颊黏膜渗透性虽较舌下黏膜差，但受唾液冲洗作用影响较小，生物黏附制剂在该部位能够保持相当长的时间。最慢的是齿龈黏膜和硬腭黏膜，其上皮已角质化，对药物的通透性差。

2. 唾液的影响　唾液的冲洗作用是影响口腔黏膜给药吸收的最大因素。舌下片剂常因此保留时间很短，口腔其他部位的黏附制剂也可能因此改变释药速度，缩短释药维持时间。唾液的缓冲能力较差，药物制剂本身可能改变口腔局部环境的 pH。唾液中含有的黏蛋白有利于黏附制剂的黏着，黏蛋白也可能与药物发生特异性的或非特异性的结合，影响药物的吸收。对于依赖于唾液释放药物制剂，唾液分泌量的时间和个体差异可影响药物的吸收。例如，一些缓、控释制剂可在清晨释放增多，在熟睡时释放减少。

3. 其他生理因素的影响　口腔中的酶会使一些化合物在口腔中代谢失活；口腔黏膜的物理损伤和炎症使其吸收增加；pH 和渗透压也会影响药物的口腔吸收。此外，口腔黏膜给药对药物的味觉要求较高，舌背侧分布有许多被称为味蕾的味觉受体，使某些具有苦味的药物和赋形剂应用受到限制。此外，口腔组织运动、饮水或进食都可以影响制剂在用药部位的驻留时间，因而影响药物的吸收。

▍（二）剂型因素

1. 药物的理化性质　一般认为，口腔黏膜吸收以被动扩散为主。分子量低的脂溶性药物可经细胞内通道被动扩散透过黏膜。亲水性药物的吸收速度取决于分子量大小,分子量小的水溶性药物主要通过细胞间通道穿过口腔黏膜,分子量小于 100 的药物能够迅速通过口腔黏膜,分子量大于2000 的药物,口腔黏膜渗透性急剧降低。由于口腔黏膜上皮细胞间存在类脂质成分,一些脂溶性药物也能经细胞间途径透过黏膜吸收。大多数弱酸和弱碱类药物能通过脂质膜吸收,它们的口腔黏膜吸收率与分配系数成正比,遵循 pH-分配假说。这些药物的分子型容易透过口腔黏膜,离子型难以透过脂质膜。水溶性药物在离子型时也能通过细胞间途径吸收。带有强极性基团的药物分子,不易透过口腔黏膜的渗透屏障。

2. 给药部位与剂型 起局部作用的口腔黏膜给药剂型常见膜剂、漱口剂、喷雾剂、凝胶剂、片剂等。起全身作用的剂型常见舌下片、口腔贴片等。应用部位不同,受黏膜渗透性、血流分布、唾液的冲洗作用和滞留时间的影响也不同。

(1)舌下黏膜给药:舌下黏膜渗透能力强,药物吸收迅速,给药方便,许多口服肝首过效应强或在胃肠道中易降解的药物,如甾体激素、硝酸甘油、二硝酸异山梨酯等舌下给药后生物利用度显著提高。但舌下给药受唾液冲洗作用影响显著,保留时间短。药物在舌下仅能保留几分钟,因此舌下片剂要求药物溶出速度快、剂量小、作用强。目前舌下给药的制剂大多是为一些需要迅速起效的脂溶性药物设计的,如一些能迅速崩解的片剂、软胶囊、喷雾剂等。

(2)颊黏膜给药:颊黏膜渗透性较舌下黏膜差,一般药物吸收和生物利用度不如舌下黏膜。但颊黏膜表面积较大,且能够避免胃肠道中的酶解和酸解作用,有利于蛋白多肽类药物的吸收。颊黏膜给药受口腔中唾液冲洗作用影响小,生物黏附制剂可保持相当长的时间,有利于控释制剂释放。脂质体、微球等载药微粒的应用有利于提高生物利用度、减少不良反应。

3. 附加剂 与舌下黏膜相比,颊黏膜渗透性能相对较差,制剂处方中常加入金属离子螯合剂、脂肪酸、胆酸盐、表面活性剂等吸收促进剂,以改善口腔黏膜的通透性,提高吸收的速度和程度,其作用机制与透皮吸收促进剂相似。加入酶抑制剂可使药物不被口腔内酶水解,从而提高生物利用度。例如,胰岛素口腔喷雾剂中加入了酶抑制剂和吸收促进剂,生物利用度提高。

二、口腔黏膜吸收的研究方法

链 3-6

口腔黏膜吸收的研究方法包括体外法、在体法和体内法,在研究药物吸收的机制及影响因素、评价口腔黏膜吸收中发挥重要作用。

第六节 鼻腔黏膜给药的药物吸收

鼻黏膜给药(intranasal administration)不仅可用于鼻腔局部疾病的治疗,也是全身疾病治疗的给药途径之一,如甾体激素类、抗高血压药、镇痛药、抗生素、抗病毒药物及某些蛋白多肽类药物等,通过鼻黏膜吸收可以获得比口服更好的生物利用度。

鼻黏膜内血管丰富,有效面积较大,有利于药物吸收。鼻黏膜给药可避开肝首过效应、消化道内代谢和药物在胃肠液中的降解,且给药方便易行,因此口服给药个体差异大、生物利用度低的药物及口服易破坏或不吸收、只能注射给药的药物,可考虑鼻黏膜给药。

鼻由外鼻、鼻腔和鼻旁窦三部分组成,是呼吸道直接与外界相通的器官。鼻腔长度为 12~14 cm,被鼻中隔分为左右对称两部分,从功能上又可分为位于鼻孔开口处的鼻前庭区、位于鼻腔后 2/3 部位的呼吸区和位于鼻腔最上部的嗅觉区。鼻前庭和呈皱褶状的上、中、下鼻甲使鼻腔的空气通道呈弯曲状,气流进入鼻腔即会受到阻挡并改变方向,外界随气流进入鼻腔的粒子大部分沉积在鼻前庭前部,很难直接通过鼻腔到达气管。鼻上皮细胞下有许多大而多孔的毛细血管和丰富的淋巴网,加之鼻黏膜表面积相对较大,使其成为较理想的黏膜给药途径。有些药物在鼻腔给药后可通过嗅区转运，绕过血脑屏障直接进入脑内。

药物经鼻腔毛细血管吸收后，直接进入体循环，不经过门-肝系统，避免了肝首过效应。鼻黏液能缩短药物与吸收表面的接触时间，影响药物的吸收及生物利用度，而鼻黏液的黏度可影响纤毛的正常功能，黏度过高或过低均不利于药物的吸收。

一、影响鼻腔黏膜吸收的因素

（一）生理因素

1. 吸收途径　鼻黏膜吸收途径包括经细胞的脂质通道和细胞间的水性孔道，以脂质通道为主，脂溶性药物相对易吸收。鼻黏膜上水性孔道分布较丰富，许多亲水性药物或离子型药物从鼻黏膜吸收比小（空）肠黏膜、阴道黏膜、直肠黏膜等其他黏膜好。药物吸收机制为被动扩散或主动转运。

2. 鼻腔血液循环　鼻黏膜极薄，黏膜内毛细血管丰富，药物吸收后直接进入体循环，可避免肝首过效应。鼻腔的血液循环和分泌机制对外界影响或病理状况均很敏感，如外界温度和湿度变化、鼻腔息肉、慢性鼻炎引起的鼻甲肥大、萎缩性鼻炎、严重血管舒缩性鼻炎、过敏性鼻炎、感冒等均会影响鼻腔吸收。

3. 纤毛运动　鼻黏膜纤毛可能缩短药物在鼻腔吸收部位滞留时间，影响药物的生物利用度。有些药物，如盐酸普萘洛尔鼻腔吸收良好，生物利用度与静脉注射相当，但该药物对鼻黏膜纤毛具有严重毒性，能不可逆地抑制纤毛运动。此外某些防腐剂和吸收促进剂，如去氧胆酸钠也可影响纤毛的正常运动。

4. 鼻腔分泌物　成人鼻腔分泌物中含有多种酶，其中活性最高的为氨基肽酶。因此，对这类酶敏感的药物经鼻黏膜给药时可能会被降解。但鼻腔中药物代谢酶种类较消化道中少，活性较低，鼻腔给药仍可有较高的生物利用度，如胰岛素鼻腔给药可达到肌内注射治疗作用的 50%。当制剂刺激鼻黏膜可破坏黏液的凝胶层，使水层大量释放，药物被稀释后通过纤毛摆动吞咽清除，导致药物鼻腔停留时间缩短。

5. 鼻腔 pH　鼻腔黏液每日仅分泌 1.5～2.0 mL，缓冲能力差。所以鼻用制剂的 pH 对药物的解离度和吸收有较大影响，通常在 pH 4.5～7.5 内选择一个最佳值以提高药物的吸收。

（二）剂型因素

1. 药物的脂溶性、分子量和解离度　脂溶性大的药物鼻黏膜吸收较迅速，药物的渗透系数随着药物的脂水分配系数增大而增加，推测鼻黏膜吸收主要为经细胞脂质途径的被动扩散。亲水性药物可通过鼻黏膜细胞间的水性孔道吸收，其鼻腔吸收通常与分子量密切相关。但分子量较小的药物鼻腔吸收基本不受脂溶性的影响。分子量小于 1000 的药物，包括多肽药物较易通过鼻黏膜吸收。分子量大于 1000 的药物鼻黏膜吸收明显降低。细胞旁路途径或载体蛋白介导可能是分子量更大的蛋白质、多肽等生物大分子药物透过鼻黏膜的主要途径。应用吸收促进剂后，即使分子量较大的药物亦可获得很好的鼻黏膜吸收。分子型易通过鼻黏膜吸收，离子型吸收量减少。弱酸或弱碱性药物的鼻黏膜吸收程度依赖于溶液 pH 和解离程度。

2. 药物粒子大小　不溶性药物由于粒子大小不同，可分布在鼻腔中不同位置而产生吸收程度差异。气雾剂中约有 60% 粒径介于 2～20 μm 的粒子可分布在鼻腔吸收部位的前部，并能进一步被气流、纤毛作用等引入吸收部位，药物在转运过程中被鼻黏膜吸收。大于 50 μm 的粒子一进入鼻腔即沉积，不能达到鼻黏膜主要吸收部位，小于 2 μm 的粒子又可能被气流带入肺部，也不能停留在鼻腔吸收部位。发挥局部作用，如杀菌、抗病毒的药物气雾剂，为避免肺吸收，粒径应大于 10 μm。

3. 剂型及其性质　鼻黏膜给药的常用剂型包括溶液剂、混悬剂、凝胶剂、气雾剂、喷雾剂、粉雾剂等。鼻腔气雾剂、喷雾剂和粉雾剂给药相对方便，药液喷出后在鼻腔中弥散度大、分布较广泛，药物吸收快，生物利用度高，疗效相对较好。混悬剂的作用与其粒子大小及其在鼻腔吸收部位中保留的位置和时间有关。溶液剂虽具有较好的扩散速度，但因易流失、滞留时间短，不利于药物吸收。凝胶剂黏性较大，能降低鼻腔纤毛的清除作用，延长与鼻黏膜接触时间，可改善药物的吸收。但普通凝胶剂黏度较高，给药剂量不准确且使用不便，将药物制成原位凝胶，以液体形式给药后，在鼻腔内发生相变，变为半固体凝胶，延长药物在鼻腔内的滞留时间，改善吸收。此外制剂的 pH、渗透压、黏度等特性也可能影响药物吸收。调节制剂的 pH、渗透压可改善药物吸收，但应考虑以上因素对鼻黏膜的刺激及可能带来的上皮损伤。

新型给药系统如微球、脂质体、纳米粒等均可用于鼻腔给药，其中微球制剂是目前研究最多的给药系统。微球具有较强的生物黏附性，可延长药物在鼻腔中的滞留时间，同时保护药物不受酶的代谢，并不影响鼻黏膜纤毛清除作用，能有效减少药物对鼻腔的刺激性和毒性等。

4. 附加剂 多数蛋白多肽类药物的鼻腔给药生物利用度较差，很难达到理想的临床效果，可通过加入一些吸收促进剂来增加药物的鼻黏膜吸收。良好的鼻黏膜吸收促进剂必须对鼻黏膜刺激性小，促进吸收作用强，对鼻纤毛的运动及功能影响小，无不良反应。很多吸收促进剂存在黏膜毒性问题，采用两种吸收促进剂联合应用的方法有可能降低黏膜毒性。此外，鼻黏液中的蛋白水解酶也是影响蛋白多肽类药物吸收的重要因素，因此，酶抑制剂的使用可保护药物免受酶的降解，也是改善鼻黏膜给药吸收的方法。

二、鼻腔黏膜吸收的研究方法

链 3-7

鼻腔黏膜吸收的研究方法包括体外法、在体法和体内法，用于鼻黏膜吸收机制、渗透性评价及鼻黏膜吸收动力学等研究。

第七节　直肠及阴道黏膜给药的药物吸收

直肠黏膜给药（rectal mucosa administration）可发挥局部作用或全身作用，剂型以栓剂为主。其中起局部作用的栓剂可发挥通便、止痛、止痒、抗菌消炎等功效。全身作用的栓剂包括如以速释为目的的中空栓剂和泡腾栓剂，以缓释为目的的渗透泵栓剂、微囊栓剂和凝胶栓剂，既有速释又有缓释的双层栓剂，或加入渗透剂或阻滞剂的多种形式的栓剂等类型。

阴道黏膜给药（vaginal mucosa administration）多利用其局部作用发挥杀精避孕、抗微生物感染及局部止血、润滑等功效。阴道血供丰富，表面积大，可作为全身给药的应用部位。阴道对许多药物具有良好的渗透性，甾体激素类阴道栓剂的成功应用，使发挥全身作用的阴道给药系统受到关注。

一、影响直肠黏膜吸收的因素

人体直肠长度为 12～20 cm，直肠液体量为 1～3 mL，pH 约为 7.3，几乎无缓冲能力。虽然直肠的血液供应较充分，但直肠黏膜吸收面积远远小于小肠黏膜，药物吸收比较缓慢，故直肠不是药物吸收的主要部位，但有的药物也能在直肠较好地吸收。

直肠黏膜给药后首先需要药物从基质中释放，再穿过上皮细胞进入血管被吸收。直肠与肛门部位的血管分布有其特殊性，药物经直肠吸收主要有以下途径：可以通过直肠上静脉，经门静脉而入肝，在肝代谢后再转运至全身；还可以通过直肠中、下静脉和肛管静脉进入下腔静脉，绕过肝而直接进入血液循环。此外药物也可经直肠淋巴系统转运，避开肝脏代谢作用，直接进入血液循环。

■ （一）生理因素

直肠黏膜为类脂膜结构。直肠黏膜上的水性微孔分布较少，分子量 300 以上的极性分子难以透过，药物主要通过类脂质途径透过直肠黏膜。直肠液容量小，缓冲能力差，直肠部位的 pH 主要由溶解的药物决定。直肠部位 pH 变化可影响药物的解离程度，若改变直肠黏膜表面的 pH，使未解离型药物比例增大，有可能增加药物的吸收。但应同时考虑 pH 改变对黏膜造成的刺激或损伤。

药物的直肠吸收与给药部位有关。栓剂引入直肠的深度越小，药物不经肝的量越多。栓剂距肛门口 2 cm 处给药生物利用度远高于距肛门口 4 cm 处给药；当栓剂距肛门口 6 cm 处给药时，大部分药物经直肠上静脉进入门静脉-肝系统。

直肠壁上覆盖着一层黏液层。黏液中含有蛋白水解酶和免疫球蛋白，会形成药物扩散的机械屏障并促使药物酶解。另外，直肠中的粪便影响药物的扩散，阻碍药物与直肠黏膜接触，从而影响药物的吸收。空直肠比充有粪便的直肠药物吸收多，故应用制剂之前先灌肠排便，更有利于药物的吸收。某些肠道疾病，如腹泻、肿瘤等也会影响药物的直肠吸收。

（二）剂型因素

1. 药物的脂溶性与解离度　脂溶性和脂水分配系数是药物经直肠黏膜吸收的决定因素。脂溶性药物比水溶性药物更易吸收，分子型药物比离子型药物更易吸收。

分子型药物可以选择性地透过直肠黏膜，而离子型药物难以穿透，pK_a 大于 4.3 的弱酸性药物或 pK_a 小于 8.5 的弱碱性药物，一般吸收较快。若药物为 pK_a 小于 3.0 的酸性药物或 pK_a 大于 10.0 的碱性药物，吸收速度则十分缓慢。可应用缓冲盐改变直肠液的 pH，以增加分子型药物的比例，提高药物的吸收。

2. 药物的溶解性与粒度　由于直肠液容量小，要求药物具有适宜的亲水性才能溶于直肠液，因而药物的溶解性对直肠吸收有较大影响。对难溶性药物可采用溶解度大的盐类或衍生物制备栓剂以利于吸收。为促进药物从制剂中释放、降低药物在基质中的残留，可将水溶性药物混悬在油脂性基质中，或脂溶性较大的药物分散在水溶性基质中。水溶性较差的药物呈混悬状态分散在栓剂基质中时，药物粒径大小能够影响吸收。药物粒径越小，表面积越大，越有利于药物的释放与吸收。

3. 基质的影响　一般来说，栓剂基质中的药物释放到体液的速度是栓剂中药物吸收的限速过程。药物从基质中释放得快，则栓剂作用快速而强烈，反之则缓慢而持久。

采用水溶性基质，如聚乙二醇（PEG）类的栓剂，药物在基质吸水、溶胀并溶解后释放，因基质本身溶解需要一个过程，且聚乙二醇可降低溶液的极性，增加黏度，不利于水溶性药物向黏膜分布，药物吸收过程一般慢于在纯水中的吸收速度。而脂溶性药物较易从水溶性基质释放。

采用油溶性基质的栓剂进入直肠后，基质在体温下能很快融化，涂展在黏膜表面，增大药物与体液的接触面积。对于水溶性较大的药物，药物释放主要取决于混悬的药物粒子转移到融化的基质与水性直肠液之间的界面的速度；对于难溶性药物，除受溶解度影响外，还需考虑基质融化后可能引起的混悬粒子聚结等问题，情况比较复杂；一般脂溶性药物难以进入水相中，释放速度比较缓慢，从而影响药效的发挥。

4. 剂型的影响　直肠给药剂型主要为栓剂、灌肠剂，此外还有凝胶剂、直肠用胶囊等。其中溶液型灌肠剂药物释放快，与直肠黏膜接触面积较大，较栓剂吸收迅速。凝胶剂对直肠黏膜的黏附能力较强，也能控制药物释放，也是直肠给药的理想剂型。此外直肠自乳化给药系统、生物黏附性给药系统等，可通过提高药物溶解度、改善膜渗透性及延长保留时间等手段，增加药物的直肠吸收，提高生物利用度。例如，头孢曲松自乳化给药系统经家兔直肠给药后，与头孢曲松胶囊直肠给药相比，相对生物利用度达 128%。

5. 吸收促进剂　吸收促进剂可加速许多本来在直肠内难以吸收的药物在直肠黏膜的吸收，从而扩大了栓剂的临床应用范围。常见的直肠吸收促进剂：①非离子型表面活性剂；②脂肪酸、脂肪醇和脂肪酸酯；③羧酸盐，如水杨酸钠、苯甲酸钠；④胆酸盐，如甘氨胆酸钠、牛磺胆酸钠；⑤氨基酸类，如盐酸赖氨酸等；⑥环糊精及其衍生物等。

须注意，吸收促进剂加入量过多可能对药物的吸收呈现抑制作用。另外吸收促进剂对生物膜的损伤也不容忽视，可考虑同时使用具有细胞保护作用的附加剂予以改善。

二、影响阴道黏膜吸收的因素

人的阴道是从前庭向后上方延伸至子宫的狭长管状腔道，长度为 10～15 cm。药物从给药系统释放后，通过阴道黏膜吸收有两种途径：脂溶性药物主要通过跨细胞途径吸收，水溶性药物主要经细胞间途径吸收。在激素调控下，人体阴道黏膜会发生周期性变化，因此药物经阴道黏膜吸收受多种因素影响。

（一）生理因素

药物从阴道的吸收受阴道上皮的条件、阴道壁的厚度、宫颈黏液、pH 等的影响，同时阴道黏膜随排卵周期、妊娠和绝经期等发生周期性变化，以上因素都会影响阴道内药物的吸收。阴道血管分布丰富，血流经会阴静脉丛流向会阴静脉，最终进入腔静脉，可绕过肝首过效应。由于阴道上皮具有多层细胞，形成了吸收屏障。与鼻腔、直肠黏膜相比，药物从阴道吸收速度较慢，时滞较长。药物经阴道黏膜吸收后，其中部分药物可直接转运至子宫，被称为"子宫首过效应"。

（二）剂型因素

药物理化性质，如分子量、脂溶性、解离程度等影响药物在阴道黏膜的吸收。药物通过阴道黏膜吸收，以脂溶性的细胞膜途径为主。药物经阴道上皮的渗透系数随药物脂溶性的增大而增大，分子型药物容易通过阴道黏膜吸收，而离子型药物难以吸收。

阴道用剂型必须适应阴道特殊的生理结构，使患者易于使用，在阴道内能滞留较长时间，涂布面广，能渗入黏膜皱褶，才能利于药物的吸收。阴道黏膜给药的普通剂型主要有凝胶剂、膜剂、栓剂、片剂及阴道环等。剂型可影响制剂在阴道内的滞留时间及药物从剂型中的释放。凝胶剂或原位凝胶能与阴道黏膜紧密黏合，有效延长药物在阴道内的滞留时间。膜剂与黏膜紧密接触，给药面积大、分剂量准确、可稳定持续释放药物。利用生物黏附材料制备的栓剂，也具有良好的生物黏附性，可与阴道黏膜紧密接触，有利于药物的充分释放和吸收。阴道环放置于阴道后，以控释的形式释放药物，可持续低剂量地使用。此外微乳、脂质体、固体脂质纳米粒等在改善药物释放与阴道黏膜透过性、提高疗效等方面更具有优势。例如，顺氯氨铂热敏脂质体在小鼠宫颈癌部位 5 min 内药物释放达 90%，且有效地抑制了肿瘤的生长，提高了顺氯氨铂抗宫颈癌的疗效。

第八节　眼部给药的药物吸收

眼部给药（ophthalmic administration）主要用于眼局部疾病的治疗，眼部给药后药物达到眼内病灶部位，发挥抗眼部细菌性或病毒性感染、降低眼压、缩瞳或扩瞳等作用。眼部药物吸收的研究主要是探讨药物在眼内各生物膜的透过性及通过眼部黏膜吸收进入体循环的问题。

眼包括眼球和眼附属器两部分。眼球由眼球壁和眼球内容物组成，如图 3-17 所示。眼球壁可分为三层同心膜。其中外层为纤维膜，可分为角膜和巩膜。角膜位于约前 1/5，后 4/5 部分为巩膜。角膜与巩膜对眼球起保护和支持作用，是阻止微生物入侵的有效屏障。眼球中层为血管膜，由后向前可分为脉络膜、睫状体和虹膜三部分。眼球的最内层是视网膜。眼球内容物包括房水、晶状体和玻璃体。角膜后面与虹膜和晶状体前面之间的空隙称前房；虹膜后面，睫状体和晶状体赤道部之间的环形间隙称后房。充满前、后房的透明液体称房水。房水主要成分为水，含有少量氯化物、蛋白质、维生素 C、尿素及无机盐类等。房水呈弱碱性，密度较水略高。晶状体为双凸透镜状的富有弹性的透明体。玻璃体为透明、无血管、无神经且具有一定弹性的胶体。

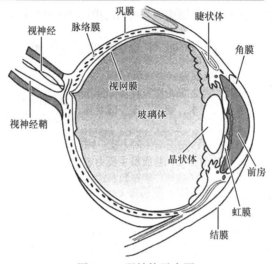

图 3-17 眼结构示意图

眼附属器包括眼睑、结膜和泪腺。眼睑位于眼球前方,保护眼球及其最外部的角膜,并具有将泪液散布到整个结膜和角膜的作用。结膜为透明黏膜,与眼睑内表面相连,覆盖在眼球前部除角膜以外的外表面。其中,衬在眼睑内的称睑结膜,衬在眼球表面的称球结膜,滴眼液即滴于其上下翻转处构成结膜囊中。泪腺位于眼眶上外侧,其分泌的泪液含有溶菌酶,具有湿润角膜、清除尘埃和杀菌的作用,并有一定缓冲能力。

滴入结膜内的药物主要通过经角膜渗透和经结膜渗透两种途径吸收,其中经角膜渗透是眼部吸收的主要途径。角膜表面积较大,药物容易与角膜表面接触并渗入角膜,进而进入房水,由前房到达虹膜和睫状体,并被局部血管网摄取,发挥局部作用,有些药物还可转运至眼后部发挥治疗作用。脂溶性药物一般经角膜渗透吸收。经结膜渗透是药物经眼进入体循环的主要途径。结膜和巩膜的渗透性能比角膜强,药物在渗透后经巩膜转运至眼球后部,并可经结膜内丰富的血管网进入体循环。但该途径不利于药物进入房水,同时也有可能引起药物全身吸收后的副作用。菊粉、庆大霉素、前列腺素等亲水性药物及蛋白多肽类药物不易通过角膜,主要通过结膜、巩膜途径吸收。亲水性药物的渗透系数与其分子量相关,分子量增大,渗透系数降低。

药物经何种途径吸收进入眼内,很大程度上依赖于药物的理化性质、给药剂量及剂型。

一、影响眼部吸收的因素

1. 角膜的渗透性 眼部给药主要希望发挥局部作用,如具有散瞳、扩瞳、抗青光眼等作用的药物,均需要透过角膜进入房水,然后分布于睫状体、晶状体、玻璃体、脉络膜、视网膜等周边组织而起效。

角膜厚度为 0.5～1 mm,主要由脂质结构的上皮、内皮及两层之间的亲水基质层组成。上皮和内皮的脂质含量为基质层的 100 倍,基质层主要由水化胶原构成。角膜组织这种脂质-水-脂质结构要求药物必须具有适宜的亲水亲油性才能透过角膜。

角膜上皮层可以有效阻止微生物的侵袭,保护角膜免受感染、溃疡等损伤。损伤的角膜通透性增大,造成药物局部浓度过高,可能对药物作用带来不利影响。

2. 角膜前影响因素 眼用制剂角膜前流失是影响其生物利用度的重要因素。人眼正常泪液容量约 7 μL,结膜囊最高容量为 30 μL。一般滴眼剂每滴为 50～70 μL,滴入后大部分溢出眼外,滴入结膜囊中的药液大部分经鼻泪导管从口、鼻流失或经胃肠道吸收进入体循环,只有小部分药物能透过角膜进入眼内部。

3. 药物的性质 由于角膜组织脂质-水-脂质的结构，角膜上皮对于大多数亲水性药物构成扩散限速屏障，而亲脂性很高的药物则难以透过角膜基质层，药物分子具有适宜的亲水亲油性才能透过角膜。研究表明药物的角膜渗透能力与其亲脂性呈抛物线关系，脂水分配系数在 2.0～2.5 的药物通常具有较好的角膜渗透速率。利用前药原理可增加原药的水溶性和角膜透过性，改善眼部吸收。此外药物分子量的大小、电荷及离子化程度也会影响药物经眼部吸收的速度和程度。利用前药原理可增加原药的水溶性和角膜透过性，改善眼部吸收。例如，更昔洛韦脂水分配系数较低，眼部生物利用度差，将其侧链上的羟基酯化合成所得的更昔洛韦单酯前药和更昔洛韦二酯前药角膜透过率增加。环孢素 A 具有很强的脂溶性，难溶于水，其植物油滴眼液生物利用度低且有刺激性。环孢素 A 酯类前药 UNIL088，可以增加水溶性，提高生物利用度的同时局部不良反应减少。此外药物分子量的大小、电荷及离子化程度也会影响药物经眼部吸收的速度和程度。

4. 剂型及其性质 普通滴眼液角膜前流失严重，生物利用度较低。混悬型滴眼剂中的药物微粒在结膜囊内能不断地提供药物透入角膜，因而能够产生较高的药物浓度。混悬型滴眼液对粒子大小有一定要求，粒度过大可引起眼部刺激和流泪，药物易于流失。眼膏剂能延长与角膜接触时间，作用时间延长，有利于吸收。但当药物在油脂性基质中的溶解度大于角膜上皮层时，药物不易释放进入角膜内。另外由于油脂性基质不易与泪液混合，可妨碍药物的穿透；一般眼膏剂的吸收较水溶液及水混悬液慢。利用适宜的成膜材料制成的眼用膜剂，给药后在结膜囊内缓慢溶解，延长药物在眼部滞留时间，提高生物利用度。同时制剂的黏度、渗透压、pH 及表面张力等，也可影响眼部药物吸收。

近年来纳米混悬液、纳米乳、纳米粒、胶束、脂质体、原位凝胶及角膜接触镜等新剂型，多用于眼前段疾病治疗，在延长眼部滞留时间、提高药物的生物利用度、降低药物的不良反应等方面具有突出优势。例如，阿奇霉素离子脂质体的角膜渗透性是阿奇霉素溶液剂的 2 倍；以透明质酸为水合溶液制备的氟康唑脂质体，较传统脂质体有更好的包封率及缓释性。此外穿膜肽介导的眼部递药系统在治疗眼后段疾病中具有极大的发展前景。

5. 渗透促进剂 不同种类的渗透促进剂对角膜和结膜的渗透促进作用不同，可根据药物性质结合低刺激性的要求加以选用。

6. 给药方法 滴眼剂眼表面给药主要用于眼前段疾病治疗，眼后部组织的药物浓度常不及角膜、结膜、巩膜、房水、睫状体等眼前部组织中高。因此眼后段疾病的治疗宜采用结膜下注射、玻璃体内注射或球后注射治疗。药物注射入结膜下或眼后部的眼球特农囊后，通过简单扩散经巩膜进入眼内，对睫状体、脉络膜和视网膜发挥作用。将药物作球后注射时，同样以简单扩散方式进入眼后部，对球后的神经及其他结构发挥作用。

二、增加药物眼部吸收的方法

眼用制剂角膜前流失是影响其生物利用度的重要因素，其中鼻泪腺是药物损失的主要途径，75%的药物从此途径在滴入眼内后 5 min 内损失，仅有 1%左右的药物通过角膜被吸收。增加药物与角膜的接触时间可增加药物的眼部吸收。

（1）增加制剂黏度：增加制剂黏度可以延长保留时间，减少流失，有利于药物与角膜接触，有利于药物透过。

（2）减少给药体积：减少滴入体积，适当增大滴入药物的浓度，可有效降低药物在角膜前流失，提高药物的利用率。

（3）调节 pH、渗透压、表面张力：正常泪液的 pH 为 7.2～7.4，通常滴眼剂在 pH 中性附近范围内吸收都增加。滴眼剂的 pH 过低或过高均会刺激泪液大量分泌，从而稀释药液并将药物冲出结膜囊，降低生物利用度。正常人眼可耐受的 pH 为 5.0～9.0。由于 pH 对不同药物的药效有不同的影响，因此滴眼剂的 pH 应根据生物利用度、药物稳定性与疗效综合考虑。

　　高渗溶液易使流泪显著增加，生物利用度下降。低渗溶液则能使角膜组织膨胀而引起疼痛，滴眼剂通常最好采用等渗溶液。

　　滴眼剂的表面张力越小，越有利于泪液与滴眼剂的充分混合，也有利于药物与角膜上皮接触，药物越容易渗入。适量的表面活性剂有促进吸收的作用。

　　此外使用黏膜黏附性材料、选择新型眼部给药系统、使用渗透促进剂等，以及选用适合的给药方法，也能改善药物的角膜渗透性，增加药物眼部吸收。

本 章 小 结

章末总结

　　药物的吸收分为口服药物的吸收和非口服药物的吸收。

　　口服药物的吸收的影响因素有胃肠道消化系统（胃肠液 pH、胃肠道运动、胃肠道代谢作用）、胃肠血液循环、肝首过效应等生理因素，脂溶性和分子量、解离度、崩解度和溶出度等理化因素，药物的剂型、辅料、制备工艺及储存条件等剂型因素。口服药物吸收的研究方法有药剂学研究方法、体外方法、在体动物法、体内法，可采用多种实验方法对同一药物进行研究，以便综合评价。基于 BCS 理论对不同类型药物进行制剂研究，合理设计剂型，有针对性地解决影响药物吸收的关键问题，从而提高其生物利用度。

　　非口服药物的吸收包括注射给药、皮肤给药、肺部给药、口腔黏膜给药、鼻腔黏膜给药、直肠及阴道黏膜给药、眼部给药的药物吸收。影响非口服给药吸收的因素主要包括生理因素和剂型因素，其中生理因素的影响与给药部位的结构及生理特点有关，剂型因素的影响主要取决于药物理化性质及给药途径的剂型或递药系统的性质。可以采用体外试验、在体试验、体内试验等多种实验方法对非口服给药（如皮肤给药、肺部给药、口腔黏膜给药、鼻腔黏膜给药）的吸收机制、特点及影响因素等进行研究，并作出综合评价。

思 考 题

1. 影响药物从胃肠道吸收的生理因素有哪些？
2. 简述药物从胃肠道吸收的剂型因素。
3. 简述 pH 分配理论。
4. 口服药物吸收的研究方法有哪些？
5. 简述基于 BCS 的药物制剂设计的策略。
6. 影响药物皮肤吸收的药物理化性质有哪些？
7. 促进皮肤吸收的方法与技术有哪些？
8. 影响药物眼部吸收的因素有哪些？
9. 适合蛋白多肽类药物的非口服给药途径有哪些？

（李维凤　刘　畅）

第四章 药物分布

学习目标

  1. 掌握 药物的体内分布过程及分布与药效的关系；表观分布容积的含义及重要意义；药物的血液系统转运特征及影响因素。

  2. 熟悉 药物的淋巴转运；药物的脑部转运及促进药物脑内转运的方法。

  3. 了解 药物胎盘内转运、脂肪内转运的影响因素；微粒给药系统的体内分布影响因素及设计策略。

第一节 分布的概念

一、定 义

  药物的分布指药物从给药部位吸收进入体循环后，随着体循环在各组织器官间的转运过程。药物的分布主要受到药物的理化性质、组织的病理、生理特征的影响。这些性质的不同导致药物组织分布的差异，进而影响药效及不良反应。理想的药物制剂和给药方法应能使药物分布于特定的靶器官（target organ）、靶组织（target tissue）、靶细胞（target cell）、靶细胞器（target organelle）甚至特定的靶点（target site），且具有一定的药物浓度，并维持一定的时间，以发挥其药效；同时在非靶部位的浓度较低，且能快速消除，以降低其不良反应。因此，药物的分布不仅关系到药效，还关系到药物的安全性。随着现代药剂学、纳米科学、材料科学、病理生理学的发展，研究者可以设计新型制剂以改变药物体内的分布，提高其靶部位分布，并降低非靶部位分布，达到增效、减毒的目的。

  药物的理化性质如药物的解离度、脂溶性、组织亲和性、相互作用等，以及机体的生理特性如血液循环与血管通透性、不同组织的生理结构、生物学特征等都是影响药物体内分布的重要因素。化学结构类似的药物，往往由于某些基团略有改变而导致脂溶性的变化，使其体内分布显著不同。例如，硫喷妥仅是将戊巴比妥 2-碳上的"$=C=O$"改为"$=C=S$"，导致其与脂肪组织亲和力变大，更易于透过血脑屏障，故麻醉效果迅速。

  另外，转运体对特定结构的识别也会导致药物体内分布的改变。例如，耐药肿瘤往往高表达P-糖蛋白，一些化疗药物，如多柔比星能被 P-糖蛋白识别而泵出肿瘤细胞，从而降低了这类化疗药物在肿瘤内的分布。

二、表观分布容积

  表观分布容积是体内药量与全血或血浆中的药物浓度的比例。表观分布容积常用来描述药物在体内分布状况，其单位为 L/kg 或 L，公式如下。

$$V_{d} = X / C \tag{4-1}$$

式中，X 表示体内药量；C 表示相应的血药浓度。它是指假设在药物充分分布的前提下，体内全部药物按血药浓度溶解时所需的体液总容积。表观分布容积与药物的理化性质有关，可以用于估算药物在血液和组织间的分布特性，但无生理学意义。

  人的体液是由占体重41%的细胞内液、占体重13%的细胞间液和占体重4%的血浆三部分组成，以体重 60 kg 的成人为例，细胞内液约 25 L，细胞间液约 8 L，血浆约 2.5 L。伊文思蓝或吲哚菁绿等高分子物质静脉注射给药后基本上仅分布在血浆中，故可用它们来估算血浆容积（在测出红细胞比容后尚可了解全血容积）。溴或氯等离子能很快分布到细胞外液但很难通过细胞膜，故可用它们来估算细胞外液容积。总体液容积则可以通过重水或安替比林之类物质来测求，因为这些物质很快分布到整个体液。表 4-1 列出了一些常用药物的表观分布容积。

表 4-1 一些常用药物在正常人体内的表观分布容积

药物	表观分布容积（L/kg）	药物	表观分布容积（L/kg）
安替比林	0.48~0.70	萘啶酸	0.26~0.45
异戊巴比妥	0.50~1.11	去甲替林	22.5~56.9
地西泮	0.18~1.30	保泰松	0.04~0.15
生长激素	0.071~0.093	普鲁卡因胺	1.74~2.22
肝素	0.055~0.059	茶碱	0.33~0.74
胰岛素	0.054~0.112	华法林	0.09~0.24
利多卡因	0.58~1.91		

如果药物基本不与血浆蛋白或者组织结合，测得的表观分布容积应该与真实的分布容积接近，且不超过总体液。但多数药物与血浆蛋白和组织，或与两者均有显著结合。当药物主要与血浆蛋白结合时，其表观分布容积小于它们的实际分布容积；而当药物主要与血管外的组织结合时，其表观分布容积大于它们的实际分布容积。不同的药物，其表观分布容积的下限为 0.041 L/kg（相当于血浆容积），而其上限可以超过 20 L/kg，远远大于总体液的体积。尽管表观分布容积无生理学意义，但可以据此推测药物的体内分布特点，如血浆蛋白结合率、组织细胞摄取程度等。假如药物分布限制在体液的某一部分，表观分布容积就等于那部分的容积，如伊文思蓝染料只分布在血浆内，其表观分布容积等于 2.5 L；安替比林均匀分布在全身体液，其表观分布容积等于 36 L。

根据药物本身理化性质及其与机体组织的亲和力差别，药物在体内的分布大致分以下三种情况。①组织中的药物浓度与血液中的药物浓度几乎相等的药物，即具有在各组织内均匀分布特征的药物。安替比林是这一类药物的代表，可用于测定体液容积。②组织中的药物浓度比血液中的药物浓度低，则表观分布容积将小于实际分布容积。水溶性或与血浆蛋白结合率高的药物，如青霉素、有机酸类药物，主要存在于血液中，不易进入细胞内或脂肪组织中，因此表观分布容积值通常较小。③组织中的药物浓度高于血液中的药物浓度，则表观分布容积大于该药实际分布容积。脂溶性药物易被细胞或脂肪组织摄取，血浆浓度较低，因此表观分布容积值常超过体液总量，如地高辛的表观分布容积为 600 L。表观分布容积较大的药物通常代谢慢、药效持久、毒性大。

三、药物分布与药效

药物的体内分布和药效密切相关，药物分布到达作用部位的速度越快，起效就越迅速；药物和作用部位的亲和力越强，药效就越强且越持久。药物从血液向组织、器官、细胞分布的速度取决于血液灌流速度、血管通透性和药物的理化性质。血液灌流速度越大，药物越容易达到组织器官；血管通透性越高，药物越容易从血管转运进入组织器官；药物的分子量越小、亲脂性越高，药物越容易跨过细胞膜进入细胞内部；同时药物与作用部位的亲和性越高，也越容易进入作用部位发挥药效。

药物在体内的分布是药物发挥药效的关键步骤。药物分布进入作用部位后，通常仅有少部分药物与靶点相互作用产生药理效应。同时还有一些药物与细胞内的高分子、脂肪等产生非特异性结合、起到药物储库的作用。由于药物与靶点相互作用的可逆动态平衡，作用部位的药物浓度会随着时间而变化。药物与作用部位的亲和力是决定药物在该部位分布和蓄积的重要因素，进而影响药效（图 4-1）。

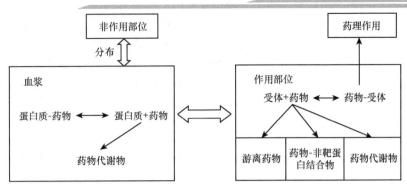

图 4-1　药物的分布与其药理效应的关系

药效的起始时间和药效强度受给药剂量及药物在体内分布的影响。利用靶向制剂可以提高药物对靶部位的亲和力、增加药物在靶部位的蓄积浓度和滞留时间，从而提高药效强度和持续时间。尤其对于细胞毒类的抗肿瘤药物，靶向制剂除提高药效外，还可以降低药物在正常组织的浓度，从而减少不良反应。

四、药物分布与蓄积

在长期连续用药时，机体某些组织中的药物浓度有逐渐升高的趋势，这种现象称为药物蓄积（accumulation）。产生蓄积的主要原因是药物对该组织有特殊的亲和性，使得药物从组织返回血液循环的速度比其进入组织的速度慢，使该组织成为药物储库，也可能导致蓄积中毒。亲脂性较高的药物易从亲水性血浆分布进入亲脂性的脂肪组织。这一分布过程尽管可逆，但由于脂肪组织血流量极低，药物从脂肪组织中返回血液系统的速度相对较慢，使其药物移出速度较慢，从而在组织中滞留较长时间。例如，二氯二苯三氯乙烷（DDT）有很高的脂溶性，其在脂肪组织会潴留数年。另外有些药物能通过与组织中蛋白质、脂肪、酶或其他大分子结合而在组织中蓄积。例如，四环素可与钙生成不溶性的络合物，滞留在小儿的骨骼和牙齿中，导致新生儿骨生长抑制及牙齿变色和畸形。某些组织具有的主动转运系统也会改变特定药物的分布。例如，安非他命具有与去甲肾上腺素类似的苯乙胺结构，能够被肾上腺组织的儿茶酚胺摄取而高浓度蓄积在肾上腺组织。在某些情况下，药物能够不可逆地与特殊组织结合。例如，某些药物或代谢中间产物可与组织蛋白以共价键不可逆结合，如肿瘤化疗时，许多嘌呤和嘧啶类药物会与核酸结合，导致细胞的破坏，产生不良反应。

临床上有时有目的地利用药物的蓄积作用使药物在体内逐渐达到有效浓度，长期维持药效。但药物长时间滞留组织内的蓄积现象并不都是所期望的，尤其是当反复用药时，某些本身代谢较慢、治疗窗窄的药物，会导致体内解毒或排泄功能的改变，特别当患者肝、肾功能不健全时，可能会造成严重后果。

第二节　药物的血液系统转运

一般而言，药物吸收进入血液并随血液循环系统进一步分布于机体各组织。从血液循环系统向组织的转运可以分为两步：首先是透过血管壁进入组织间液，其次是从细胞间液跨细胞膜转运入细胞内。影响转运的主要因素包括毛细血管血液流量、血管通透性、药物与组织细胞的亲和性、药物的 pK_a、立体构型、亲脂性及微粒递送系统的理化性质如粒径、电荷等。

一、血液循环对药物分布的影响

除中枢神经系统外，组织的血流速率，又称灌注速率（perfusion rate），是影响药物穿过毛细血管壁的速度的主要因素，其次为毛细血管的通透性。血流量大，血循环好的器官和组织，药物的转运速度和转运量相应较大；反之，药物的转运速度和转运量相应较小。例如，心脏每分钟输出的血液约 5.5 L，主动脉中血液流动的线速度为 300 mm/s。在这种流速下，血液与药物溶液混合十分迅速。各脏器组织按血液循环速度的不同，大致可分为循环速度较快、循环速度中等和循环速度较慢三大类（表 4-2）。

表 4-2　具有不同循环速度的人体各脏器组织的血流量

组织	重量（占体重%）	占心脏每搏量（%）	血流量[mL/（100 g 组织·min）]
循环速度较快的脏器			
脑	2	15	55
肝	2	45	165
肾	0.4	24	450
心脏	0.4	4	70
肾上腺	0.02	1	550
甲状腺	0.04	2	400
循环速度中等的脏器			
肌肉	40	15	3
皮肤	7	5	5
循环速度较慢的脏器			
脂肪组织	15	2	1
结缔组织	7	1	1

二、血管通透性对药物分布的影响

药物从血液循环系统进入组织必须透过毛细血管。血管的通透性主要取决于毛细血管壁的类脂质屏障和管壁微孔。一般而言，亲脂性高的药物比亲水性高的药物更容易被动扩散透过毛细血管壁，分子量小的药物也比分子量大的药物更容易透过毛细血管壁。而对于以主动转运方式透过毛细血管的药物，其透过能力与相应的转运体蛋白的密度、活性、药物与转运体的亲和性等相关。表 4-3 为一些水溶性物质通过肌肉毛细血管的渗透性。

表 4-3　若干水溶性物质通过肌肉毛细血管的渗透性

物质	分子质量（Da/Dal）	有效半径（nm）	水溶液中扩散系数（D, cm²/s）×10⁵	渗透系数（P）*（毛细血管）*（cm/s）
水	18		3.20	3.70
尿素	60	0.16	1.95	1.83
葡萄糖	180	0.36	0.81	0.64
蔗糖	342	0.44	0.74	0.35
棉子糖	594	0.56	0.56	0.24
胰岛素	5500	1.52	0.21	0.036
肌红蛋白	17 000	1.9	0.15	0.005
血红蛋白	68 000	3.1	0.084	0.001
血清蛋白	69 000		0.085	<0.001

*按 Fick's 扩散定律：$dC/dt = (C_1 - C_2) \times P$，$C_1 - C_2$ 为渗透前、后药物浓度差

毛细血管的通透性与组织的病理生理特征密切相关。例如，脑毛细血管与相关细胞形成血脑屏

障，使得约98%的小分子药物和100%的大分子药物难以透过。而在炎症和脑肿瘤存在情况下，血脑屏障在一定程度下被破坏，脑毛细血管的通透性大为增加。又如，肝窦分布着不连续性毛细血管，管壁上有许多缺口，从而允许分子量较大的药物通过。

三、血浆蛋白结合率对药物分布的影响

进入血液中的药物，能与血浆蛋白以氢键和范德瓦耳斯力进行结合，这种可逆的蛋白结合在药物动力学中具有重要作用。药物的蛋白结合不仅影响药物的体内分布，同时也影响药物的代谢和排泄。人血浆中的三种蛋白质与大多数药物结合有关：白蛋白（albumin）、α_1-酸性糖蛋白（alpha acid glycoprotein，AAG）和脂蛋白（lipoprotein）。白蛋白占血浆蛋白总量的60%，在药物-蛋白质结合中起主要作用，大多数酸性药物和一些碱性药物，如青霉素类可与白蛋白结合。许多碱性和中性药物，如普萘洛尔、奎尼丁等可与 α_1-酸性糖蛋白或脂蛋白结合。其他蛋白质只与少数药物有特殊亲和性，如甾体化合物泼尼松龙和皮质激素与球蛋白结合。白蛋白、α_1-酸性糖蛋白和脂蛋白的重要性质见表4-4。

表 4-4　白蛋白、α_1-酸性糖蛋白和脂蛋白的重要性质

蛋白质	分子质量（Da/Dal）	浓度范围	
		（g/L）	（mol/L）
白蛋白	65 000	50～55	$5\times10^{-4}\sim7.5\times10^{-4}$
α_1-酸性糖蛋白	44 000	0.4～1.0	$0.9\times10^{-4}\sim2.2\times10^{-5}$
脂蛋白	200 000～3 400 000	不定	

药物与蛋白质类高分子物质结合后，不能透过血管壁向组织转运，因此药物的分布主要取决于游离药物浓度。由于血管外体液中蛋白质浓度比血浆中低，所以药物在血浆中的总浓度一般比淋巴液、脑脊液、关节腔液及其他血管外体液的药物浓度高，而血管外体液中的药物浓度与血浆中游离型浓度相似。例如，磺胺噻唑的血浆蛋白结合率为55%～80%，进入脑脊液的浓度仅为血浆浓度的30%左右，而磺胺嘧啶的蛋白结合率较低（20%～60%），其脑脊液浓度高达血浆浓度的40%～80%。

药物与血浆蛋白结合是一种可逆过程，有饱和现象，血浆中游离药物和结合药物之间保持着动态平衡。当游离药物随着转运和消除而浓度降低时，部分结合药物就转变成游离药物，使血浆及作用部位在一定时间内保持一定的浓度。因此药物与蛋白质结合也是药物储存的一种形式。

尽管药物与蛋白质结合的选择性不高，但结合部位相对稳定，多个药物竞争同一个蛋白质结合位点则可能产生药物的相互作用。假设与药物作用的蛋白质分子中的几个结合部位对药物都具有同样亲和性，一个药物分子只与一个蛋白质作用部位结合，且相互间无作用时，则相互间的关系应为

$$\text{D}_f + \text{游离结合部位} \underset{k_2}{\overset{k_1}{\rightleftharpoons}} \text{D}_b \qquad (4\text{-}2)$$

式（4-2）中，D_f 为游离药物；D_b 为与蛋白质结合的药物；k_1 为结合速度常数；k_2 为解离速度常数。平衡时的结合常数为 K。

$$K = \frac{k_1}{k_2} = \frac{[\text{D}_b]}{[\text{D}_f]\left(nP - [\text{D}_b]\right)} \qquad (4\text{-}3)$$

式（4-3）中，$[\text{D}_f]$、$[\text{D}_b]$ 分别为游离药物和结合药物的摩尔浓度；P 为蛋白质总摩尔浓度；n 为每一分子蛋白质表面的结合部位数。

K 一般为 $0\sim10^7$ mmol/L：接近于零表示没有结合；K 值越大，药物与蛋白质的结合能力越强，对药物的储存能力越大。对于高蛋白结合率的药物，血浆中游离药物浓度较低，因此需给予大剂量才能达到治疗所需游离药物浓度。

血浆蛋白结合率 β 为蛋白质结合药物和血浆中总药物的比值,可以用来表示药物和血浆蛋白结合的程度。

$$\beta = \frac{[\mathrm{D_b}]}{([\mathrm{D_b}]+[\mathrm{D_f}])} = \frac{nP}{nP + K^{-1} + [\mathrm{D_f}]} \tag{4-4}$$

式(4-4)中, K^{-1} 为药物与蛋白质结合物的解离常数。设游离药物浓度与总药物浓度之比值为 α ,则

$$\alpha = \frac{[\mathrm{D_f}]}{[\mathrm{D_b}]+[\mathrm{D_f}]} = \frac{K^{-1} + [\mathrm{D_f}]}{nP + K^{-1} + [\mathrm{D_f}]} \tag{4-5}$$

由式(4-4)和式(4-5)可知,血浆中游离药物浓度[$\mathrm{D_f}$]、血浆蛋白总浓度 nP 和结合常数 K 是影响血浆蛋白结合率的重要因素。

图 4-2 说明不同 K 时血浆中游离药物占血浆中药物总浓度的百分比与血浆中总药物量的关系, K 值大,血浆蛋白结合率高的药物在血浆中储存量大,游离药物浓度低。但当血浆中的药物浓度达到一定程度时,由于蛋白结合饱和而使得游离药物浓度急剧增加。图 4-3 说明不同 K 值时体内药物总量与血浆药物量的关系。蛋白结合强的药物,体内药物量低时,大部分药物存在于血浆中。当体内药物量增加至一定程度时,血浆中药物所占比例急剧下降,大量药物转移至组织中。因此,当应用蛋白结合率高的药物时,在给药剂量增大或者同时服用另一种蛋白结合能力更强的药物时,由于竞争作用将蛋白结合力较弱的药物置换下来,导致游离药物浓度和体内分布急剧改变,从而引起药理作用显著增强。对于不良反应较强的药物,易发生用药安全问题。同时在一些疾病情况下,如肝病导致体内蛋白质总浓度降低,可引起血浆中游离药物浓度的升高。

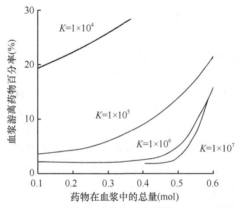

图 4-2 蛋白结合率对血浆游离药物百分率的影响

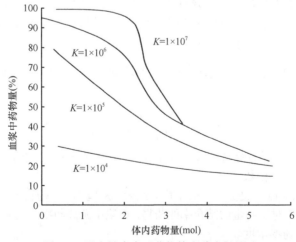

图 4-3 蛋白结合率对药物体内分布的影响

药物与血浆蛋白可逆性结合，能降低药物的分布与消除速度，使血浆中游离药物保持一定的浓度和维持一定的时间，从而提高药效持续时间。而不良反应较大的药物与血浆蛋白结合可起到减毒和保护机体的作用。但由于药理作用只与游离药物浓度有关，血浆蛋白结合率高将使药物的药理作用受到显著影响，特别是临床要求迅速起效的药物，如磺胺类等抗生素，形成蛋白结合物后往往会降低抗菌效力。

药物与蛋白质结合除了受药物的理化性质、给药剂量、药物与蛋白质的亲和力及药物相互作用等因素影响外，还与下列因素有关。①动物种属差异：主要由于各种动物的血浆蛋白对药物的亲和性不同所致。②性别差异：关于动物性别差异影响蛋白质结合的研究，以激素类药物报道为最多。此外，女性体内白蛋白的浓度高于男性，水杨酸主要与白蛋白结合，故水杨酸的蛋白结合率女性高于男性。③生理和病理状态：血浆的容量及其组成随年龄而改变，从而影响药物的血浆蛋白结合。例如，婴儿和老年人的血浆白蛋白浓度比青壮年成人低，药物蛋白结合率亦较低，血浆中游离药物比例较高。另外机体某些组织发生病变时，蛋白结合率可发生变化，如细菌性肺炎、肝硬化、肝脓肿、肾病综合征、肾衰竭、恶性肿瘤、急性胰腺炎等都会导致血浆白蛋白含量降低，使得药物的游离型浓度增加。

四、药物情况对药物分布的影响

▐ （一）药物的理化性质

药物从组织间液向细胞内的跨膜转运主要受到药物的理化性质的影响，同时药物在细胞内细胞器间的转运也受此影响。一般而言，药物主要通过两种方式进入细胞：①被动转运，主要通过细胞膜微孔或细胞膜的脂质双分子层被动扩散进入细胞内；②特殊转运，如促进扩散转运、主动转运、胞饮作用与细胞吞噬作用。

大多数药物以被动扩散方式透过细胞膜。这种被动转运方式与药物的理化性质密切相关，如药物的脂溶性、分子量、解离度、异构体及与蛋白质结合能力等。分子量越小越容易透过细胞膜，脂溶性大的药物易于透过细胞膜。而对于亲水性强、分子量大的药物则难以通过被动扩散方式入胞，往往需要特殊转运方式。通常，相对于离子型药物，分子型药物易于透过细胞膜，其透过速度取决于药物的脂水分配系数、解离度及膜两侧药物的浓度差。弱酸、弱碱的穿透与细胞外液的 pH 有关，细胞外液的 pH 与血液相同。弱酸，如水杨酸等，在此 pH 条件下大部分解离，因而不易进入组织；弱碱，如氯喹等，在此 pH 条件下甚少解离，故易进入组织。

主动转运是指通过载体或转运体的作用将药物从低浓度向高浓度转运。胞饮作用与细胞吞噬作用机制相同，是借细胞膜的一部分产生凹陷或凸起，在细胞能量的作用下，把所需物质主动摄取到细胞中。主动转运受到药物与特定载体或转运体亲和性及转运体数量的影响。例如，肿瘤细胞的叶酸受体表达量显著高于正常细胞，因此叶酸更易被肿瘤细胞主动摄取。

现代制剂技术制备的微粒递送系统，显著改变了药物的表面性质，从而可明显改变药物的体内分布。例如，亲水性蛋白质难以被动扩散进入细胞，将其包裹于脂质体内后，由于脂质体与细胞膜的良好亲和性而使其易于进入细胞内。同时利用微粒递送系统的性质，以及靶部位的生理病理特点，能将药物蓄积在特定的部位，如肿瘤、炎症部位等。

▐ （二）药物和组织的亲和力

药物和组织的亲和力也是影响药物体内分布的重要因素之一。除血浆蛋白外，其他组织细胞内存在的蛋白质、脂肪、DNA、酶及黏多糖类等高分子物质，亦能与药物发生非特异性结合，这种结合与药物和血浆蛋白结合的原理相同。一般组织结合是可逆的，药物在组织与血液间保持动态平衡。由于结合物不容易渗出细胞膜，对于与组织成分高度结合的药物，其在组织中的浓度往往高于其在血浆中游离药物的浓度。

多数情况下，药物的组织结合起着药物的储存作用，假如储存部位也是药理作用的部位，就可能延长作用时间。但许多药物在体内大量分布和蓄积的组织，往往不是药物发挥疗效的部位。由于一些药物向组织外转运的平衡速度很慢，可以在组织中维持很长时间，这些药物与组织间的相互作用很难可逆，如吩噻嗪、氯喹及砷沉积在头发中，四环素沉积在骨骼和牙齿中，其半衰期可达数月之久。

另外，通过制备前药的手段将与特定组织有特殊亲和力的基团修饰在药物分子上，会显著改变药物与特定组织的亲和力，从而提高药物在该组织的分布。例如，氟比洛芬难以透过血脑屏障，使其在脑中浓度较低，将其修饰二甲基乙醇胺类似物后，由于与血脑屏障亲和性提高，其在脑中的最高浓度提高了约12倍。

（三）药物相互作用

药物相互作用主要对蛋白结合率高的药物的分布影响大。药物与蛋白质的结合绝大部分是非特异性的，在某些药物与蛋白质的结合位点上，可能存在竞争作用。对于一些结合率高的药物，当和另一种与其竞争蛋白结合的药物合用时，会导致游离药物大量增加，引起该药的分布容积、半衰期、肾清除率、受体结合量等一系列体内过程的改变，最终导致药效的改变和不良反应的产生。

药物与血浆蛋白结合的程度分高结合率（80%以上）、中度结合率（50%左右）及低度结合率（20%以下）。一般而言，蛋白结合率高的药物对其他药物的置换作用更为明显。例如，一个药物的血浆蛋白结合率从99%降到95%，其游离型分子浓度从1%增加到5%（即5倍），有时可能导致致命的不良反应。但只有当药物大部分分布在血浆中（不在组织），这种置换作用才可能显著增加游离药物浓度，所以只有低表观分布容积、高结合率的药物才有可能受影响。低蛋白结合率的药物受到的影响较小，如一个药物的血浆蛋白结合率从30%下降到15%，游离药物也仅从70%增加至85%（1.2倍），对其药效的影响不显著。

有些可以和组织中蛋白质发生结合的药物，如阿的平能特异性结合于肝，服药后4 h肝内药物浓度比血浆中高3000倍，当与抗疟疾药喹啉合用时，大量阿的平由于竞争结合而被游离出来，导致严重的胃肠道及血液学毒性反应。又如地高辛能特异性结合于心肌组织等，当与奎尼丁合用时，使游离地高辛增加，肾排泄减少，从而引起血浆浓度明显升高。

对于一些蛋白缺乏症的患者，由于血中蛋白质含量下降，应用蛋白结合率较高的药物时游离药物浓度增加，易发生不良反应，如当白蛋白低于2.5%（正常值约4%）时，泼尼松的副作用发生率增加一倍。苯妥英钠试验中亦可观察到类似的结果。

体内一些内源性物质也和血浆蛋白有结合作用，应用蛋白结合率较高的药物时，可发生置换作用。例如，磺胺类能使蛋白胆红素游离出胆红素，引起婴儿及胎儿黄疸。

五、药物的红细胞转运

红细胞主要由血红蛋白组成，同时含有其他蛋白质、糖类、类脂、核酸等。红细胞膜主要由蛋白质和类脂组成，与其他组织细胞的生物膜类似，且存在微孔，常被用于物质透过生物膜的机制研究。

通常，体内药物的红细胞转运动力学与血浆动力学具有平行性质。例如，奎宁静脉给药后，红细胞浓度-时间曲线与血浆浓度-时间曲线几乎平行。一般而言，药物向红细胞内转运与药物在血浆的游离浓度呈线性相关，提高药物血浆蛋白结合率会降低游离药物浓度从而降低红细胞内药物浓度。对多数药物而言，红细胞转运并不明显改变药物分布容积。但对于与红细胞结合能力很强的药物而言，机体的红细胞比容会影响血液中药物总量，因此对这些药物需要测定血液中药物总含量。

第三节 药物的淋巴系统转运

淋巴是静脉循环系统的辅助组成部分，主要由淋巴管、淋巴器官（淋巴结、脾、胸腺等）、淋巴液和淋巴组织组成。淋巴循环起始于毛细淋巴管，淋巴管中有瓣膜，能保证淋巴单向流动。许多毛细淋巴管汇合成小淋巴管，继而汇合成大淋巴管，全身的淋巴管最终汇合成两条总淋巴管：胸导管和右淋巴导管，并分别进入左侧和右侧锁骨下静脉。

在身体各部分淋巴回流的"要道"上有淋巴结，它是淋巴液的过滤器，多集合成群，起着控制淋巴液流的作用。淋巴结内的吞噬细胞还能吞噬微生物和异物，在机体免疫力方面具有重要意义，癌细胞也主要通过淋巴结转移。

淋巴管转运药物的方式，可随给药途径不同而有差异。静脉注射时药物全部进入血液，其后可向末梢组织中的淋巴液转运；肌内注射、皮下注射及其他组织间隙注射给药时，药物从组织液向该部位的血液或淋巴液转运；口服或直肠给药时，其吸收途径经过消化道，因此与胃肠道中血液循环和淋巴循环的分布情况有关。

一、药物淋巴系统转运的特点

毛细淋巴管仅由一层上皮细胞形成管壁，管壁有小孔且细胞间存在缺口，因此毛细淋巴管的通透性远远大于毛细血管，难以进入毛细血管的大分子药物更容易经淋巴系统转运。

对肌内注射、皮下注射等组织间隙给药，由于血流量远远大于淋巴流量，渗透性好、分子量低于 5000 的药物主要通过血液转运。而对于分子量大于 5000 的药物，特别是脂溶性差的大分子药物，则趋向于淋巴转运（表 4-5）。

表 4-5 肌内注射、皮下注射时吸收途径与分子质量的关系

药物	分子质量（Da/Dal）	给药方式	吸收途径
Na^{24}Cl	58	肌内注射	血管
Fe^{59}Cl	270	皮下注射	血管
士的宁	>334	皮下注射	血管
蛇毒	2500>4000	皮下注射	血管
山梨醇-枸橼酸铁复合物	<5000	肌内注射	淋巴管 16%；血管 50%~60%
Black tiger 蛇毒	>20 000	皮下注射	淋巴管
Russel viper 蛇毒	~30 000	皮下注射	淋巴管
白喉类毒素	~70 000	皮下注射	淋巴管
铁-多糖复合物	10 000~20 000	肌内注射	淋巴管
新霉素-聚甲基丙烯酸复合物	高分子	肌内注射	淋巴管

对于口服给药，同样由于血流量大大高于淋巴流量，分子量小、脂溶性高的药物以血液转运为主。而对于难以进入毛细血管的大分子药物、微粒药物主要通过淋巴系统转运，如蛋白质、酶、维生素 A、胆固醇及长链（C_{10} 以上）脂肪酸甘油酯等。

二、药物淋巴系统转运的意义及影响因素

肌内、皮下等注射药物进入组织间液后，药物可通过血液或淋巴液转运。由于血液流量大大超

过淋巴流量，分子量低于 5000 的药物几乎全部由血液转运。分子量大于 5000 的药物由于难以进入血管而主要经淋巴转运，且分子量越大，淋巴转运率越高。淋巴转运能够使得药物经给药部位吸收后首先蓄积于淋巴结，从而有助于靶向治疗淋巴结相关的疾病。特别地，对于肿瘤，淋巴转移是肿瘤转移的主要途径之一。通过药物制剂设计，使得药物经皮下、肌内等注射后，靶向蓄积在淋巴结，从而杀死淋巴转移肿瘤细胞。例如，将药物与大分子物质连接为前药，将药物包载于脂质体、胶束、纳米粒、微乳等微粒递送系统内，都有助于提高药物的淋巴转运，并增强淋巴转移肿瘤治疗效果。此外，由于药物未经血液循环而直接到达作用部位，其给药剂量显著降低，全身不良反应得到明显改善。

口服给药后的淋巴吸收能够使得药物不经过肝脏，从而避免肝首过效应。同时对于大分子药物，淋巴转运能够减少酶降解，提高吸收，从而提高其生物利用度。口服给药时，大分子脂溶性药物、微粒以淋巴转运为主，增加微粒制剂中亲脂性成分能够提高药物与淋巴管细胞的亲和性，促进淋巴转运。该策略已被应用于口服蛋白多肽药物制剂的设计。

第四节　药物的脑内分布

大脑属于人体的中枢神经系统，可分为血液、脑脊液及脑组织三部分。药物向脑内的转运需要透过血脑屏障（blood-brain barrier，BBB）。本节主要讨论药物从血液透过血脑屏障在脑内分布的情况，以及药物从中枢神经系统向外周的转运。

一、血脑屏障的生理基础

脑部的毛细血管在脑组织和血液之间构成了体内最为有效的生物屏障，包括以下三种屏障：①从血液中直接转运至脑内时的血液-脑组织屏障，即血脑屏障；②从血液转运至脑脊液时的血液-脑脊液屏障（blood-cerebrospinal fluid barrier）；③通过脑脊液转运至脑组织内时的脑脊液-脑组织屏障（cerebrospinal fluid-brain barrier）。其中血脑屏障是影响药物脑内转运的关键因素（图 4-4）。

血脑屏障存在于血液循环和脑实质之间，限制着内源性、外源性物质的交换。它由单层脑毛细血管内皮细胞形成连续性无膜孔的毛细血管壁，细胞之间存在紧密连接，几乎没有细胞间隙。毛细

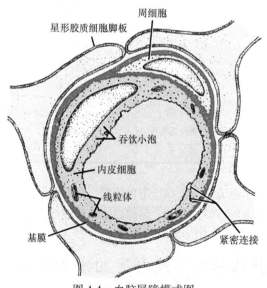

图 4-4　血脑屏障模式图

血管基膜（脑侧）被星形胶质细胞包围，形成了较厚的脂质屏障，能够有效地阻挡极性大的药物透入脑组织。同时，外排药泵蛋白如 P-gp、MRP、BCRP 等可识别某些小分子脂溶性药物，主动将其排出脑外。实际上，血脑屏障包括由生理结构构成的被动物理屏障，以及由外排转运体形成的主动屏障两部分。这种严密的天然屏障，为脑组织提供了相对稳定的内环境，维持大脑正常的生理功能，却极大地限制极性小分子、大分子药物透入脑组织。

大分子药物和水溶性药物很难进入脑内，成为中枢神经系统疾病治疗的主要障碍，如具有极大治疗前景的蛋白质、基因药物难以自主透过血脑屏障到达脑实质发挥作用。水溶性小分子蔗糖从血液向肌肉等组织转移容易，但几乎测不出脑内浓度，因而常用作检测血脑屏障完整性的标志物。而另一些物质如乙醚、三氯甲烷、硫喷妥等脂溶性较高的麻醉剂，能迅速地向脑内转运，血液中浓度与组织中的浓度瞬时可达平衡。

二、药物脑内转运的影响因素及促进脑内转运的方法

（一）药物由血液向中枢神经系统转运

药物从血液向中枢神经系统转运主要通过被动转运方式进行，与药物的理化性质（如分子量、解离度、脂溶性、与血浆蛋白的结合能力、药物的酸碱性）、组织液的 pH、脑组织的病理状况等有关。通常只有极少数的小分子药物和必需的营养物质可以通过被动扩散、主动转运的方式透过血脑屏障进入脑内。少数脂溶性较高、分子量很小的强效镇痛剂、吩噻嗪类、三环抗抑郁剂、抗胆碱和抗组胺类药物及高脂溶性的麻醉药物硫喷妥钠等可以进入脑内。例如，家兔静脉注射尿素后，向肌肉转运较迅速，但向脑内和脑脊液中的转运极缓慢。蔗糖和菊粉从血液向肌肉组织转运也是比较容易，但向脑内的转运很差，以致几乎测不出脑内药物浓度。而氯丙嗪、异丙嗪、硫喷妥钠、乙醚等有很高脂溶性的药物，能迅速向脑内转运。表 4-6 为分子型药物向脑脊液的转运速度与理化性质的关系。分子型药物易透过细胞类脂膜，离子型药物向中枢神经系统转运极其困难。从表 4-6 可以看出药物透入脑脊液的速度与其在 pH 7.4 时的脂水分配系数几乎成正比。分配系数高的硫喷妥、苯胺、氨基比林等容易透过血脑屏障，而分配系数低的 N-乙酰基-4-氨基安替比林和磺胺脒透过性极差。

表 4-6 几种分子型药物向脑脊液转运的速度与理化性质之间的关系

药物	pK_a	分子型（%）	血浆蛋白结合率（%）	分配系数		渗透系数 P^*（min^{-1}）
				三氯甲烷	庚烷	
巴比妥	7.8	55.7～71.5	<2	2	0.005	0.026～1.029
戊巴比妥	8.1	93.4	40	—	<0.05	0.17
硫喷妥	7.6	61.3	75	102	0.95	0.50～0.69
苯胺	4.6	99.8	15	17	0.55	0.40～0.69
氨基比林	5.1	99.6	12	73	0.15	0.25～0.69
乙酰苯胺	1.0	>99.9	2	3	0.01	0.039
N-乙酰基-4 氨基安替比林	0.5	>99.9	<3	1.5	0.004	0.0051～1.0012
磺胺脒	>10	99.8	6	—	<0.001	0.003

$*P = -\dfrac{1}{t}\ln\dfrac{C_{PI} - C_{CSF}}{C_{PI}}$

注：C_{PI}. 血浆中的药物浓度；C_{CSF}. 脑脊液中的药物浓度；t. 时间

表 4-7 为在血浆 pH 7.4 时几乎全部解离的药物由血液向脑脊液转运的速度与理化性质的关系，可以看出这些离子型药物渗透系数均低，表中渗透系数最高的奎宁，在 pH 7.4 时约有 9% 为

分子型。大多数水溶性的药物及在血浆 pH 7.4 时能解离的抗生素（氨苄西林、青霉素 G、林可霉素和头孢噻吩钠等）不易进入中枢神经系统，但在某些病理状态下（如脑膜炎），可能导致血脑屏障的通透性增大，使氨苄西林、头孢噻吩钠等药物透入脑脊液的量明显增多，药物可以发挥治疗作用。

表 4-7　几种离子型药物向脑脊液转运的速度与理化性质之间的关系

药物	pK_a	非解离型（%）	血浆蛋白结合率（%）	渗透系数 P（min^{-1}）
5-磺基水杨酸	很低	0	22	<0.0001
5-硝基水杨酸	2.3	0.001	42	0.001
水杨酸	3.0	0.004～0.01	40	0.0026～0.006
对氨基苯磺酰胺	3.2	0.01	3	0.005
美加明	11.2	0.06	20	0.021
奎宁	8.4	9.09	76	0.078

（二）药物或其代谢产物从中枢神经系统向外周的转运

药物或其代谢产物从中枢神经系统转运到血液，然后通过体循环排出体外。这一过程主要有两条途径，一条是药物从脑脊液以蛛网膜滤过的方式向血液转运。由于蛛网膜绒毛具有较大的孔隙，所以药物通过这种孔隙滤过没有特别的限制，如甘露醇、菊粉、右旋糖酐或血浆蛋白之类的高分子物质都可以通过。另一条排出途径是通过脉络丛的主动转运机制从脑脊液转运到血液，如青霉素类抗生素、季铵盐类化合物可以通过这种途径转运。

（三）促进药物脑内转运的方法

血脑屏障的作用给许多脑内疾病的药物治疗带来很大困难。增加脑部药物传递常用方法如下。

1. 对药物结构进行改造　引入亲脂性基团，制成亲脂性的前药。该法受化合物自身结构的限制，有条件能够进行结构改造的药物不多。另外血脑屏障的血管内皮细胞膜腔面侧的 P-gp 和 MRP 等，使得原本透过血脑屏障的药物很多又被泵回循环系统中，因此前药和外排泵抑制剂合用效果更佳。

2. 利用血脑屏障跨细胞途径　利用血脑屏障上的载体参与的转运机制，以配体或抗体修饰药物或载药系统。例如，与氨基酸等营养物质结合，通过载体介导的主动转运机制可将小分子药物、大分子药物和给药系统有效地向脑内靶向转运。根据脑毛细血管内皮细胞膜的生理特征，选用具有特异性靶向功能的分子修饰脂质体、纳米粒和胶束等已经用于提高药物的脑内分布。

3. 改变给药途径　由于鼻腔与脑组织之间存在的直接解剖学通道，通过鼻腔给药，药物可以通过鼻腔嗅黏膜吸收绕过血脑屏障直接转运入嗅球或脑脊液，可以使药物绕过血脑屏障，直接进入脑组织。药物从鼻腔入脑主要有三条通路：嗅神经通路、嗅黏膜上皮通路、血液循环通路。小分子药物如吡啶羧酸、苯甲酰爱康宁和多巴胺等药物可以经嗅黏膜上皮通路入脑。靶向功能分子修饰的微粒给药系统也可以通过主动转运的途径提高药物经鼻入脑的效率。另外，鞘内给药可将药物注射或输注到环绕脊髓的脑脊髓液中。鞘内给药也可使大分子药物如蛋白质、多肽绕过血脑屏障。

4. 药物直接给药　通过开颅手术将药物直接脑室内或大脑注射进入脑内。该方法可将不同类型的药物直接运送至病灶部位，选择合适的制剂处方也可达到持续释放的目的。但是开颅手术伤害性较大，不宜进行长期治疗。此外，脑内局部给药使药物在脑中的广泛分布受到限制。

5. 暂时破坏血脑屏障　高渗甘露醇溶液、缓激肽类似物在给药后，使血脑屏障暂时打开增加药物入脑。该法虽然有效，但不安全。因为缺乏特异性，所以某些有毒有害物质可能在血脑屏障打开的同时也进入脑内，影响中枢神经系统的正常生理功能。

第五节　药物的胎盘和胎儿转运

胎盘是妊娠期间出现的，为母体用以养育胎儿的圆盘状器官，也是胎儿的营养、呼吸及排泄的器官。其直径约为 17.5 cm，厚约 2.5 cm，重约 450 g。由胎儿丛密绒毛膜、绒毛间隙和母体子宫基蜕膜等构成。

药物向胎儿的转运除了和药物本身的理化特性有关外，主要还受胎盘屏障（placental barrier）的影响。胎盘是位于母体血液循环与胎儿血液循环之间的一道天然屏障。胎盘具有多种重要功能，如免疫功能、分泌功能和屏障功能。它对母体与胎儿间的物质交换、胎儿的正常发育起着十分重要的作用。妊娠期妇女用药后，药物可能向胎儿转运，有时会对胎儿造成不良影响。1957 年沙利度胺作为镇静催眠剂上市，此药因治疗妊娠呕吐反应疗效极为显著，销售量很好，很快以"反应停"（thalidomide）作为商品名在全球 51 个国家相继销售使用，仅在当时的联邦德国就有近 100 万妇女服用过沙利度胺。然而就在上市不久的 1958~1962 年，沙利度胺导致了 8000 多例婴幼儿海豹样畸形，其中 5000 多例死亡，成为震惊全球的药物治疗史上的最悲惨事件。沙利度胺事件也带给全球药物研发者深刻的反思。

一、药物的胎盘转运

胎盘是母体血液循环和胎儿之间的一道天然屏障，但妊娠期母体用药后，药物可透过该屏障进入胎儿体内。据报道新生儿的许多生理缺陷与妊娠期间滥用药物有关。胎盘屏障的性质类似于血脑屏障。胎盘转运机制主要有单纯扩散（如气体、尿素、大部分药物、葡萄糖），主动转运（如 Na^+、K^+ 等无机离子，氨基酸，水溶性维生素）、胞饮（如免疫抗体、大分子药物）。大部分药物以被动转运通过胎盘屏障，少数药物以主动转运和胞饮作用通过胎盘屏障。

影响药物通过胎盘的因素主要包括药物的理化性质（脂溶性、解离度、分子量等）、药物的蛋白结合率（游离药物更容易通过胎盘）、用药时胎盘的功能状况（如胎盘血流量、胎盘代谢、胎盘生长等）及药物在孕妇体内的分布特征等。非解离型药物脂溶性越大，越易通过。分子量在 600 以下的药物容易透过胎盘，而分子量在 1000 以上的水溶性药物难以透过。高度离子化的物质如季铵盐类转运极少。随着妊娠的进行，胎儿生长逐渐达到高峰时期，胎盘活动力亦相应增强，此时药物的转运作用亦加速。在妊娠后期，绝大多数药物可通过胎盘到达胎儿体内。当孕妇患有严重感染、中毒或其他疾病时，胎盘的正常功能受到破坏，药物的透过性也发生变化，甚至可使正常情况下不能渗透到胎儿体内的许多微生物等物质进入胎盘。

二、胎儿体内的药物分布

通过胎盘进入脐静脉的药物，由胎儿血循环转运至胎儿体内各部分。胎儿与母体的药物分布是不同的，胎儿体内各部分的药物分布同样也有差异，这与药物的蛋白结合率、胎盘膜的透过性及胎儿的生理结构特征等均有关系。胎儿循环自胎盘进入胎体开始即分为两路，一路经胎儿肝脏至下腔静脉再至胎儿右心；另一路经静脉导管直接至胎儿循环而不经过胎儿肝脏，不经过胎儿肝脏的那部分药物对胎儿起较大作用。胎儿的肝脏和大脑组织相对较大，血液多，药物入脐静脉后，有 60% 的血液进入肝脏，故肝内分布药物多。胎儿的血脑屏障较差，因此许多药物易于透过胎儿的血脑屏障，而较难通过成年人的血脑屏障，所以中枢神经系统易受影响。例如，苯妥英钠注射 1 h 后，测得胎儿的脑肝浓度比为 0.6，而母体的比值仅为 0.4，可见药物较易进入胎儿脑内。吗啡能迅速渗透至胎儿的中枢神经系统，并高度蓄积，故孕妇应禁用。硫喷妥、利多卡因及氯烷等则在胎儿肝中有明显的蓄积性。

第六节 药物的脂肪组织分布

成人的脂肪组织一般占体重的 10%~30%，女性通常高于男性。脂肪组织中血管较少，血液循环缓慢，所以药物向脂肪组织的转运较缓慢。脂肪组织内的药物分布常常影响着体内其他组织内药物的分布和作用，如农药、杀虫剂等向脂肪组织的分布和蓄积，可以降低这些药物在血液中的浓度，起着保护机体减轻毒性的作用。

影响药物在脂肪组织中分布的因素，主要有药物的解离度、脂溶性及蛋白结合率等。药物的脂溶性越高，在脂肪组织中的分布和蓄积越多。一定程度上，体内脂肪起着药物的储库作用。例如，脂溶性很高的硫喷妥小剂量静脉注射后，可迅速分布到脑组织中，之后被快速从脑组织中清除，麻醉作用仅仅产生 5~19 min 即消失。若大剂量给药，脂肪中的浓度最初很低，然后急剧上升，给药后 1 h，脂肪中药物浓度高于血浆浓度，约 3 h 达到峰浓度。由于药物缓缓从脂肪中释放出来，使血中和脑内浓度下降速度变慢，催眠作用时间延长，说明硫喷妥虽然是一个短效的麻醉药，但由于它可蓄积在脂组织中，通过药物的再分布，能延长麻醉药的作用持续时间。

第七节 基于微粒递送系统分布特性的剂型设计

现代药剂学通过与分子生物学、高分子材料学、纳米科学等多学科的交叉融合，成为一个跨学科的研究领域。根据机体生理和病理学特点设计递药系统，控制药物在体内的转运和释放过程，将药物定时、定位、定量地递送到特定组织、器官或细胞，可以提高药物治疗或诊断效果，降低药物的不良反应。运用现代制剂技术制备的微粒给药系统，包括微球、微囊、微乳、纳米粒、脂质体等，利用物理、化学的原理将药物包囊或连接于载体高分子上，利用微粒的理化性质和选择性分布的特点，改变药物原有的分布特征，提高药物生物利用度和稳定性，或使药物向特定的靶器官、靶组织特异性浓集。本节着重讨论微粒给药系统在体内的分布特点及其制剂设计。

一、微粒给药系统在血液循环中的处置

微粒进入血液循环后，在到达靶部位前，可能被巨噬细胞吞噬、与血浆蛋白结合、被酶降解。微粒系统在体内根据粒径的大小可到达特定组织。积聚在组织间隙的微粒，可在局部进行细胞外释药和降解，也可进一步与细胞膜作用，转运进入细胞内降解后释药。进入细胞的微粒有些可在细胞内释放药物发挥治疗作用，有些则进一步通过和细胞核孔内特定蛋白结合而被细胞核摄取进入核内。

二、微粒给药系统的制剂设计

1. 根据微粒分布特性进行给药系统设计 利用载药微粒的特性，可改变药物的体内分布，设计更符合疾病治疗要求的给药系统。例如，利用微粒和网状内皮系统亲和力改变药物原有的特点，将药物包封后，靶向分布于网状内皮系统，用于治疗与网状内皮系统有关的疾病。表面为疏水特征的微粒给药系统更易于被网状内皮系统识别、吞噬，利用微粒表面的特性可实现微粒给药系统的肝脏靶向，包载抗肿瘤药物、抗病毒药物等，提高药物的肝靶向效果，治疗肝癌、肝脏病毒感染等疾病。

2. 根据微粒粒径进行给药系统设计 微粒系统在体内的宏观分布主要受粒径的影响。粒径较

大的微粒，主要通过机械性栓塞作用分布到相应的部位，再进一步和该部位的细胞发生相互作用。粒径较小的微粒则主要聚集于网状内皮系统，如肝脏和脾脏是小微粒主要分布的部位，粒径更小的微粒有可能避免巨噬细胞的摄取，分布到其他组织中，延长体内半衰期。因此可以根据治疗需求，设计不同大小粒径的微粒而达到治疗目的。肺泡毛细血管对 7～10 mm 的粒子具有机械性截流，进而利用肺巨噬细胞吞噬功能，靶向微粒给药系统至肺组织，可成功实现肺癌等疾病的被动靶向治疗。而粒径较小时，易于被肝脾的巨噬细胞摄取。肿瘤形成新生血管系统后，血管内皮细胞间可形成 400～800 nm 的空隙。根据肿瘤血管的病理特征，利用肿瘤细胞的 EPR 效应设计肿瘤靶向给药系统时，微粒给药系统的粒径不宜过大。同时不同的肿瘤形成的血管孔径不同，如发生在中枢神经系统的胶质瘤，其新生血管孔径受到血脑屏障紧密连接的影响，小于 300 nm（小于外周肿瘤新生血管的间隙），因而靶向胶质瘤的给药系统粒径设计，基本小于 150 nm。

3. 对微粒进行结构修饰的给药系统设计 改变微粒给药系统的表面性质可避免被巨噬细胞识别（调理过程），减少网状内皮系统巨噬细胞的吞噬。聚乙二醇（PEG）等亲水性高分子修饰到微粒的表面，可提高微粒的亲水性和柔韧性，明显增加微粒的空间位阻，不易被单核巨噬细胞识别和吞噬，从而显著延长脂质体、微球、纳米粒等微粒给药系统在血液中的循环时间，增加靶向部位的血药浓度。聚乙二醇修饰的聚乳酸（PLA）纳米粒被巨噬细胞吞噬仅为未经聚乙二醇修饰的聚乳酸纳米粒的 1/13。

通过对微粒的表面性质（大小、形状、亲水性、表面电荷、囊壁孔隙率等）进行控制和修饰，减少网状内皮系统对纳米粒捕获，提高生物学稳定性和靶向性。进一步在长循环微粒基础上，以靶细胞上特异表达的蛋白质、受体等为靶点，选择相应的抗体、配基修饰到微粒系统表面，使微粒对靶组织或细胞主动识别，达到主动靶向给药的目的。整合素 RGD 靶向肿瘤血管细胞表面的 RGD 受体，纳米粒修饰 RGD 可实现对肿瘤细胞主动靶向。

4. 蛋白多肽类药物的微粒给药系统设计 蛋白多肽类药物通常亲水性较强，不易直接跨越生物屏障膜，且在体内易于降解，半衰期较短，生物利用度很低。将蛋白多肽类药物包载入微粒给药系统，在一定程度上可避免蛋白多肽类药物直接受到物理的、化学的和酶的降解作用破坏，提高药物的稳定性，改变药物的体内药物动力学特征，达到缓释给药、靶向给药等目的。将蛋白多肽类药物包载入可生物降解高分子材料，制备微球、纳米粒、脂质体等制剂也能够改变蛋白多肽类药物的体内药物动力学性质。聚乳酸-羟基乙酸共聚物（PLGA）微球包载人生长激素单次皮下注射后，药效可维持一个月，并且与每天注射人生长激素的效果相当。同时，由于微粒系统分散性好、亲脂性强，具有很好的组织穿透力。

聚乙二醇与蛋白多肽类药物以共价键结合，在改善蛋白多肽类药物的药物动力学性质方面实现了真正的突破。聚乙二醇的修饰不仅延长了蛋白多肽类药物在体内的循环时间，还可以增加药物的稳定性。

5. 依据物理化学原理的微粒给药系统设计

（1）磁性微粒的设计：磁性微粒通常含有磁性元素，如铁、镍和钴及其化合物，常用的磁性材料有 Fe_3O_4 磁粉、纯铁粉、铁磁流体或磁赤铁矿、磁性合金材料、铁氧体磁性材料、羧基铁等。其体内靶向行为受磁场调控。通过外加磁场，在磁力的作用下将微粒导向分布到病灶部位。磁靶向作用是血管内血流对微粒的作用力和磁场产生的磁力相互间竞争的过程。当磁力大于动脉（10 cm/s）或毛细管（0.05 cm/s）的线性血流速率时，磁性载体（<1 μm）就会被截留在靶部位，并可能被靶组织的内皮细胞吞噬。在血流速率为 0.55～0.1 cm/s 的血管处，在 0.8 T（8000 Gs，$1T=10^4\,Gs$），磁场下，就足以使含有 20%（g/g）的磁性载体全部截留。

磁性靶向药物（magnetic drug targeting，MDT）给药系统可通过外部磁场对磁性纳米粒的磁作用，提高化疗药物到达特定部位的比率，从而增强靶向性。已有研究将传统药物，如多柔比星、氟尿嘧啶、甲氨蝶呤、丝裂霉素、米托蒽醌、顺铂、放射菌素、葡萄糖球菌蛋白、肝素、胰岛素等连接或包埋于磁性纳米粒中，用于治疗风湿性关节炎、前列腺癌等。

（2）热敏微粒的设计：最常见的是热敏脂质体（又称温度敏感脂质体，thermosensitive liposome），指利用升温手段使局部温度高于脂质的相变温度，从而使脂质膜由凝胶态转变到液晶结构，使包封药物快速释放。热敏脂质体选择热敏感特性的材料，在一定的比例下构成脂质体膜，使该膜的相变温度略高于体温，制成温度敏感脂质体。在靶部位局部加热，热敏脂质体在靶区释放药物，使局部药物浓度较高，发挥疗效，同时减少全身不良反应。

（3）pH 敏感微粒的设计：利用肿瘤组织、细胞特殊的 pH，可触发微粒载体系统快速释放药物，将药物输送到细胞内甚至特定的细胞器，增加药物作用部位的浓度。肿瘤组织的酸性条件下，pH 敏感微粒释放所携带的抗肿瘤药物，从而增加抗肿瘤疗效，降低不良反应，常见类型如下。

1）pH 敏感胶束：大多数实体瘤的 pH（＜6.5）都低于周围正常组织 pH（约 7.4），而细胞内吞体和溶酶体的 pH 为 5.0～6.0，利用这两部位 pH 梯度变化可设计 pH 敏感的释药系统。

2）pH 敏感脂质体：是一种具有细胞内靶向和控制释药的功能性脂质体，其原理是在低 pH 时，所用的脂质材料发生质子化而引起六角晶相的形成，导致膜融合释药。

本 章 小 结

章末总结

　　药物的分布（distribution）指药物从给药部位吸收进入体循环后，随着循环系统在各组织器官间的转运过程。药物的理化性质如药物的解离度、脂溶性、组织亲和性、相互作用等，以及机体的生理特性如血液循环与血管通透性、不同组织的生理结构、生物学特征等都是影响药物体内分布的重要因素。表观分布容积（apparent volume of distribution，V_d）是假设在药物充分分布的前提下，体内全部药物按血药浓度溶解时所需的体液总容积。表观分布容积是将全血或血浆中的药物浓度与体内药量联系起来的比例常数，常用来描述药物在体内分布状况。表观分布容积无生理学意义，但可以据此推测药物的体内分布特点，如血浆蛋白结合率、组织细胞摄取程度等。表观分布容积较大的药物通常代谢慢、药效持久、毒性大。在长期连续用药时，机体某些组织中的药物浓度有逐渐升高的趋势，这种现象称为药物蓄积（accumulation）。产生蓄积的主要原因是药物对该组织有特殊的亲和性，使得药物从组织返回血液循环的速度比其进入组织的速度慢，使该组织成为药物储库，也可能导致蓄积中毒。

　　药物的分布不仅关系到药效，而且关系到药物的安全性。药物分布到达作用部位的速度越快，起效就越迅速；药物和作用部位的亲和力越强，药效就越强且越持久。药物从血液系统向组织的转运受到多种因素影响，包括血液流量、血管壁通透性、药物与组织的亲和性、药物的性质等。一般而言，血流量大的组织，药物转运速度和转运量较大；通透性高的组织，药物转运较快；血浆蛋白结合率高会降低游离药物浓度，进而降低转运效率；亲脂性好、分子量小、组织亲和力高的药物向组织的转运较快。

　　药物的淋巴转运、脑内分布、胎盘转运同样受到药物性质及组织器官本身特征的影响。口服给药后的淋巴吸收能够使得药物不经过肝脏，从而避免肝首过效应。同时对于大分子药物，淋巴转运能够减少酶降解，提高吸收，从而提高其生物利用度。药物从血液向中枢神经系统转运主要通过被动转运方式进行，与药物的理化性质（如分子量、解离度、脂溶性、与血浆蛋白的结合能力、药物的酸碱性）、组织液的 pH、脑组织的病理状况等有关。可通过改造药物结构、利用血脑屏障上的载体、改变给药途径、直接给药等方法促进药物的脑内转运。影响药物通过胎盘的因素主要包括药物的理化性质、药物的蛋白结合率、用药时胎盘的功能状况及药物在孕妇体内的分布特征等。

　　药物微粒递送系统能够改变药物的体内分布。利用微粒的理化性质和选择性分布的特点，改变药物原有的分布特征，可控制药物在体内的转运和释放过程，将药物定时、定位、定量地递送到特定组织、器官或细胞，有助于提高药物治疗或诊断效果，降低药物的不良反应。可根据微粒分布特性、微粒粒径进行给药系统设计，对微粒进行结构修饰，以及依据物理化学原理进行给药系统设计等方法提高药物在靶部位的分布。

思 考 题

1. 什么是药物的表观分布容积?有何实际意义?
2. 药物和血浆蛋白结合的特点和影响因素有哪些?
3. 为什么药物难以转运进入大脑?有哪些办法可以提高药物脑内分布?
4. 微粒给药系统体内分布有何特点?

（刘 佳 黄 静）

章前学习
指导

第五章 药物代谢

学习目标

1. 掌握 药物代谢和首过效应的基本概念；掌握影响药物代谢的因素及药物代谢的临床意义。

2. 熟悉 药物代谢的主要类型和主要药物代谢酶的性质。

3. 了解 药物代谢酶的基因多态性；了解药物代谢研究的应用和研究的基本方法。

第一节 概 述

一、药物代谢的概念

药物被机体吸收后，在体内各种酶及体液环境的作用下，可发生一系列的化学反应（包括氧化、还原、水解及结合反应等），导致药物的化学结构发生转变，此过程称为药物代谢（drug metabolism），又称生物转化（biotransformation）。肝脏血流量大，含有丰富的药物代谢酶，为重要的代谢器官。此外，药物代谢也可发生在胃肠道、肾、肺、皮肤、脑及血液等器官和部位。

药物代谢产物的极性一般都比原型药物高，具有较高的水溶性，有利于经过尿液和胆汁排出体外，但也有些药物经肝代谢后的产物极性下降，如酚类的甲基化产物，氨基及磺胺类的乙酰化产物，代谢物极性较原型药物降低，不利于药物排泄。此外，药物在体内不一定都发生代谢，有些药物仅部分发生代谢，有些药物在体内不发生代谢，直接以原型从体内排出。

二、药物代谢的临床意义

药物在体内的代谢影响了体内发挥药理活性成分的浓度及维持时间，故药物代谢与药物疗效的发挥密切相关。如果药物的代谢速率快，在体内清除速率快，则疗效不能持久或下降；如果药物的代谢速率太慢，则药物容易在体内蓄积，有可能产生不良反应。有些药物没有药理活性如前药，可经代谢后转变为药理活性物质。因而，阐明药物代谢规律对于掌握药理作用至关重要，其临床意义主要表现在以下几方面。

（一）代谢使药物失去活性

代谢可使具有药理活性的药物变为无药理活性的代谢物，使药物失去药理活性。例如，局部麻醉药普鲁卡因，在体内活性基团酯键被酯酶水解为对氨基苯甲酸后，迅速失去活性（图5-1）。

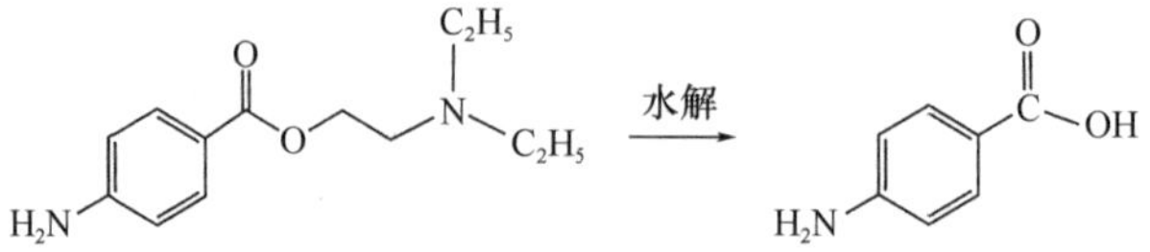

图 5-1 普鲁卡因的水解反应过程

磺胺嘧啶的氨基在体内经乙酰化反应后生成无活性的代谢物 *N*-乙酰化磺胺嘧啶（图5-2）。

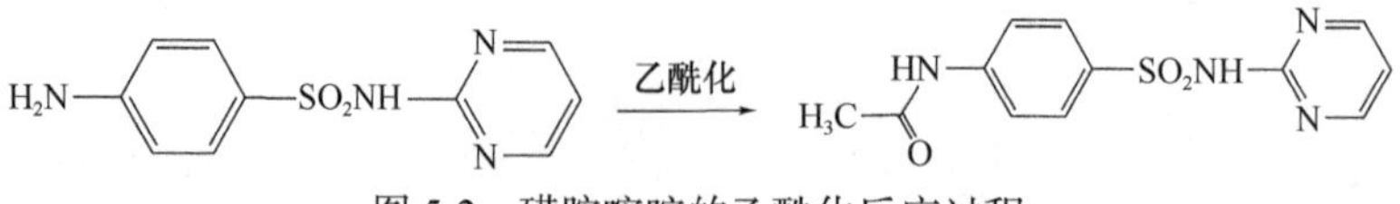

图 5-2 磺胺嘧啶的乙酰化反应过程

（二）代谢使药物活性降低

药物经代谢后，其代谢物活性较原型药明显下降，但仍具有一定的药理作用。例如，抗精神药氯丙嗪，其代谢产物去甲基氯丙嗪的药理活性比氯丙嗪弱（图5-3）。

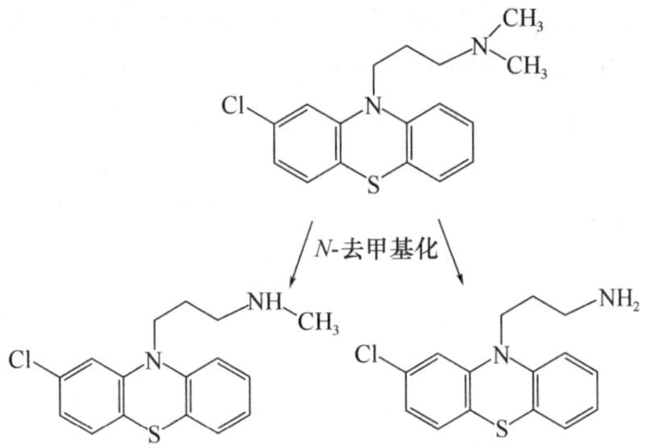

图5-3　氯丙嗪的 *N*-去甲基化反应过程

（三）代谢使药物活性增强

一些药物经代谢后，代谢产物比其原型药的药理作用更强。例如，解热镇痛药非那西丁在体内经 *O*-去乙基转化为极性更大的代谢物对乙酰氨基酚，其解热镇痛的药理作用比原型药明显提高（图5-4）。

可待因在体内经去甲基化生成镇痛作用更强的吗啡（图5-5）。

图5-4　非那西丁的 *O*-去乙基化反应过程

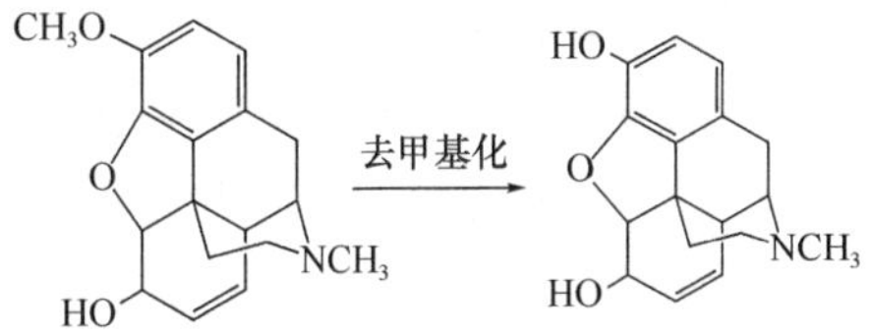

图5-5　可待因的 *O*-去甲基化反应过程

（四）代谢使药理作用激活

有些药物本身没有药理活性，在体内经代谢后产生有活性的代谢产物。前药就是依据此原理设计的，其本身没有药理活性，经代谢后生成活性药物而发挥治疗作用，如左旋多巴在脑内经芳香-*L*-氨基酸脱羧酶脱羧为多巴胺而发挥治疗作用（图 5-6）。可的松和泼尼松本身没有药理活性，在体内被代谢成氢化可的松和泼尼松龙后才具有糖皮质激素活性。

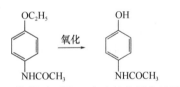

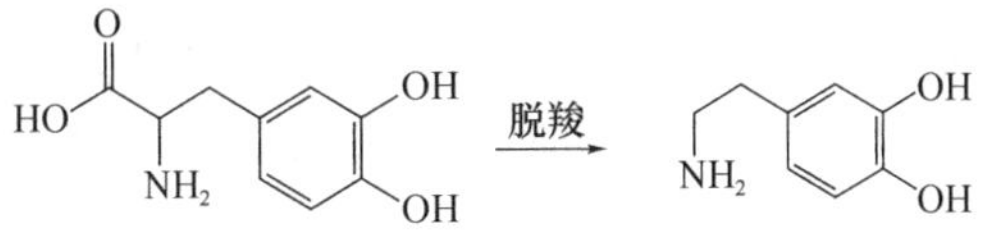

图5-6　左旋多巴的脱羧反应过程

（五）代谢产生有毒代谢物

有些药物经代谢后可产生有毒的代谢产物，如异烟肼在体内的代谢产物乙酰肼可引起肝脏损害，氟烷的中间代谢物三氟乙酰化物具有肝毒性，有时可引起严重的肝炎。

药物代谢直接影响药物作用的强弱、持续时间的长短，同时还会影响药物治疗的安全性。因此掌握药物代谢的规律，对于临床设计合理的给药方案（包括给药途径和给药剂量等）、制剂处方设计和工艺改革等都具有重要指导意义。

三、首过效应与肝提取率

（一）首过效应

药物经口服吸收进入体循环之前，发生部分生物转化作用而被代谢，最终进入体循环的药量减少的现象，称为首过效应（first pass effect），又称首过代谢（first pass metabolism）。首过效应主要包括胃肠道首过效应、肝首过效应和肺首过效应等。药物口服后经消化道（包括肠腔和肠壁）而被代谢，使进入体内的药量减少的现象，为胃肠道首过效应。从胃肠道吸收的药物经过肝门静脉进入肝脏，部分药物在肝脏代谢，或与组织成分结合，或随胆汁排出，使进入体循环的药量减少，为肝首过效应。肺可吸收、保留、代谢和延迟释放多种药物，由于肺部延缓药物到达作用部位的时间，推迟药物达到最大临床效应的时间，降低药物作用强度的效应为肺首过效应。仅有极少数药物存在肺首过效应，如三氯甲烷等。

多数药物口服后会同时发生消化道和肝脏的双重首过效应，首过效应常使药物的生物利用度明显下降，有些药物甚至由于首过效应强烈，大部分被代谢而失去活性，以致口服给药无效。例如，口服硝酸甘油片，虽然吸收完全，但由于肝首过效应严重，导致口服无效。通常肝代谢比较强和受消化道酶影响较大的药物都会有很明显的首过效应，如异丙肾上腺素、阿司匹林、吗啡和氯丙嗪等。

口服给药方便、有效，但吸收较慢，且不完全，不适用于在胃肠易破坏的、对胃肠刺激性大的、首过效应大的药物，也不适用于昏迷及婴儿等不能口服的患者。为了避免首过效应，提高药物的生物利用度，除静脉给药方式外，可采用透皮给药、口腔黏膜给药、直肠黏膜给药、鼻腔黏膜给药和肺部给药等给药途径，从而药物避开消化道和肝脏而直接入体循环。

（二）肝提取率

药物经消化道吸收后，经门静脉系统进入肝脏，被肝药酶转化或与组织成分结合，或随胆汁排出，最终导致进入体循环的药物明显减少，其减少的比例可用肝提取率（extraction ratio，ER）来描述。

$$ER=\frac{C_A-C_V}{C_A} \tag{5-1}$$

式中，C_A 和 C_V 分别代表入肝和出肝的药物浓度。

ER 指药物通过肝脏从门静脉血被清除的分数，其值介于 0~1。ER 为 0.5，表示药物从门静脉入肝脏后有一半量被清除，其余量（1–ER）通过肝脏入体循环。ER 受多个因素的影响，如药物与血浆蛋白结合、药物与血细胞结合、未结合药物进入肝细胞、肝细胞内未结合药物进入胆汁及肝细胞内未结合药物被肝药酶代谢转化为代谢产物等。ER 高的药物（如利多卡因、普萘洛尔及吗啡等），受肝血流量影响大，首过效应明显；ER 低的药物（如异烟肼、地西泮及保泰松等），则受血浆蛋白结合率影响大，受肝血流量影响不大，首过效应不明显；ER 中等的药物（如奎尼丁、阿司匹林及地西帕明等），肝血流量和血浆蛋白结合率都会影响，若药物与血浆蛋白结合率高，血中游离药物浓度减少，入肝药物量减少，ER 减小。

知识拓展　　　　　　　　**降低首过效应——经皮递药系统简介**

经皮递药系统（transdermal drug delivery system，TDDS）或称经皮治疗系统（transdermal therapeutic system，TTS）是指药物以一定的速率通过皮肤经毛细血管吸收入体循环达到有效血药浓度，实现疾病治疗或预防的一类药物制剂。经皮递药系统既可起局部治疗作用也可起全身治疗作用，为一些慢性疾病、局部镇痛的治疗与预防提供了一种简单、方便和行之有效的给药方式。经皮递药系统除贴剂外还包括软膏剂、涂剂、气雾剂及微针透皮给药系统等。

经皮递药系统是继口服、注射之后的第三大给药系统。其特点：①可直接作用于靶部位发挥药理作用；②可避免肝首过效应及胃肠道首过效应；③较长时间维持恒定的血药浓度或药理效应，避免峰谷波动，增强治疗效果，减少药物不良反应；④延长作用时间，减少用药次数，增加患者的用药顺应性；⑤患者可自主用药，相对减少患者个体间差异和个体内差异；⑥避免药物对胃肠道的副作用。

经皮递药系统作为一种新剂型具有以上优点，但也有其局限性。皮肤是限制药物吸收程度和速度的生理屏障，大多数药物透过该屏障的速度都很小，即使通过一些方法（化学法、物理法及药剂学方法）可提高其透过速度，但对多数药来说，达到有效治疗量仍有困难。此外，一些对皮肤有刺激性和过敏性的药物、给药剂量大的药物、要求起效快的药物等均不适合设计成经皮递药系统。经皮递药系统主要用于各种长期性和慢性疾病，包括心血管疾病、精神病、过敏性疾病及长期性胃肠疾病等，随着多学科理论和技术的发展及生产工艺材料设备的配合，经皮递药系统将会更好地满足治疗的需求。

第二节 药物代谢反应的类型和代谢酶

药物代谢的主要部位是肝或其他组织的内质网。滑面内质网含有丰富的药物代谢酶，在体外匀浆组织中，滑面内质网可形成许多碎片，称为微粒体（microsome）或微粒体酶（microsomal enzyme），在其他部分的代谢酶称为非微粒体酶。微粒体酶主要存在于肝，在肺、肾、小肠及皮肤等部位也存在，以肝微粒体酶活性最强。

药物在体内的代谢反应较为复杂，绝大多数是在细胞内药物代谢酶的催化作用下发生的，通常分为衔接的Ⅰ相反应（phase Ⅰ reaction）和Ⅱ相反应（phase Ⅱ reaction）。常见的Ⅰ相反应有氧化（oxidation）、还原（reduction）和水解（hydrolysis），Ⅱ相反应为结合反应（conjugated reaction）。

Ⅰ相反应是将脂溶性大的药物通过反应生成含有极性基团代谢物，水溶性增加，有利于排出体外，含有极性基团代谢物也可进一步发生Ⅱ相反应，生成水溶性更大的代谢产物。Ⅰ相反应主要包括侧链烷基的氧化、杂原子去烷基化、杂原子氧化、芳香环羟基化、胺的氧化、脱氨基和脱硫作用、嘌呤类的氧化、醇醛氧化、硝基还原、偶氮基还原、酯水解、酰肼水解及酰胺水解等反应，使多数药物灭活，但有少数例外，反而使药物活化。

Ⅱ相反应即结合反应，将药物或Ⅰ相反应产物的极性基团与机体内源性物质结合，主要包括葡萄糖醛酸结合、甘氨酸结合、硫酸结合、甲基化及乙酰化等反应，使药物活性降低或灭活并使极性增加，但是甲基化及乙酰化产物极性降低，不利于排泄。

不同药物在体内的代谢过程可能不同，有的只经一步转化，其代谢产物水溶性已足以使之排泄，则不会发生Ⅱ相反应，某些药物只进行结合反应，然后由肾脏排泄，有的药物不经代谢以原型排泄，有的经多步转化生成多个代谢产物。

一、氧化反应和氧化酶

▶（一）细胞色素 P450 酶系

肝微粒体细胞色素 P450（cytochrome P450，CYP450）酶系是一大类细胞色素的总称，是促进大多数药物生物转化的主要酶系统。催化的氧化反应类型较广，为体内药物代谢的主要途径，在还原状态下与 CO 结合后于 450 nm 处有最大吸收峰，故又简称 CYP 酶、P450 酶或肝药酶。

1. CYP450 酶系催化反应原理 ①药物首先与氧化型细胞色素（CYP450-Fe^{3+}）结合形成 CYP450-Fe^{3+}-药物复合物；②CYP450-Fe^{3+}-药物复合物接受还原型辅酶Ⅱ，即还原型烟酰胺腺嘌呤二核苷酸磷酸（nicotinamide adenine dinucleotide phosphate，NADPH）提供的电子，形成 CYP450-Fe^{2+}-

药物复合物；③CYP450-Fe^{2+}-药物复合物再结合一分子氧，形成 CYP450-Fe^{2+}-O_2 药物复合物，并接受一个电子，使 O_2 活化成为氧离子；④活化的氧离子中一个原子氧与两个质子生成水，另一个氧原子将 CYP-Fe^{2+}结合的药物氧化；⑤CYP-Fe^{2+}失掉一个电子，又重新再生为氧化型细胞色素 CYP450-Fe^{3+}，如此周而复始发挥催化作用（图 5-7）。

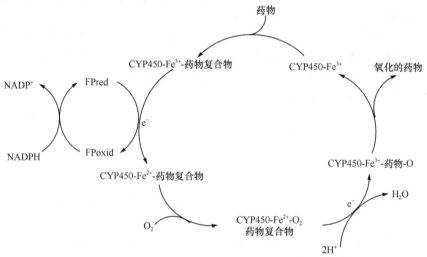

图 5-7 药物氧化过程中 CYP450 酶的催化作用原理

知识拓展 **CYP450 酶命名**

CYP450 酶又称 CYP450 依赖的混合功能氧化酶，为一类包含多种同工酶的超级大家族，1958 年克林贝格（Klingberg）和 Grfinkle 鉴定出 CYP450 酶在还原状态下与 CO 的结合物，在波长 450 nm 处有一最大吸收峰而得名。CYP450 酶是一个超基因家族，凡氨基酸同源性大于 40%的酶视为同一家族，以 CYP 后标一阿拉伯数字表示，如 CYP1 和 CYP2；氨基酸同源性大于 55%的酶视为同一亚家族，在家族号后加一大写字母，如 CYP1A 和 CYP2C；每一亚族中的单个 CYP450 酶用阿拉伯数字表示，如 CYP1A2 和 CYP2C9。

2. 氧化类型

（1）烷基侧链的氧化反应：侧链氧化可将脂肪族或长链饱和烃类氧化成为醇或酸。例如，口服降血糖药甲苯磺丁脲中的甲基在人体内被氧化成—CH_2OH 后，一部分继续氧化，经过醛氧化成—COOH，—CH_2OH 和—COOH 不再进行结合反应，直接由尿排泄（图 5-8）。

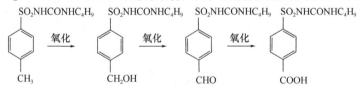

图 5-8 甲苯磺丁脲中甲基的氧化反应过程

（2）醛（酮）基的氧化反应：结构中带有醛基的化合物，在体内醛脱氢酶的作用下，醛基可被氧化成羧基，如视黄醛的醛基在醛脱氢酶的作用下，生成相应的羧酸（图 5-9）。

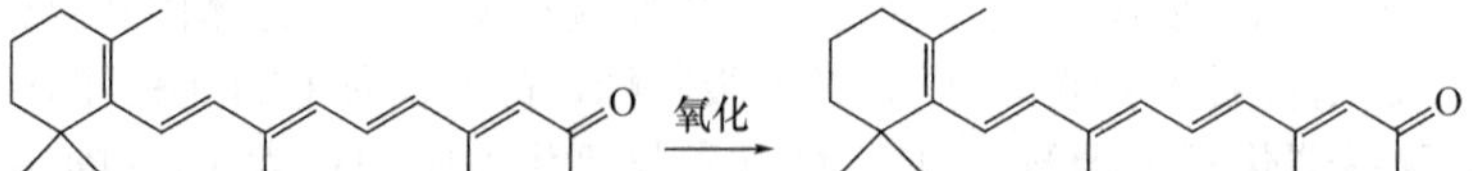

图 5-9 视黄醛中醛基的氧化反应过程

雄甾烯二酮可在芳香酶作用下，转化为雌酮（图 5-10）。

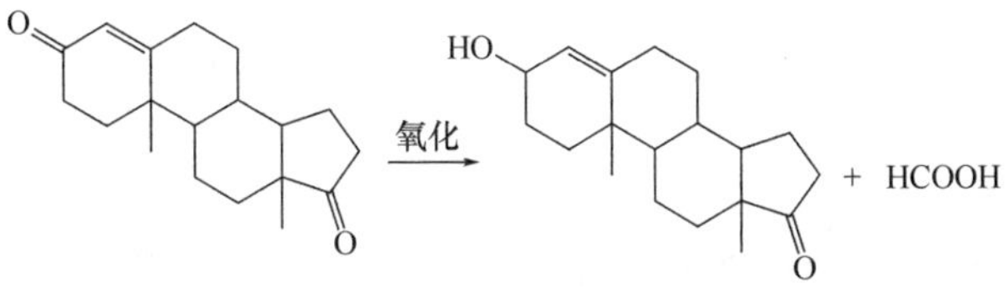

图 5-10 雄甾烯二酮的氧化反应过程

（3）氮原子的氧化反应：该反应是在氮原子上发生 *N*-羟基化反应，主要以伯胺、仲胺、芳胺及芳基酰胺为反应底物，如麻风杆菌治疗药物氨苯砜的—NH_2 经氧化作用，生成—NHOH（图 5-11）。

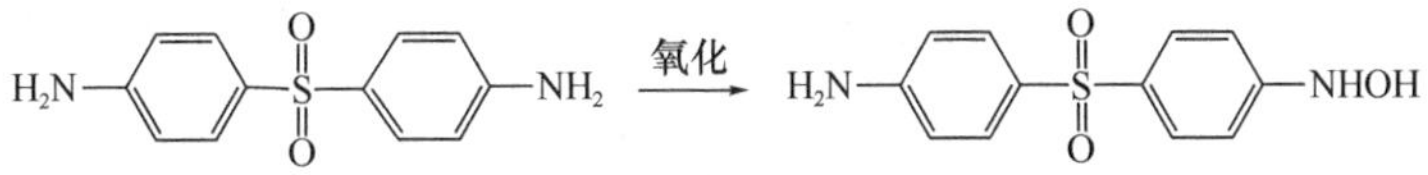

图 5-11 氨苯砜中氨基的氧化反应过程

（4）硫原子的氧化反应：硫原子在体内的氧化反应中，一般都直接生成亚砜或砜类化合物。黄素单加氧酶和 CYP450 酶对硫原子的氧化反应均有催化作用，但绝大多数的氧化反应均在 CYP450 酶诱导下进行。例如，质子泵抑制剂奥美拉唑和吩噻嗪类（氯丙嗪）的硫原子氧化反应（图 5-12 和图 5-13）。

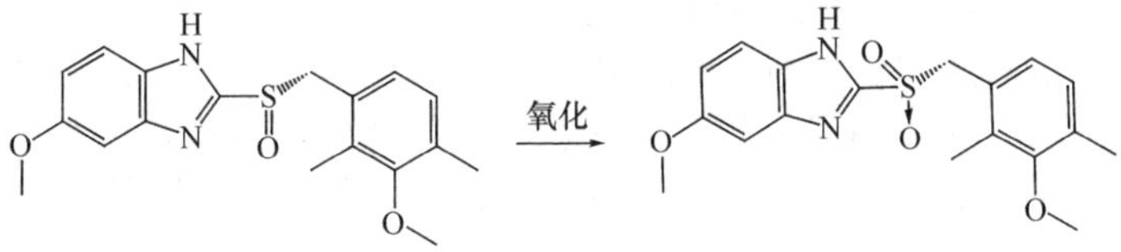

图 5-12 奥美拉唑中硫原子的氧化反应过程

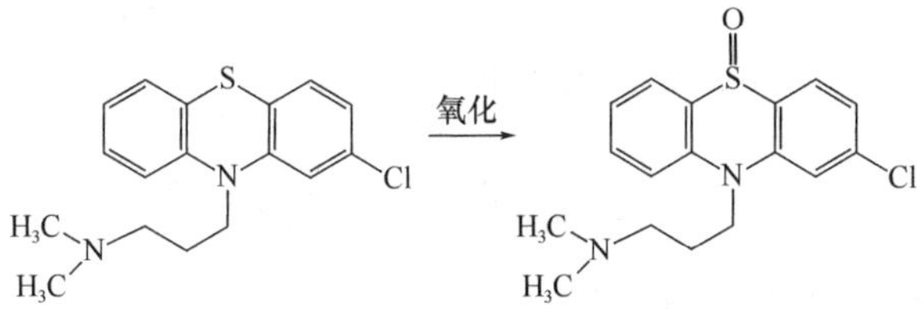

图 5-13 氯丙嗪中硫原子的氧化反应过程

（5）连接在杂原子上烷基的氧化反应：药物结构中的杂原子主要是 N、O 和 S，连接在它们邻位的烷基，可被氧化而去除，而母体药物则生成相应的胺、酚和巯基化合物。氧化去烷基反应以去甲基和去乙基的反应最常见，如非那西丁 *O*-去乙基氧化生成对乙酰氨基苯酚，可待因 *O*-去甲基氧化生成吗啡（图 5-4 和图 5-5）。

（二）黄素单加氧酶系

黄素单加氧酶（flavin-containing monooxygenase，FMO）存在于细胞的内质网膜上，是一组依赖黄素腺嘌呤二核苷酸（flavin adenine dinucleotide，FAD）、NADPH 和分子氧的微粒体酶，可催化含氮、硫、磷、硒和其他亲核杂原子的化合物及药物的氧化。催化反应的第一步是 NADPH 还原 FAD，被还原的 FAD 结合分子氧形成 C（4α）-过氧羟黄素，底物结合于 FMO 时，酶处于活化形式便于进行氧化反应。FMO 在体内优先催化 NADPH 去氢，而对谷胱甘肽或半胱氨酸等亲核物质的去氢氧化作用较弱。

1. 在氮原子上的氧化反应 药物的氨基（—NH_2）可经 FMO 氧化后生成羟胺化合物，接着生成一个带有双羟基的中间体，后经过脱水反应生成肟或者硝基化合物，如抗肿瘤药物他莫昔芬在体内可发生氮原子上的氧化反应（图 5-14）。

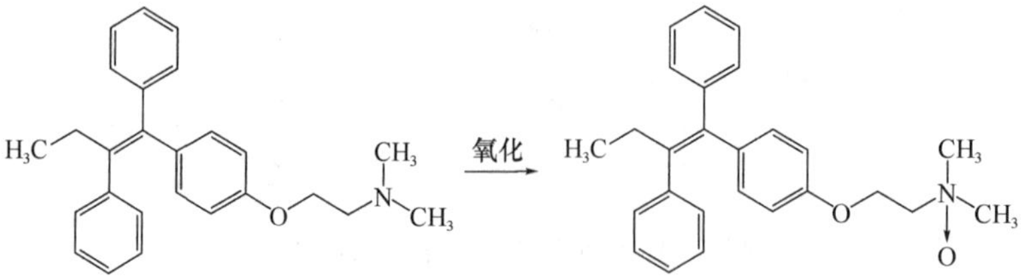

图 5-14　他莫昔芬中氮原子的氧化反应过程

2. 在硫原子上的氧化反应　药物中的硫原子经过 FMO 氧化后，可生成亚磺酸或由氧原子进行取代，如抗结核药物乙硫异烟胺中的硫原子在 FMO 作用下生成对应的氧取代物（图 5-15）。

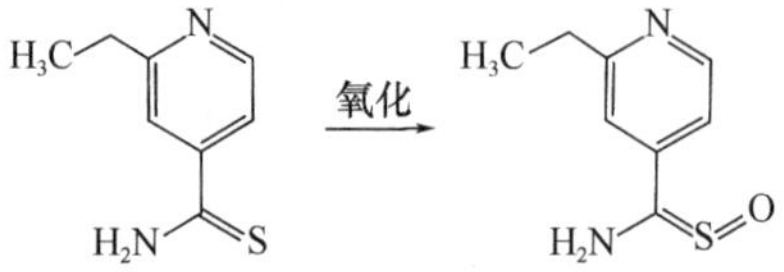

图 5-15　乙硫异烟胺中硫原子的氧化反应过程

（三）单胺氧化酶系

单胺氧化酶（monoamine oxidase，MAO）是机体内参与胺类物质氧化反应的主要酶类，经氧化脱氨后，一般都失去其原有的生理活性。根据 MAO 的作用底物、分布位置和选择性抑制的不同，有 MAO-A 和 MAO-B 两类。MAO-A 主要以儿茶酚胺类和含有羟基的胺类物质为代谢底物，MAO-B 主要代谢不含羟基的胺类物质。例如，多巴胺在 MAO 作用下，其侧链的氨基直接转化成醛基（图 5-16）。

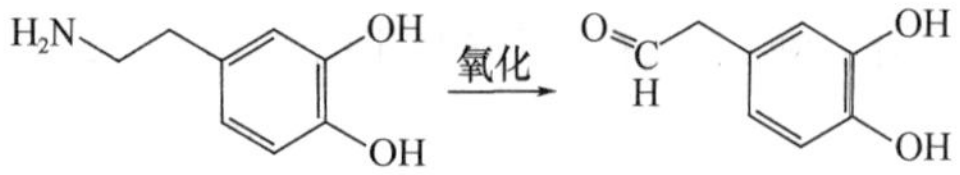

图 5-16　多巴胺中氨基的氧化反应过程

二、还原反应和还原酶

（一）CYP450 酶参与的还原反应

1. 脱卤还原反应　在一定的条件（尤其是无氧条件）下，CYP450 酶具有还原酶的特性，而脱卤还原反应是最常见的还原反应。CYP450 酶可催化多卤代烷发生还原反应，药物中的卤原子可脱去，形成相应的卤代烯，或由氢原子取代。例如，吸入性麻醉剂氟烷，在体内可发生脱 Br 和脱 F 的还原反应，而生成卤代烯（图 5-17）。

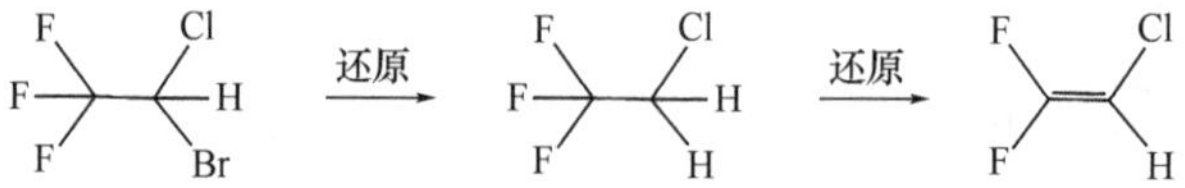

图 5-17　氟烷的脱卤还原反应过程

2. 硝基还原反应　在一定条件下，药物结构中的硝基经 CYP450 酶代谢发生还原反应生成氨基，如氯霉素的硝基还原成氨基（图 5-18）。

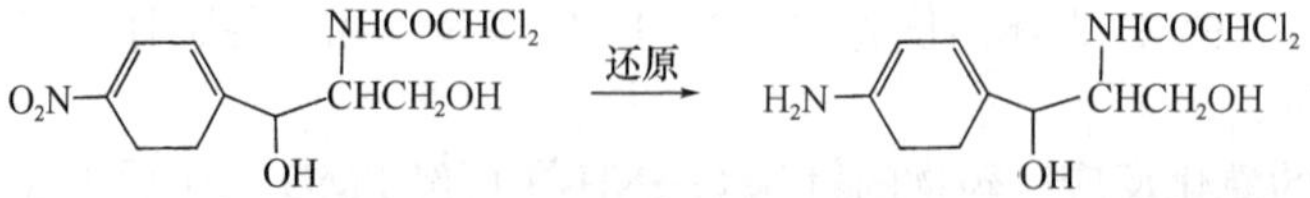

图 5-18　氯霉素中硝基的还原反应过程

（二）醛-酮还原酶参与的还原反应

醛-酮还原酶（aldo-keto reductase，AKR）以 NADPH 为辅助因子，在体内参与多种物质的还原反应。多种内源性物质均是其代谢反应的底物，包括醛酮化合物、视黄素及脂质过氧化作用产物，AKR 对部分外源性物质也具有催化作用，如纳洛酮中的酮基经 AKR 代谢发生还原反应生成羟基（图 5-19）。

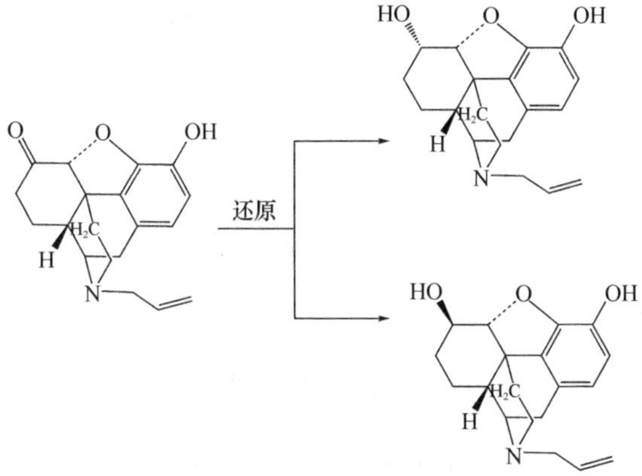

图 5-19　纳洛酮中酮基的还原反应过程

三、水解反应和水解酶

水解反应主要将含有酯、酰胺、酰肼、硫酸酯和磷酸酯等结构的药物在水解酶（酯酶和酰胺酶等）代谢下生成羧酸，或将杂环化合物水解开环。水解酶通常存在于血浆、肝脏和其他组织细胞的可溶部分。

（一）酯类药物

酯类药物在体内经过相关的代谢酶作用可发生水解反应，生成相应的酸和醇。例如，阿司匹林结构中的酯键在体内发生水解反应后，生成水杨酸和乙酸（图 5-20）。

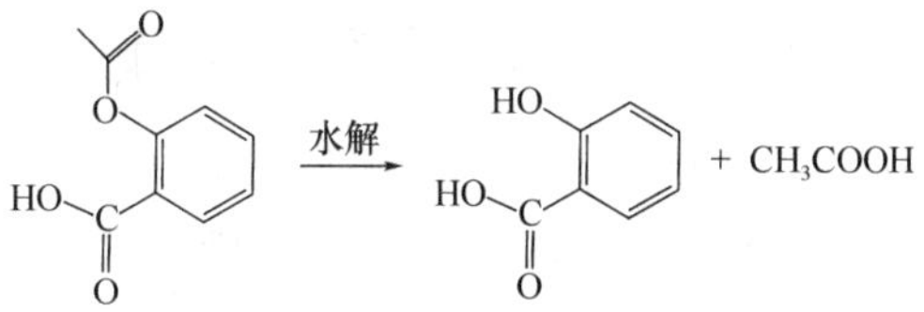

图 5-20　阿司匹林的水解反应过程

（二）酰胺类药物

羧酸水解酶（carboxylic hydrolase）在体内除了参与酯类药物的水解反应，还介导一些酰胺类药物的水解反应，生成相应的氨基化合物，如利多卡因结构中的酰胺键在体内发生水解反应生成 2,6-二甲基苯胺（图 5-21）。

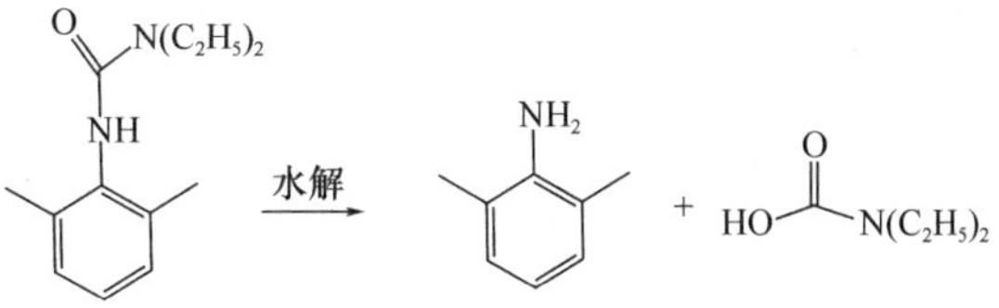

图 5-21　利多卡因的水解反应过程

（三）芳烃类药物

芳烃氧化物是微粒体型环氧水解酶（microsomal epoxide hydrolase，MEH）的反应底物，MEH 可将其水解成过渡型的二氢化合物。在 MEH 作用下，苯和萘可快速生成相应的酚类，与体内的转移酶发生结合反应，或继续反应生成相应的多酚或醌类化合物。例如，环氧合酶-2（COX-2）抑制剂罗非考昔的苯环在体内可发生水解，生成双羟基衍生物（图 5-22）。

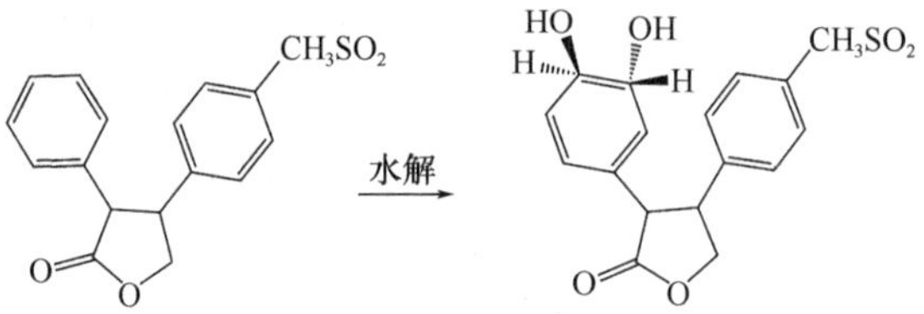

图 5-22　罗非考昔的水解反应过程

（四）烯烃类药物

烯烃类药物在生理条件下，基本不可能发生重排反应。有些含有游离烯烃基团的药物经 CYP450 酶代谢生成环氧化物，继而在 MEH 的水解作用下生成醇类化合物，如抗癫痫药物卡马西平的—C=C—经水解后生成相应的二醇代谢产物（图 5-23）。

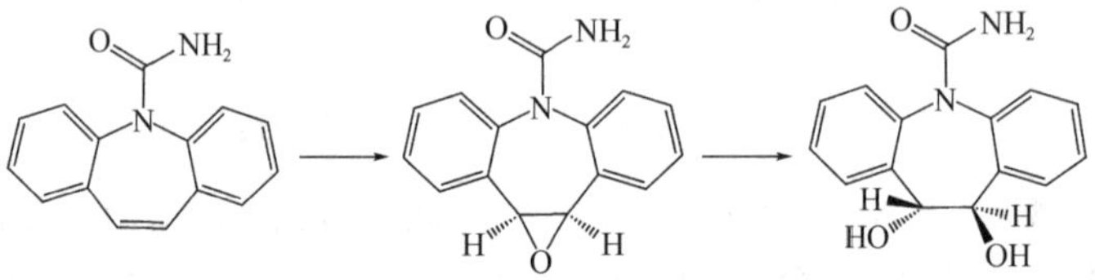

图 5-23　卡马西平的水解反应过程

（五）肽类药物

人体内除上述水解酶介导的水解反应外，还含有大量肽酶介导的多肽类物质的水解反应，水解生成不同的氨基酸碎片。

四、结合反应和转移酶

结合反应即 II 相反应，是将含有极性基团的药物或 I 相反应产物与机体内源性物质结合的反应，生成的结合物一般没有活性，水溶性增加，有利于向体外排泄，参与结合反应的代谢酶称为转移酶，通常存在于微粒体和细胞质中。

（一）葡萄糖醛酸结合反应

1. 葡萄糖醛酸转移酶催化原理　葡萄糖醛酸结合反应主要在肝和肠道中进行，内源性葡萄糖与尿苷三磷酸反应生成尿苷二磷酸葡萄糖（uridine diphosphate glucose，UDPG），UDPG 进一步被氧化生成活性尿苷二磷酸葡萄糖醛酸（uridine diphosphate glucuronic acid，UDPGA），在葡萄糖醛酸转移酶（uridine diphospho-glucuronosyl transferase，UGT）作用下，与含有—OH、—NH₂ 和—COOH 等功能基团的药物结合生成葡萄糖醛酸结合物。根据与其结合的功能基团不同，分为醚型、酯型、N 型和 S 型葡萄糖醛酸苷结合反应（图 5-24）。

2. 易被葡萄糖醛酸化的药物　UGT 的代谢底物主要是酚类和醇类物质，此外，许多内源性物质和药物，如雌激素、雄激素、阿片类药物、羧酸、羟胺类物质及脂肪酸也可作为 UGT 的代谢底物。

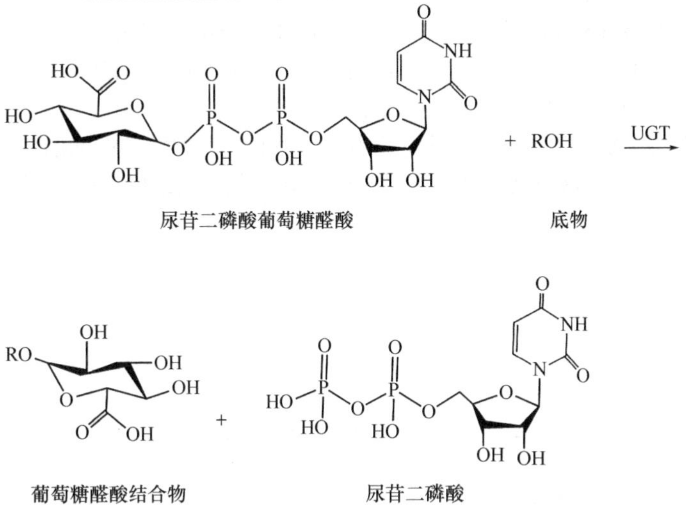

图 5-24 葡萄糖醛酸结合反应机制

（二）甲基化结合反应

1. 甲基化转移酶催化原理 药物甲基化的部位通常在药物结构中的 N、O 及 S 等杂原子上，甲基的主要来源是蛋氨酸，经 ATP 活化后作为甲基供体，在甲基化转移酶作用下发生结合反应，甲基结合物比原型药稳定，极性减小，排泄困难。例如，烟酰胺在体内经甲基化转移酶作用，生成 *N*-甲基烟酰胺（图 5-25）。

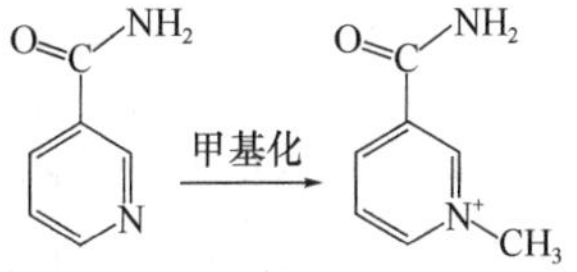

图 5-25 烟酰胺的甲基化结合反应过程

2. 易被甲基化的药物 *N*-甲基化转移酶（*N*-methyltransferase）的底物主要是伯胺及部分仲胺类化合物（如组胺和烟酰胺），儿茶酚-*O*-甲基转移酶（catechol-*O*-methyltransferase，COMT）的底物为许多外源性物质及一些药物（如多巴胺），巯嘌呤甲基转移酶（thiopurine methyltransferase，TPMT）以硫唑嘌呤、巯嘌呤和硫鸟嘌呤等嘌呤类药物为代谢底物。

（三）硫酸化结合反应

1. 磺基转移酶的催化原理 磺基转移酶（sulfotransferase，SULT）是机体催化多种含羟基和氨基等内源性与外源性化学物质发生硫酸化结合反应的关键酶。硫酸结合反应是内源性 SO_4^{2-} 在 Mg^{2+} 和转移酶的作用下，与 ATP 结合，生成硫酸的活性供体腺苷-5-磷酸硫酸酯（APS）或磷酸腺苷-5-磷酸硫酸酯（PAPS），继而在 SULT 的作用下，与药物结构中的功能基团（羟基和氨基）结合生成硫酸结合物，与羟基结合的产物称为硫酸酯，与氨基结合的产物称为氨基磺酸酯，如米诺地尔可在 SULT 作用下，形成稳定的 *N*-O-硫酸酯（图 5-26）。

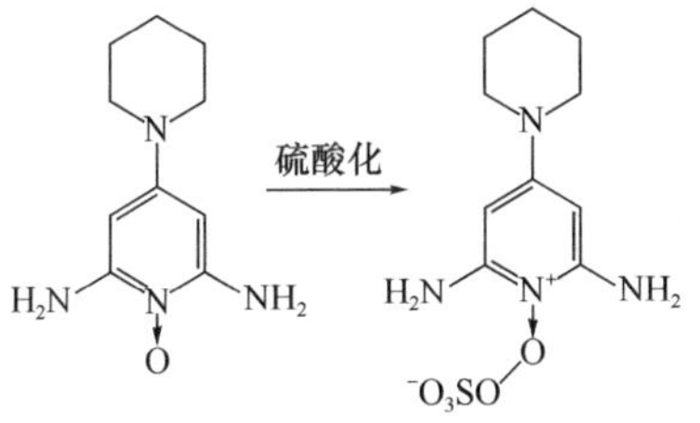

图 5-26 米诺地尔的硫酸化结合反应过程

2. 易被硫酸化的药物 SULT 可对多种不同物质产生催化作用，包括酚类、乙醇、氨基酸、许多内源性物质（儿茶酚胺、类固醇和胆汁酸）、膳食成分（类黄酮）、苯胺、磺胺类及杂环芳香胺等。

（四）乙酰化结合反应

1. *N*-乙酰化转移酶的催化原理 *N*-乙酰化转移酶（*N*-acetyltransferase，NAT）可催化体内含氮化合物发生乙酰化代谢的酶，对含氮外源性物质在体内的生物转化、活化及降解都有重要的影响。

在乙酰化结合反应中，乙酰辅酶 A（CoA）具有很重要的作用。首先 CoA 的游离巯基与活性型的羧酸反应生成 CoA 衍生物，在 NAT 的催化下，把乙酰基转移到合适的受体（药物）上。通常情况下，药物发生乙酰化后其水溶性变小，不利于排泄。

2. 易被乙酰化的药物 乙酰化结合反应的主要代谢底物为中等碱性的伯胺类物质，包括芳胺、脂肪族氨基、磺胺类药物、异烟肼及一些具有致癌性的联苯化合物，如磺胺类药物的乙酰化（图 5-27）。

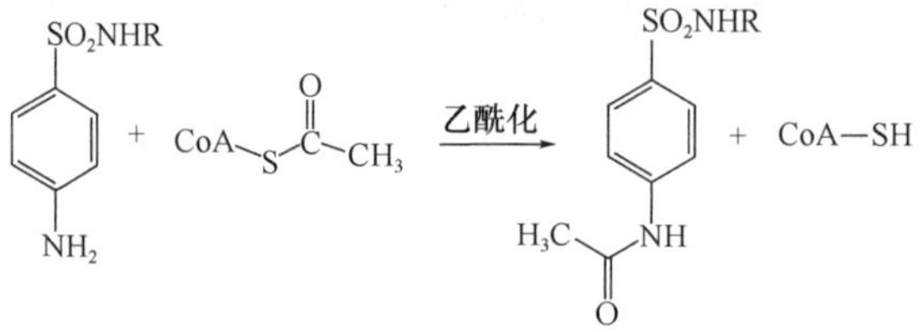

图 5-27 磺胺类药物的乙酰化结合反应过程

（五）谷胱甘肽结合反应

1. 谷胱甘肽-*S*-转移酶催化原理 谷胱甘肽-*S*-转移酶（glutathione-*S*-transferase，GST）可催化机体内某些内源性及外源性亲电性物质，与还原型谷胱甘肽（glutathione，GSH）的结合反应，有利于亲电疏水性物质的排泄。药物经 I 相反应后的代谢物一般具有强亲电性，在 GST 的作用下，与还原型 GSH 结合形成非毒性结合物，增加物质的亲水性，经尿和胆汁排泄，从而防止与细胞生物大分子重要成分共价结合，避免损伤机体，起到解毒作用。

GSH 在体内以还原和氧化形式存在，它的代谢过程相当复杂，且有多种代谢酶参与。GSH 的结合活性取决于它的巯基，通过去质子作用可增强巯基的亲核性。GSH 中的巯基通过与代谢酶的活性位点结合后，酸性增强，GST 再将 GSH 转变成各种不同的亲电子基团。由于底物的性质不同，GST 可催化发生亲核取代反应或亲核加成反应，生成不同的代谢产物。

2. 易发生谷胱甘肽结合反应的药物 醌和醌亚胺类药物在结构上与 α, β-不饱和羟基类似，它们与 GSH 的反应是两个具有竞争性的途径：一是将醌或醌亚胺还原形成氢醌或氨基酚；二是通过亲核加成形成相应的结合物。例如，利尿药依他尼酸在体内经 GST 作用，生成相应的 GSH 结合物（图 5-28）。

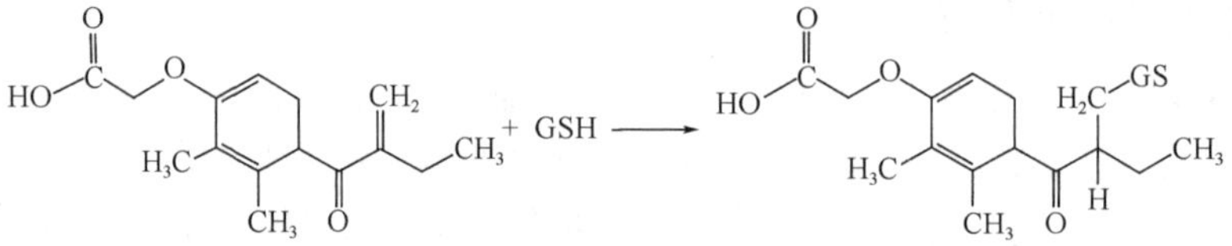

图 5-28 依他尼酸的谷胱甘肽结合反应过程

第三节 影响药物代谢的因素

影响药物代谢的因素主要包括来自机体的种族差异、种属差异及年龄等生理因素，药物理化性质、剂型、给药途径、给药剂量及药物相互作用等药物相关的剂型因素，此外，食物、生活习惯及环境等因素也会对药物的代谢产生一定影响。研究影响药物代谢的因素，对临床疾病治疗中提高患者用药的安全性和有效性，降低或抑制药物的不良反应具有重要意义。

一、生理因素对药物代谢的影响

（一）种属

同一种药物，在不同的动物和人体内的代谢存在种属差异，主要表现在代谢途径和代谢速度的差异。一般来说，不同种属动物的某些同工酶在蛋白质结构和催化能力上高度一致，其底物在不同种属间的代谢动力学表现出类似性，而对于不同的代谢酶，由于组成不同，对底物的选择性则表现出明显的种属差异，如羟基保泰松在犬的代谢速度比在人体内代谢速度快，抗凝血药双香豆素在人体内代谢途径是羟基化反应，而在兔体内是酯水解反应。由于种属差异带来的代谢速度和代谢途径的差异，必然导致药物在不同种属体内的药效和毒性存在差异，故不能完全从动物体内的药物代谢研究结果预测人体内的代谢特征。

CYP3A4 是重要的药物代谢酶，具有可调节的活性部位，在不同种属间明显一致，主要通过疏水基团相互作用与底物键合，其底物几乎包括所有亲脂性药物。

CYP2D 在不同种属间相当一致，主要代谢清除芳香基烷基胺，其特征是固有清除率高并易饱和，酶与底物的离子型键合使羟基化代谢出现部位选择性。由于大鼠体内代谢酶在底物需求上更灵活，故许多胺类药物的芳环羟基化代谢反应在大鼠体内进行的速度远大于其他种属，如人、豚鼠、兔、犬和猴等。

CYP2C 在种属间的差异较大。犬体内缺乏相关的酶，对甲苯磺丁脲及其他许多酸性药物（如非甾体抗炎药）不能进行羟基化代谢。

Ⅱ相反应涉及代谢途径的数目少于Ⅰ相反应，种属差异更为明显。体内代谢所需核酸中间体的生物合成能力、转移酶的活性与含量、内源性结合物质的产生速度及药物的性质等都可导致结合反应出现种属间差异。

（二）个体差异和种族差异

体内参与药物代谢的各种酶的表达和活性是由遗传因素（种族与家族遗传）和非遗传学因素（环境因素等）共同决定的。在不同人种的人群间存在的差异为种族差异（racial differences），在同一种族的人群中存在的差异为个体差异（individual differences）。遗传因素是药物代谢个体差异明显的主要原因，由于每个人的遗传背景各不相同，药物代谢酶在人群中广泛存在着遗传多态性现象。药物代谢酶基因多态性或遗传多态性（genetic polymorphism）是指一个或多个等位基因发生突变而产生遗传变异，在人群中呈不连续多峰分布，其代谢药物的能力明显不同。根据药物代谢酶代谢快慢的不同，产生四种不同的代谢表型：超快代谢型（ultrarapid metabolizer，UM）、快代谢型（extensive metabolizer，EM）、中间代谢型（intermediate metabolizer，IM）及慢代谢型（poor metabolizer，PM）。药物代谢酶的基因多态性或遗传多态性是造成药物代谢种族差异和个体差异的主要因素。

参与Ⅰ相反应的主要是 CYP450 酶，如 CYP2C19、CYP2C9、CYP3A4、CYP2D6、CYP1A2 及 CYP2E1 等酶都存在不同程度的遗传多态性。其中 CYP2C19 和 CYP2D6 较为典型，人种不同，PM 的比例不同。CYP2C19 在日本人群中 PM 的发生率约为 25%，在中国人群中约 13.6%，在北美和欧洲白人中约为 2%。降压药异喹胍的 4-羟基化代谢由 CYP2D6 介导，在人群中存在双峰分布，有 EM 和 PM 两种人群，约 1%的亚洲人及 5%~10%的北美和欧洲白人为 PM。除 CYP450 酶外，N-乙酰转移酶、谷胱甘肽-S-转移酶 M1、葡萄糖醛酸转移酶、丁酰胆碱酯酶、巯嘌呤甲基转移酶及二氢嘧啶脱氢酶等都存在遗传多态性。研究发现，52%的高加索人为快乙酰化代谢型，慢乙酰化的比例在其他种族中不尽相同，日本人、美洲印第安人主要为快乙酰化代谢者，而斯堪的那维亚人、犹太人及北非的高加索人多为慢乙酰化代谢者，其主要原因是肝中 N-乙酰转移酶的活性不同引起的代谢差异。例如，异烟肼在人体内经 N-乙酰化而失活，存在快乙酰化代谢和慢乙酰化代谢，慢乙酰化代谢的人服用异烟肼后，多发性神经炎的发生率较高。

（三）年龄

儿童和老年人对药物的代谢能力常常明显低于成年人。新生儿，特别是早产儿，药物代谢酶系统尚未发育完全，代谢酶缺乏或活性低，体内药物容易蓄积，所以胎儿及新生儿用药时，多数情况下不仅药效高且容易产生毒性，如新生儿黄疸是由于胆红素和葡萄糖醛酸结合不充分引起的。新生儿体内葡萄糖醛酸转移酶直到出生时才开始生成，约 3 岁才达到正常水平，故新生儿的葡萄糖醛酸结合反应能力非常有限。新生儿肝内质网发育不完全，CYP450 酶含量低，为成人的 1/3，NADPH-CYP450 还原酶的活性约为成年人的 1/2，尤其是药物的氧化代谢速度较慢。新生儿对氯霉素的解毒能力较差，可引起灰婴综合征。此外，还发现新生儿肝中的羟基化反应、N-脱甲基反应、O-脱羟基反应及硝基还原反应等有关酶也不充分。

药物在老年人体内的代谢表现为速度减慢，耐受性降低。推测可能是代谢酶活性减低，或者是内源性辅助因子的减少导致。老年人的肝血流量仅为青年人肝血流量的 40%～50%，这也是造成药物代谢减慢的原因之一。此外，老年人肝肾功能下降，药物的代谢能力减弱，由于药物在老年人体内代谢比青年人慢，半衰期延长，故相同剂量的药物，老年人体内的血药浓度相对偏高，易引起不良反应和毒性。

（四）性别

性别对药物代谢的影响已经得到证实。不同性别的大鼠体内肝微粒体药物代谢酶的活性有差异。1932 年尼古拉斯（Nicholas）和巴伦（Barron）研究发现，在给予雌性大鼠的巴比妥酸盐仅为雄性大鼠的一半剂量时即可达到同样效果的诱导睡眠时间，原因是雌性大鼠对巴比妥酸盐的代谢能力比雄性大鼠低造成的。大鼠体内的葡萄糖醛酸结合、乙酰化及水解反应等也被发现有性别差异，一般情况下，雄性大鼠体内药物代谢酶的代谢活性比雌性大鼠要高。

另外，药物代谢酶的活性也可受激素水平的影响，故女性生理周期可能会影响部分药物代谢，也有部分研究显示 CYP3A4 在女性体内的代谢活性比男性要高，但 CYP2C19、CYP2D6、CYP2E1 和药物结合反应的活性，在男性体内较高。

（五）妊娠

妊娠期雌性体内激素平衡发生巨大变化，血液中肽和甾体类激素的水平也有很大的变化，都会潜在地影响药物的代谢，而妊娠期间，患者血浆容积增加及血浆蛋白结合率的改变影响了药物的表观分布容积和半衰期，也会使一些药物的血药浓度发生变化，最终影响药物的生物利用度。另外，在此期间，孕妇机体的代谢能力也发生了相应的变化，如由一些 CYP450 酶（CYP3A4、CYP2D6 和 CYP2C9 等）和 UGT（UGT1A4 和 UGT2B7）催化的药物代谢增加，CYP1A2 和 CYP2C19 酶活性则下降，而对乙酰氨基酚葡萄糖醛酸结合物的血浆清除率和代谢清除率，在孕妇中比在非孕妇中分别要高 58% 和 75%。

（六）疾病

许多疾病会对药物代谢产生影响，如肝硬化、酒精性肝炎、肝细胞癌、感染、高胆红素血症、内分泌紊乱、糖尿病及甲状腺功能亢进症等，其中肝脏疾病是最主要的疾病因素。

肝脏是药物代谢的主要器官，肝脏发生病变必然会降低 CYP450 酶活性，导致药物的代谢能力降低。其中 CYP1A、CYP3A 和 CYP2C19 酶的含量和活性特别容易受肝病状态的影响，而 CYP2D6、CYP2C9 和 CYP2E1 则不明显。代谢受肝功能影响较大的药物有苯巴比妥、β-受体拮抗剂及镇痛药等，可能的影响机制包括 CYP450 酶活性降低、肝血流量下降、血浆蛋白结合率降低及肝组织对药物结合能力的改变等，首过效应大的药物受肝功能状态的影响较大。

肾是药物及其代谢产物排泄的主要器官。当肾功能受损时，对主要以原型经肾清除的药物（如多种抗生素）应减少剂量，避免药物在体内蓄积。尽管多数药物的代谢物没有药理活性，但代谢物若在体内过度蓄积，则可能会干扰原型药物与血浆蛋白的结合，改变药物在体内的分布特征，导致结合药物不能及时排泄，也可导致结合药物分解。此外，代谢物还可竞争主动转运系统或抑制药物的进一步代谢。因此，肾功能受损的患者对不同的药物，代谢速度有不同的影响。若代谢物为活性代谢物，则在体内蓄积，导致药理作用增强。

多数药物的消除方式是以形成葡萄糖醛酸结合物经体内消除。肾功能受损后，代谢产物不能及时排泄，导致葡萄糖醛酸结合物分解、形成肠肝循环或葡萄糖醛酸化过程被抑制。例如，氯霉素和劳拉西泮等药物单剂量给药后，肾病患者体内药物浓度水平看似正常，但多剂量给药后，可发生体内蓄积，导致血浆浓度异常增高。

知识拓展　　　　　　药物代谢酶基因多态性分类及对临床用药的影响

药物代谢酶在体内存在四种表型：UM 是少数个体因携带功能增强的等位基因或多拷贝正常等位基因，酶活性明显增强的情况；EM 是正常人群的代谢表型，是纯合子正常等位基因（野生型）产生的正常酶表达；IM 是携带两个活性减弱的等位基因或携带一个正常等位基因和一个功能缺失基因，相应酶活性减弱的情况；PM 是携带有两个功能缺失或活性明显降低的等位基因（突变型）而使酶活性缺乏的情况。药物代谢酶基因多态性对临床用药的影响如下。

1. 个体差异　因药物代谢酶基因多态性分布存在种族差异，故不同人群的药物代谢个体差异的影响程度不同。

2. 体内药物动力学　在 PM 者体内，药物代谢速率会显著降低，血药浓度升高，半衰期延长。

3. 前药的活化能力　氯吡格雷本身无活性，需要在体内经代谢产生活性药物发挥疗效，在 UM 人群中，氯吡格雷迅速代谢，活性代谢产物在体内逐渐蓄积，抗血小板效力强，出血风险增加。而在 PM 人群中，氯吡格雷代谢减弱，活性代谢产物在体内浓度较少，不能充分抑制血小板聚集，抗血小板效力下降。

4. 给药剂量　临床上确定患者初始给药方案时，可将与药物代谢有关的基因多态性检测作为剂量设计的依据，实现以患者为中心的个体化给药方式。

5. 药物疗效与安全性　PM人群使用治疗窗窄或经药物代谢酶失活的药物，可能产生明显的毒性作用，而使用经药物代谢酶激活而产生药理活性的前药，可降低药物疗效。

二、剂型因素对药物代谢的影响

（一）给药途径

不同给药途径的制剂对药物代谢的影响与首过效应有关。血管内给药时，药物可直接进体循环，故没有肝首过效应，非血管内给药均有被代谢的可能，其中口服给药时首过效应最强，造成首过效应个体差异的因素主要有食物、肝功能状态、药物代谢酶的诱导、抑制及遗传因素等。

临床上使用抗心律失常药物普萘洛尔时，发现其静脉给药的疗效不如口服给药。经研究发现，普萘洛尔在人和其他动物体内可代谢产生 4-羟基普萘洛尔和萘氧乳酸两个代谢物，前者与普萘洛尔有同样的药理作用，后者没有药理作用。口服普萘洛尔后能检测到两种代谢产物且两者血药浓度几乎相等，但静脉注射后，血液中未检测到 4-羟基普萘洛尔。故在同等给药剂量下，口服普萘洛尔由于首过效应产生了活性代谢产物 4-羟基普萘洛尔，导致其药理作用比静脉注射提高 2～5 倍。

口服水杨酰胺的血药浓度-时间曲线 AUC 比静脉注射的小很多，原因是 60%以上的水杨酰胺会在消化道黏膜发生结合反应，从而减弱其吸收。

抗抑郁药丙咪嗪经不同途径给药，丙咪嗪及其主要代谢物去甲基丙咪嗪（地昔帕明）在大鼠脑内的含量差别很大。腹腔注射时，丙咪嗪和去甲基丙咪嗪在脑内的含量几乎相等，采用肌内注射或皮下注射时，脑内只能检出原型药物丙咪嗪，说明腹腔注射后，由于首过效应产生了较高浓度的地昔帕明，穿过血脑屏障，分布到脑中，导致较高的脑内浓度。

（二）剂量

药物在体内的代谢反应大都是酶反应，因此机体对药物的代谢能力主要取决于体内各种药物代谢酶的活力和数量。通常药物代谢速度与体内药量成正比，即药物代谢速度随给药剂量的增加而加快，然而体内的代谢酶数量是有限的，当体内增加的药量达到代谢酶的最大代谢能力时，此时药物代谢速度达到最大值，代谢反应出现饱和现象，体内血药浓度异常升高，半衰期显著延长，可能出现严重的中毒反应。有些药物在治疗剂量范围内，就会产生代谢饱和现象，如硫酸结合反应和甘氨酸结合反应，在药物较低给药剂量时就能达到饱和。药物代谢酶的饱和现象受多种因素的影响如肝功能和合并用药等，与药物的安全性和有效性密切相关，临床用药时必须引起充分的重视，并及时调整给药方案。

（三）剂型

剂型可通过改变药物吸收速度和吸收途径从而对药物代谢产生影响。口服水杨酰胺溶液剂、混悬剂和颗粒剂各 1 g 后，测定尿中硫酸结合物排泄量。服用颗粒剂后，硫酸结合物排泄量最多，混悬剂次之，溶液剂最少。主要原因是混悬剂和溶液剂口服后，药物迅速溶解，全部直接接触胃肠黏膜表面，而吸收面的代谢酶数量有限，故易出现饱和现象。然而服用颗粒剂后，药物需要溶出后才能到达胃肠吸收面，有一个逐渐溶出的过程，故不易出现与硫酸结合反应的饱和状态，尿中的硫酸结合物排泄量明显增加。

（四）手性药物

许多药物存在光学异构现象，目前临床上使用的药物多数以消旋体或对映体混合物形式应用，仅有少数药物以单纯光学异构体的形式应用。由于体内代谢酶及药物受体具有立体选择性，故不同异构体代谢途径和速度不同，导致药理活性和不良反应不同。

药物代谢酶对手性药物对映体代谢具有立体选择性。华法林是 R 和 S 对映体的外消旋混合物，其中 S-华法林的药理作用是 R 型的 5 倍。S-华法林主要由 CYP2C9 代谢，部分由 CYP2C19 代谢，且 CYP2C9 具有遗传多态性，R-华法林由 CYP1A2 和 CYP3A4 等代谢。利尿药茚达立酮对映体在恒河猴体内均是以苯环对位羟基化的途径被代谢，但 R-对映体的代谢速度是 S-对映体的 40 倍，药物对映体的代谢差异可通过完全不同的代谢途径表现出来。

研究发现对映体在体内代谢过程中可发生构型的转化，手性转化可能增加药物的疗效或者产生毒性。例如，布洛芬有 S 型和 R 型，其药理作用主要来自 S 型，R 型在体内可部分转变为 S 型，临床上使用 S-布洛芬可准确定量，避免非活性 R-布洛芬的潜在不良反应。

（五）药物的相互作用

1. 药酶诱导作用　许多药物，特别是在肝中停留时间长且脂溶性好的化合物，能够使某些药物代谢酶过量生成，从而促进自身或其他药物的代谢，这种作用被称为酶诱导作用（enzyme induction），这些药物称为酶诱导剂（enzyme inducer）。不同的药物可能诱导不同的酶系，常见的酶诱导剂见表 5-1。

表 5-1　常见的酶诱导剂和受影响的药物

诱导剂	受影响的药物
乙醇	双香豆素类
巴比妥类	巴比妥类、氯丙嗪、双香豆素类、皮质类固醇、多西环素、苯妥英、氯霉素、洋地黄毒苷、口服避孕药、卡马西平
二氯醛比林、灰黄霉素	华法林
邻甲苯海拉明	氯丙嗪

续表

诱导剂	受影响的药物
氨甲醚氮䓬	苯妥英
保泰松	氨基比林、双香豆素类、皮质类固醇
利福平	双香豆素类、甲苯磺丁脲、口服避孕药、地高辛、普萘洛尔
苯妥英	皮质类固醇、双香豆素类、口服避孕药、甲苯磺丁脲、茶碱、地高辛
卡马西平、圣约翰草	卡马西平、双香豆素类

酶诱导作用结果是促进药物代谢，对药物治疗尤其是合并用药具有较大影响。与具有酶诱导作用的药物合用时，若剂量保持不变，则达不到治疗所需的血药浓度水平；若代谢物无活性或其活性比母体药物低，则药理作用消失或下降。停用酶诱导剂后，会使其他合用药物的血药浓度迅速升高，导致中毒发生。

此外，有些酶诱导剂具有自身酶诱导作用，可加速自身的代谢，连续应用此类药物可导致临床疗效下降，药物产生耐受现象。例如，苯巴比妥是自身酶诱导剂，作为安眠药使用时，开始几天有效，连续服用数天后，由于苯巴比妥诱导体内代谢酶的活性，导致药物代谢速度明显加快，疗效下降甚至无效。

> **知识拓展** **药物代谢酶诱导机制**
>
> 药物代谢酶诱导机制有两方面：一是 mRNA 翻译活性和稳定性、基因转录增加，如乙醇通过抑制 CYP2E1 脱辅基蛋白的降解实现诱导 CYP2E1，3-甲基胆蒽可通过提高 mRNA 的稳定性来增加 CYP1A2 转录等；二是与核受体介导的转录有关，多数药物代谢酶的诱导与核受体介导的转录密切相关，如孕烷 X 受体（pregnane X receptor，PXR）、组成型雄烷受体（constitutive androstane receptor，CAR）、芳香烃受体（aryl hydrocarbon receptor，AHR）及维 A 酸 X 受体（retinoid X receptor，RXR）等。以苯巴比妥诱导 CYP3A4 为例，苯巴比妥（PXR 配体）进入细胞核后，与 PXR 结合，继而与 RXR 形成异二聚体，结合到 CYP3A4 基因启动区域的响应单元，调节蛋白的 mRNA 转录，诱导 CYP3A4 基因的表达，进而调节蛋白的表达。

2. 药酶抑制作用 一些药物对代谢酶具有抑制作用，使其他药物代谢减慢，体内蓄积量增加，作用时间延长，药理活性或不良反应增强，这种作用被称为酶抑制作用（enzyme inhibition），这些药物称为酶抑制剂（enzyme inhibitor）。临床常见的酶抑制剂见表 5-2。例如，氯霉素通过抑制肝微粒体酶的作用，从而抑制甲苯磺丁脲的代谢，引起低血糖昏迷，同时也能抑制苯妥英钠的代谢，可能产生眼球震颤及精神错乱等苯妥英钠的中毒症状。

表 5-2 常见的酶抑制剂和受影响的药物

酶抑制剂	受影响的药物
西咪替丁	环孢菌素 A、地西泮、华法林
双香豆素	苯妥英、甲苯磺丁脲
氯霉素	环己巴比妥、甲苯磺丁脲、苯妥英钠
羟基保泰松	双羟基香豆素
别嘌醇	巯嘌呤
二丙基醋酸	苯巴比妥、扑米酮
异烟肼	香豆素、阿芬太尼
葡萄柚汁、红霉素、酮康唑	卡马西平、特非那定

酶抑制作用主要有两种形式，一种是不可逆的抑制，如炔雌醇、螺内酯、炔诺酮、二硫化碳、三氟乙烯醚及司可巴比妥等与 CYP450 酶共价结合，破坏 CYP450 酶，不可逆地抑制了 CYP450 酶活性。另一种是可逆性抑制，如 β-二乙氨乙基二苯丙乙酸酯（proadifen，SKF-525A），由于其可延长环己巴比妥的催眠作用而被发现，在环己巴比妥给药前给予 SKF-525A，能使环己巴比妥的半衰期显著延长，但给药 48 h 后，再给予巴比妥等药物时，SKF-525A 反而促进上述药物的代谢。SKF-525A 可抑制大多数药物的氧化作用，主要和 CYP450 酶紧密结合，从而竞争性抑制了药物的代谢。竞争性抑制剂主要通过与酶底物竞争结合的部位，从而影响酶底物与酶的结合，发挥抑制作用。

此外，还有一些药物对某一药物是酶诱导剂，对另一药物是酶抑制剂，如保泰松对肝药酶活性的改变因合用药物种类不同而异，它对安替比林、可的松及地高辛等药物是酶诱导剂，而对甲苯磺丁脲、苯妥英及苯妥英钠等药物则是酶抑制剂。

知识拓展

患者，女，45 岁，因癫痫而口服卡马西平，单次口服给药后，消除半衰期为 25～65 h，长期口服给药后，半衰期为 12～17 h。与华法林合用可以降低抗凝作用，与利福平合用，卡马西平血药浓度下降，与红霉素合用，卡马西平血药浓度升高。

问题 1：为什么患者长期给药后，卡马西平半衰期会缩短？

【解析】卡马西平自身为 CYP3A4 酶诱导剂，患者在使用一段时间卡马西平后，可诱导 CYP3A4 酶活性，从而加快自身的代谢。

问题 2：卡马西平与华法林合用，抗凝作用为什么减弱？

【解析】卡马西平不仅可促进其自身的代谢，也可加速其他药物的代谢。其与华法林合用后，通过诱导 CYP450 酶活性，增加华法林代谢，从而降低药物的药理作用。

问题 3：卡马西平与利福平合用，为什么卡马西平血药浓度下降？

【解析】利福平是一种有效的 CYP3A4 酶诱导剂，可增加卡马西平的肝脏清除率，合用后卡马西平代谢加快，血药浓度下降。

问题 4：卡马西平与红霉素合用，为什么卡马西平血药浓度升高？

【解析】红霉素是 CYP3A4 酶抑制剂，可抑制 CYP450 酶活性，合用后可降低卡马西平代谢，血药浓度升高。

问题 5：患者能否使用葡萄柚汁送服卡马西平？

【解析】葡萄柚汁中含有 CYP3A4 酶抑制剂的成分，若同时使用，可抑制卡马西平代谢，血药浓度增加，因此服用卡马西平时避免使用葡萄柚汁。

三、其他因素

（一）饮食

饮食对药物代谢的影响主要取决于饮食中蛋白质、糖、脂肪、微量元素和维生素等营养成分。糖、蛋白质和脂肪对药物代谢酶的活性均有一定程度的影响，但是蛋白质对药物代谢的影响更为重要。若食物中缺乏蛋白质，导致体内蛋白质含量极度缺乏，可使肝细胞分化减慢，同时 CYP450 及 NADPH-CYP450 酶活性降低，药物代谢能力减弱，可降低药物如苯巴比妥、氨基比林、茶碱及苯胺等的代谢速率，药理效应增加或毒性加强。

磷脂为细胞膜组成部分，影响药物代谢酶的催化能力，食物中的脂肪会影响药物的代谢。若食物中缺少亚油酸或胆碱类，微粒体中磷脂的量下降，从而影响 CYP450 酶功能，使药物代谢酶系不适应性增强，最终影响药物的代谢。

　　铁、锌、钙、镁、铜、硒及碘等微量元素对药物代谢也有一定影响。多数情况下，微量元素缺乏会导致药物代谢能力下降，但缺铁时，可增加环己巴比妥或氨基比林的代谢。一般认为铁过多会破坏内质网上脂质而使混合功能氧化酶作用受影响，故缺铁可增加一些药物的代谢。

　　维生素是合成蛋白质和脂质的必需成分，后两者又是药物代谢酶系统的重要组成部分，如维生素 B_2 缺乏时，肝及肠道细菌中偶氮还原酶活性下降，维生素 C 缺乏时，苯胺和香豆素等药物的羟基化作用降低，但维生素对药物代谢的影响不如蛋白质那样明显，仅在严重缺乏时才表现出来，其机制仍不清楚。

　　一些水果、蔬菜也会影响药物的代谢，如葡萄柚（汁）中含有呋喃香豆素类衍生物及柑橘素等活性成分，这些成分可选择性地抑制肠壁组织和肝微粒体中的 CYP3A4 和 CYP1A2 酶活性，抑制药物代谢及首过效应，如可减少一些药物如非洛地平、尼群地平、硝苯地平及奎尼丁等的首过效应，使其口服生物利用度增加，不良反应发生率提高。蔬菜如花椰菜、芥蓝等中含有诱导 CYP1A2 酶活性的成分，可加快多种药物的代谢。

（二）环境

　　环境中存在多种能影响药物代谢的物质，如放射性物质、重金属、工业污染物、杀虫剂和除草剂等。大鼠长期饮用铀污染的水后，CYP2B1 和 CYP3A1/A2 酶分别在代谢器官中的表达显著升高。动物长期接触铅可诱导 CYP450 酶，而短期的铅接触则降低药物代谢能力。长期摄入有机汞可能抑制药物代谢，而无机汞则诱导药物代谢。镉作为蔬菜中的污染物及铝制品的杂质，大量摄入会抑制药物代谢酶活性，机制可能是镉诱导血红蛋白氧化酶的活性。2，3，7，8-四氯二苯二噁英（TCDD）是具有刚性平面结构的多环类工业污染物，对多环烃类代谢的 I 相酶、UDP-葡萄糖醛酸转移酶、δ-氨基乙酰丙酸合成酶和谷胱甘肽-S-转移酶有诱导作用，因此对 I 相和 II 相反应都会造成影响。杀虫剂是空气、食物和水中普遍存在的一种环境污染物，例如，全氯五环癸烷和开蓬对 CYP450 酶有一定的诱导作用，可增加联二苯及华法林的代谢，而马拉硫磷和对磷酸则对药物代谢有一定的抑制作用。

（三）生活习惯

　　吸烟、饮酒等生活方式也会影响药物代谢酶活性。乙醇能诱导 CYP450 酶，增强其代谢活性。例如，长期饮酒的患者服用正常剂量的苯妥英钠，不能有效控制癫痫病的发作；长期大量饮酒的人可能出现酒精性肝病，损伤肝功能，使药物代谢酶活力下降，代谢能力减弱。烟草中的尼古丁等成分对药物代谢酶有一定诱导作用，可提高药物代谢。

第四节　药物代谢研究的应用

　　药物代谢研究在新药研发、制剂设计及临床合理用药等方面起到十分重要的作用，通过药物代谢研究确定药物在体内的主要代谢途径、代谢方式及代谢产物，并对原型药及其代谢物的活性和毒性进行比较与分析，阐明药效或毒性产生的物质基础。近年来，建立了许多体外代谢模型，使得在体外进行大规模、高效率和低成本的代谢筛选成为可能，加快了新药筛选和开发的速度，提高了创新药物开发的成功率，缩短了研究周期，降低了开发成本。

　　不同的给药途径与剂型等各种影响药物代谢酶活性的因素，均可导致临床药物治疗时产生代谢差异，最终引起药物在不同个体内有不同的疗效和不良反应。因此，通过对药物代谢特性的研究，探索药物代谢规律，为临床个体化给药方案制订提供依据，达到提高药物的生物利用度和药理效应、避免或降低药物的不良反应的目的。由此可见，药物代谢不仅与药理效应和不良反应相关，而且与候选药物的设计与筛选、药物制剂设计及工艺改革、提高药物制剂的安全性和有效性密切相关。

一、在临床药学中的应用

（一）个体化用药

个体化用药是药物治疗在充分考虑每个个体的遗传基因信息（药物代谢基因类型）、性别、年龄、体重、生理特征、特定个体的病情、病因及合并用药等综合情况的基础上，制订安全、合理、有效和经济的有针对性的药物治疗方案。由于大部分的药物反应个体差异是由遗传因素造成的，不同的药物代谢酶可能对药物产生活化或灭活作用，因而对药物动力学及药效学影响不同，故药物代谢基因类型决定着药物反应的个体差异。

大多数药物代谢酶均具有遗传多态性，包括Ⅰ相代谢酶（CYP450酶）和Ⅱ相代谢酶（UGT和NAT），编码代谢酶的基因多态性会使酶的活性增加、降低或失活，可能改变对底物特异性识别。

1. CYP2C19的基因多态性与个体化用药　氯吡格雷主要经CYP2C19代谢生成活性代谢产物，发挥抗血小板凝聚作用。常规剂量的氯吡格雷在PM者中产生的活性代谢产物少，抑制血小板聚集作用下降，形成血栓的风险增加；而在UM者中，出血风险增加。

2. CYP2D6的基因多态性与个体化用药　CYP2D6呈现基因多态性并决定其代谢表型的多态性，使代谢酶的活性表现为缺失、降低或增加等，导致药物毒性增加或无法起效，此类患者应避免使用该药物。例如，可待因经CYP2D6代谢为吗啡而发挥镇痛作用，在UM者，代谢物吗啡过度增加，毒性风险性提高，故UM者应避免使用可待因。

3. NAT的基因多态性与个体化用药　异烟肼快乙酰化者，易引起肝毒性；异烟肼慢乙酰化者，其体内的异烟肼与维生素B_6竞争吡哆激酶，使活性吡哆醛产生下降，两者结合成腙由尿排出，使维生素B_6减少，易致神经系统毒性。因此检测基因型有助于临床个体化给药方案的制订。

4. 药物代谢酶缺失　由于遗传缺陷导致患者体内药物代谢酶缺失，则该患者应禁用此代谢酶的底物。例如，蚕豆症是葡萄糖-6-磷酸脱氢酶（G-6-PD）缺乏症，介导NADPH的生成，保护红细胞免受氧化反应的破坏。G-6-PD缺失的患者应避免使用奎宁、伯氨喹及阿司匹林等经G-6-PD代谢的药物。

（二）基于代谢的药物相互作用与合理用药

药物相互作用（drug interaction，DI）是指几种药物同时或前后序贯应用时，药物原有的理化性质、药物动力学或药效学发生改变。引起代谢性药物相互作用并导致药物不良反应增加、疗效减弱，甚至治疗失败的重要原因是药物代谢酶被抑制或诱导，故临床医师和药师应熟悉药物代谢学知识，如常见的CYP450酶诱导剂、抑制剂及底物等，有助于发现临床实践中潜在的风险，更好地预测或避免药物相互作用、选择相互作用低的替代药品、进行药物治疗监测及调整用药剂量等，促进临床合理用药。例如，特非那定与酮康唑合用时，酮康唑可显著地抑制特非那定的代谢，造成特非那定的血药浓度显著升高，导致致命的室性心律失常。在临床上，联合用药已成为一种重要的治疗手段，因此药物相互作用不可避免，有可能产生毒性，这种毒性是十分危险的，尤其是那些治疗窗窄又常与其他药物合用的药物（如抗凝药、抗忧郁药和心脑血管药物），在联合用药时应格外谨慎。

二、在新药开发中的应用

（一）药物代谢研究在新药研发中的作用

药物的代谢研究已成为新药筛选的重要环节，在新药研发中使用药物代谢的方法可快速筛选出具备较高的体外活性、代谢稳定、明确代谢途径、相互作用可能性低的及理想的药物动力学性质的化合物，有助于了解新药研发过程中候选药物可能的毒性和临床安全性问题。

我国《药物非临床药代动力学研究技术指导原则》明确指出创新性药物研究过程中需要了解其

在体内的代谢情况，包括代谢类型、代谢途径、代谢产物及可能涉及的代谢酶。对于新的前药，除对其代谢途径和主要活性代谢物结构进行研究外，尚应对原型药和活性代谢物进行系统的药物动力学研究。而对主要在体内以代谢消除为主的药物（原型药排泄<50%），临床前先采用色谱方法或放射性核素标记方法分析和分离可能存在的代谢产物，而后采用色谱、质谱联用等方法初步推测其结构。如果临床研究提示其在有效性和安全性方面有开发前景，在申报生产前需弄清主要代谢产物的结构、可能代谢途径及代谢酶，但当多种迹象提示可能存在有较强活性或者毒性的代谢产物时，应尽早开展该产物的研究，以确定开展代谢产物动力学试验的必要性。

（二）药物代谢研究与创新药物筛选

新药研发早期，药物代谢研究为新药筛选的重要环节，进行体外药效筛选的同时，可采用肝微粒体法等技术进行药物代谢研究，选择具有较佳的药物动力学和药理学性质的候选化合物进行新药研究。理想的药物具有较高的体外活性、较好的体内生物利用度及合适的半衰期等药物动力学性质。为此，我们可通过改变药物化学结构降低代谢清除率，达到延长半衰期和提高生物利用度的目的。

通过药物代谢研究，可知候选化合物在体内可能的代谢物，代谢途径、潜在的活性与毒性，从而筛选出或指导研究合成更为安全有效的候选药物。一些药物在体内可形成活性代谢物，其中有些已被开发成为新药并用于临床。例如，对乙酰氨基酚是非那西丁在体内的活性代谢物，与非那西丁相比，对乙酰氨基酚的镇痛作用更好，且无高铁血红蛋白血症和溶血性贫血等副作用。因此，活性代谢物可为寻找更为安全有效的药物提供重要线索。

（三）药物代谢与前药设计

前药（prodrug）是指将活性药物衍生化成药理惰性物质，但该惰性物质在体内经化学反应或酶反应后，转变为原来的活性形式，再发挥治疗作用。

1. 多巴胺前药的设计 多巴胺不易透过血脑屏障发挥治疗作用，将其制备成左旋多巴前药后，可透过血脑屏障进入中枢，在脑内经酶解脱羧反应后生成多巴胺，进而发挥其药理作用。

2. 氨苄西林前药的设计 氨苄西林在胃中被胃酸所分解，为增加胃液中氨苄西林的稳定性，将其制成酞氨西林和匹氨西林前药，对胃酸稳定，进入肠道后，可被肠道非特异性酯酶水解转化成氨苄西林而吸收。

3. 氟尿嘧啶（5-FU）前药的设计 替加氟是氟尿嘧啶的前药，是在氟尿嘧啶的 N1 位上接上一个四氢呋喃而得，脂溶性增加。替加氟体外抗癌活性较弱，但在体内能缓慢释放出氟尿嘧啶而发挥作用。替加氟与氟尿嘧啶相比具有以下优点：①脂溶性高，吸收好，可口服和直肠给药；②半衰期长，疗效持久；③毒性低，能通过血脑屏障。

4. 替加氟前药的设计 双呋氟尿嘧啶（FD1）是替加氟的前药，是在替加氟的基础上，在 N3 位上再接入一个四氢呋喃而得。FD1 脂溶性更高，口服吸收更好，但不良反应也多，引起较强的恶心、呕吐及中枢神经性毒性，可能与 FD1 脂溶性强更易通过血脑屏障有关。

（四）药物代谢的饱和现象与制剂设计

药物在体内的清除以代谢为主，而代谢反应大都是酶反应，药物口服吸收进入体循环前，受到胃酸作用和代谢酶的代谢，如果代谢酶作用较大，可使给药剂量中大部分药物受到代谢，进入体循环的药量减少，使药理作用减弱甚至无效。这是目前导致许多药物不能口服给药或口服给药后生物利用度低的一个重要原因。因此，如何利用制剂技术，尽量减少和避免首过效应，提高药物的生物利用度对临床应用具有重要意义。

由于药物代谢酶的活力和数量有一定限度，当体内药物量不断增加到一定程度，达到药物代谢酶的最大代谢能力时，代谢反应会出现饱和现象，此时，代谢能力下降。消化道黏膜中的代谢酶较易被饱和，可通过增大给药量或利用制剂技术（如速释技术），使代谢部位局部产生高的药物浓度，饱和代谢酶，降低代谢的速度，增加药物的吸收量。

左旋多巴肠溶性泡腾片设计：临床应用多巴胺前药左旋多巴治疗帕金森病，但左旋多巴不仅被脑内的脱羧酶脱羧，也能被消化道、肝中的脱羧酶脱羧，故口服左旋多巴首过效应强烈，生物利用度只为静脉注射的约 30%，常通过加大给药剂量来维持有效血药浓度，但恶心、呕吐及食欲缺乏等副作用明显增加。经研究表明，肠壁内脱羧酶的活性在小肠回肠末端最高，不易饱和，而左旋多巴的主要吸收部位在十二指肠，该部位脱羧酶的活性较低，并有饱和现象。因此，将其制成十二指肠速释制剂，即采用肠溶材料将左旋多巴的肠溶性泡腾片包衣，口服到达十二指肠后，起泡剂产生作用，使片剂迅速崩解并释放药物，局部十二指肠部位造成高的药物浓度，饱和此处的脱羧酶，减少脱羧作用，增加左旋多巴吸收，提高生物利用度，降低胃肠道副作用。

（五）药物代谢与制剂设计

肝脏是各种药物代谢酶最多的器官，大部分药物的代谢都是在肝中进行的，许多药物口服后在肝中有较强的首过效应而使疗效减弱或失效，为避免肝药酶对药物的代谢，可考虑改变剂型或给药途径，避免肝首过效应，增加这类药物的临床适用范围。因此，研究口服药物在肝中的代谢规律及其对血药浓度的影响，对制剂设计和剂型改革有重要意义。

1. 睾酮和黄体酮制剂设计 睾酮和黄体酮口服后，经消化道代谢和肝代谢，基本无效，故临床使用其注射剂。若将其制成舌下片用于口腔给药，其效果可比口服片高出 20～30 倍。

2. 硝酸甘油制剂设计 口服硝酸甘油片无效，制备成舌下片，口腔黏膜给药后，可在 1～2 min 内产生作用，但维持时间太短。近年来，成功研制了各种硝酸甘油的经皮给药制剂，如软膏剂和贴片等，将药物贴敷于患者胸部，使硝酸甘油逐渐透过皮肤吸收进入体循环，避免了硝酸甘油在消化道的大量代谢，且由于其经皮缓慢吸收作用而获得了长效作用。

（六）酶抑制剂与制剂设计

酶抑制剂可抑制药物的代谢而导致药物代谢特征的改变，根据酶抑制剂的性质，可设计复方制剂，利用一个药物对代谢酶产生抑制，从而减少或延缓复方中另一个药物的代谢，达到提高疗效或延长作用时间的目的。

复方卡比多巴片设计：将左旋多巴与脱羧酶抑制剂卡比多巴制成复方片剂，卡比多巴可抑制小肠、肝和肾中的脱羧酶活性，故能抑制左旋多巴在外周的脱羧作用，而使进入中枢的左旋多巴增多，提高脑内多巴胺的浓度。复方卡比多巴片的设计明显降低了左旋多巴的给药剂量，减轻副作用，使一些因左旋多巴副作用大而不能使用的患者可继续使用该药物。

第五节　药物代谢的研究方法

药物代谢研究主要包括代谢途径的推断、代谢产物的分离鉴定、参与代谢的酶、代谢速度和程度、药物对代谢酶的诱导或抑制作用等，这些研究关系到药物的疗效、药效作用持续时间及毒性等，对于开发更安全有效的新药，研究药物疗效与毒性、作用机制、药物相互作用及合理用药等均有重要指导意义。药物代谢的研究方法包括体外法和体内法，体外研究可通过高通量筛选，对大量候选药物的药物动力学特性作出初步评价，缩小体内筛选范围，有时运用体外模型预测体内参数不理想时，必须借助体内法，而药物动力学的体内代谢研究可对体外研究结果加以验证，并帮助寻找更富预见性的体外代谢模型。

一、药物代谢的体外研究方法

体外代谢研究有很多优点：①简便、快速，适合于大批量药物筛选；②适合体内代谢转化率低，且缺乏灵敏检测手段的药物；③可排除体内诸多干扰因素，直接观察代谢酶对底物的选择性代谢，为体内代谢研究提供重要依据；④不需要消耗大量的样品和试验动物，研究费用相对较低。但体外法进行代谢研究也有不足之处，研究结果可能会出现与体内代谢情况不完全一致的现象。

肝脏是药物体内代谢的重要器官，也是机体进行药物生物转化的主要场所，因此，药物的体外代谢研究模型主要是以肝脏为基础，并以其特有的优势在药物代谢的研究中得到广泛的应用。

（一）离体肝灌流法

离体肝灌流法将整个新鲜的肝组织分离移至体外，保持在 37℃，并迅速插管。灌流液经门静脉插管入肝，由出肝静脉插管流出，进行循环，在既定的时间点取灌流液，测定药物及其代谢物的浓度，同时可进行结构分析，为保证代谢酶的活性，插管应迅速完成，并立即灌流供氧。离体肝灌流法一方面保留了肝细胞正常的结构和功能，接近体内实际情况；另一方面排除其他组织器官的干扰，具有离体系统的优点，可控制药物的浓度，动态地监测药物对肝脏的作用。

（二）肝细胞培养法

肝细胞培养法以离体的肝细胞辅以氧化还原型辅酶，与药物在人工模拟生理温度和环境条件下进行的孵育反应。该法可克服肝组织难以获得的不足，可较好地保持完整肝细胞的功能，与正常生理状况接近，并与体内具有一定的相关性，适用于蛋白及 mRNA 水平药物代谢酶诱导及酶活性的研究，在评估药物代谢过程中药物间的相互作用时，得到广泛的应用。

原代培养肝细胞法保留了体内 CYP450 酶的水平与真实水平一致，可真实反映药物在体内代谢途径和生物转化过程，在药物代谢研究中具有非常重要的价值，但价格贵，不易获得，因此常采用肝细胞系进行体外药物代谢研究。HepG2 因最具人肝癌细胞株特征而常被使用，但由于来源和培养条件的不同，细胞内代谢酶的表达呈现不同形式，限制了它的应用。其他的细胞系，如HLE、THLE、BC2 及 Fa2N-4 能表达部分代谢酶，但都不完整。另一从感染慢性丙型肝炎病毒的肝癌患者体内非瘤组织分离得到的 HepaRG 细胞，在形态学上与新鲜的肝细胞具有高度的相似性，呈现了肝的特性，尤其是 CYP450 酶、转运蛋白质和核受体等，可用于药物代谢研究和毒性研究。

（三）肝切片法

肝切片法是将新鲜肝组织用切片机切成一定厚度的切片，试验时药物与切片共同孵育，按照设计要求在不同时间点采样，测定代谢产物及其生成速率，肝切片不仅完整地保留所有肝药酶及各种细胞器的活性，而且保留了细胞与细胞间的联系及一定的细胞间质，可对药物Ⅰ相、Ⅱ相反应及酶诱导等进行研究。因此，对某些药物代谢研究来说，使用肝切片技术比使用游离肝细胞孵育或培养更能真实反映药物在体内生理情况下的代谢过程，特别适合于比较不同组织器官的代谢差异和代谢种属差异。

（四）亚细胞片段法

亚细胞的片段是采用差速离心法将肝组织的匀浆液离心而得。该方法制备简单，易于操作，重现性好，制得亚细胞片段可在-80℃温度下保存两年，仍有较高的酶活性，适用于药物开发早期阶段的代谢研究。

1. 肝微粒体法 将肝组织匀浆通过差速离心分离出肝微粒体，用适当缓冲液悬浮后，用于体外药物代谢和药物相互作用的研究，由于分离出的肝微粒体含有肝脏表达的参与药物代谢的Ⅰ相和Ⅱ相代谢酶，是目前应用最多的体外代谢研究模型。

2. S9 片段（S9 fraction） 是将肝组织匀浆液经差速离心获得，包括微粒体和细胞溶质成分，主要用于药物代谢和药物相互作用研究。然而，相对于肝微粒体法，酶的活性较低，限制了使用。

（五）基因重组代谢酶法

基因重组 CYP450 酶是利用基因工程及细胞工程的技术，将调控 CYP450 酶表达的基因整合到大肠埃希菌或昆虫细胞中，经细胞培养，表达高水平的 CYP450 酶，继续分离纯化得到纯度较高的单一 CYP450 同工酶。该法特点是可运用纯度较高的单一 CYP450 同工酶进行药物体外代谢研究，了解药物代谢的种属差异性，适用于诱导或抑制药物代谢的主要 CYP450 同工酶、药物代谢多态性、药物毒性机制及药物代谢相互作用的研究。

二、药物代谢的体内研究方法

体内药物代谢研究，一般指研究对象（人、大鼠、小鼠和犬等）给药后，采用气相色谱质谱联用或液相色谱质谱联用等技术，测定不同时间点的药物及其代谢物在血、尿、粪便及胆汁等生理体液或排泄物中的浓度，计算有关参数，如清除率和半衰期等，分离鉴定可能的代谢产物，解析药物代谢途径，能够真实地反映药物在体内的吸收、分布、代谢和排泄过程。

（一）药物探针法

对主要经肝代谢的药物（如安替比林），清除率常作为其代谢能力的指标，可直接反映肝代谢的能力，还有些药物选择性地经某一种同工酶代谢，其清除率则可作为该同工酶的活性指标，如咖啡因和茶碱主要经 CYP1A 代谢，美芬妥英主要经 CYP2C9 代谢，红霉素经 CYP3A 代谢，此类药物的清除率可反映同工酶的活性，因此可作为相应同工酶的在体探针药物，根据试验药物组和空白对照组中探针药物与代谢物比值变化，分析试验药物对探针药物代谢的影响，推断试验药物对 CYP450 酶的调控作用。

（二）体内指标法

体内指标法不借助任何探针药物，利用某些内源性物质及其代谢的水平变化，来反映某些药物代谢酶或代谢途径的变化。血浆中的胆红素和尿中的 6β-羟基可的松与药物代谢相关性较好，是常选用的体内指标。胆红素依靠在肝中与葡萄糖醛酸结合而从血浆中清除，可作为肝葡萄糖醛酸结合的指标，当 UGT 酶活性下降时，血浆中胆红素水平将升高。可的松由肝微粒体 CYP3A 催化生成 6β-羟基可的松，经尿排泄，可以 6β-羟基可的松或以 6β-羟基可的松与 17-羟基可的松的比值作为 CYP3A 的指标。

本 章 小 结

章末总结

药物被机体吸收后，在体内各种酶及体液环境的作用下，发生氧化、还原、水解及结合反应，化学结构发生改变，这一过程即为药物代谢，又称生物转化。药物代谢与其药理作用密切相关，其临床意义主要表现为代谢使药物失去活性、代谢使药物活性降低、代谢使药物活性增强、代谢使药理作用激活和代谢产生毒性代谢物。

药物代谢主要发生在肝或其他组织的内质网，经微粒体酶和非微粒体酶催化代谢，代谢反应通常分为Ⅰ相反应（氧化、还原和水解）和Ⅱ相反应（结合反应）。有一些药物不发生代谢反应，以原型药物排出体外。

影响药物代谢的因素主要有种族、年龄、性别、妊娠等生理因素，以及给药途径、剂量、药物相互作用、剂型等因素，此外饮食、环境和生活习惯也会影响药物代谢。

通过药物代谢研究确定药物在体内的代谢规律，阐明药效或毒性产生的物质基础，为新药开发、作用机制研究、制剂设计及为临床合理的个体化给药方案制订提供依据，达到提高药物的生物利用度和药理效应，避免或降低药物的不良反应的目的。

药物代谢的研究方法包括体外法与体内法，两者相辅相成，当运用体外模型预测体内参数不理想时，就必须借助体内法。此外，药物动力学的体内代谢研究可对体外研究结果加以验证，有助于寻找更富预见性的体外代谢模型，而体外研究可通过高通量筛选对大量候选化合物的药物动力学特性作出初步评价，缩小体内筛选范围。

思 考 题

1. 请简述药物代谢的临床意义。
2. 请简述什么是药物代谢的Ⅰ相反应和Ⅱ相反应。分别包括哪些反应？
3. 请简述影响药物代谢的生理因素和剂型因素。
4. 请简述药物代谢在新药开发中的应用。
5. 请简述什么是药物代谢酶的基因多态性。

（任国莲）

章前学习
指导

第六章 药物排泄

学习目标

1. **掌握** 药物肾排泄的机制及影响因素；肾清除率的意义；肠肝循环概念及对药物作用的影响。
2. **熟悉** 药物胆汁排泄机制及影响因素。
3. **了解** 药物排泄的其他途径；肾排泄和胆汁排泄的研究方法。

第一节 概　　述

一、定　　义

药物的排泄（excretion）指体内药物以原型或代谢物的形式通过排泄器官排出体外的过程。药物的消除（elimination）是指体内药物通过代谢（生物转化）和排泄从体内不可逆除去的过程。

二、常见排泄途径

药物及其代谢产物可以通过肾脏、胆汁、消化道、呼吸系统、乳汁、汗腺、唾液腺等途径排泄。其中，肾脏排泄（renal excretion）和胆汁排泄（biliary excretion）是药物的最重要排泄途径，大多数药物以代谢物或原型主要通过肾脏由尿液排泄。此外，药物可经胆汁进入肠道，再随粪便排泄。部分药物也可以通过唾液、乳汁、汗液及肺等途径排泄。青霉素类、头孢菌素类、氨基糖苷类等药物主要通过肾脏排泄，多柔比星、固醇类等药物主要通过胆汁排泄，气体及挥发性药物，如吸入麻醉剂、乙醇等可随肺呼吸排出体外。红霉素、卡马西平、地西泮、茶碱等从乳汁中排泄量较大。盐类（如氯化钠）、水杨酸、尿素等可以通过汗液分泌而排出体外。

三、排泄与药理作用

药物的排泄关系到药物在体内的浓度、药效及其维持时间、药物的不良反应等。药物的排泄速度是影响体内血药浓度的重要因素，血中药物量随排泄而减少逐渐失去药效，当药物由于相互作用或受疾病等因素的影响，排泄速度减慢时，血中药物量增大，此时如不调整剂量，往往会产生副作用甚至出现中毒现象。例如，肾衰竭造成药物肾排泄缓慢时，卡那霉素、链霉素、庆大霉素等氨基糖苷类抗生素在体内滞留时间延长可能造成不良反应。药物从血液中消除，并非简单的过程，受到各种因素的影响，如排泄的途径和方式、药物的理化性质、给药途径和方法、合并用药等，为了制订正确的给药方案和合理的措施，需要对各种因素有全面的了解，掌握其影响规律。

第二节　药物的肾排泄

一、肾排泄特点

肾脏是人体排泄药物及其代谢产物的最重要器官。肾脏位于腰椎两侧的腹膜腔内，左右各一。肾脏的纵剖面如图 6-1 所示，肾的表面有层纤维膜称为被膜，其下方为肾实质，后者又分为皮质（cortex）和髓质（medulla），其中皮质位于肾边缘部，内有肾小球，髓质位于皮质深部，由 15～20 个肾锥体组成。肾锥体底部与外周皮质相连，顶部为肾乳头，深入肾小盏内，肾小盏连接成较大肾大盏后形成肾盂与输尿管相连。由肾脏形成的尿液经肾乳头流入肾盂经输尿管引流进膀胱，经尿道排出体外。

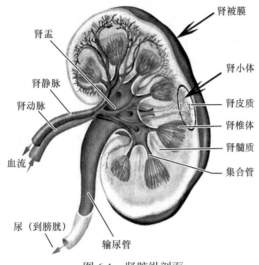

图 6-1　肾脏纵剖面

　　肾脏的基本单位是肾单位，集中负责代谢废物的排出和维持水、电解质的平衡，每个肾包含 $1×10^6 \sim 1.5×10^6$ 个肾单位，它与集合管共同完成泌尿功能。如图 6-2 所示，肾单位由肾小体、近曲小管、髓袢、远曲小管和集合管组成。肾小体的纵剖图如图 6-3 所示，它是形成原尿的主要部位，由肾小球和肾小囊两部分组成。肾小球是一团毛细血管网，其峡谷段分别与入球小动脉和出球小动脉相连。肾小球的包囊称为肾小囊，又称鲍曼囊（Bowman's capsule），由双层上皮组织组成，其内层紧贴于毛细血管外，肾小球毛细血管滤出的尿液和血浆中的某些成分等由鲍曼囊引流到肾小管。肾小管是与鲍曼囊连接的曲形小管，肾小管除参与排泄某些代谢废物外，还通过对滤过液的重吸收、分泌等功能调节体内水、电解质、酸碱平衡等，在保持体内外环境稳定方面起重要作用。

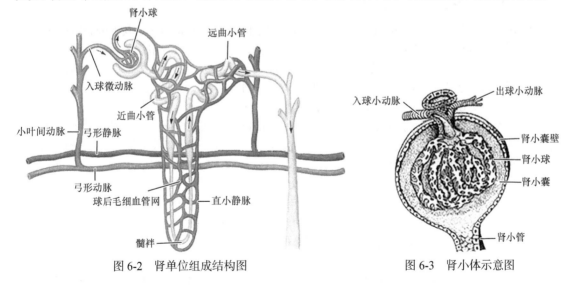

图 6-2　肾单位组成结构图　　　　　　　图 6-3　肾小体示意图

　　肾脏的生理功能多样，具有重要意义。肾脏的生理功能包括泌尿功能和分泌生物活性物质。首先，肾脏的泌尿功能可以调节体内水分、平衡渗透压和调节酸碱平衡。机体和组织细胞在维持正常新陈代谢时需要适宜的内部环境，包括 pH、渗透压、各种离子浓度等。肾脏可以通过精细调节使体内环境物理化学状态保持相对稳定，使生命活动正常进行。其次，排泄代谢产物的废物和毒物，肾脏能不断清除血液内的蛋白质、核酸等代谢废物,使血浆中的非蛋白氮(如尿素、尿酸、肌酸酐、氨等)的含量保持相对稳定水平,否则它们在体内蓄积可引起自身中毒。肾脏还能直接从肾小管主动分泌某些物质,如 K^+、H^+、NH_3 及进入体内的有毒物质。进入人体的大部分药物也要在肾脏经过滤、分泌或重吸收等过程,最终从尿中排出,因此肾排泄对药物的体内过程、药物的有效性与安全性有着十分重要的作用。肾脏还能分泌多种激素,肾脏分泌的内分泌激素主要为两类:一类是血管活性激素,参与肾内、外血管舒张和收缩的调节,如肾素、前列腺素、激肽等;另一类是非血管活性激素,如促红细胞生成素等。

肾脏排泄是许多药物消除的主要途径,如非挥发性药物、水溶性药物、小分子药物、肝脏生物转化慢的药物等,均由肾脏排泄。药物在血液、尿液等体液或组织中的药物浓度与药理效应相关,因而血药浓度法或尿药浓度法是研究药物动力学特征及获得各种药物动力学参数的基础。

二、肾排泄机制

药物的肾排泄模式如图 6-4 所示,它是肾小球滤过(glomerular filtration)、肾小管分泌(tubular secretion)和肾小管重吸收(tubular reabsorption)的综合结果,即肾排泄率=肾小球滤过率+肾小管分泌率−肾小管重吸收率。

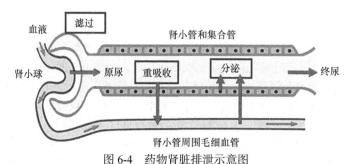

图 6-4　药物肾脏排泄示意图

(一)肾小球滤过

肾小球是动静脉交汇的毛细血管团,毛细血管团总面积约在 5 m^2 以上,其上分布着许多微孔,透过性较高,有利于血浆的滤过。血液由入球小动脉进入肾小球,皮质肾单位的入球小动脉粗而短,出球小动脉细而长,造成肾小球毛细血管血压较身体其他部位高。正常情况下,人体两肾的全部滤过面积可以保持稳定,因此当循环血液经过肾小球毛细血管时,除红细胞、与蛋白质结合的药物等高分子外,一般物质都可不经选择地滤过毛细血管,进入鲍曼囊,再输入肾小管。

肾小球膜的滤过能力受到诸多因素的影响,包括血液中物质分子大小、所带电荷、游离药物浓度等。有效半径小于 1.8 nm 的物质,如葡萄糖(分子量 180,有效半径为 0.36 nm)可以被完全滤过。有效半径大于 3.6 nm 的大分子物质,如血浆球蛋白和纤维蛋白原则完全不能滤过。有效半径为 1.8~3.6 nm 的各种物质,随着有效半径的增加,它们被过滤的量逐渐降低。这种情况说明,滤过膜上存在大小不同的孔道,小分子物质容易通过各种大小的孔道,而有效半径较大的物质只能通过较大的孔道。因此血液中除了细胞和蛋白质等高分子物质外,小分子的有机化合物(如小分子药物)、水、无机盐、葡萄糖、氨基酸、氯、钠、钾、尿素、尿酸等均能滤过运送到肾小管。滤过膜的通透性还取决于被滤过物质所带的电荷,这是由于毛细血管基膜和上皮膜富含唾液酸糖蛋白而带负电,故带负电的物质难以滤过。血浆蛋白虽然其有效半径为 3.55 nm,由于其带负电荷,因此基本不能通过滤过膜。血浆中游离药物浓度增加时,药物的肾小球滤过相应增加。

> **知识拓展** **肾小球滤过率的测定**
>
> 　　肾小球滤过率（glomerular filtration rate，GFR）表示肾小球的滤过作用，肾小球滤过率系单位时间（每分钟）两肾生成的超滤液量，正常人 GFR 为 125 mL/min 左右。肾小球滤过率值通常采用测定菊粉和内生肌酐（creatinine）的清除率等方法确定。菊粉能自由地通过肾小球滤出，既不被肾小球分泌又不被肾小管重吸收，不代谢也不积蓄在肾中，不与蛋白质结合，无毒，不影响过滤速率且易测定。因此，菊粉可被用于测定肾小球滤过率的标准参照物，准确测定肾小球滤过率。但是，在临床实际运用时却很少应用，因为菊粉需要静脉输注达到稳态，操作不便，较费时。肌酐是一种内分泌物质，内生肌酐在血浆中的浓度较低（仅 0.1 mg/100 mL），有小部分可由肾小管和集合管分泌，也可重吸收少量肌酐，其清除率一般稍高于菊粉清除率，临床上常用它来推测肾小球过滤率。通常情况下，肌酐生成的量约等于排泄量，因此血清肌酐浓度保持恒定。以下公式被用于计算肾小球的滤过率：
>
> $$GFR = \frac{肌酐尿排泄速度}{血清肌酐浓度} = \frac{尿中肌酐浓度 \times 单位时间尿量}{血清肌酐浓度}$$

　　实际应用中常通过患者的血清肌酐浓度估算患者肾损伤的情况，有几种方法用于从血清肌酐浓度来计算肌酐清除率，计算中考虑患者的年龄、性别、体重、身高。估算出来的肌酐清除率可作为肾功能损伤程度的参考，如表 6-1 所示。

　　男性：肌酐清除率=[140– 年龄（岁）] ×体重（kg）/（72×血清肌酐浓度）。

　　女性：采用男性数值的 90%。

　　儿童：肌酐清除率=0.55×身高（cm）/血清肌酐浓度。

表 6-1　基于肌酐清除率的肾功能损伤

描述	估算的肌酐清除率（mL/min）
肾功能正常	>80
轻微的肾功能损伤	50～80
中等程度的肾功能损伤	30～50
严重的肾功能损伤	<30
肾衰竭	<20
终末期肾衰竭	<10

（二）肾小管分泌

　　肾小管分泌是将药物转运至尿中排泄的过程，肾小管和集合管上皮细胞将自身代谢产生的物质或某些进入体内的物质通过分泌过程排入小管液，以保证机体内环境的相对稳定。肾小管分泌主要发生在近曲肾小管，该过程主要通过主动转运机制分泌。这种转运机制具有以下几个特点：①需要载体和能量，可受二硝基苯酚（dinitrophenol，DNP）的抑制；②可以从低浓度向高浓度反向转运，有的药物甚至只需要 1 次肾血液循环，就可以将药物几乎全部从血浆中清除；③通过该机制转运的有机酸相互间有竞争性抑制；④存在饱和现象。

　　主动分泌较多的药物如氨苄西林和头孢氨苄，其主动分泌明显大于肾小球滤过率。对只通过肾小球滤过的药物而言，消除半衰期会随药物与血浆蛋白结合的程度发生变化。肾小管的主动分泌，可解释有些蛋白结合率较高的药物，虽未经过肝脏代谢，却很快被消除，这是因为药物与蛋白质结合是可逆的，结合药物与游离药物在首次通过肾脏期间都由主动分泌而排泄。例如，某些青霉素类药物与蛋白质广泛结合，但由于通过肾小管主动分泌迅速消除而使其具有较短的半衰期。

目前已知的主动分泌机制有阴离子转运机制和阳离子转运机制。

1. 阴离子转运机制 阴离子转运机制为许多有机酸共同的转运机制，故也称为有机酸分泌机制，又因为该分泌机制的典型底物为对氨基马尿酸（aminohippuric acid，PAH），故又称为PAH机制。通过该机制分泌的物质有对氨基马尿酸、水杨酸、对氨基水杨酸、磺酸、酰胺化合物、葡萄糖醛酸化合物、噻嗪类、杂环羧酸、烯醇型化合物（保泰松等）、儿茶酚胺等。这些物质在近曲小管主动分泌，当它们在血液中与分泌抑制剂共存时，由于有共同的分泌途径，对共同的转运载体发生竞争，可出现分泌抑制。例如，丙磺舒为有机弱酸，本身可从肾小管缓慢地分泌，丙磺舒对很多有机酸转运机制的药物如对氨基马尿酸、水杨酸、青霉素G、保泰松等都有抑制作用。临床上用丙磺舒与较高剂量青霉素G或氨苄西林一同注射，可竞争抑制青霉素G和其他青霉素药物的肾小管分泌，减慢尿排泄的速度，对淋病有很好的治疗效果，图6-5表示合用丙磺舒后青霉素血药浓度明显提高。目前市场上销售的氨苄西林丙磺舒胶囊、氨苄西林丙磺舒颗粒等复方制剂均为相同的作用原理。

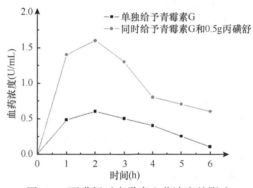

图6-5　丙磺舒对青霉素血药浓度的影响

2. 阳离子转运机制 有机碱的转运通过阳离子转运机制进行，因此阳离子转运机制也称为有机碱转运机制。许多有机胺类化合物，在生理条件下呈阳离子状态，可通过近曲小管处主动分泌，使其在尿液中的排泄速度增加，如多巴胺、胆碱、维生素 B_1、胰岛素、普鲁卡因等。这种阳离子转运机制与阴离子转运机制一样，也存在竞争性转运机制和饱和现象，如有机碱分泌抑制剂花青素、花青863、妥拉唑林可以抑制四乙胺、N'-甲基烟酰胺等化合物的肾小管分泌。但阳离子转运系统与阴离子转运系统并无直接的抑制关系，两者属于不同的转运系统。

（三）肾小管重吸收

肾小管上皮细胞将小管液中的物质全部或部分转运至血液的过程称为重吸收。人体每天流过肾的血液为1700～1800 L，其中由肾小球滤过的为170～180 L（120～130 mL/min），而人体每天的尿量只有1.5 L左右，可见滤过的水绝大部分（约99%）被重吸收。同样，机体的必需成分和药物，也能反复进行滤过和重吸收。例如，葡萄糖每天约有250 g由肾小球滤过，肾小球滤过液中的葡萄糖浓度与血糖浓度相同，但尿中几乎不含葡萄糖，这说明葡萄糖全部被吸收回血。此外，氯化钠（1 kg以上）、碳酸氢钠（500 g）、游离氨基酸（100 g）、维生素C（4 g）等很多机体必需的成分均大量滤过，但绝大部分都被重吸收，只有氯化钠每日有5～10 g从尿中排出，排泄量比滤过量少得多，可以忽略不计。代谢产生的废物和尿素、尿酸等几乎不被重吸收，肌酐则完全不被重吸收。

药物经肾小球过滤之后被肾小管重吸收，肾小管重吸收的方式包括主动重吸收和被动重吸收。如果药物被完全吸收（如葡萄糖），则该药物的清除率值约为0，部分重吸收的药物其清除率值小于肾小球滤过率（125～130 mL/min）。主动重吸收的物质主要是人体必需的维生素、电解质、糖和氨基酸等，需要特定的载体。被动重吸收无须消耗能量，重吸收的主要物质是水、葡萄糖、氯化钠等，一般来说，药物主要是被动重吸收，该过程与尿的 pH、尿量、药物的脂溶性、

pK_a 等因素有密切关系。

1. 药物 pK_a 和尿液 pH　大多数弱酸性与弱碱性药物在肾小管中的重吸收易受尿液的 pH 和药物 pK_a 的影响。尿液的 pH 与食物、患者生理状态及摄入药物有关。蔬菜水果类食物或糖类较多的食物使尿的 pH 升高，而蛋白质丰富的食物使尿的 pH 降低。当大量给予维生素 C 与抗酸剂（如碳酸钠）可分别降低（酸化）和升高（碱化）尿液 pH。到目前为止，静脉输液是最易改变尿液 pH 的方法，静脉输液碳酸氢钠和氯化铵用于酸碱治疗，如碳酸氢钠解救巴比妥类药物中毒，就是由于提高了尿液的 pH，减少了巴比妥类药物未解离型分子的量，从而抑制了巴比妥类药物的重吸收，促进其大量排泄。相反，氨茶碱、哌替啶及阿托品等弱碱性药物中毒，酸化尿液可加速药物的排泄。表 6-2 列出了 pH 依赖性药物的消除实例。

表 6-2　pH 依赖性药物的消除实例

弱酸性药物（碱性尿增加排泄）	弱碱性药物（酸性尿增加排泄）
氯磺丙脲	苯丙胺
甲氨蝶呤	麻黄碱
苯巴比妥	美西律
水杨酸盐	伪麻黄碱
磺胺类	奎尼丁
甲氧苄氨嘧啶	妥卡尼

药物的 pK_a 是个常数，而正常尿液的 pH 在 4.5～8.0 变化，尿液的 pH 影响药物的解离度，从而影响药物的重吸收，对于弱酸性药物的分子型与离子型药物的比例由 Henderson-Hasselbalch 方程得出。

$$pH=pK_a+\lg\frac{C_i}{C_u} \tag{6-1}$$

式中，pH 为尿液的 pH，C_i 为离子型药物浓度，C_u 为分子型药物浓度，上式变化后可计算某一 pH 下的离子浓度：

$$C_i = C_u \cdot 10^{(pH-pK_a)} \tag{6-2}$$

对于 pK_a 值在 3～8 的酸性药物，其解离程度受到尿液的 pH 的影响。例如，pK_a 值为 5 的药物比 pK_a 为 3 的药物的解离度受尿液的 pH 影响更大。pK_a 小于 2 的弱酸性药物[如色甘氨酸（chromoglycic）]和 pK_a 大于 8.0 的弱酸（如苯妥英），受尿 pH 影响很小。

对弱碱性药物，Henderson-Hasselbalch 方程如下：

$$pH=pK_a+\lg\frac{C_u}{C_i} \tag{6-3}$$

$$C_{i^-} = C_u /10^{(pH-pK_a)} \tag{6-4}$$

对于 pK_a 值在 7.5～10.5 的弱碱性药物，尿液的 pH 对吸收的影响最大。pK_a 接近或大于 12（在尿的 pH 范围内均呈解离状态）、pK_a 约为或小于 7 的弱碱性非极性药物（在尿的 pH 范围内均呈解离状态）受尿 pH 影响很小。

根据以上 Henderson-Hasselbalch 方程，可通过合并用药调节尿液 pH，促进药物在重吸收部位的解离，从而减少重吸收。

由 Henderson-Hasselbalch 方程可得到弱酸或弱碱性药物在尿液和血浆中分布的浓度比（U/P）。

弱酸性药物：$U/P = \left[1+10^{(pH_{尿液}-pK_a)}\right] / \left[1+10^{(pH_{血浆}-pK_a)}\right] \tag{6-5}$

弱碱性药物：$U/P = \left[1+10^{(pK_a-pH_{尿液})}\right] / \left[1+10^{(pK_a-pH_{血浆})}\right] \tag{6-6}$

2. 药物的脂溶性　由于肾小管毛细管膜具有类脂膜的特性，通常脂溶性的非解离型药物容易被重吸收，如脂溶性大的硫喷妥，大部分重吸收返回血液，尿中排泄量很小。虽然药物的脂溶性对肾小管重吸收有很大的影响，但是多数药物经过体内代谢后变成极性大的水溶性代谢产物，使肾小管的重吸收减少，有利于机体将这些异物清除。图 6-6 表明不同脂溶性的磺酸类药物在肾小管中重吸收率不同，脂溶性较大的重吸收率大，脂溶性大的磺胺甲氧嗪重吸收好，在体内存在时间长，故称为长效磺胺。

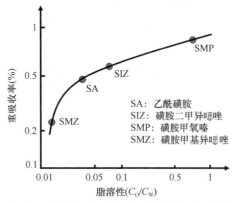

图 6-6　磺胺类药物的脂溶性和肾小管重吸收的关系

C_O/C_W 相当于脂水分配系数；C_W 分配平衡时水溶液层药物浓度；C_O 分配平衡时三氯甲烷层药物浓度

3. 尿量　大部分药物在肾小管中重吸收的速率依赖于肾小管内液的药物浓度。尿量增加时药物浓度下降，药物的重吸收减少。尿量减少时，药物浓度增大而重吸收量增多，所以大量喝水或以输液形式补水可加快体内药物排泄。基于尿量对药物重吸收的影响，临床上有时通过多种措施解救因药物过量中毒的患者，如巴比妥类药物中毒，在应用碳酸氢钠或乳酸钠碱化尿液的同时，通过增加液体摄入合并应用甘露醇等利尿剂，增加尿量促进药物的排泄，可使苯巴比妥中毒患者昏迷的时间缩短约 2/3。苯巴比妥肾清除率既对尿 pH 敏感，又呈尿量依赖性。

知识扩展　　　　　　　　　**生物技术药物的排泄**

　　生物技术药物是利用 DNA 重组技术、单克隆抗体技术或其他创新生物技术，以生物体作为原料而生产的用于预防、诊断及治疗的药物，主要包括蛋白质、多肽、抗生素、抗原、基因和细胞治疗药物等。目前已上市的生物技术药物主要用于治疗癌症、人类免疫缺陷病毒性疾病、心血管疾病、自身免疫性疾病、遗传疾病等。由于生物技术药物容易失活且消除机制较为复杂，它们的消除部位、清除率、清除机制取决于药物的分子量和分子的理化性质（如总电荷、亲脂性、功能基团、糖基化模式、二级和三级结构及颗粒聚集倾向等）。分子量较大的药物可通过受体介导或形成无活性物质来清除。分子量较小的药物主要通过三种机制排泄，排泄过程中可发生过滤、重吸收、代谢等过程。肾小球可滤过分子量小于 3×10^4 的蛋白质（如干扰素、白介素 IL22 等），在肾小管内可发生酶解、水解等，肾小管尤其是近曲小管的上皮细胞，可从管腔中重吸收蛋白质。生物技术药物还可以通过胆汁排泄，如胰岛素和表皮生长因子在肝脏中被代谢分解，随后产物排入胆汁，以粪便形式排出体外。

三、肾清除率与排泄机制

　　通常通过肾清除率定量地反映药物由肾脏排泄的效率，如肾脏对某种药物清除能力强时，表示血浆中有较多药物被消除。肾清除率（renal clearance，CL_r）是指单位时间由肾清除的药物的血浆体积，即单位时间内能将多少体积（通常以 mL 为单位）血浆中所含的药物完全清除出去，肾清除率的单位通常为 mL/min。肾清除率具有重要的临床意义，也是评价消除机制最重要的参数。影响肾清除率的因素包括血浆药物浓度、药物血浆蛋白结合率、尿的酸碱度和尿量等。

肾清除率的计算：以 U 代表尿中某药物的浓度（mg/mL），以 V 代表每分钟的尿量（mL/min），则每分钟从尿中排出的该药物量为 $U \cdot V$，除以该药物在血浆中的药物浓度 C（mg/mL），可得到该药物的肾清除率为

$$CL_r = U \cdot V/C \tag{6-7}$$

肾清除率与药物的排泄机制密切相关，通过肾清除率可以推断药物的排泄机制。通过对各种物质清除率的测定，与肾小球滤过率（GFR）比较，可以推测哪些物质能够被肾小管重吸收，哪些物质被肾小管分泌，从而推论肾小管对不同物质的转运功能。例如，葡萄糖可通过肾小球自由滤过，但清除率几乎为零，表明葡萄糖可全部被肾小管重吸收。尿素清除率小于肾小球滤过率，说明尿素被肾小管和集合管部分重吸收。表 6-3 总结了药物清除率和肾排泄机制之间的关系。例如，某一个药物有肾小球滤过而没有肾小管分泌或者重吸收，肾清除率的正常值为 120 mL/min，若肾清除率与肾小球滤过率之比低于 1，则表明药物的肾排泄有肾小球滤过和肾小管重吸收两个过程；若该药物的肾清除率与肾小球滤过率之比等于 1，可以推断它无肾小管重吸收和肾小管分泌，仅通过肾小球滤过排泄；若该药物的肾清除率与肾小球滤过率之比高于 1，可以推断它通过肾小球滤过和肾小管分泌排泄。

表 6-3　肾清除率和肾排泄机制之间的关系

肾清除率/肾小球滤过率	肾排泄机制	举例
0	肾小球完全过滤，被肾小管和集合管完全吸收	葡萄糖
0~1	肾小球滤过和部分肾小管重吸收	尿素、脂溶性药物
1	只有肾小球滤过	菊粉
>1	肾小球滤过加上肾小管主动分泌	对氨基马尿素、离子药物

四、影响肾排泄的因素

影响药物经肾脏排泄的因素主要包括生理因素和药物及其剂型因素。生理因素主要包括年龄、性别、疾病等。剂型因素除了以上在肾排泄各过程中所叙述的药物的理化性质，包括分子量、脂溶性、解离程度、立体构型（影响药物与血浆蛋白结合及药物相互作用）外，此处主要介绍不同剂型、药用辅料等。

（一）生理因素

1. 年龄　肾脏排泄药物能力受到患者年龄的影响。老年人、新生儿、婴儿的肾小球滤过、肾小管与集合管的分泌与重吸收功能均较成人低下，导致药物的清除率降低，半衰期延长，药物容易在体内蓄积，增加不良反应。主要由肾以原型排出的药物或肾毒性较大的药物应用于上述人群时应调整剂量，如氨基糖苷类抗生素、青霉素 G、头孢噻啶、苯巴比妥、呋塞米、地高辛等半衰期在老年人明显延长。因此，对肾功能不良的老年人应根据其肌酐清除率决定给药剂量与给药间隔时间，根据血药浓度水平，制订合理的个体化给药方案，以减少不良反应的发生。

2. 性别　性别对肾脏排泄药物的能力也有一定影响。女性在月经、妊娠、分娩和哺乳时期对某些药物的反应具有特殊性，尤其是孕妇妊娠期内，由于胎儿生长发育的需要，孕妇体内各系统发生一系列适应性的生理变化，存在胎儿、胎盘及激素的影响使药物在孕妇体内的吸收、分布、代谢、排泄过程均有不同程度的改变。例如，孕妇心排血量和肾血流量均增加，肾负担加重，肾小球滤过率增加 50%，从肾脏排出的过程加快。妊娠高血压患者，因为肾功能受影响，药物排泄减少，反而使药物容易蓄积。

3. 疾病　某些疾病会影响患者的肾功能，引起肾功能减退。肾功能减退不仅导致体液和电解质紊乱，还会引起生理和代谢功能的改变，改变药物的分布和消除，使其体内药物动力学发生改变。因发生肾脏疾病而导致的肾小球滤过率降低、肾小管分泌和重吸收减少等均能影响药物的排泄。例如，急性肾小球肾炎时，由于肾小球毛细血管管腔变窄或完全阻塞，以致有滤过功能的肾小球数量减少，有效滤过面积也因此减少，导致肾小球滤过率降低。高血压病晚期，入球小动脉由于硬化而缩小，肾小球毛细血管血压可明显降低，于是肾小球滤过率减少而导致少尿。肾盂或输尿管结石、肿瘤压迫或其他原因引起输尿管阻塞，都可使肾盂内压显著升高，此时囊内压也将升高，致使有效滤过压降低，肾小球滤过率因此而减小。某些疾病引起溶血过多，血红蛋白过多可堵塞肾小管，这些情况也会导致囊内压升高而影响肾小球滤过。在严重缺氧、中毒、中毒性休克等病理条件下，由于交感神经兴奋，肾血流量将显著减小，肾小球滤过率也因而显著减小。尿毒症会引起肾小球滤过率和肾小管主动分泌减少，使药物的肾排泄降低，药物的消除半衰期延长，对治疗指数小的药物，如不适当减少剂量容易产生不良反应。

（二）剂型因素

1. 药物的理化性质　药物的分子结构不仅会影响药物与血浆蛋白结合，从而影响其经肾小球滤过，还会影响药物与转运载体的结合，从而影响肾小管主动分泌。此外，药物的脂溶性、解离情况等性质均会对肾小管重吸收有极大影响。因此，药物的理化性质对药物的肾排泄具有重要影响。

2. 不同剂型　药物剂型对药物的肾排泄有重要影响。相同药物的不同剂型，药物的溶出溶解速率不同，最终影响药物的代谢和排泄。例如，分别服用 1 g 水杨酰胺颗粒剂、混悬剂、溶液剂，发现颗粒剂中药物的硫酸结合物排泄量最多，其次是混悬剂，溶液剂排泄量最少。这是由于颗粒剂中的药物需要经过溶出过程后才能够被逐渐吸收，所以不易产生药物-硫酸结合反应的饱和状态，最终导致尿液中药物-硫酸结合物排泄量显著增大。

3. 药用辅料　制剂中添加的辅料，包括赋形剂和附加剂如丙二醇、二甲基亚砜、聚山梨酯 80 等会影响药物的排泄。丙二醇用作注射剂辅料时对肾脏具有毒性，进而影响药物的经肾排泄。二甲基亚砜具有渗透性利尿作用，可增加肾小球的滤过率。聚山梨酯 80 可增加甲氨蝶呤在尿液和胆汁中的排泄量。另外，聚山梨酯 80、聚乙二醇 400 可以抑制 CYP450 酶活性，进而影响药物的生物转化和排泄。因此，无论是原研药物还是仿制药物，我们在进行处方设计的时候要充分重视辅料的选择和应用，辅料可能会对药物的吸收、分布、代谢和排泄等环节产生重要影响，进而影响药物的疗效，因此，需要进行全面的临床前评价和临床评价。

知识拓展　　　　　　　　　　　**微粒和纳米粒药物的排泄**

近年来，微粒和纳米粒等载体系统迅速发展，其药物动力学较复杂。理想的微粒和纳米粒载体是无毒且可生物降解的，药物或靶基因片段与载体形成的复合物定向进入靶细胞之后，载体被生物降解，药物或靶基因被定向释放出来发挥疗效，避免在转运过程中在其他组织释放，产生不良反应或过早被灭活。研究表明，以高分子纳米药物载体携带药物，可有效地提高药物的生物利用度，提高疗效。目前，被用作药物载体的纳米聚合物粒子多由可生物降解和生物相容性优异的聚合物制成，而聚乳酸类则由于其生物相容性好而被广泛使用，它的代谢和排泄受其共聚物单体的比例、分子量、粒子大小及降解环境 pH、离子强度、表面电荷等的影响。此外，将不同的药物制成脂质体有些可以促进药物的肾排泄，降低药物毒性或以无毒形式排泄，有些可抑制药物的肾排泄，减轻药物的肾毒性。例如，1990 年上市的两性霉素 B 小单层脂质体，当两性霉素 B 载入脂质体后可抑制游离药物的毒性，原因为阻止药物的肾小球滤过作用及阻止其改变肿瘤细胞的通透性，降低了药物与溶菌酶的相互作用产生的细胞损伤，因而降低肾毒性。脂质体包封也会改变药物的排泄方式，如影响药物的胆汁排泄。

五、肾排泄研究方法

研究药物从尿中排泄多采用在体法。对象是人或者动物,通常是给药后,于不同时间收集尿液,记录尿量,测定尿中药物浓度,计算累计排泄量,直至排泄完成。尿药总排泄量与给药剂量比为尿药排泄分数,可同时计算尿药排泄速率。离体法主要用于动物实验,如离体肾灌流技术,用于研究药物肾脏代谢、排泄机制,药物的相互作用和肾功能等,对发现和评价药物肾脏排泄及其相互作用具有重要价值。肾皮质切片蓄积法用于研究排泄过程中是否存在主动转运系统。截留分析法是一种分析肾小管各段转运功能的方法,主要用于肾小管对各种物质分泌和重吸收的定位。此外,还可采用微穿刺法和肾门循环法等。

第三节　药物的胆汁排泄

药物及其代谢产物除了经尿排泄以外,经胆汁排泄也是主要的消除途径。机体中重要的物质如维生素 A、维生素 D、维生素 E、维生素 B_{12}、性激素、甲状腺素及这些物质的代谢产物从胆汁中排泄很显著。此外,作为机体异物的某些药物和食品添加剂,胆汁排泄亦发挥了重要作用。由于很多药物在肝脏中生物转化,所以胆汁的排泄对于阐明药物的体内过程十分重要。同时由于存在肠肝循环,胆汁排泄对药效持续时间长短及是否出现毒性均具有重要意义。

一、胆汁排泄特点

胆汁是由肝细胞不断生成的,生成后由肝管流出,经总胆管流至十二指肠,或由肝管转运至胆囊管而储存于胆囊,当消化时再由胆囊排出至十二指肠上部。成年人一昼夜分泌的胆汁为 800～1000 mL。药物从血液向胆汁排泄时,首先由血液进入肝细胞并继续向毛细胆管转运。药物及其代谢产物都可以通过胆汁排泄,且大多数都是主动转运。多数药物的胆汁清除率很低,但也有一些药物的胆汁清除率较高。高胆汁清除率的药物往往具有以下特点:①主动分泌;②药物是极性物质;③分子量大于 300。

二、肠 肝 循 环

肠肝循环(enterohepatic circulation)是指随胆汁排入十二指肠的药物及其代谢物,在肠道中被重吸收,经门静脉返回肝脏,重新进入血液循环的现象(图 6-7)。存在肠肝循环的药物在体内能停留较长时间,包括己烯雌酚、洋地黄毒苷、氨苄西林、卡马西平、氯霉素、吲哚美辛、螺内酯、胺碘酮、雌二醇等。

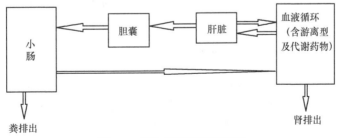

图 6-7　药物肠肝循环示意图

吲哚菁绿、地高辛、红霉素等药物以原型从胆汁排泄,但有些药物,如吲哚美辛、酚酞、吗啡、雌三醇等药物以葡萄糖醛酸苷结合物形式从胆汁排泄,在消化道内可被消化酶、肠壁酶或肠道细菌丛分解转变为母药而重吸收。

肠肝循环的影响因素包括药物的理化性质（极性、分子大小等）、肝内的生物转化作用、在胆小管内的重吸收、肠道内吸收的程度、肠壁上 P-gp 的数量及肠壁的代谢等。

某些药物因为肠肝循环可出现第二个血药浓度高峰或尿排泄高峰，被称为双峰现象。例如，双嘧达莫出现的第二个血药浓度高峰是由重吸收造成的（图 6-8）。某些原因也可引起口服药物的双峰现象，如胃排空迟缓、药物在不同吸收部位吸收速率不同、制剂原因（同时含速释和缓释成分）等。

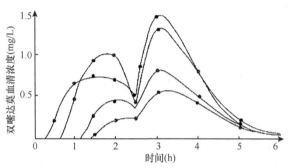

图 6-8　不同给药剂量双嘧达莫血清药时曲线

在某些情况下，肠肝循环有利于药物的临床治疗，能够延长药物在体内的滞留时间而使血药浓度维持时间延长，如酚酞口服给药一次作用可维持 3～4 天。中断肠肝循环可加速药物的排泄，如阴离子交换树脂可与肠道的洋地黄毒苷结合使肠肝循环中断，结果是洋地黄毒苷在人体的半衰期从 11.5 天减少至 6.6 天，有利于中毒患者的解毒。又如，治疗风湿性关节炎的来氟米特，考来烯胺或活性炭可与其代谢产物结合，阻断肠肝循环，促进消除，避免产生严重的不良反应。

三、胆汁排泄机制

药物的胆汁排泄是一种细胞膜转运过程，其转运机制可分为被动转运和主动转运，但前者所占比例小。胆汁排泄的被动转运主要依靠两种途径，一种是一些小分子药物可通过细胞膜的膜孔滤过；另一种是通过细胞膜类脂质部分进行分配扩散，统称为被动扩散，被动转运在药物的胆囊转运中所占比重较小。大多数经胆汁排泄的药物属于主动转运过程，表现为胆汁中的药物浓度显著高于血液中的浓度。目前已知肝细胞至少存在 5 个转运系统，分别转运有机酸（如对氨基马尿酸、青霉素、丙磺舒、酚红、胆红素、噻嗪类药物等）、有机碱（如普鲁卡因胺、红霉素等）、中性化合物（如强心苷、甾体激素等）、胆酸及胆汁酸盐和重金属（如铅、汞），同一转运系统的药物相互间存在竞争抑制现象，高浓度药物也可能存在饱和现象。

口服给药后，在粪便中出现药物时，很难确定是由胆汁排泄还是没有被吸收的。但如果静脉注射给药在粪便中观察到药物，则可以认为这部分药物是由胆汁排泄的。

四、影响胆汁排泄的因素

影响药物胆汁排泄速率和程度的主要因素包括药物的理化性质（化学结构、极性、分子量等）与生理因素（种族、性别、年龄、胆汁流量、药物生物转化过程、蛋白结合率等）的影响。

1. 药物的理化性质　胆汁排泄对药物的分子量要求较为严格。分子量超过 500 的药物主要由胆汁排泄。分子量在 300～500 的药物由尿和胆汁两种途径排泄。对于这些药物，当其中一个排泄途径减弱时，另一个排泄途径会代偿性增加。分子量小于 300 的化合物几乎全部由肾从尿中排泄。表 6-4 为常见的通过胆汁排泄的药物。

经胆汁排泄药物一般还具有较强的极性基团，许多经胆汁排泄的药物是代谢物，常常是葡萄糖醛酸苷结合物。大多数代谢物的极性增加，葡萄糖醛酸苷结合物不仅使分子量增加了近200，也增加了极性。同样，也可通过增加或减少药物的极性达到促进或减少药物排泄的目的，如对利福霉素的结构适当改造，使其极性减少，胆汁排泄减少，口服能够达到预期的效果。

药物的分子结构也会对胆汁排泄产生一定的影响。由于药物的胆汁排泄大部分属于主动转运过程，需要相应载体参与，因此，在药物的结构不同甚至存在立体异构体的情况下，药物的胆汁排泄存在差异。例如，曲马多为手性药物，有2个手性碳原子，4种异构体，其中反式异构体的左旋和右旋体在大鼠胆汁排泄中具有立体选择性。

表 6-4 常见的通过胆汁排泄的药物

胆汁排泄（以原型或代谢物）	
头孢孟多	氟伐他汀
头孢哌酮	洛伐他汀
氯霉素	拉氧头孢
地西泮	普拉洛尔
地高辛	螺内酯
多柔比星	睾酮
多西环素	四环素
雌二醇	长春新碱

2. 生理因素 药物的胆汁排泄还受到种族、性别、年龄、胆汁流量、药物生物转化过程、蛋白结合率等生物学因素的影响。大多数药物的胆汁排泄是主动转运，因此影响主动转运过程的因素都会影响到药物的胆汁排泄，如肝脏中表达的很多特异性载体在药物的胆汁排泄中发挥重要的作用，人类的种族、性别和年龄等因素可能造成载体种类及数量的差异，从而引起药物胆汁排泄的不同。胆汁流量的改变会影响经胆汁排泄药物的排泄，主要经胆汁排泄的药物会随着胆汁流量的增大而增加排泄量。多种因素可影响胆汁的流量，如疾病、合并用药、肝功能、食物等。胆汁淤结的患者药物经胆管排泄能力受损，从而有增加经胆管排泄药物中毒的危险。

五、胆汁排泄研究方法

胆汁引流是新药研究中评估药物的胆汁排泄的主要方法。动物通常选用清醒大鼠，乙醚麻醉后，做胆管插管术，等动物清醒后给药，按照一定的时间间隔收集胆汁至药物排泄完成。记录胆汁体积，测定胆汁中药物浓度，计算累计排泄量和排泄分数。

第四节 药物排泄的其他途径

一、乳汁排泄

大多数药物能从乳汁排出，一般药物从乳汁排泄的总量低于2%，不足以引起婴儿的药物效应。但是有些药物从乳汁中排泄量较大，如卡马西平、红霉素、地西泮和巴比妥盐等。由于婴儿肝、肾功能发育不全，有些药物在婴儿体内蓄积，对婴儿的安全有潜在的影响，如磺胺可以引起新生儿黄疸，抗生素可引起婴儿重复感染。在新药开发中往往要求进行乳汁排泄试验。

药物从母血通过乳腺运转，需通过乳腺的上皮细胞膜，药物的转运主要受到以下因素的影响。

（1）药物的脂溶性：脂溶性大的药物易于转运。

（2）血浆游离药物浓度：血浆中未与蛋白质结合的游离药物浓度越高，转运到乳汁的浓度越高。

（3）血浆与乳汁的 pH：人乳 pH 为 6.8～7.3，弱酸性药物在乳汁浓度比血浆中的低，而某些弱碱性药物可等于或高于血浆浓度。

（4）药物分子量大小：分子量越小越容易转运。

二、其他排泄途径

1. 唾液排泄　唾液由腮腺、舌下腺、颌下腺、口腔黏膜分泌液混合而成，分泌量因人而异，一般日分泌量为 1.0～1.5 L，pH 为 6.5 左右。一般来说，唾液中药物的浓度低于血药浓度。药物主要通过被动扩散方式由血浆向唾液运转，转运速度取决于药物的脂溶性、pK_a 和蛋白结合率等因素。游离型的脂溶性药物以原型在唾液和血液之间自由扩散并形成平衡，因此，唾液中药物的浓度近似于血浆中游离药物的浓度。也有一些药物以主动转运的方式由血浆向唾液转运，如碳酸锂，唾液中锂离子的浓度是血浆中浓度的 2～3 倍。

一般唾液排泄对药物的消除无显著临床意义，但可以利用唾液中药物浓度与血浆药物浓度比值相对固定的规律，以药物唾液浓度代替血浆浓度，研究药物的体内动力学。例如，水杨酸钠、苯妥英钠、奎尼丁、对乙酰氨基酚、甲苯磺丁脲、茶碱、地西泮、苯巴比妥等药物的唾液浓度与血药浓度均有很好的相关性。

2. 皮肤排泄和肺排泄　皮肤的排泄作用主要是通过汗腺和皮脂腺进行的。小汗腺分布非常广，一般屈侧较伸侧多，但以掌趾为最多。在室温条件下，只有少数汗腺处于分泌状态，当皮肤温度上升后参与活动的小汗腺数目增多，分泌量也随之增多。皮脂腺除掌趾以外几乎遍布全身，皮脂腺排泄的调节机制目前尚未完全明了，目前较为流行的压力学说认为，皮脂腺的排泄是间断性的，皮脂腺的分泌量和速度与皮肤表面脂的厚度成反比。某些药物及机体正常代谢产物如磺胺类、盐类（主要是氯化物）、苯甲酸、水杨酸、乳酸及氮的代谢物、尿素等可以随汗液向外界排出，药物经汗液排泄主要依赖于分子型的被动扩散。

某些分子量小、沸点较低和蒸气压较高的药物，如吸入麻醉剂、二甲基亚砜、大蒜辣素及某些代谢废气等可随肺呼气排出，其排泄量与个体的肺活量和吸入量等有关，某些极微量的毒物亦可随呼气排出。影响药物经肺排出的因素主要有肺部的血流量、呼吸频率、挥发性药物的溶解性等。另外，药物在血液中的溶解度是决定其经肺排出速率的关键。在血液和组织中溶解性较大的药物经肺排出速率较慢，反之较快。气体性及挥发性药物如乙醇可以随肺呼气排出体外。因此，可以根据驾驶人员血液、呼气中的乙醇含量值来判断其是否存在饮酒驾车和醉酒驾车。

本 章 小 结

章末总结

体内药物以原型或代谢物的形式通过排泄器官排到体外的过程，称为药物的排泄。体内药物通过代谢（生物转化）和排泄从体内不可逆除去，称为药物消除。肾脏排泄和胆汁排泄是药物的最重要排泄途径，部分药物也可以从唾液、乳汁、汗液及肺等途径排泄。

肾脏是药物排泄的主要器官，药物从肾的排泄，是肾单位的滤过、分泌和重吸收的综合结果。①肾小球滤过：肾小球毛细血管的基膜通透性较强，除了血细胞、大分子物质及与血浆蛋白结合的药物外，绝大多数非结合型的药物及其代谢产物均可经肾小球滤过，进入肾小管管腔内。肾小球滤过作用的大小可用肾小球滤过率（GFR）表示。②肾小管分泌：肾小管分泌是指肾小管和集合管上皮细胞将自身代谢产生的物质或某些进入体内的物质通过分泌过程排入肾小管，这一过程主要通过主动转运完成，机制有阴离子转运机制和阳离子转运机制。③肾小管重吸收：物质从肾小管液中转运至血液的过程称为重吸收，有主动重吸收和被动重吸收两种形式。被动重吸收与药物的脂溶性、pK_a、尿的 pH 和尿量等因素有关。肾清除率（CL_r）是指单位时间由肾清除的药物的血浆体积，即单位时间内能将多少体积（通常以 mL 为单位）血浆中所含的药物完全清除出去，肾清除率的单位通常为 mL/min。肾清除率反映了肾脏对不同物质的清除能力，具有重要的临床意义，也是评价消除机制最重要的参数。影响药物肾脏排泄的因素主要有生理因素（年龄、性别、疾病等）和药物的剂型、理化性质、合并用药等。

胆汁排泄是除肾脏外排泄药物的最重要途径。某些药物因为肠肝循环可出现第二个血药浓度高峰或尿排泄高峰。肠肝循环对药效持续时间长短及是否出现毒性均具有重要意义。在某些情况下，肠肝循环有利于药物的临床治疗，能够延长药物在体内的滞留时间，中断肠肝循环可加速药物的排泄。药物的胆汁排泄是一种细胞膜转运过程，其转运机制可分为被动转运和主动转运。药物胆汁排泄的速率和程度主要受药物的理化性质（化学结构、极性、分子量等）与生物学因素（种族、性别、年龄、胆汁流量、药物生物转化过程、蛋白结合率等）的影响。

思 考 题

1. 简述药物肾排泄的过程、机制和影响因素。
2. 简述药物胆汁排泄的机制和影响因素。
3. 什么是肠肝循环？肠肝循环对药物作用有何影响？
4. 解释血浆蛋白结合为什么会延长只通过肾小球滤过排泄药物的肾清除率，但不影响由肾小球滤过和肾小管主动分泌排泄药物肾清除率。
5. 头孢拉定完全以原型从尿中排泄，研究表明，同时给予丙磺舒会使血清头孢拉定浓度上升。头孢拉定与丙磺舒可能的作用机制是什么？

（白　燕）

第二篇 药物动力学

章前学习
指导

第七章 药物动力学概述

学习目标

1. **掌握** 药物动力学中隔室模型的概念及其判别；药物动力学基本参数的概念及其意义。
2. **熟悉** 药物动力学研究内容；药物体内线性速率过程。
3. **了解** 药物动力学分析常用软件。

第一节 药物动力学定义及发展

一、药物动力学概念

药物动力学（pharmacokinetics，PK），简称药动学，是利用动力学原理研究药物在体内吸收（absorption）、分布（distribution）、代谢（metabolization）、排泄（excretion）过程（ADME 过程）的速度规律，并用数学模型进行表述和预测（图 7-1）。

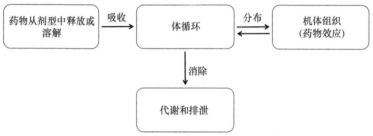

图 7-1 药物在体内过程

药物动力学研究过程可被描述为给药后，采用灵敏、特异且准确的物理化学分析技术，如色谱和质谱技术，测定体内某些区域的药物浓度随时间的变化，从而解释机体对药物的作用规律，为新药、新制剂、新剂型的研究及临床合理用药方案的制订提供科学依据。给药后药物浓度的时间进程依赖于药物及其剂型在体内 ADME 过程及其影响因素。

二、药物动力学发展概况

Pharmacokinetics 一词，还被译为"药物代谢动力学"。在实际工作或国内一些法规中，"药物动力学"和"药物代谢动力学"这两种说法都同时存在，不一定强求统一。

药物动力学的起源，可追溯至 1937 年，生理学家托尔斯腾·特奥雷尔（Torsten Teorell）发表了题为《物质进入机体的分布动力学》的论文，第一次提出了药物在体内的动力学过程，用数学方程式详细描述了双室模型药物的动力学规律。由于当时的科学技术水平有限，而且药物动力学计算涉及的模型和数学公式十分复杂，没有引起人们足够的关注，发展非常缓慢。随着科学技术的快速发展，特别是分析检测技术的进步，检测少量体内液体中药物浓度成为可能，从而积累了大量的资料，促进了这门学科的建立。到 1972 年，由国际卫生科学研究中心（International Center for Advanced Study in the Health Sciences）的约翰·福格蒂（John Fogarty）发起，在美国国立卫生研究院（National Institutes of Health，NIH）召开了药理学与药物动力学国际会议，此次会议第一次正式将药物动力学确认为一门独立学科。

在药物动力学的发展史上，多斯特（Dost）、纳尔逊（Nelson）、瓦格纳（Wagner）、里格尔曼（Riegelman）、莱维（Levy）、吉巴尔迪（Gibaldi）等科学家都有着特殊的地位和贡献。我国科学家黄圣凯、宋振玉、曾衍霖、刘昌孝、周宏灏、王广基等为开创中国药物动力学学科作出了卓越的贡献。经典的药物动力学以隔室模型的方法与原理为基础，能够拟合药物的体内情况，获得药物动力学参数，预测药物的临床疗效和不良反应，但并不适合所有的药物。近些年来，非隔室模型方法统计矩、生理药物动力学模型、药物动力学和药效学结合模型、临床药物动力学、群体药物动力学、时辰药物动力学的发展与药物动力学模型计算机软件和分析检测技术的实际应用，更加丰富了这门学科的内容，现在药物动力学已成为药学、医学领域不可缺少的一门应用学科。

生物技术药物现已在临床广泛应用，与传统的化学药物相比，生物技术药物具有用量小、降解代谢途径复杂、内源性干扰强等特点，这使其药物动力学研究受到诸多因素的限制，尤其是其测定方法的建立面临很大挑战，选择合适的药物动力学研究方法至关重要。

总之，药物动力学作为一门综合交叉应用学科，随着近些年科技水平的飞速发展，在理论研究、检测分析技术、研究品种等方面均已取得了突破。目前药物动力学研究已贯穿于新药研发到药物临床应用的全过程中。随着放射性示踪元素、计算机建模和质谱技术的应用，日渐精密的分析仪器的开发，以及有机化学、药理学、药剂学、代谢组学、基因组学、蛋白质组学等研究领域和研究方法的迭代更新，药物动力学必将取得新的发展与突破。

第二节　药物动力学相关学科

药物动力学是多学科交叉而形成的学科，与生物药剂学、药剂学、药效学、药物化学、临床药物动力学、毒物动力学、分析化学、化学动力学、数学、统计学和计算机科学等都有密切的联系，它们相互渗透、相互促进。

一、生物药剂学

生物药剂学（biopharmaceutics）是将药剂学与生命有机体或组织联系起来的科学，研究药物的理化性质和制剂处方参数对其体内行为（ADME 过程）和药物效应的影响。药物的理化性质及制剂处方参数与药物动力学密切相关，药物动力学的特性也与药物效应直接相关。两门学科通常结合在一起，形成完整的药物体内过程学科体系。

二、药　剂　学

药剂学（pharmaceutics）依托药物动力学理论与方法进行制剂设计、剂量设计、处方工艺设计、制剂质量评价、生物利用度和生物等效性评价等研究，在保证药物制剂质量可控、安全、有效等方面提供了重要的评价工具。

三、药　效　学

药效学（pharmacodynamics，PD）描述药物对机体的作用，即效应随着时间和浓度而变化的动力学过程。药物动力学与药效学联合使用，通过绘制血药浓度-时间曲线，使时间、体内药物浓度、药物效应三者间的关系有机地结合在一起，从而全面和准确地了解药物的效应随剂量（或浓度）和时间变化的规律，进而为临床筛选疗效高、毒性小的药物，避免不良反应，达到安全、合理用药的目的。

四、药物化学

药物化学（medicinal chemistry）是建立在化学和生物学基础上关于发现及发明新药、合成化学药物、阐明化学药物性质与药物体内过程的化学变化、研究药物分子与生物大分子之间相互作用规律的综合性学科。药物的化学结构影响着药物在体内 ADME 过程中跨生物膜转运的速率及代谢酶的作用。药物动力学研究能揭示药物的化学结构对其体内 ADME 过程的影响，从而为新药的设计和筛选提供指导和依据。

五、临床药物动力学

临床药物动力学（clinical pharmacokinetics）主要研究临床用药过程中，人体对药物处置的动力学过程及各种临床条件对体内过程的影响，通过计算机预测血药浓度制订最佳给药方案，指导合理用药。新药临床药物动力学研究是新药临床研究的重要内容，通过新药的临床药物动力学研究，获得药物在不同人群中药物动力学特点，淘汰药物动力学性质不良的新药。新药药物动力学研究结果是指导临床合理用药的基础，并为制订合理的剂型、剂量、给药频率、给药途径和疗程提供理论依据。

群体药物动力学-药效学联合模型是为了定量描述药物、机体和疾病之间的关系，为临床给药剂量优化、个体用药方案制订等提供强有力的工具，以"金标准"软件 NONMEM 建模，属于定量药理学的核心技术。药物动力学原理还应用于治疗药物监测（TDM），对治疗窗窄的药物或特殊生理、病理条件下的患者进行浓度监测，以提高药效并预防不良反应的发生。

六、毒物动力学

毒物动力学（toxicokinetics）是毒理学的新分支。毒物动力学采用数学方法研究毒物在体内的吸收、分布、代谢和排泄过程中毒物及其代谢物随时间变化的规律，即毒物在体内量变规律的一门学科。毒物动力学主要研究内容为药品安全性评价，工业化学品风险评估（化肥、农药、杀菌剂、致癌物、纳米材料等），以及食品、化妆品和个人护理用品的非药物成分的安全性评估。

七、分析化学

分析化学（analytical chemistry）是研究物质化学组成和结构信息的分析方法及相关理论，是化学学科的一个重要分支。灵敏、特异和精确的物理化学分析技术，特别是色谱和质谱技术，用于测定生物体液中浓度低、变化范围大、干扰多的药物及其代谢物的检测，显著加速了药物动力学的发展。

八、化学动力学

化学动力学（chemical kinetics），也称反应动力学，是研究化学过程进行的速率和反应机制的物理化学分支学科，其研究对象为物质性质随时间变化的非平衡动态体系。药物在体内的量变规律遵循药物的化学动力学原理，采用经典化学动力学研究方法，从化学动力学的原始实验数据，即浓度 C 与时间 t 的关系出发，经过分析获得某些药物动力学参数，如消除速率常数等。用这些参数可以表征药物在体内反应体系的速率特征。

九、数学、统计学和计算机科学

数学、统计学和计算机科学的组合应用为药物动力学/药效学建模提供了精准、快速、便捷的定量药理数据处理工具。药物动力学/药效学建模是定量药理学的一个重要组成，利用数学、统计学、工程学将体内/体外药物浓度-时间数据及药物效应-时间数据定量模型化，以实现定量分析、建模和质控领域研究。

第三节　药物动力学研究内容

一、药物动力学的基础理论研究

1. 阐明药物动力学的基本概念与基本原理　通过体内、体外和在体试验，在细胞、动物和人体临床试验水平阐明药物动力学的基本概念和基本原理。

2. 药物动力学数学模型的创建及验证　根据药物体内实际情况、机体生理特点、解剖结构及药效学特征，找出药物浓度与时间的函数关系，提出能够合理解释药物体内过程的数学模型。通过比较模型预测值和实际观测值的差异，确定模型的稳定性和精确度。

3. 药物动力学参数求算　充分运用现代分析技术与计算机技术，测定有关药物动力学参数，为新药研发和临床合理用药提供依据。

二、药物动力学在新药研发和指导临床用药等领域的应用研究

1. 指导新药结构设计及优化　药物动力学研究作为新药（原料药）临床前研究的基本内容，在动物体内进行试验，包括测定药物动力学参数，研究药物的吸收、分布、代谢与排泄过程。对候选药物的 ADME 特征进行研究，探讨"药物结构-药物动力学-药效学"之间的关系，为具有优良生理活性化合物的筛选和指导新药的定向结构设计提供科学依据，提高药物最终进入临床应用的成功率。

2. 指导药物剂型设计、改进及新产品的研制　新剂型和新制剂是药剂学研究的核心内容之一，药物制剂的生物利用度与生物等效性研究，已成为新剂型、新制剂特别是口服制剂研究与评价不可缺少的内容，具有重要的实用价值。根据药物效应特点及其对血药浓度-时间曲线特征的要求，可推算出制剂发挥最佳疗效所需要的理想药物释放规律，为缓释、控释、速释、靶向、择时等各种药物传递系统的研究提供理论依据。同时，通过研究制剂体外药物释放曲线与体内血药浓度-时间曲线之间的相关性，可获得便捷可靠的体外方法，合理地控制药物制剂质量。

3. 指导新药临床药物动力学试验设计与实施　Ⅰ期人体药物动力学试验通过观察药物在体内随时间的变化过程，了解药物在人体的吸收、分布、代谢和排泄规律，测得药物动力学参数，以利于临床合理安全用药，对全新药物研究与开发更为重要。人体药物动力学研究包括如下内容：①单次给药的药物动力学研究；②多次给药的药物动力学研究；③口服制剂需考察进食影响；④人体药物代谢物产物鉴定、物质平衡、代谢物的药物动力学及生物活性等研究。通过Ⅰ期临床药物动力学研究，获得药物的主要药物动力学参数（t_{max}、C_{max}、半衰期等），为Ⅱ、Ⅲ、Ⅳ期临床研究的用药方案提出指导性建议。Ⅱ、Ⅲ、Ⅳ期临床药物动力学研究对象为适应证患者和特殊人群（包括肝或肾功能损害患者、老年人和儿科人群）的药物动力学研究。

4. 设计或调整临床用药方案　应用药物动力学参数设计给药方案（包括负荷剂量、维持剂量、给药间隔等），并进行治疗药物监测（therapeutic drug monitoring，TDM），使用药个体化、合理化，并达到最有效的药物治疗作用，为开展临床药学服务提供基础理论和科学依据。特别是临床药物动力学，它对指导给药方案的设计、探讨人体生理及病理状态对吸收和处置的影响、在疾病状态时的剂量调节、剂量与药理效应的相互作用评价等方面有着重要的作用。通过研究合并用药的药物动力学特征，比较合用前后药物动力学参数的差异，可判断合用药物在体内是否存在相互作用。若两种药物合用后，药物动力学参数发生了显著变化，则可推断两药在体内存在相互作用，应在制订给药方案时给予充分重视。

5. 中药药物动力学的研究　可借助药物动力学原理，研究中药的活性成分或组分、单方或复方制剂在体内动态变化规律。中草药有效成分的药物动力学研究，是发掘、整理、提高传统医药学的一个崭新课题，具有重大的理论和实用意义。近年来我国中草药研究工作取得了突飞猛进的发展，如水飞蓟种子提取西利宾的药物动力学研究，为其临床用药方案合理化提供了理论依据。

第四节　基础药物动力学和药物动力学模型

药物在体内运行的过程是一个动态过程，其在体内的吸收和处置（分布和消除）过程均具有复杂的生物学特性。在设计一个药物的临床治疗范围时，这些因素都必须考虑。由于药物的这些体内过程存在固有的及不可预测的复杂性，需要使用数学模型及统计学的方法来预测药物剂量或者在给定剂量的情况下预测药物在特定时间内的作用效果。模型只是个假说，是利用数学的术语来简明地描述定量相关性。模型预测的准确程度取决于选择的模型是否恰当，由数学方程得到的参数是否对药物体内动态过程起决定作用。药物动力学模型通常涉及自变量和因变量。例如，使用药物动力学模型来预测某药物口服 20 mg，1 h 后肝中的浓度，自变量是时间，因变量是药物在肝中的浓度。在这种情况下，药物在肝中浓度随时间变化的关系可以通过药物动力学参数——消除速率常数（k）来确定。药物在体内的吸收、分布及消除过程都可以用以上所说的模型描述。

药物动力学模型的应用主要涉及以下几个方面：①预测给药后药物在血浆、组织、尿液中的浓度；②针对具体的药物品种，计算最佳给药剂量；③预算可能的药物体内累积及（或）代谢；④建立药物浓度和药效及（或）不良反应的相互关系；⑤评价同一药物不同制剂的生物利用度与生物等效性；⑥描述生理基本状态的改变如何影响药物在体内的吸收、分布及消除；⑦解释药物-药物相互作用。

在药物动力学模型的使用过程中通常会做一些简化假设，如大多数药物动力学模型把血浆药物浓度等同于体内药物浓度。药物动力学模型可能会基于经验、生理或隔室。经验模型实践性强，但不利于药物体内过程机制的解释。生理模型也有局限性，以上述例子为例，除了组织采样及体内肝血流量监测，研究者还需要清楚以下问题：什么是肝药物浓度？能否测定出组织中的药物浓度？如果能采集到一个具有选择性的肝组织切片样本而不被其周围环境污染，什么类型的细胞具有代表性？此外，在肝血灌流中的改变也会改变组织中的药物浓度。

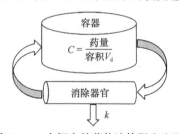

图 7-2　一个恒定的药物液体平衡容器

在药物动力学研究中，一个非常简单并且有用的工具就是基于隔室模型。例如，假设一个通过静脉注射的药物进入体内后迅速分布在体液中。一个能描述以上状态的药物动力学模型：盛有一定体积液体的容器，药物一旦进入迅速与液体混匀（图 7-2）。药物在容器中的浓度由两个参数控制：容器中的液体量 V_d；单位时间内药物的消除速率常数 k。尽管此模型在处理药物体内处置方面过于简单，但能很好地描述用体液充填的容器模型中药物的动力学特征，这个模型称为一室模型。无论在容器还是在一室模型中，随着时间推移，一部分药物会持续地消除。假如，已知剂量的药物进入机体后，容器中药物在每一时刻的浓度能被确定，那么容器或隔室中的流体的体积（V_d）及药物的消除速率常数 k 就能被确定。在实践中，药物动力学参数，如 k 和 V_d 可通过采集不同时间段的流体，测定其中药物浓度得到。随着模型的复杂化，计算机程序辅助设计得到了应用。

由于模型是基于假设和简化，因而在预测药物疗效并不能完全依赖药物动力学模型得到的参数。对某些药物，个体的基因、疾病状态等会改变药物的作用，因而不能用血浆药物浓度来预测药物的作用。由于在大多数的临床实践中得到的数据是有限的，因而在解释药学数据时必须与临床观察结果相结合，而不能仅根据临床医生的说法。药物动力学统计模型的开发有利于此项工作的开展，提高预测的可靠性。

为了定量地研究药物在体内 ADME 过程中的量变规律，首先要建立起研究模型。数学方法被用来模拟药物在体内 ADME 的速度过程而建立起来的数学模型，称为药物动力学模型，包括隔室模型、统计矩模型、生理药物动力学模型、药物动力学-药效学链式模型、群体药物动力学模型等。

一、隔 室 模 型

1. 隔室模型的定义 为了研究药物在体内的动力学特性，把整个机体视为一个系统，按药物转运速率特征将这个系统划分为一个或几个隔室。按照这种隔室概念把各类隔室借助各种流向速度串接起来用以说明药物在体内 ADME 过程特征的模型，称为隔室模型（compartment model）。隔室模型亦称房室模型，是最经典的药物动力学模型，为药物动力学各项研究奠定了基础（图 7-3）。

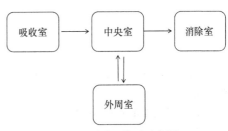

图 7-3 隔室模型示意图

2. 隔室模型的划分 隔室划分的依据是药物分布的速度及完成分布的时间，即速度论。将体内药物转运速率常数相同或相近的器官、组织归于同一隔室，即隔室是具有动力学"均一"性的体内解剖隔室，凡在同一隔室内各组织器官之间药物浓度并不意味着相等，而均处于动态平衡。隔室划分具有三重特性：抽象、客观、相对。

隔室模型是为区分各种转运性质而设置的抽象隔室，不具体代表某个器官和组织实体，无解剖学意义，但又与体内各组织器官的解剖生理特性有一定联系。只要体内某些部位药物转运的速率常数相同或相似，不管这些部位的解剖位置与生理功能如何，都可视为一个隔室。所以，同一隔室可由不同的器官、组织组成，而同一器官的不同结构或组织，可能分属不同的隔室。在药物动力学中，代谢和排泄两个过程的综合效果称为消除，而分布与消除过程统称为处置，药物动力学就是要研究这些过程中的量变规律。

3. 常见的隔室模型类型 根据药物在体内的动力学特性，隔室模型可分为一室模型（one-compartment model）、二室模型（two-compartment model）和多室模型（multiple compartment model）。

（1）一室模型：如果某药物达到体循环后转运速度很快，瞬时在体内达到平衡，则将整个机体视为药物转运动态平衡的"均一单元"，即一个隔室，称为一室模型。符合一室模型的药物，在机体各组织中的药物浓度能随血药浓度的变化而平行发生变化，即药物在机体各组织中的转运处于动态平衡，速率相同（图 7-4）。

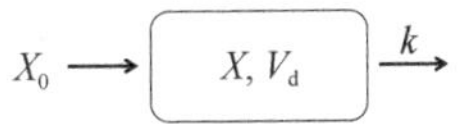

$$X_0 \longrightarrow \boxed{X, V_d} \xrightarrow{k}$$

图 7-4 一室模型示意图

X_0 为给药剂量；X 为体内药量，随时间 t 而变化；V_d 为表观分布容积；k 为一级消除速率常数

（2）二室模型：机体给药后药物首先迅速分布于血液灌注速度快的中央室（central compartment），并且瞬间达到动态平衡，然后再随着时间推移分布于血液灌注不太丰富的外周室（peripheral compartment，又称外室，周边室），此类体内过程称为二室模型。中央室可由心、肝、脑、脾、肺、肾等组织血流灌注速度快且血流量丰富的器官和血浆系统组成。外周室可由肌肉、皮肤、脂肪、结缔组织、骨骼等血流灌注不太丰富的组织组成。药物只从中央室消除，药物在中央室与外周室之间为可逆的转运过程，外周室中的药物与中央室中的药物需经过一段时间才能达到动态平衡（图 7-5）。

（3）多室模型：二室以上的模型称为多室模型，它把机体看成由药物转运速率不同的多个单元组成的体系。多室模型的数学处理过程相当复杂，而一室模型和二室模型的数学处理相对较简单，

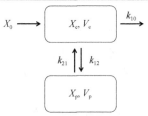

图 7-5　二室模型示意图

X_0 为给药剂量；X_c 为中央室药量随时间变化；V_c 为中央室中药物的表观分布容积；k_{10} 为药物从中央室消除的一级消除速率常数；k_{12} 为药物从中央室向外周室转运的一级速率常数；k_{21} 为药物从外周室向中央室转运的一级速率常数；X_p 为外周室药量随时间变化；V_p 为外周室中药物的表观分布容积

故多室模型不如一室模型和二室模型应用广泛。从对药物体内过程理解的角度看，体内的隔室数一般不宜多于 3 个。

4. 隔室模型的相关概念

（1）开放室与封闭室：既有药物"来"（可来自体外或体内其他隔室）又有药物"去"（可从本隔室消除，也可以转运到其他隔室）的隔室称为开放室或传动室。反之，若只有药物"来"，没有药物"去"的隔室，称为封闭室或收集室。

（2）开放型模型与封闭型模型：既有药物"来"，又有药物"去"的模型称为开放型模型；只有药物"来"，没有药物"去"的模型称为封闭型模型。

在药物动力学解析中，封闭型模型通常都处于无足轻重的地位。因此若无特殊说明，在 N 室模型中，N 个隔室都是开放室，而不将封闭室计算在内。

（3）N 室线性乳突模型：N 室线性乳突模型是一类重要的隔室模型，其特征：①模型中包含 N 个体内开放隔室；②体内的转运和消除都符合线性过程；③体内仅有一个室处于特殊地位，它与体内其他各室都有直接的药物转运联系，而其他各室之间一般并无直接联系，这个特殊室为中央室，其他各室均称为外周室；④通常情况下药物仅从中央室消除。

凡符合条件①～④者，称为 N 室线性乳突模型；仅符合条件①～③者，称为广义 N 室线性乳突模型。它们均包括一室模型、二室模型等简单模型。

5. 隔室模型的局限性　尽管经典隔室模型在药物动力学研究中已得到广泛的临床应用，但隔室模型和机体的解剖结构、生理功能之间没有直接联系，只能通过血药浓度来推测靶器官的药物浓度，而某些对组织具有高亲和力的药物如单克隆抗体药物，或具有特异靶组织、靶器官效应的药物如靶向药物，隔室模型无法客观表征作用部位的药物浓度，致使药物动力学与药效学之间难以进行关联分析。此外，经典隔室模型数据分析结果依赖于隔室模型的选择，而隔室模型的选择带有一定的不确定性。同一种药物用不同的隔室模型来解释，相应的参数可能显著不同。

二、非隔室模型

非隔室模型（non-compartmental model）的统计矩（statistic moment）方法是以概率论和数理统计学中的统计矩方法为其理论基础，对药物体内动力学过程进行解析的一种方法，也称为非隔室分析（non-compartmental analysis, NCA）。顾名思义，非隔室分析是继经典隔室模型之后发展起来的。1969 年，佩尔（Perl）和塞缪尔（Samuel）首先将统计矩理论应用于胆固醇的体内动力学分析；1978 年，Yamaoka 及卡特勒（Cutler）等先后将矩量的统计概念应用于药物动力学研究，以统计矩作为药物动力学分析的新方法，阐述了血药浓度-时间曲线和尿药浓度-时间曲线的统计矩定义及意义。1982 年，吉巴尔迪（Gibaldi）和佩列尔（Perrier）首次在专著中系统介绍了统计矩理论在药物动力学中的应用。在过去几十年里，统计矩分析作为一种研究药物体内吸收、分布、代谢及排泄过程的主流处理方法，被各国药品审评当局均推荐采用。

（一）统计矩的基本理论

统计矩理论涉及多阶矩量，包括零阶矩、一阶矩和二阶矩，体现平均值、标准差等概念，反映随机变量的某些分布特征。在药物动力学中，各阶矩量被赋予了与药物体内过程相关的量、速率及变异等含义。

1. 零阶矩 给药后血药浓度的经时变化过程可以视为随机分布曲线，无论何种给药方式或何种分布模式，其零阶矩为血药浓度-时间曲线的 AUC，是反映量的参数，定义如式（7-1）。

$$S_0 = \mathrm{AUC} = \int_0^\infty C \mathrm{d}t \tag{7-1}$$

通常血药浓度受仪器检测灵敏度的限制，只能测定到末端某一时刻 t^* 为止，此时的血药浓度记为 C^*。计算 $0\to\infty$ 时间内的 AUC 时划分为两个阶段，从 $0\to t^*$ 的 AUC 常采用线性梯形法（linear trapezoidal method）计算，而 $t^*\to\infty$ 的 AUC 用外推法计算（图 7-6）。

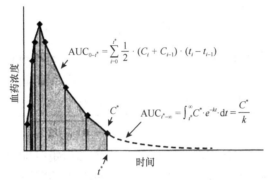

图 7-6 非隔室模型法估算 AUC 原理示意图

$$\mathrm{AUC}_{0-t^*} = \sum_{i=0}^{t^*} \frac{1}{2} \cdot (C_i + C_{i-1}) \cdot (t_i - t_{i-1}) \tag{7-2}$$

$$\mathrm{AUC}_{t^*-\infty} = \int_{t^*}^\infty C^* \cdot e^{-kt} \cdot \mathrm{d}t = \frac{C^*}{k} \tag{7-3}$$

则有
$$\mathrm{AUC}_{0-\infty} = \sum_{i=0}^{\infty} \frac{1}{2} \cdot (C_i + C_{i-1}) \cdot (t_i - t_{i-1}) + \frac{C^*}{k} \tag{7-4}$$

其中 k 可从末端相的对数血药浓度-时间曲线的直线回归斜率求得。

2. 一阶矩 血药浓度-时间曲线的一阶矩为时间和血药浓度的乘积（$C \cdot t$）与时间 t 构建的曲线的曲线下面积（area under the moment curve，AUMC），定义如式（7-5）。

$$S_1 = \mathrm{AUMC} = \int_0^\infty C \cdot t \cdot \mathrm{d}t \tag{7-5}$$

同样，$0\to\infty$ 时间内的 AUMC 也由两部分构成，得式（7-6）。

$$\mathrm{AUMC} = \sum_{i=0}^{\infty} \frac{1}{2} \cdot (C_i \cdot t_i + C_{i-1} \cdot t_{i-1}) \cdot (t_i - t_{i-1}) + C^* \cdot \left(\frac{1}{k^2} + \frac{t^*}{k} \right) \tag{7-6}$$

在零阶矩 AUC 和一阶矩 AUMC 之后，可求得药物在体内滞留时间的概率密度函数，两者的比值即为药物在体内的平均滞留时间（mean residence time，MRT），其为一阶原点矩，是反映速率的参数。

$$\mathrm{MRT} = \frac{\mathrm{AUMC}}{\mathrm{AUC}} = \frac{\int_0^\infty C \cdot t \cdot \mathrm{d}t}{\int_0^\infty C \cdot \mathrm{d}t} \tag{7-7}$$

例如，某药物的分子质量为 300 g/mol，给药 1 mg 意味着入体药物分子数为 2×10^{18}，所有这些药物分子在体内停留的时间并不一致,有些被迅速代谢或排泄,有些则可能停留较长时间,极少数甚至可能终生停留。MRT 即为这些药物分子停留时间的平均值,这里的平均是统计学概念。

对于正态分布,平均值的计算公式为(7-8)。

$$\text{Mean} = \frac{1}{n}\sum_{i=1}^{n} Y_i \tag{7-8}$$

然而,药物在体内的处置过程并服从正态分布,高浓度时,机体对药物的消除速率较快,大多数药物分子的停留时间较短,属于指数函数衰减,其滞留时间遵循"对数正态分布"。理论上,正态分布时,平均值出现在样本总体累积曲线的 50% 处;而对数正态分布的平均值在 63.2% 处。单次静脉注射后 MRT 就表示消除给药量 63.2% 所需要的时间。如果存在吸收相,MRT 则大于消除给药量 63.2% 所需要的时间。

3. 二阶矩　血药浓度-时间曲线的二阶原点矩定义为时间的平方和血药浓度的乘积($C*t^2$)与时间 t 构建的曲线的 AUC,即

$$S_2 = \int_0^\infty C \cdot t^2 \cdot \mathrm{d}t \tag{7-9}$$

二阶中心矩定义为药物在体内的平均滞留时间的方差(variance of mean residence time,VRT),它表示 MRT 的变异程度,则

$$\text{VRT} = \frac{\int_0^\infty C \cdot (t-\text{MRT})^2 \cdot \mathrm{d}t}{\int_0^\infty C \cdot \mathrm{d}t} = \frac{\int_0^\infty C \cdot (t-\text{MRT})^2 \cdot \mathrm{d}t}{\text{AUC}} \tag{7-10}$$

一般情况下,仅零阶矩和一阶矩用于药物动力学研究。二阶矩在药物动力学中的应用价值很小,因为高阶矩的误差大,结果难以肯定。在计算 AUC、MRT 和 VRT 时,均需应用对数血药浓度-时间曲线末端消除相的斜率求得 k 值,所以,非隔室分析法要求药物的体内过程符合线性动力学特征,在此范围内,它适用于任何可用隔室模型处理或无法使用隔室模型处理的药物动力学问题。

（二）非隔室分析法估算药物动力学参数

在统计矩理论中涉及的矩量属于统计学范畴,我们需要据此估算真正体现药物动力学特征的参数,如消除半衰期、清除率、V_d 等。

1. 消除半衰期　与 MRT 类似,消除半衰期也是反应药物处置速率的参数。已知在单次静脉注射给药时,MRT 指消除体内药量 63.2% 所需时间,即 $\text{MRT}=t_{0.632}$,应用类似半衰期的推导方法,令 $t=\text{MRT}$,则得式(7-11)。

$$C_{\text{MRT}} = 0.632 \cdot C_0 = C_0 \cdot e^{-k \cdot \text{MRT}} \tag{7-11}$$

可得 MRT 与消除速率常数 k 的关系式(7-12)。

$$\text{MRT} = \frac{\ln\dfrac{1}{0.368}}{k} = \frac{0.997}{k} \approx \frac{1}{k} \tag{7-12}$$

对于静脉注射后具有一室模型特征的药物,其半衰期与 k 及 MRT 的关系式为(7-13)。

$$t_{1/2} = \frac{0.693}{k} = 0.693 \cdot \text{MRT}_{\text{iv}} \tag{7-13}$$

即半衰期为平均滞留时间的 69.3%。平均滞留时间取决于给药方法,非瞬时给药的 MRT 总是大于静脉注射时的 MRT。例如,当短时间恒速静脉滴注时,得式(7-14)。

$$\text{MRT} = \text{MRT}_{\text{iv}} + \frac{T}{2} \tag{7-14}$$

式中,T 为静脉滴注持续时间。

2. 清除率　清除率是指单位时间内多少血浆容积中的药物被清除出体外。根据定义,得式(7-15)。

$$\mathrm{CL} = \frac{\mathrm{d}X}{C \cdot \mathrm{d}t} = \frac{\int_0^\infty \left(\frac{\mathrm{d}X}{\mathrm{d}t}\right)\mathrm{d}t}{\int_0^\infty C \cdot \mathrm{d}t} = \frac{\int_0^\infty \mathrm{d}X}{\mathrm{AUC}} = \frac{X_{\mathrm{iv}}}{\mathrm{AUC}} \tag{7-15}$$

因此，清除率一般在静脉注射某一剂量（X_{iv}）药物后求得，为静脉注射剂量下的血药浓度-时间曲线 AUC 的倒数。而在非静脉途径给药情形下，需要考虑生物利用度所反映的有效进入体循环的药物量，则得式（7-16）。

$$\mathrm{CL} = \frac{F \cdot X}{\mathrm{AUC}} \tag{7-16}$$

3. 表观分布容积　稳态表观分布容积（V_{ss}）是表征药物分布的中药参数。药物单剂量静脉注射后，稳态表观分布容积可定义为清除率与 MRT 的乘积，得式（7-17）。

$$V_{\mathrm{ss}} = \mathrm{CL} \cdot \mathrm{MRT} = \frac{X_{\mathrm{iv}}}{\mathrm{AUC}} \cdot \frac{\mathrm{AUMC}}{\mathrm{AUC}} = \frac{X_{\mathrm{iv}} \cdot \mathrm{AUMC}}{\mathrm{AUC}^2} \tag{7-17}$$

上式仅用于静脉注射，经修改后可推广至静脉恒速滴注给药，此时，得式（7-18）。

$$V_{\mathrm{ss}} = \mathrm{CL} \cdot \mathrm{MRT}_{\mathrm{iv}} = \frac{X_{\mathrm{iv}}}{\mathrm{AUC}} \cdot \left(\mathrm{MRT} - \frac{T}{2}\right) = \frac{X_{\mathrm{iv}} \cdot \mathrm{AUMC}}{\mathrm{AUC}^2} - \frac{X_{\mathrm{iv}} \cdot T}{2\mathrm{AUC}} = \frac{k_0 \cdot T \cdot \mathrm{AUMC}}{\mathrm{AUC}^2} - \frac{k_0 \cdot T^2}{2\mathrm{AUC}} \tag{7-18}$$

式中，T 为静脉滴注持续时间，则滴注给药的剂量 X 等于滴注速率 k_0 乘以 T。

4. 生物利用度　生物利用度通常是指药物实际到达血液循环的分数（F），用于表示药物经血管外给药后，药物被吸收进入血液循环的速度和程度，是评价药物制剂吸收程度的重要指标。以口服给药为例

$$F = \frac{X_{\mathrm{iv}} \cdot \mathrm{AUC}_{\mathrm{oral}}}{X_{\mathrm{oral}} \cdot \mathrm{AUC}_{\mathrm{iv}}} \times 100\% \tag{7-19}$$

因此，非隔室分析中的生物利用度即为经剂量校正后，口服剂型与注射剂型零阶矩的比值。

5. 代谢分数　代谢分数指母体药物转化为某一特定代谢产物的比例。代谢分数的估算不仅需要单剂量给药母体药物，还需要将代谢产物作单剂量给药。

某代谢产物的代谢分数 f_{m} 等于母药给药后该代谢的血药浓度-时间曲线的零阶矩与直接给予该代谢物后其血药浓度-时间曲线的零阶矩的比值。

$$f_{\mathrm{m}} = \frac{\mathrm{AUC}'_x}{\mathrm{AUC}'} \tag{7-20}$$

式中，AUC'_x 为母药静脉注射后血浆中该代谢物的浓度-时间曲线的 AUC，而 AUC' 为等摩尔该代谢物给药后的代谢物浓度-时间曲线的 AUC。然而，大多数情况下无法经未经审批的代谢物直接用于人体研究，无法获取 AUC' 的数据。因此，可在给予原型药物同时测定原型药物和代谢物的浓度来替代，然后计算出代谢物的浓度-时间曲线的 $\mathrm{AUC}_{\mathrm{m}}$ 和代谢物清除率（CL_{m}），此时得式（7-21）。

$$\frac{\mathrm{AUC}_{\mathrm{m}}}{\mathrm{AUC}} = f_{\mathrm{m}} \cdot \frac{\mathrm{CL}}{\mathrm{CL}_{\mathrm{m}}} \tag{7-21}$$

6. 稳态浓度　当药物以等剂量多次给药后，稳态时一个剂量期间内血药浓度-时间曲线的 AUC 等于正常单剂量给药时 0-∞ 时间内的 AUC。因此，稳态血药浓度均值的计算公式为（7-22）。

$$\overline{C_{\mathrm{ss}}} = \frac{\mathrm{AUC}}{\tau} \tag{7-22}$$

式中，AUC 为等剂量单次给药后的 AUC，τ 为多次给药时恒定的给药间隔。

7. 达坪时间和达坪分数　为了判断连续给药后患者的病情是否稳定，或者对稳态下的药物动力学参数进行解析，必须对达到稳态浓度的百分比（达坪分数）及所需时间进行估算。对于分布快、可用一室模型进行分析的药物，达到某一达坪分数所需的时间仅与半衰期有关，得式（7-23）。

$$f_{\mathrm{ss}} = 1 - e^{-nk\tau} = 1 - e^{-0.693n\tau/t_{1/2}} \tag{7-23}$$

式中，$m\tau = -3.32t_{1/2}\cdot\lg(1-f_{ss})$，既然达坪时间仅与半衰期有关，可先将达到某一达坪分数所需时间用 m 个半衰期表示，再将其转化为 n 个时间间隔。例如，达到稳态浓度的 90% 需要 3.33 个半衰期，若多次给药的给药间隔为 1.11 h，则经过 3 个给药间隔的第 4 次给药后的达坪分数即为 90%。

8. 平均吸收时间和吸收速率常数　在统计矩分析中，通过计算不同给药方式的 MRT 的差值，可估算非静脉途径给药的平均吸收时间（mean absorption time，MAT），该参数可用于反映药物的吸收速率。例如，口服给药时，

$$MAT = MRT_{oral} - MRT_{iv} \tag{7-24}$$

只有当 $k_a \gg k$，即不存在吸收过程的翻转（flip-flop）效应干扰，且药物的消除符合一级动力学时，

$$MAT = MRT_{oral} - \frac{1}{k} \tag{7-25}$$

当药物的吸收遵循一级动力学过程时，药物的吸收速率常数 k_a 可表示为式（7-26）。

$$k_a = \frac{1}{MAT} \tag{7-26}$$

口服给药时，由于药物的释放、溶解、扩散一级胃肠蠕动的不规则性，药物的吸收通常不能简单地用一级过程来表征，一级吸收模型拟合所得的速率常数 k_a 仅为表观值。

（三）非隔室分析的评价

非隔室模型最基本的优点是限制性假设较少，只要求血药浓度-时间曲线的尾端符合一阶指数消除，而这一点容易被实验所证实。此外，解决了不能用相同隔室模型拟合全部实验数据的问题。例如，有的实验对象其数据符合隔室模型的一室模型，另有部分实验对象数据符合隔室模型的二室模型，很难权衡取舍。而用非隔室模型分析，不管指数项有多少，都可以比较各组参数，如 AUC、MRT、CL 等。但是从另一个角度看，这也是非隔室模型的缺点，不能提供血药浓度-时间曲线的细节，只能提供总体参数。

非隔室分析对血药浓度-时间曲线末端相的依赖性过高，几乎所有参数的估算均与末端消除相的斜率有关。非隔室分析法假设半对数血药浓度-时间曲线在末端相时药物分布已经完成，这期间血药浓度-时间曲线的下降仅反映单一消除过程。因此，没有末端相的药物动力学数据是无法进行非隔室分析的。非隔室分析时末端相区间多由人为主观确定（选择末位 3～5 个时间点的数据作为末端相），且实验数据采集的时间跨度也各异（给药后血样采集持续 10 h 或 24 h）。因此，基于末端相所估测的药物动力学参数值较粗略，且变异较大。

由于隔室模型长期作为标准方法，集中惯例和教条，忽视了方法的假设和限制，目前存在不少滥用和错误，忽视了模型的前提和假设。例如，对于缓控释制剂，或者吸收不规则的制剂，药物的吸收很难采用指数形式进行描述，但是目前还是有不少文献进行 k_a 的拟合。这种情况下隔室模型拟合出来的理论参数往往和实际相差很大。

三、其 他 模 型

1. 生理药物动力学模型　隔室模型理论奠定了经典药物动力学的基础，但是隔室模型与机体生理解剖状况有着明显的差距。随着现代血药分析方法的发展及计算机的应用，人们可能进一步了解体内各组织器官实际血药浓度的变化，于 20 世纪 60 年代后期比肖夫（Bischoff）、戴德里克（Dedrick）等提出了生理药物动力学模型（physiological pharmacokinetic models），是以已知人体解剖与生理学数据为依据，根据器官组织的大小、血流速度及实际测定组织-血液间药量比，来预测各组织中的药物浓度，也称为血流或灌注模型。它是根据生理学、生物化学和解剖学的知识，将机体的每个器官组织单独作为一个房室看待，房室间的药物转运借助血液循环连接并形成一个整体。生理药物动力学可对药物在机体内的吸收、分布、代谢和排泄四个环节作整体或独立的考察，预测

药物的药物动力学-药效学过程，探讨药物的作用机制。

在生理药物动力学模型中，组织隔室的数量因药物而异。一般来说，不考虑没有药物渗透的组织或器官，因此，像脑、骨及中枢神经系统的某些部位的组织通常不被考虑。用微分方程来描述每一个器官将会使模型方程变得非常复杂，并且在数学上无法解答。解决办法是把具有相似血流灌注性质的组织归为一个隔室。生理药物动力学模型已经成功用来描述利多卡因在血液和不同器官中的药物分布。心脏、肝、肾、肺、脑及肌肉组织对利多卡因的体内吸收起重要作用，因而将它们分别作为单独隔室，采用分别的微分方程来描述，其他的组织器官被归为快平衡组织隔室（rapidly equilibrating tissue，RET）和慢平衡组织隔室（slowly equilibrating tissue，SET）。每一个隔室的体积或重量不是由数学估算而是依据生理的特征决定。药物在某个组织隔室中的浓度由该组织积累药物的能力及该组织的血流灌注速率决定。生理药物动力学模型提供了一个用模型描述组织药物水平的接近真实的方法。生理药物动力学模型最大的缺点在于可以得到的数据远少于需要的数据，因而预测的数据并不十分理想。

对于哺乳动物而言，由于生理结构基本相似，因此利用生理药物动力学模型的信息，可较为容易地在不同种属之间进行推算。以此为基础采用生理药物动力学模型，可将不同种属的动物实验（或临床前试验）结果外推到人（或临床试验），也可将健康个体的实验结果外推到生理条件改变（如血流速率、年龄、体重变化等）或病理条件下（如肝、肾功能减退，器官移植等）的个体，从而有利于药理学和毒理学研究结果的应用。这对于隔室模型是不可能的。因为在隔室模型中的分布容积跟血流量和血流速度有关。至今，有很多药物（如地高辛、利多卡因、硫喷妥钠、氨甲蝶呤）已经用生理药物动力学模型来描述。

生理药物动力学模型虽然比较符合药物在体内的动态变化，但该模型具有以下缺点：①模型结构复杂，建立的数学方程式求解困难，限制了模型的推广和应用；②建立模型时需要大量的动物生理参数，增加了研究的工作量和难度；③进行模型验证和调整时，需要不同时间间隔的大量组织样本数据；④生理药物动力学模型无法完全模拟机体生理条件，尤其是在简化模型或降低计算难度的情况下。

随着药物动力学模型研究的不断深入，以及计算机技术不断升级，生理药物动力学模型在指导药物研发与临床合理用药中得到了广泛应用。

2. 药物动力学-药效学结合模型　药效学研究的是在作用部位药物浓度与产生的药理效应之间的关系，但未阐明药物效应的经时变化过程。药物动力学和药效学结合模型把药物动力学与药效学所描述的时间、药物浓度、药物效应有机地结合在一起进行研究，并建立药物药理作用强度和时间的关系曲线。

药物动力学和药效学关系密切，体内药物量的动态变化直接影响其药效强度和持续时间。利用这一模型可以同时探讨机体对药物的作用（PK）及药物对机体的作用（PD），即明确药物浓度-时间-效应三者之间的相互关系。

对某些药物，药理效应的时间曲线与血药浓度-时间曲线没有直接的平行关系。药物产生的最大药理效应可能会在血浆药物浓度达到最大之前或之后发生。此外，某些药物可能会产生与血浆药物浓度无关的延迟药理效应。具有一个效应隔室的药物动力学-药效学结合模型被用来描述在血浆中药物的动力学和药物在作用部位的药理效应-时间曲线的关系（图7-7）。

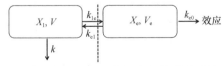

图7-7　具有一个效应室的药物动力学-药效学结合模型

考虑到一个间接或延迟的药理效应的药效学，一个假设的效应隔室被引入。这个效应隔室不是药物动力学模型的一部分，而是与含有药物的血浆室相关联的一个药物效应室。游离药物在血浆室和效应室之间转运达到动态平衡,通常按一级速率过程进行转运,药理效应由转运速度常数和效应室中的药物浓度决定。

推注某一剂量药物后效应室中的药物量可用以下微分方程式(7-27)描述。

$$\frac{\mathrm{d}X_\mathrm{e}}{\mathrm{d}t} = k_{1\mathrm{e}} \cdot X_1 - k_{\mathrm{e}0} \cdot X_\mathrm{e} \tag{7-27}$$

式中,X_e 是效应室中药量;X_1 是中央室药量;$k_{1\mathrm{e}}$ 是药物从中央室到效应室的转运速率常数;$k_{\mathrm{e}0}$ 是药物转运出效应室的速率常数。将式(7-27)积分得到式(7-28)。

$$X_\mathrm{e} = \frac{X_0 \cdot k_{1\mathrm{e}}}{(k_{\mathrm{e}0} - k)}(e^{-kt} - e^{-k_{\mathrm{e}0} \cdot t}) \tag{7-28}$$

式(7-28)两边同除效应室容积 V_e,得到以下药物在效应室中浓度 C_e 的关系式(7-29)。

$$C_\mathrm{e} = \frac{X_0 \cdot k_{1\mathrm{e}}}{V_\mathrm{e}(k_{\mathrm{e}0} - k)}(e^{-kt} - e^{-k_{\mathrm{e}0} \cdot t}) \tag{7-29}$$

式中,X_0 是给药剂量,k 是药物在中央室的消除速率常数。

式(7-29)应用并不广泛,因为参数 V_e、$k_{1\mathrm{e}}$ 通常未知,并且不能从血浆药物浓度数据中得到,因而通常会做一些假设。药效学假设,在药物动力学-药效学结合模型中,药效室只是微不足道的一部分,因而血浆室药物浓度通常用单隔室模型方程来描述。这样使模型方程的应用性大大增强。

对药物动力学-药效学研究一方面可为临床用药的安全性和有效性提供更为科学的理论依据;另一方面则有助于阐明药物作用机制及导致药效个体差异的原因。近些年来,药物动力学-药效学模型在新药研发、个体化给药及临床治疗药物监测中得到了广泛的应用,尤其是在指导抗菌药物、抗结核药物、心血管系统药物、神经系统药物等药物的临床合理应用及优化给药方案上应用较多。

3. 群体药物动力学模型(population pharmacokinetic models)　传统药物动力学研究的受试者通常是健康的志愿者或特别挑选的患者,一个组的平均情况(即平均血浆浓度-时间曲线)一直是关注的主要焦点。许多研究将个体之间药物动力学的变异作为一个需要降到最低的因素进行观察,通常是通过复杂的研究设计和对照方案,或通过有严格限制的入选标准/排除标准,将其降到最低。事实上,临床应用期间可能会出现变异的信息至关重要,但却被上述试验的限制所掩盖。另外,传统药物动力学研究关注单个变量(如肝或肾功能)的做法,还使其难以研究变量之间的交互作用。

与传统的药物动力学评价相反,群体药物动力学是关于个体之间药物浓度变异来源和相关性的研究,这些个体是指按临床上相关剂量接受所关注药物的目标患者人群。患者的某些人口统计学特征、病理生理特征及治疗方面的特征,如体重、排泄和代谢功能,以及接受其他治疗,能够有规律地改变剂量-浓度关系。例如,在给药剂量相同的情况下,主要由肾脏排泄的药物在肾衰竭患者的稳态浓度通常高于在肾功能正常患者中的稳态浓度。群体药物动力学的目的就是找出那些使剂量-浓度关系发生变化的、可测定的病理生理因素,确定剂量-浓度关系变化的程度,从而在这些变化与临床上有意义的治疗指数改变相关的情况下,能够恰当地调整剂量。

群体药物动力学评价方法的特征是在患者中收集相关的药物动力学资料,这些患者是指那些要用该药治疗的目标人群的代表;在药品开发和评价期间,找出并测定变异;通过确定可影响药物动力学行为的人口统计学因素、病理生理因素、环境因素或与合并用药相关的因素,解释变异;定量估计患者人群中无法解释的变异的大小。

无法解释的(任何)变异的大小非常重要,因为随着无法解释的变异增大,药品的疗效与安全性可能会降低。除个体之间的变异以外,稳态药物浓度的长期平均值在个体之间的典型变化程度也至关重要。浓度可能会因为无法解释的每日或每周的动态变化和(或)因为测量浓度时出现的错误而不同。对治疗药物监测而言,估计这种变异(受试者自身的残留变异、药品各批次之间的变异)非常重要。对不一定需要治疗药物监测的合理疗法而言,了解浓度、效应及生理之间的关系是设计给药方案的基础。要对某个人群、亚组或个体患者制订最佳给药方案,就要解决以上所讨论的变异问题。对制订最佳给药方案的重要性的认识，已使群体药物动力学方法在新药开发和管理过程中的应用迅猛增加。

第五节　药物动力学中的数学基础

药物动力学包括代数、微积分、指数、对数等方面的数学知识。药物在体内的转运过程（包括吸收、分布和排泄）都涉及药物跨越生物膜的运动，运动的速率是由药物及药物相互反应的生物环境的物理化学性质来决定的。动力学即速率论，药物动力学就是药物体内过程的速率论。因而对药物体内运动具有的速率论特征，以及转运过程描述的一些参数（如转运速率常数、生物半衰期等）的研究就显得非常重要。

一、速　率　过　程

在药物动力学研究中，通常将药物体内转运的速率过程分为线性速率过程和非线性速率过程。

1. 线性速率过程　药物在体内跨膜转运的速率通常用以下方程描述。

$$\frac{\mathrm{d}X}{\mathrm{d}t}=-kX^n \text{ 或 } \frac{\mathrm{d}C}{\mathrm{d}t}=-kC^n \tag{7-30}$$

式中，X 是某一时刻 t 在转运部位的药物量；C 是某时刻 t 药物在转运部位的浓度；k 是药物消除速率常数；n 是转运级数，其中 $n=0$，则转运为零级速率过程，$n=1$ 为一级速率过程，$n=2$ 为二级速率过程，依次类推。

（1）一级速率过程：药物在体内某部位的转运速率与该部位的药量或血药浓度的一次方成正比，即单位时间内转运某恒定比例的药物，称为一级速率过程（first order processes）或称一级动力学过程。

$$n=1, \text{ 即 } \frac{\mathrm{d}X}{\mathrm{d}t}=-kX \text{ 或 } \frac{\mathrm{d}C}{\mathrm{d}t}=-kC \tag{7-31}$$

将式（7-31）积分，得式（7-32）。

$$X=X_0 e^{-kt} \text{ 或 } C=C_0 e^{-kt} \tag{7-32}$$

两边取对数，得式（7-33）。

$$\lg X=\lg X_0 - \frac{k}{2.303}t \text{ 或 } \lg C=\lg C_0 - \frac{k}{2.303}t \tag{7-33}$$

多数药物在常用剂量下，在体内的转运都符合或近似一级速率过程。

一级速率过程具有以下特点：半衰期与剂量无关；血药浓度-时间曲线的 AUC 与所给予的单个剂量成正比；一次给药情况下，尿排泄量与剂量成正比；排泄的药物代谢产物的成分与剂量无关；按相同剂量、相同间隔时间给药，约经 5 个半衰期达到稳态血药浓度，停药后约经 5 个半衰期药物基本上从体内全部消除。

（2）零级速率过程：药物的转运速率在任何时间都是恒定的，与药物量或浓度无关的过程称为零级速率过程（zero order rate processes）或称零级动力学过程。

$n=0$，代入式（7-30）中，得式（7-34）。

$$\frac{\mathrm{d}X}{\mathrm{d}t}=-k \text{ 或 } \frac{\mathrm{d}C}{\mathrm{d}t}=-k \tag{7-34}$$

因而，零级速率过程也称为恒速过程。

将式（7-34）积分，得式（7-35）。

$$X=X_0-kt \text{ 或 } C=C_0-kt \tag{7-35}$$

恒速静脉滴注的给药速率、控释制剂中药物的释放速率均符合零级速率过程。

零级速率过程具有以下特点：转运速率与剂量或浓度无关，按恒量转运，单位时间内转运的百分比是可变的；半衰期不恒定，与初始药物浓度（给药量）有关，剂量越大，半衰期越长；血药浓度-时间曲线的 AUC 与给药剂量不成正比，随剂量增加，会超比例地增加；体内清除率取决于剂量。

2. 非线性速率过程 当药物浓度较高而出现饱和现象时，其半衰期与剂量有关、血药浓度-时间曲线的 AUC 与剂量不成正比关系，此时的速率过程被称为非线性速率过程（nonlinear rate processes），或称为 Michaelis-Menten 速率过程或米氏动力学过程。在此过程中，通常药物高浓度时是零级速率过程，而在低浓度时是一级速率过程，得式（7-36）。

$$-\frac{\mathrm{d}C}{\mathrm{d}t} = \frac{V_\mathrm{m} \cdot C}{k_\mathrm{m} + C} \tag{7-36}$$

式中，V_m 为药物在体内消除过程中理论上的最大消除速度；k_m 为药物在体内的消除速度，也称为米氏常数。

非线性速率过程的产生，通常是由于药物体内过程有酶和载体的参与，当随着药物剂量的增加，药物代谢酶或参与药物转运过程的载体达到饱和时，药物体内转运的非线性速率过程就有可能发生。由此原因导致的非线性动力学速率过程也称为能力限定过程（capacity limited processes）。

二、药物动力学参数

（一）速率常数

速率常数（rate constant, k）是用于定量描述速率变化过程快慢的重要参数。速率常数以"时间"的倒数为单位，如 min^{-1} 或 h^{-1}。速率常数越大，转运过程进行就越快。速率常数与转运药物量的关系可用以式（7-37）定量描述。

$$\frac{\mathrm{d}X}{\mathrm{d}t} = k \cdot X^n \tag{7-37}$$

式中，$\mathrm{d}X/\mathrm{d}t$ 是药物转运速率；n 为转运过程级数；X 为药物量；k 是消除速率常数，如某药物的消除速率常数 $k=0.17\ \mathrm{h}^{-1}$，表示每小时消除体内剩余药量的 17%，k 值越大，消除越快。

速率常数有多种，用于描述不同的药物转运过程，常见的速率常数：k_a 为吸收速率常数；k 为总消除速率常数；k_e 为肾消除速率常数；k_nr 为非肾消除速率常数；k_{12} 为二室模型中，药物从中央室向周边室转运的一级速率常数；k_{21} 为二室模型中，药物从周边室向中央室转运的一级速率常数；k_{10} 为二室模型中，药物从中央室消除的一级消除速率常数；k_b 为生物转化速率常数。

此外，α、β 分别表示分布相和消除相的混杂参数，也是表示速率过程的重要参数。

药物在体内的消除途径包括肾排泄、胆汁排泄、肺排泄、生物转化及一切其他可能的消除途径。药物在体内的总消除速率常数 k 具有加和性，k 为各个消除速率常数之和，得式（7-38）。

$$k = k_\mathrm{e} + k_\mathrm{b} + k_\mathrm{bi} + k_\mathrm{lu} + \cdots \tag{7-38}$$

式中，k_e 为肾消除速率常数；k_b 为生物转化速率常数；k_bi 为胆汁消除速率常数；k_lu 为肺消除速率常数。

一般药物消除途径主要是肾排泄和生物转化，故总消除速率常数也可简化为式（7-39）。

$$k = k_\mathrm{e} + k_\mathrm{b} \tag{7-39}$$

也可计算药物从某一途径消除的分数，如生物转化消除的分数 $f_\mathrm{b} = k_\mathrm{b}/k$ 与肾排泄分数 $f_\mathrm{e} = k_\mathrm{e}/k$。

线性消除药物的消除速率常数在健康人体内是恒定的，它只依赖于药物本身的化学性质（如分子量、脂溶性、解离度、构型等），而与药物物理性质（如晶型、溶剂化物、固体形态等）、剂型、给药方式、体内药物浓度无关。

（二）生物半衰期

生物半衰期（biological half-life time, $t_{1/2}$）也称为消除半衰期，是指药物效应（生物效应）下降一半所需要的时间，单位为"时间"的单位。这个参数如果只是由测定血浆或血清中药物浓度的衰变来求出，可更确切地称为表观血浆（或血清）半衰期。当血药浓度与生物效应之间有直接相关性时，生物半衰期与表观血浆（或血清）半衰期才是一致的。

生物半衰期是衡量药物从体内消除快慢的重要指标，与消除速率常数具有相关性，体内消除快的药物，生物半衰期短，体内消除慢的药物生物半衰期长。根据半衰期长短，一般可分超短半衰期（$t_{1/2} < 1\,h$）、短半衰期（$t_{1/2} = 1 \sim 4\,h$）、中长半衰期（$t_{1/2} = 4 \sim 8\,h$）、长半衰期（$t_{1/2} = 8 \sim 24\,h$）及超长半衰期（$t_{1/2} > 24\,h$）等五类。

如果药物在体内按一级速率消除，则生物半衰期与消除速率常数可用式（7-40）表述。

$$t_{1/2} = \frac{0.693}{k} \tag{7-40}$$

对具有一级动力学特征的药物，半衰期只与药物体内消除速率有关，与给药剂量无关。半衰期在药物剂型的选择与设计、临床用药方案的设计中具有非常重要的意义。半衰期的变化将反映这些消除器官功能的变化，因此其与人体的生理与病理状况有关，如肾功能衰退时，半衰期延长，故对肾功能衰退的患者，药物剂量要进行调整。联合用药时产生的肝药酶的诱导或抑制作用、药用个体生理病理情况差异均有可能使半衰期发生改变，因而在临床上个体化用药方案的设计在保证用药安全与有效性方面就显得尤其重要。

（三）表观分布容积

V_d 是指药物在体内分布达到动态平衡时，体内"剩余"药量按血中药物的浓度溶解在体内，所需的体液总容积。表观分布容积是用血药浓度来估计体内药量的一个比例常数，即 $V_d = X/C$ 或 $V_d = X_0/C_0$，单位是 L、mL 或 L/kg、mL/kg。

一个体重 60 kg 正常人体液总容量约为 36 L，其中血浆占 3 L，细胞内液 25 L，细胞外液 8 L。药物在体内的分布情况大致分为三种：第一种情况是某些药物只分布在血液中，如伊文思蓝几乎全部与血浆蛋白结合，其分布容积=血浆容量，可以用这类药物在患者体内的表观分布容积来衡量患者的血浆容量；第二种情况是某些药物（如重水、安替比林、咖啡因、乙醇）几乎不与血浆蛋白、组织蛋白等结合，在体液中均匀分布，其分布容积=体液总容积 36 L；第三种情况是大部分药物与组织蛋白结合或某些组织对药物有特殊亲和力而将药物储存于某些特定组织中，组织对药物摄取量大，在组织中的药量远远大于在血中的药量，药物分布能力强，分布程度深，其分布容积>体液总容积。

分布容积大的药物一般在体内排泄较慢，在体内能保持较长时间，比那些不能分布到深部组织中去的药物毒性要大。分布容积不应视为一个特殊的生理空间，也不代表真正的容积，所以称为表观分布容积。

V_d 的大小与药物脂溶性、药物血浆蛋白结合率有关。一般脂溶性小、药物血浆蛋白结合率高的药物，膜渗透性差，组织分布少，血药浓度高，因而 V_d 值较小；反之，脂溶性大、药物血浆蛋白结合率低的药物，膜渗透性高，组织分布多，血药浓度低，V_d 值较大。药物 V_d 发生改变，说明可能体内发生病变，如水肿患者的 V_d 就变大。

（四）清除率

清除率（clearance，CL）是反映药物从体内消除的重要参数，是指整个机体或机体内某些消除器官、组织在单位时间内能清除掉相当于多少体积的流经血液中的药物，即单位时间内从整个机体或机体内某些消除器官、组织清除掉的药物量，按照药物在血液中的浓度，溶解到血液中，所需要的血液体积，可用式（7-41）表述。

$$CL = \frac{-dX/dt}{C} \tag{7-41}$$

清除率单位为 L/h。

整个机体内药物的清除率称为总清除率（TBCL），药物从肾的清除率称为肾清除率（CL_r），从肝的清除率称为肝清除率（CL$_h$）。

如果药物在体内消除符合一级速率过程，药物在血液中的消除速率与体内药量成正比。

$$-\frac{\mathrm{d}X}{\mathrm{d}t}=kX \tag{7-42}$$

所以，$CL=\dfrac{-\mathrm{d}X/\mathrm{d}t}{C}=\dfrac{kX}{C}=kV_d$，此式表示消除率为单位时间内从体内消除的药物表观分布容积。

如果药物体内的消除均是按一级速率过程进行，则体内药物总清除率具有加和性，即为体内各消除器官清除率之和，得式（7-43）。

$$CL=CL_r+CL_{nr} \text{ 或 } CL=CL_r+CL_h \tag{7-43}$$

式中，CL_{nr}为非肾清除率（除肾以外的所有消除器官的药物清除率）；CL_h为肝清除率。

如果药物在体内的消除不符合一级速率过程，可用式（7-44）计算清除率。

$$CL=\frac{X_0}{AUC_{0\to\infty}} \tag{7-44}$$

在临床药物动力学中，最重要的是半衰期对清除率和 V_d 的依赖性。$t_{1/2}=0.693/k=0.693V_d/CL$，不同药物的清除率和 V_d 参数范围较广。V_d 范围为 3～7000 L，清除率范围为 0.01～100 L/h。大量药物的半衰期相近，为 20～50 h，而清除率和 V_d 则不同。

（五）血药浓度-时间曲线下面积

血药浓度-时间是评价药物吸收程度的重要指标。其计算方法有两种，即积分法和梯形面积法。用积分法求血药浓度-时间曲线的 AUC，公式如下。

$$AUC=\int_0^\infty C\cdot\mathrm{d}t \tag{7-45}$$

不同模型和不同给药方式，血药浓度 C 的表达式不同，则积分得到的 AUC 表达式不同。

实际应用中可用梯形法进行估算，公式如下。

$$AUC=\sum_{i=1}^n\left[\frac{C_{i+1}+C_i}{2}(t_i-t_{i-1})\right]+\frac{C_n}{k} \tag{7-46}$$

式中，C_n 为最后一次取样时间点 t_n 测定的血药浓度，最后一次取样时间点位于消除相中（如果是血管外给药，最后一次取样时间点已经结束吸收相）；k 为曲线末端部分（即消除相）的斜率。

许多药物在多数情况下 AUC 与给药剂量成正比，但在某些情况下，特别是当代谢酶或转运体达到饱和时，AUC 与剂量不成比例，此时很难评价药物的生物利用度。

（六）生物利用度

生物利用度（bioavailability，BA）是指药物经血管外给药后，被吸收进入血液循环的速度和程度的一种量度，是评价药物吸收程度的重要指标。静脉给药制剂的生物利用度为 100%。生物利用度包括相对生物利用度（F_{rel}）和绝对生物利用度（F_{abs}）。相对生物利用度以其他非静脉给药途径制剂为参比制剂，主要用于比较两种制剂在吸收上的差异，如以原研药为参比制剂，仿制药为测试制剂。绝对生物利用度以静脉给药制剂为参比制剂，主要用于比较两种给药途径的吸收差异。生物利用度可用下列式子计算：

相对生物利用度，公式如下。

$$F_{rel}=\frac{AUC_T\cdot X_R}{AUC_R\cdot X_T} \tag{7-47}$$

绝对生物利用度，公式如下。

$$F_{abs}=\frac{AUC_T\cdot X_{iv}}{AUC_{iv}\cdot X_T} \tag{7-48}$$

式中，AUC_T、AUC_R 和 AUC_{iv} 分别为测试制剂、参比制剂和静脉给药制剂的血药浓度-时间曲线的 AUC，X_T、X_R、X_{iv} 分别为测试制剂、参比制剂和静脉给药制剂的给药剂量。

第六节　隔室模型判别

在药物动力学研究中，对实验测得不同时间点的血药浓度或尿药浓度进行数据处理，求算各种动力学参数，首要问题：该药属于几室模型？是一室、二室还是三室？只有确定模型以后，才能测定有关药物动力学参数，正确评价该药物的动力学特征。

隔室数的确定主要取决于：给药途径、药物的吸收速度、采样点及采样周期的时间安排、血药浓度测定分析方法的灵敏度等因素。应该注意的是，如果药物分布快，口服给药后，药物在吸收时间发生分布，则观察不到分布相；如果采样点的安排不适当，可能错过分布期，就会误认为是一室模型；如果分析方法的灵敏度不够，不能测定消除相末端血药浓度，也会影响隔室数的判断。目前确定隔室模型可采用以下多种判据综合评判。

一、图解判断

以血药浓度的对数对时间作图作初步判断，如静脉注射给药后，若 $\lg C$-t 图形为直线，则可能是一室模型；不为直线，则可能属于多室模型。血管外给药后，如 $\lg C$-t 图形曲线末端为直线，则可能为一室模型；曲线末端不为直线，则可能为多室模型。

若作图法无法判别究竟属于哪种隔室，可采用以下判据作进一步判断。

二、残差平方和判断

残差平方和一般记为 SUM，其计算公式如下。

$$SUM = \sum_{i=1}^{n}(C_i - \hat{C}_i)^2 \tag{7-49}$$

式（7-49）中，C_i 是实测血药浓度值；$\hat{C}_i$ 是按某一模型计算出来的理论血药浓度值，SUM 值越小，说明理论值与实测值的差别越小，如果按照一室、二室、三室分别计算得到三个 SUM，则应选其中 SUM 最小的那个模型，此模型能较好地拟合该药物的体内过程。

三、拟合度判断

拟合度（r^2）计算公式如下。

$$r^2 = \frac{\sum\limits_{i=1}^{n} C_i^2 - \sum\limits_{i=1}^{n}(C_i - \hat{C}_i)^2}{\sum\limits_{i=1}^{n} C_i^2} \tag{7-50}$$

式中，C_i、$\hat{C}_i$ 的含义同式（7-49）。其判别标准是 r^2 值越大，说明所选择的模型与数据的拟合度越好，一般认为确定系数达到 0.99 以上效果较好，符合模型要求。

四、赤池[弘次信息量]准则

有时采用上述离差平方和及拟合度法仍难以作出正确的判断。近年来一种新的用于判断线性药物动力学模型的方法——赤池[弘次信息量]准则（Akaike information criterion，AIC）正在被广泛地运用。

AIC 是由赤池（Akaike）等所定义的一种判别方法，其公式如下。

$$AIC = N \ln R_e + 2P \tag{7-51}$$

式中，N 为实验数据的个数；R_e 为权重残差平方和；P 是所设模型参数的个数，其值为模型隔室数的 2 倍。

权重残差平方和 R_e 的公式如下。

$$R_e = \sum_{i=1}^{n} W_i (C_i - \hat{C}_i)^2 \tag{7-52}$$

式中，n 为取样点数，W_i 为权重系数，可取 1、$1/C_i$ 或 $1/C_i^2$。在模型拟合中，可根据高低浓度测定数据的精密度加以选择。常采用 $1/C_i$ 作为权重系数。当低浓度测定数据的精密度优于高浓度时，通常选择 $W_i=1/C_i$；当高浓度测定数据的精密度优于低浓度时，通常选择 $W_i=1$；当高、低浓度测定数据的精密度相近时，选择 $W_i=1/C_i^2$。R_e 也可以用 SUM 计算。

根据不同模型计算出来的 AIC 值，可以确定最佳的模型。AIC 值越小，则认为该模型拟合越好，特别是当两种模型的离差平方和值很接近时，用 AIC 值较小的模型作为判据较合适。

应该注意，在使用 AIC 值判断模型时，必须充分考虑到不同权重系数对结果的影响。如果权重系数选择不当，可能得到错误的结论。

五、F 检验

F 检验（F test）法也可用于模型的判断，但需要查阅 F 值表。

$$F = \frac{R_{e1} - R_{e2}}{R_{e2}} \times \frac{d_{f_2}}{d_{f_1} - d_{f_2}}, \quad (d_{f_1} > d_{f_2}) \tag{7-53}$$

式中，R_{e1}，R_{e2} 分别为由第一种和第二种模型得到的加权离差平方和；d_{f_1} 和 d_{f_2} 分别为第一种和第二种模型的自由度，即实验数据的个数减去各自参数的数目。

F 值的显著性可与 F 值表中的自由度为（$d_{f_1} - d_{f_2}$）及 d_{f_2} 的 F 界值经比较进行判断。若 $F > F_{界值}$，则说明模型 2 优于模型 1。

在实际工作中，主要根据 AIC 值来判断隔室模型，若用 AIC 法判断有困难时，可采用 F 检验、离差平方和等方法综合判断。

例，某药物口服剂量 400 mg，测得各时间的血药浓度如表 7-1。

表 7-1　各时间的血药浓度表

							t（h）							
	0.1	0.3	0.5	1.0	2.5	5.0	7.5	10	20	25	30	40	50	60
C（µg/mL）	4.6	13.1	20.7	36.5	61.3	68.1	61.1	52.0	27.5	21.1	16.9	11.3	8.2	5.9

试判断该药物口服给药后药物动力学属几室模型。

1. 图解法　根据数据，以 $\lg C$ 对 t 作图（图 7-8）。

根据作图，因其不为直线，故排除一室模型。

2. 综合判断（权重为 1）　见表 7-2。

表 7-2　数据表

	离差平方和 SUM	r^2	AIC	F 检验	模型表达式
一室模型	6.236	0.999	28.133	250.734	
二室模型	0.052	1.000	−20.466		$C=104.9e^{-0.141t}+41.3e^{-0.033t}-146.3e^{-0.4t}$

（F 检验根据自由度查询 F 界值）

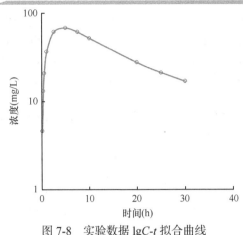

图 7-8 实验数据 lg$C$-t 拟合曲线

以上结果表明，二室模型拟合结果明显优于一室模型，因此该药物口服给药后药物动力学符合二室模型。

第七节 药物动力学分析常用软件

如何通过给药后的血药浓度-时间数据计算主要药物动力学参数，需要使用专业的统计软件。为便于进行临床药物动力学研究，现给大家介绍一些常用的药物动力学数据处理软件：3P97/3P87、DAS、WinNonlin 和 NONMEM。

一、3P97/3P87 软件

3P97/3P87 是中国药理学会数学药理专业委员会于 1987 年编制，并于 1997 年对程序进行模块更新。软件操作界面为 DOS，程序需要软驱的支持，为我国的药物动力学研究领域作出了极大的贡献。

药物动力学程序 3P97 的主要使用范围为计算生物利用度和进行生物等效性分析；计算吸收速度；由尿药数据计算药物动力学参数。其中计算生物利用度与生物等效性分析程序适用于两处方两周期交叉设计的试验数据，输入原始血药浓度-时间数据，用非隔室模型法估算药物动力学参数，其中 AUC 用梯形法估算，C_{max} 和 t_{max} 用实测值求出。采用双单侧 t 检验法分析 AUC 和 C_{max}，从而评价受试制剂与参比制剂是否生物等效。采用非参数统计 Wilcoxon 方法对 t_{max} 进行验证。

3P87 程序主要适用于模型法计算各种给药途径（静脉推注、静脉滴注、血管外给药）的药物动力学参数，包括模型拟合、参数计算、结果输出。其主要功能：①自动输出隔室数及权重系数判别标准，加权残余平方和、确定系数、相关系数、AIC、拟合优度值、游程检验、最大绝对误差、最大相对误差等；②批处理多剂量组药物动力学数据；③按照自定义隔室模型、权重系数、迭代方法、收敛精度等计算药物动力学数据；④提供 12 种药物动力学模型，包括一级速率消除的线性隔室模型和 Michaelis-Menten 消除的一隔室非线性模型；⑤吸收动力学参数计算，包括瓦格纳-纳尔逊（Wagner-Nelson）法（简称 W-N 法）、Loo-Riegelman 法及反卷积法；⑥生物利用度与生物等效性计算，提供方差分析和双单侧 t 检验结果。

二、DAS 软件

DAS（data analysis system）软件由国内定量药理学和统计学专家郑青山、孙瑞元等编制，为药物动力学、药效学、药物试验设计、药物体内外相关性分析、药物相互作用、医学统计等定量分析工具包，所有功能均有实例，用户可调用数据仿实例操作。Windows 系统支持该软件运行，针对新药申报资料的要求设计，简单易操作易上手，软件输出图表和参数数据可以直接粘贴到 Excel 或 Word 文档上，便于进行新药申报的数据整理，小数点位数可自行设定，符合法规报批要求，最新版本为 DAS 4.0。

DAS 最新版本包括的功能模块：生物等效性分析（DAS for BE）、药物动力学（DAS for PK）、药效学（DAS for PD）、药效相互作用动力学（DAS for CoDrug）、药物试验设计（DAS for Design）、医药统计学（DAS for Stat）、群体药物动力学与药效学（DAS for PPK）、药物体内外相关性分析（DAS for IVIVC）、生物检定分析（DAS for Biometry）。

DAS 软件药物动力学模块具有独特的算法，在初值选择和不典型数据计算上超过许多同类软件，而且对于非静脉给药能提供三室模型参数，主要包含以下功能。

1. 药物动力学模块

（1）智能化分析：输入或粘贴入药物动力学实验数据后自动进行各种给药方法、1～3 种隔室、5 种权重的全面分析，并自动进行隔室判断，F 检验，AIC 判断，确定最佳隔室数及权重值。算出各种二级药物动力学参数及统计矩参数，进行 C-t 及 $\lg C$-t 的拟合和作图。

（2）成批数据分析：根据选定的 1～3 隔室模型和 5 种权重系数，可以进行单次与多次给药，隔室与非隔室两套参数求算。进行 12～30 项数据组的批处理，给出各组的药物动力学参数的均数，标准差，拟合值及 C-t、$\lg C$-t 的拟合值并分别作图。

（3）自定义模块：药物动力学计算中容易出现"计算的不确定性"，即同一个血药浓度数据，各软件计算结果并不完全相同。不确定的原因多样，如初值对结果的影响；步长、精度、迭代次数的影响；数据越不典型，差别越大；隔室数越多，差别越大。这就涉及最佳点寻找的计算方法问题，另外也可采用目测法，DAS 软件具有自定义模块功能，可根据相对误差和、绝对误差和最小的原则，也可根据各点总趋势，侧重合理点，或者根据群体数据的消除相斜率及统计学 F 检验差异无统计意义。

（4）非线性药物动力学计算模块：应用 Michaelis-Menten 方程，计算 V_m 和 K_m 等参数。

（5）尿数据的药物动力学模块：包括尿药排泄速率法、亏量法及肾清除率（CL_r）的计算等。

（6）吸收动力学模块：包括三种方法：Loo-Riegelman 法用于二室吸收动力学分析、W-N 法计算基本参数、反卷积法包括 Recigno-Segre 点点法和 Benet-Chiang 点面法的计算。

（7）其他模块：多剂量成批分析、多次用药蓄积分析、非隔室模型分析、尿药数据分析、多剂量参数线性分析及非线性动力学判断、药物动力学-药效学联合模型分析、检测精密度与准确度分析、加权标准曲线。

2. 生物等效性分析模块

（1）实测值平均生物等效性计算：由实测各时间点的血药浓度直接进行计算，也可应用已算出的 AUC、t_{max}、C_{max} 进行批处理计算，给出每位受试者的生物利用度，等效性检验（双向单侧 t 检验）。

（2）参数值平均生物等效性计算：可进行双交叉、三交叉、四交叉、双剂量两药物四交叉，也可进行平行设计的生物利用度与生物等效性分析。

（3）平均生物利用度计算：也可进行群体生物利用度或个体生物利用度的计算。

（4）对 t_{max} 可进行威尔科克森（Wilcoxon）非参数法统计分析。

（5）特殊设计：个体生物等效性计算、体内群体生物等效性分析、体外群体生物等效性分析。

（6）设计与随机化方案制作。

（7）样本量估算。

（8）加权标准曲线。

（9）检测精密度与准确度分析。

3. 药效学模块 在 DAS 的药效学模块中可以进行半数效量（$ED_{50}/LD_{50}/MIC_{50}/IC_{50}$）计算、安全性数据评价（长期毒性试验数据分析、临床实验室数据定量分析）、数据的 11 种转换方案、9 种药效学模型和药物动力学联合分析的药效学参数计算、量效关系分析、生物检定分析、时效关系分析、代谢组学分析、个体数据模拟。

4. 药效相互作用动力学模块 在 DAS 的药效相互作用动力学模块中可以进行等效图法与合并指数法、权重配方模型、多元回归模型、正交效应模型、效应转换模型、完全与部分激动剂的受体动力学、竞争、非竞争、不可逆拮抗药的受体动力学分析。

5. 药物试验设计模块 在 DAS 的药物试验设计模块中可以进行样本量估算（包括优效/非劣/等效/差异分析、生存分析、队列研究、准确度等）、试验设计（包括正交设计、均匀设计、析因设计）、临床耐受性试验设计（起始剂量估算及分组）、动物等效剂量估算、盲底制作与随机化方案、随机数与抽样、把握度模拟。

6. 药物体内外相关性分析模块 在 DAS 的药物体内外相关性分析模块中可以进行体外溶出度释放度智能分析、体外溶出度释放度成批分析、体内药物吸收度分析、体外与体内相关性分析。

7. 医药统计学模块 在 DAS 的医药统计学模块中可以进行计量资料分析（包括基于原始资料，或均数和标准差的各种方法）、计数资料分析（包括基于原始资料，或百分率、生存分析的各种方法）、等级资料分析（包括原始资料，或样本量、等级率分析的各种方法）、常用统计量计算（包括统计量、CI 与 P 值、KM 参数转换、Effect Size 等）、优劣/非劣/等效/差异效检验、回归与相关分析（包括简单/多元线性/偏最小二乘法、逐步、logistic、Cox 等）、多变量分析（包括协方差、判别、主成分、因子、聚类等）、诊断资料分析（包括 ROC、准确度差异/非劣/等效、Bland-Altman 法）、编程统计（用程序书写代码，一次输出全部的完整表格和图）。

8. 群体药物动力学与药效学模块 在 DAS 的群体药物动力学与药效学模块中可以进行有滞后和无滞后非静脉的一室模型、二室模型和三室模型，静脉注射的一室、二室和三室模型，静脉滴注的一室、二室和三室模型，代码书写任意模型。

9. 生物检定分析模块 在 DAS 的生物检定分析模块中可以进行交叉设计量反应平行线法、随机设计量反应平行线法、随机区组设计量反应平行线法、实验数据合并计算法、最小反应剂量直接测定法。

DAS 其实就是 3P97（3P87）及 NDST 的升级版，能够同时给出多种分析结果。缺点：模型不够多，对双峰等特殊的药物动力学曲线处理尚不理想，不能进行 PPK 计算；优点是操作简便。DAS 被认为是"10 min 可学会使用的软件"，简单易上手。同时，软件的每个模块都有计算实例，只要点击"实例"即可调入数据，可仿例录入，直接运算即可。如果计算时不能确定数据的隔室模型和权重系数，可以通过"智能化分析"，由系统自动输出优选的结果。

三、WinNonlin 软件

WinNonlin 是美国研发的产品，也是国外使用最为广泛的药物动力学、药效学数据处理软件。由 Windows 操作系统支持该软件运行。WinNonlin 在新药研究和药物动力学数据分析方面，受到美国 FDA 的推荐。由于研发公司对 WinNonlin 软件的使用和销售有较为严格的管理，且软件价格较 DAS 昂贵。因此，其在国内并不普及，但作为药学类研究者，欲与国际同行交流，提升研究水平，挖掘药物动力学信息，学习和掌握该软件非常必要。

在功能特点上，WinNonlin 具备 3P97/3P87 软件的所有功能，并有其自身优势功能，主要如下：①常规药物动力学分析，多种模型的拟合，其模型库包含药学模型多达数十种，全面丰富；②生物等效性和生物利用度计算，可以直接导入导出 Excel 等各式数据；③多剂量用药时稳态血药浓度估计；④非隔室模型分析，根据多种可选的方法计算 AUC 等各种参数；⑤自定义模型方程解析药物动力学模型，拟合效率高，并支持微分方程直接求解拟合模型；⑥支持药物动力学-药效学联合模型分析；⑦除常见统计功能外，还包括与药物动力学相关的统计功能，如双交叉设计、双单侧 *t* 检验、置信区间估计等；⑧交叉试验设计等。

四、NONMEM 软件

NONMEM（nonlinear mixed effects modeling）是一款用 FORTRAN 语言编写的群体数据分析的计算机软件。该软件采用了非线性混合效应模型进行数据分析。该软件由美国刘易斯·沙因纳（Lewis Sheiner）教授和统计学家斯图尔特·比尔（Stuart Beal）于 1980 年开发而成，是目前用户数最多、应用最为广泛的群体数据分析的"金标准"软件。

NONMEM 软件主要由三部分组成：NONMEM 转译器——NM-TRAN，群体药物动力学模型和参数计算的子程序——PREDPP，估算非线性混合效应模型的计算工具包 NONMEM。其中 NONMEM 是整个程序的核心部分。用户须编写数据文件和控制文件，递交 NONMEM 进行计算。NONMEM 运行时，首先由 NM-TRAN 将数据和控制文件转译为 NONMEM 可执行文件。在此过程中，NM-TRAN 根据用户定义的控制文件，调用合适的子程序，并发送至 FORTRAN 编译器进行编译和计算。若控制文件中调用 PREDPP 子程序，则会生成 PK 和 ERROR 子程序，与 NM-TRAN 转译的可执行文件合并后进行计算。最后，根据用户定义输出相应的计算结果文件。

五、其他药物动力学统计软件

除了以上介绍的药物动力学统计软件外，也有人以 Excel 功能自编药物动力学、生物等效性统计软件作为药物动力学研究使用，但随着科学研究深入发展，越来越多研究者认可 DAS 和 WinNonlin 软件。目前很多商业生物等效性统计公司采用 WinNonlin 软件进行药物动力学参数计算，再采用 SAS 软件进行生物等效性分析，编好程序的 SAS 可以很好参与生物等效性统计，并将结果按照设计好的格式导出，方便后续统计报告的撰写。

药物动力学软件在医药学研究和临床实践中被广泛应用，一方面是医药科学向纵深发展的结果；另一方面则与数学方法及计算机技术的发展和应用密切相关。掌握药物动力学主要参数的计算方法；熟悉 3P97/3P87、DAS、WinNonlin 软件进行药物动力学、生物等效性运算，对药物动力学研究非常有意义。

本 章 小 结

章末总结

药物动力学作为一门交叉应用学科，其研究手段是采用动力学原理建立描述药物进入机体后动态过程的动力学模型，用数学微分方程将药物在该模型中的运行情况表述出来，通过求解微分方程得到所需的药物动力学参数，用于定量描述药物在体内的动态过程。与药物动力学相关的学科包括生物药剂学、药剂学、药效学、药物化学、临床药物动力学、毒物动力学、分析化学、化学动力学、数学、统计学和计算机科学等。药物动力学模型有隔室模型、统计矩模型、生理药物动力学模型、药物动力学-药效学结合模型、群体药物动力学模型。

常用于描述药物在体内动态过程的药物动力学参数：速率常数（k）、生物半衰期（$t_{1/2}$）、表观分布容积（V_d）、清除率（CL）、血药浓度-时间曲线的 AUC、生物利用度（BA）等。在实际工作中，主要根据 AIC 值来判断隔室模型，若用 AIC 法判断有困难时，可采用 F 检验、离差平方和等方法综合判断。药物动力学数据处理常用的模拟软件有 3P97/3P87、DAS、WinNonlin 和 NONMEM。掌握药物动力学相关概念和研究方法，对于创新药研发、制订合理药物治疗方案、提高疗效及降低不良反应具有重要意义。

思 考 题

1. 简述药物动力学基本概念及研究内容的基本思路。

2. 简述隔室模型的基本概念及意义。

3. 常见的药物动力学参数有哪些？简述各自在描述药物体内过程中的意义。

4. 结合药物动力学的研究内容及应用，阐述自己对"懂医精药、精益求精、尊重数据、实事求是"的感悟与核心价值。

（于 超 李瑞娟）

第八章 单剂量血管内给药药物动力学

章前学习
指导

学习目标

1. 掌握 一室模型静脉推注、一室模型静脉滴注、二室模型静脉推注给药药物动力学参数的含义及利用血药浓度数据计算参数的方法；一室模型静脉滴注稳态血药浓度、达坪分数、负荷剂量的意义。

2. 熟悉 一室静脉推注给药后，利用尿药数据计算药物动力学参数的方法，药物动力学参数的含义及计算方法。

3. 了解 二室静脉滴注给药的血药浓度-时间关系、药物动力学参数计算；二室静脉推注给药后，利用尿药数据计算药物动力学参数的方法。

药物的体内过程较为复杂，进入全身循环后分布于全身各部位。隔室模型理论是定量描述药物体内变化规律普遍应用的理论之一，该理论抽象地把机体看作一个系统，并根据药物在系统内的分布速率特征将其划分为不同的"隔室"。同一隔室内部被设想为均匀体系，药物进出隔室遵循动力学规律。在应用隔室模型研究药物动力学特征时，一室模型是基础。

一室模型把整个机体看作一个隔室，假设药物进入体循环后，能够于体内各个可分布的组织、器官及体液之间迅速达到动态分布平衡。但是由于机体是由不同的组织、器官组成的，各组织、器官的血流速度不同，药物对各种组织器官的亲和力不同，有不同的平衡速度。一室模型在处理方法上虽然简单，但在应用上有其局限性。大多数药物进入体内后，向体内各部位分布速度的差异比较显著，需用多室模型描述其体内过程。一般来说，药物在一部分组织、器官和体液的分布较快，分布时间可忽略不计，则可近似地把这些组织、器官和体液，连同血液循环称作"中央室"，把药物分布较慢的组织、器官和体液等部分，称为"周边室"，或称为"外周室"，从而构成二室模型。一般而言，血流丰富，物质交换最方便的一些组织或器官，如心、肝、脾、肺、肾和血浆等归属于中央室；而血流贫乏、不易进行物质交换的组织或器官，如肌肉、骨骼、皮下脂肪等，属于周边室，其他一些组织或器官的划分，要视药物的特性而定。例如，脑组织血流丰富，但它具有亲脂性的屏障，对于脂溶性药物，脑组织属于中央室，对于极性药物，它属于周边室。

三室模型是二室模型的扩展，有些药物需要用三室模型来表征，即由中央室与两个周边室（即浅外室和深外室）组成。药物进入体内后以很快的速度分布到中央室（第一室），以较慢的速度进入浅外室（第二室），以很慢的速度进入深外室（第三室），此处中央室模型与二室模型相同；浅外室为血液灌注较差的组织，又称组织隔室，深外室为血流灌注很差的深组织，如骨髓、脂肪等，又称深部组织隔室，也包括那些与药物结合牢固的组织。

隔室的划分以该药物在体内的全部动态过程为依据，而体内的动态过程必须以实验数据为依据，科学地反映和阐明究竟划分为几个隔室最为恰当。但是隔室的划分又与实验条件、实验方法密切相关。比较同一药物，由于实验条件及数据处理方法的不同，可分成不同的隔室。使用隔室模型分析药物体内过程的动态变化规律，以能够合理描述实验数据所必需的最少隔室为原则。

第一节 静 脉 推 注

一、一 室 模 型

（一）基于血药浓度的药物动力学参数计算

1. 模型的建立及特征 符合一室模型的药物静脉推注给药后体现以下特征：①药物在体内没

有吸收过程，能迅速分布到机体的各组织和器官；②药物的体内过程只有消除过程；③药物的消除速率与某时刻体内药量（或药物浓度）成正比。其体内过程的动力学模型如图8-1所示。

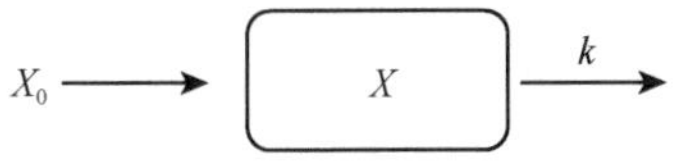

$$X_0 \longrightarrow \boxed{X} \xrightarrow{k}$$

图8-1　一室模型静脉推注给药模型示意图

图中 X_0 是静脉推注的给药剂量，X 为静脉推注后 t 时刻体内药物量。

一室模型药物静脉推注后，按一级动力学消除，药物从机体消除

$$\frac{\mathrm{d}X}{\mathrm{d}t} = -kX \tag{8-1}$$

式中，$\dfrac{\mathrm{d}X}{\mathrm{d}t}$ 表示体内药物的消除速率，k 为药物的一级消除速率常数，负号表示药物在体内是逐渐衰减的。

2. 血药浓度与时间的关系　为了描述静脉推注后体内药量随时间的变化，需解出微分方程式（8-1）的原函数，即血药浓度与时间的函数关系。原函数的求解可通过微积分、导数求解，亦可利用拉普拉斯（Laplace）变换（也称拉氏变换），将微分方程式（8-1）两边取拉氏变换，得

$$S\bar{X} - X_0 = -k\bar{X} \tag{8-2}$$

式中，X_0 是静脉推注的药量，S 是拉普拉斯算子，$\bar{X}$ 为原函数 X 的拉氏变换，即 X 的像函数，整理得

$$\bar{X} = \frac{X_0}{S+k} \tag{8-3}$$

应用拉氏变换表，得到下列函数关系式：

$$X = X_0 \cdot e^{kt} \tag{8-4}$$

实际工作中体内药量无法测得，而血药浓度可以测定，因此，将式（8-3）两端同时除以 V_d，即可将体内药量随时间变化的函数关系转化为血药浓度随时间变化的函数关系：

$$C = C_0 e^{-kt} \tag{8-5}$$

其中

$$C = \frac{X}{V_\mathrm{d}} \tag{8-6}$$

$$C_0 = \frac{X_0}{V_\mathrm{d}} \tag{8-7}$$

将式（8-5）两边取对数，使之变为

$$\ln C = -kt + \ln C_0 \tag{8-8}$$

或

$$\lg C = -\frac{k}{2.303}t + \lg C_0 \tag{8-9}$$

式（8-5）至式（8-9）为一室模型药物静脉推注给药后，血药浓度经时过程的基本公式。式（8-5）表示体内药物浓度随时间变化的指数函数表达式，其血药浓度-时间曲线（简称药时曲线）为单指数曲线（图8-2A），式（8-8）、式（8-9）表明血药浓度的对数值与时间呈直线关系，其血药浓度-时间曲线如图8-2B所示。

3. 药物动力学参数的求算　根据式（8-9），药物浓度在体内随时间变化的规律与消除速率常数 k 有关。根据血药浓度-时间数据，应用作图法和线性回归法可求出 k 和 C_0，进而可以求得 V_d、消除半衰期（$t_{1/2}$）、总清除率（CL）和血药浓度-时间曲线的 AUC 等其他药物动力学参数。

（1）求 k 和 C_0

1）作图法计算 k 和 C_0：静脉推注给药后，测定不同时间点 t_i 的血药浓度 C_i（$i=1,2,3,4,5,\cdots,n$），

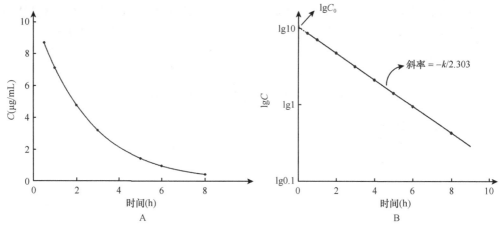

图 8-2　一室模型静脉推注给药后的血药浓度-时间曲线

A. 血药浓度-时间曲线；B. 血药浓度的对数-时间曲线

根据式（8-9），将血药浓度的对数 $\lg C_i$ 与时间 t_i 作图，可得一条直线，见图 8-2B。从直线斜率（$-k/2.303$）和截距（$\lg C_0$），求出 k 和 C_0。作图法为初步估算法，影响因素比较多，误差比较大，现已少用。

2）线性回归法计算 k 和 C_0：即用最小二乘法对血药浓度-时间数据进行线性回归。将式（8-9）血药浓度对数与时间的关系转化为一般线性方程（$y=ax+b$），即设 $y=\lg C$，$x=t$，则 $a=-k/2.303$，$b=\lg C_0$，用线性回归求得斜率 a 和截距 b，进而求得 k 和 C_0。线性回归法广泛应用于药物动力学参数的计算和处理，计算简单，但本法仅可以用于单一线性过程，多个线性过程重叠时，计算误差较大。现在普遍采用非线性回归法，运用牛顿-高斯迭代原理，借助计算机进行求算。

根据上述方法求得的 k 和 C_0，进一步求算其他药物动力学参数。

（2）V_d：是利用血药浓度来估计体内药量的一个比例常数。

已知静脉推注的剂量为 X_0，则

$$V_d = \frac{X_0}{C_0} \qquad (8\text{-}10)$$

（3）半衰期（$t_{1/2}$）：表示药物在体内消除一半所需要的时间。

根据半衰期的定义得

$$\lg \frac{C_0}{2} = -\frac{k}{2.303}t + \lg C_0 \qquad (8\text{-}11)$$

整理得

$$t_{1/2} = \frac{0.693}{k} \qquad (8\text{-}12)$$

（4）血药浓度-时间曲线的 AUC：反映药物生物利用度的主要参数。

根据 AUC 的定义得

$$AUC = \int_0^\infty C \mathrm{d}t \qquad (8\text{-}13)$$

由于

$$C = C_0 \cdot e^{-kt}$$

则

$$AUC = \int_0^\infty C_0 \cdot e^{-kt} \mathrm{d}t = C_0 \int_0^\infty e^{-kt} \mathrm{d}t \qquad (8\text{-}14)$$

对式（8-14）积分，得

$$AUC = \frac{C_0}{k} \qquad (8\text{-}15)$$

将式（8-7）代入上式，得

$$AUC = \frac{X_0}{kV_d} \tag{8-16}$$

知识拓展

AUC 能反映药物进入体内药量的多少，是反映药物生物利用度的主要参数。计算 AUC 的方法很多，最常用的有梯形面积法和积分法。

梯形面积法：即将血药浓度-时间曲线下区域分成若干个梯形，分别计算各个梯形的面积并累加。所分的梯形越多，即取样间隔越短，次数越频，利用该法计算的结果越接近真实数值。

在药物动力学计算中，常需要计算从零到无穷大时 AUC，其计算分为两步，计算公式为

$$AUC = AUC_{0 \to t} + AUC_{t \to \infty}$$

其中，$AUC_{0 \to t}$ 用梯形法求算，$AUC_{t \to \infty}$ 用外延方程（$AUC_{t \to \infty} = \dfrac{C_t}{k}$）计算，则

$$AUC = \sum_{i=1}^{n} \left[\frac{C_{i-1} + C_i}{2} \times \left(t_i - t_{i-1} \right) \right] + \frac{C_t}{k}$$

式中，n 为实验中采样次数，C_{i-1} 及 C_i 为相应两次相邻血药浓度，t_{i-1} 及 t_i 为相应的两次取血时间，C_t 为最后一次血样的血药浓度，k 为血药浓度-时间曲线末端直线求得的速率常数。

此方法不受隔室模型和给药途径的限制。

积分法：当血药浓度-时间曲线按足够小的时间间隔 dt 划分时，可视作若干个矩形，每个矩形的面积分别为 $C \cdot dt$，将其积分求得。

药物动力学中积分法求算的 AUC，均表示曲线随时间无限延长，直至体内药量完全消除时的面积。其结果随隔室模型和给药途径的不同而不同。式（8-15）及式（8-16）仅适用于一室模型、一级消除动力学单剂静脉注射给药的情况。

（5）体内总清除率（total clearance，CL）：体内总清除率是描述机体消除药物速率的另一种表示方法，是指单位时间内消除的药量以此时的血药浓度进行分布相当的体积数。其单位为 L/h 或 mL/min。清除率仅表示药物从血中清除的速率，并不是被清除药物的具体量。

根据清除率的定义：

$$CL = -\frac{dX/dt}{C} \tag{8-17}$$

将式（8-1）代入该式，得

$$CL = \frac{kX}{C} \tag{8-18}$$

将式（8-6）代入上式，得

$$CL = kV_d \tag{8-19}$$

上式说明，消除率与消除速率常数 k 和 V_d 相关，是两者的乘积。

由式（8-16）整理可得

$$kV_d = \frac{X_0}{AUC} \tag{8-20}$$

将上式代入式（8-19），得

$$CL = \frac{X_0}{AUC} \tag{8-21}$$

例 8-1 患者，男，42 岁，75 kg，静脉注射 1050 mg 的硫酸镁（符合一室模型），用于抗惊厥的治疗。定期测得的血药浓度数据如表 8-1 所示。

表 8-1　例 8-1 数据 1

	t（h）						
	1	2	3	4	6	8	10
C（μg/mL）	104.29	76.33	55.87	40.89	21.90	11.73	6.28

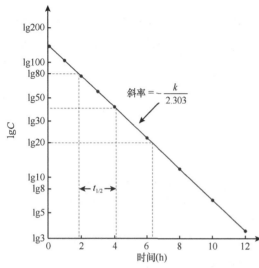

图 8-3　某药血药浓度与时间关系的半对数图

试求该药物的 k，半衰期，V_d，清除率，AUC 及 15 h 的血药浓度。

解：1. 图解法　根据式（8-9）：$\lg C = -\dfrac{k}{2.303}t + \lg C_0$，以血药浓度的对数对时间作图，得直线（图 8-3）。

在直线上找两点求斜率，得

$$斜率 = \frac{\lg C_2 - \lg C_1}{t_2 - t_1} = \frac{\lg 11.73 - \lg 55.87}{8 - 3} = -0.1355$$

当 $t=0$ 时，取直线截距，得

$$\lg C_0 = 2.154，\quad C_0 = 143(\text{μg/mL})$$

因此，

$$\lg C = -0.1355t + 2.154$$

（1）由于　$斜率 = -\dfrac{k}{2.303}$，所以：

$$k = -2.303 \times (-0.1355) = 0.312(\text{h}^{-1})$$

（2）$t_{1/2} = \dfrac{0.693}{k} = \dfrac{0.693}{0.312} = 2.22(\text{h})$

（3）$V_d = \dfrac{X_0}{C_0} = \dfrac{1050 \times 1000}{143} = 7343(\text{mL}) = 7.3(\text{L})$

（4）$\text{CL} = kV_d = 0.312 \times 7.3 = 2.278(\text{L/h})$

（5）$\text{AUC} = \dfrac{C_0}{k} = \dfrac{143}{0.312} = 458.33[(\text{μg/mL}) \cdot \text{h}]$

（6）求 15 h 的血药浓度，可将 $t=15$ h 代入上式，即

$$\lg C = -0.1355t + 2.154 = -0.1355 \times 15 + 2.154 = 0.122$$

$C = 1.324$（μg/mL），此即为 15 h 的血药浓度。

答：该药物的 k 为 0.312 h^{-1}，$t_{1/2}$ 为 2.22 h，V_d 为 7.3 L，CL 为 2.278 L/h，AUC 为 458.33（μg/mL）·h，15 h 的血药浓度为 1.324 μg/mL。

2. 线性回归法　将血药浓度与时间关系与一般线性方程相比较：

$$\lg C = -\frac{k}{2.303}t + \lg C_0$$
$$y = ax + b$$

可见 $y = \lg C$，$x = t$，$b = \lg C_0$，$a = -\dfrac{k}{2.303}$

采用最小二乘法将有关数据列表计算如下（表 8-2）。

表 8-2 例 8-1 数据 2

	x_i	x_i^2	y_i	$x_i y_i$
1	1	1	2.0182	2.0182
2	2	4	1.8827	3.7654
3	3	9	1.7472	5.2415
4	4	16	1.6116	6.4464
5	6	36	1.3404	8.0424
6	8	64	1.0694	8.5551
7	10	100	0.7979	7.9793
Σ	34	230	10.4674	42.0483

计算得

$$b = \frac{\sum\limits_{i=1}^{n} x_i y_i - \frac{1}{n}\left(\sum\limits_{i=1}^{n} x_i\right)\left(\sum\limits_{i=1}^{n} y_i\right)}{\sum\limits_{i=1}^{n} x_i^2 - \frac{1}{n}\left(\sum\limits_{i=1}^{n} x_i\right)^2} = \frac{42.0483 - \frac{1}{7}\times 34 \times 10.4674}{230 - \frac{1}{7}\times 34^2} = -0.1355$$

$$a = \frac{1}{n}\left(\sum\limits_{i=1}^{n} y_i - b\sum\limits_{i=1}^{n} x_i\right) = \frac{1}{7}\times[10.4674 - (-0.1355)\times 34] = 2.153$$

计算得回归方程：lg$C$= -0.1355t+2.153，根据 b（斜率）值、a（截距）值可求得参数 k 及 C_0，其他参数的求算与图解法相同。

例 8-2 已知某药的体内变化符合一室模型，其半衰期为 1.6 h，V_d 为 0.28 L/kg，某一体重为 60 kg 的患者，期望注射一定的药量，能使血药浓度水平在 5 h 内保持在 10 μg/mL 以上，问需注射多少药量？

解：已知：$t_{1/2}$=1.6 h，V_d=0.28×60=16.8 L

根据公式 $C = C_0 \cdot e^{-kt}$，即 $\lg C = -\dfrac{k}{2.303}t + \lg C_0$

公式中 t=5 h，C=10 μg/mL，$k = \dfrac{0.693}{t_{1/2}} = \dfrac{0.693}{1.6} = 0.433(\text{h}^{-1})$

则，初始血药浓度 C_0：

$$\lg C_0 = \lg C + \frac{kt}{2.303} = 1 + \frac{0.433\times 5}{2.303} = 1 + 0.94 = 1.94$$
$$C_0=87.09(\text{μg/mL})$$
$$X_0= C_0 V_d=87.09\times 16.8=1.46(\text{g})$$

答：需注射的药量为 1.46 g。

例 8-3 某催眠药（符合一室模型）半衰期为 3 h，血药浓度为 2 μg/mL 时患者醒来，又知该药的 V_d=200 L，若要求该患者催眠时间为 8 h，问该药静脉注射剂量为多少？

解：已知：C=2 μg/mL，V_d=200 L，$t_{1/2}$=3 h

因为 $X=CV_d$ 则

$$X=CV_d=2\times 200\times 1000=0.4(\text{g})$$

根据 $t_{1/2} = \dfrac{0.693}{k}$，则

$$k = \frac{0.693}{t_{1/2}} = \frac{0.693}{3} = 0.231(\text{h}^{-1})$$

在公式 $X = X_0 \cdot e^{-kt}$ 中：$X=0.4$，$k=0.231$，$t=8$，则

$$X_0 = \frac{X}{e^{-kt}} = \frac{0.4}{e^{-0.231 \times 8}} = 4.03(\text{g})$$

答：患者的催眠时间要求达到 8 h，静脉注射药物剂量为 4.03 g。

（二）基于尿药排泄数据的药物动力学参数计算

一般情况下，血药浓度法是求算药物动力学参数的首选方法。但在血药浓度测定比较困难的条件下，如血液中存在干扰血药浓度准确测定的物质；对药物缺乏高灵敏度、高精密度的检测方法；用量过小或体内 V_d 太大的药物，其血药浓度过低而难以准确测定；多次采血困难等。遇见这些情况时，可以考虑采用尿药排泄数据处理计算动力学参数。尿样的采集对机体没有损伤，比较方便，可在一定程度上弥补血药浓度法的不足。

1. 模型的建立与特征 药物从体内排泄的途径，一部分经肾脏排泄，该途径是药物排泄的主要途径，另一部分由非肾途径排泄，如通过生物转化、胆汁等排泄，如图8-4所示。图中 X_u 和 X_{nr} 分别代表通过肾脏排泄尿中原型的药物量和通过非肾途径排泄的药物量。

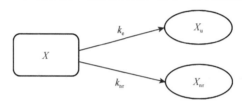

图 8-4　一室模型药物静脉推注后药物排泄示意图

消除速率常数 k 为描述这一过程中各速率常数之和，即 $k=k_e+k_{nr}$，式中 k_e 为肾消除速率常数，k_{nr} 为非肾消除速率常数。

尿排泄数据求算动力学参数需符合下列条件：①有足够量的原型药物从尿中排泄；②尿中原型药物出现的速度与体内当时的药量成正比，即药物的肾排泄过程符合一级速率过程。尿排泄数据处理方法有速率法和亏量法。

2. 速率法 速率法描述的是尿排泄速率与时间的关系。

某一室模型药物静脉推注后，由于其肾排泄过程满足上述条件，故原型药物的尿排泄速率可用下式表示：

$$\frac{dX_u}{dt} = k_e X \qquad (8\text{-}22)$$

式中，$\dfrac{dX_u}{dt}$ 为尿药排泄速率，X 为 t 时间体内药量，k_e 为一级肾消除速率常数。

根据式（8-4）　　　　　　　　　　$X = X_0 \cdot e^{-kt}$

则上式为

$$\frac{dX_u}{dt} = k_e X_0 e^{-kt} \qquad (8\text{-}23)$$

将上式等式两边取对数，得

$$\lg \frac{dX_u}{dt} = -\frac{k}{2.303}t + \lg(k_e X_0) \qquad (8\text{-}24)$$

以 $\lg \dfrac{dX_u}{dt}$ 对 t 作图，得到一条直线，其斜率与血药浓度法 $\lg C$ 对 t 作图所得直线的斜率相同，故药物的消除速率常数 k 既可从血药浓度数据求出，也可从尿排泄数据求出。将直线外推与纵坐标相交得该直线截距 $\lg(k_e X_0)$，取反对数得 I_0，由此可以求出 k_e。

$$I_0 = k_e X_0$$

$$k_e = \frac{I_0}{X_0} \tag{8-25}$$

因此，根据速率法所作直线的斜率和截距，可以求得药物的消除速率常数 k 和肾消除速率常数 k_e。

由于上述公式中的 $\dfrac{\mathrm{d}X_u}{\mathrm{d}t}$ 在理论上应为 t 时间的瞬时尿药排泄速率，在实际情况下不可能测得，通常是收集在某段时间间隔（记作 $t_i - t_{i-1}$，即 Δt）内的尿液，以该段时间内排泄的原型药物量[记作 $(X_u)_i - (X_u)_{i-1}$，即 ΔX_u]除以 Δt，得到平均尿药排泄速率，即 $\dfrac{\Delta X_u}{\Delta t}$。

若以平均速率 $\dfrac{\Delta X_u}{\Delta t}$ 代替瞬间速率 $\dfrac{\mathrm{d}X_u}{\mathrm{d}t}$，以中置时间 t_c（即 $\dfrac{t_i + t_{i-1}}{2}$）代替瞬间时间 t，以 $\lg \dfrac{\Delta X_u}{\Delta t}$ 对 t_c 作图，可以求算上述参数。但这种情况下对测定误差很敏感。

各收集尿液时间间隔的差异及药物半衰期的长短是其误差的重要来源。当收集尿液的时间间隔短、药物半衰期长时误差小。由于收集尿液的时间间隔超过1个半衰期时将有2%的误差产生，超过2个半衰期时误差为8%，超过3个半衰期时误差为19%，因此集尿时间间隔应尽可能控制在2个半衰期内。若药物的半衰期很短，无法将收集尿液的时间间隔控制在2个半衰期内时，将会产生较大的误差，这种情况常采用相等的集尿时间间隔。速率法作图确定一个点只需连续收集2次尿样，全程只需采集3~4个半衰期的尿样，更适用于半衰期较长的药物。

3. 亏量法　亏量法又称总和减量法（method of sigma-minus），描述的是尿药排泄总量与 t 时间尿药排泄累计量的差值的经时变化。

分别对式（8-22）即 $\dfrac{\mathrm{d}X_u}{\mathrm{d}t} = k_e X$ 和式（8-1）即 $-\dfrac{\mathrm{d}X}{\mathrm{d}t} = kX$ 作拉氏变换，得

$$\overline{X_u} = \frac{k_e \overline{X}}{S} \tag{8-26}$$

$$\text{和} \quad \overline{X} = \frac{X_0}{S+k} \tag{8-27}$$

将 $\overline{X} = \dfrac{X_0}{S+k}$ 代入式（8-26），得

$$\overline{X_u} = \frac{k_e X_0}{S(S+k)} \tag{8-28}$$

用拉氏逆变换解上式，可得

$$X_u = \frac{k_e X_0}{k}(1 - e^{-kt}) \tag{8-29}$$

式（8-29）反映了尿中累积原型药量（即 X_u）与时间 t 的关系（图8-5）。

由式（8-29），当 $t \to \infty$ 时，$e^{-kt} \to 0$，$(1 - e^{-kt}) \to 1$，则最终经肾（或尿）排泄的原型药物总量 X_u^∞ 为

$$X_u^\infty = \frac{k_e X_0}{k} \tag{8-30}$$

由上式可推论，当药物完全以原型从肾脏排泄时，$k = k_e$，则式（8-30）变为

$$X_u^\infty = X_0 \tag{8-31}$$

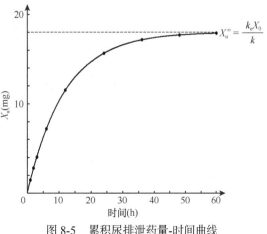

图 8-5　累积尿排泄药量-时间曲线

此时，经肾（或尿）排泄的原型药物总量等于静脉推注给药剂量。

由式（8-30）可得

$$\frac{X_u^\infty}{X_0} = \frac{k_e}{k} \qquad (8\text{-}32)$$

式中，$\dfrac{k_e}{k}$ 为肾排泄率，用 f_r 来表示，其反映了肾排泄途径在药物总消除中所占的比率。由此可得

$$f_r = \frac{X_u^\infty}{X_0} \qquad (8\text{-}33)$$

式（8-33）说明尿中原型药物的回收率等于药物的肾排泄率。

用式（8-30）减去式（8-29），整理得

$$X_u^\infty - X_u = \frac{k_e X_0}{k} e^{-kt} \qquad (8\text{-}34)$$

将上式等式两边取对数，并结合式（8-30），最终得

$$\lg(X_u^\infty - X_u) = -\frac{k}{2.303}t + \lg X_u^\infty \qquad (8\text{-}35)$$

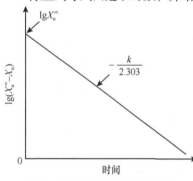

图 8-6　尿药亏量-时间关系图

式（8-35）描述出待排泄原型药量（$X_u^\infty - X_u$），或称亏量与时间的关系。将待排泄原型药量的对数对时间作图，得一直线，该直线的斜率亦是 $-\dfrac{k}{2.303}$，截距为 $\lg X_u^\infty$，见图8-6。通过斜率可求出药物的消除速率常数 k，由截距可先求出 X_u^∞，再根据式（8-30）和其他已知条件（静脉注射剂量 X_0）进一步求得肾消除速率常数 k_e。

综合以上过程，亏量法的优点是对误差因素不太敏感，实验数据比较规则，所估算的动力学参数较速率法准确，其缺点是为了能准确估算 X_u^∞，要求收集总尿药量，因此实验时间长，约为药物的7个半衰期，且整个集尿期间不得丢失一份尿样，不适用于半衰期较长的药物。速率法的优点是集尿时间不必像亏量法那样长，并且丢失1～2份尿样也不影响整个尿药排泄研究，缺点是对误差因素比较敏感，实验数据波动大，有时难以估算参数。

> **知识拓展**
>
> 获取有效尿药排泄数据的注意事项如下。
> （1）必须保证有足够量的原药从尿中排泄。
> （2）需要有足够的采样次数保证获得良好尿药时间曲线。
> （3）设计的采样时间应足够长，保证几乎所有的药物被排出（消除 99%的药物约需要 7个消除半衰期）。
> （4）原型药物的分析技术的专属性要强，灵敏度要高，且不能受相似化学结构代谢物的干扰。
> （5）尿的 pH 和尿量的变化可能造成尿药代谢速度的显著改变。
> （6）受试者要获得完整尿样，必须按时收集尿液，每次应将尿液排尽，准确计量，不得损失、污染。

4. 肾清除率（renal clearance，CL_r）　药物从肾消除的速率除用肾（或尿）消除速率常数 k_e 描述外，还可以用肾清除率表示。

肾清除率是指单位时间由肾清除的药物的血浆体积，即单位时间内肾能将多少体积血浆中某药物完全清除排泄，用 CL_r 表示。

根据数学和药物动力学定义，肾清除率可以简单地等于尿排泄速率与血药浓度的比值，即

$$CL_r = \frac{dX_u / dt}{C} \tag{8-36}$$

由式（8-22）可知 $\dfrac{dX_u}{dt} = k_e X$，将其代入上式，得

$$CL_r = \frac{k_e X}{C} \tag{8-37}$$

由式（8-6）可得 $C = \dfrac{X}{V_d}$，代入式（8-37），得

$$CL_r = k_e V_d \tag{8-38}$$

从上式可看出，肾清除率等于肾消除速率常数与 V_d 的乘积。

实际测定时，常遵循公式（8-36），可用实验测得的平均尿药排泄速率 $\Delta X_u / \Delta t$ 代替 dX_u / dt。

根据公式（8-21），肾清除率的另一种求法是测定集尿期内尿中累积排出的原型药物的总量 X_u^∞ 及集尿期间尿药浓度-时间曲线的 AUC，再计算 CL_r。

$$CL_r = \frac{X_u^\infty}{AUC} \tag{8-39}$$

知识拓展　　　　　总清除率、肾清除率与肝清除率的关系

总清除率（CL）是药物在体内各个消除过程清除率的总和。药物进入机体后可通过代谢（肝的生物转化）和肾排泄被清除。总清除率可以用药物动力学参数求算：

$$CL = kV_d$$

$$或 \quad CL = \frac{X_u}{AUC}$$

肾清除率（CL_r）是单位时间由肾清除的药物的血浆体积。它把肾脏在一定时间内排泄的药物的量，同当时该药物在血浆中浓度联系起来，系指单位时间内从肾脏排出的某一药物的总量与当时血药浓度的比值。肾清除率是反映肾功能的一项重要指标，它表示肾脏对血液里某物质的清除能力，还可以反映肾血流量、游离水的生成和重吸收等方面的情况。若一个药物经肾小球滤过而没有肾小管的分泌和重吸收，肾清除率的正常值为 120 mL/min。

其求算的公式：

$$CL_r = k_e V_d$$

$$或 \quad CL_r = \frac{X_u^\infty}{AUC}$$

肾排泄率（f_r）即尿中排出的原型药物量占给药总量的分数，则

$$CL_r = f_r \cdot CL$$

非肾清除率（CL_h）一般指肝清除率，是指在单位时间内肝脏清除药物的总量与当时血浆药物浓度的比值。该值实验不易测定，常根据下列公式求得

$$CL_h = CL - CL_r$$

$$或 \quad CL_h = (1 - f_r)CL$$

例 8-4　给某女性患者（35 岁，68 kg）一次静脉注射某抗生素（符合一室模型）100 mg 后，在不同时间收集尿液，并测得尿药排泄累积量 X_u。结果如下（表 8-3）。

表 8-3　例 8-4 数据 1

	t（h）									
	0	1	2	3	6	12	24	36	48	60	72
X_u（mg）	0	3.82	7.38	10.70	19.39	32.19	46.20	52.30	54.95	56.11	56.60

试求该药物的 k、k_e 和 $t_{1/2}$ 值。

解：（1）速率法：根据不同时间间隔的尿药量计算出平均尿药排泄速率 $\Delta X_u/\Delta t$ 和中点时间 t_c 的数据列表如下（表 8-4）。

表 8-4　例 8-4 数据 2

t（h）	X_u（mg）	Δt（h）	ΔX_u（mg）	$\dfrac{\Delta X_u}{\Delta t}$（mg/h）	$\lg \dfrac{\Delta X_u}{\Delta t}$	t_c（h）
0	0.0					
1	3.82	1	3.82	3.82	0.582	0.5
2	7.38	1	3.56	3.56	0.552	1.5
3	10.70	1	3.32	3.32	0.521	2.5
6	19.39	3	8.69	2.90	0.462	4.5
12	32.19	6	12.80	2.13	0.329	9.0
24	46.20	12	14.01	1.17	0.067	18.0
36	52.30	12	6.10	0.51	−0.294	30.0
48	54.95	12	2.65	0.22	−0.656	42.0
60	56.11	12	1.16	0.10	−1.015	54.0
72	56.60	12	0.49	0.041	−1.385	66.0

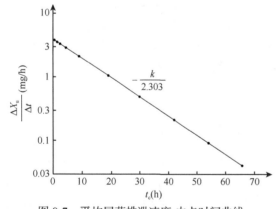

图 8-7　平均尿药排泄速度-中点时间曲线

以 $\lg \dfrac{\Delta X_u}{\Delta t} \rightarrow t_c$ 作图，从图 8-7 中直线求得斜率为 −0.03。

$$斜率 = -\frac{k}{2.303} = -0.03$$

$$k = -2.303 \times (-0.03) = 0.0691(\text{h}^{-1})$$

$$t_{1/2} = \frac{0.693}{k} = \frac{0.693}{0.0691} = 10(\text{h})$$

从直线的截距得 $I_0 = 3.963$

$$k_e = \frac{I_0}{X_0} = \frac{3.963}{100} = 0.039\,63(\text{h}^{-1}) = 0.040(\text{h}^{-1})$$

（2）亏量法：由不同时间间隔的尿药量，计算待排泄药量（$X_u^\infty - X_u$），如表 8-5 所示。

表 8-5　例 8-4 数据 3

t(h)	X_u(mg)	$X_u^\infty - X_u$（mg）	$\lg(X_u^\infty - X_u)$
0			
1	3.82	52.78	1.722
2	7.38	49.22	1.692
3	10.70	45.90	1.662

t(h)	X_u(mg)	$X_u^\infty - X_u$(mg)	$\lg(X_u^\infty - X_u)$
6	19.39	37.21	1.571
12	32.19	24.41	1.388
24	46.20	10.40	1.017
36	52.30	4.30	0.634
48	54.95	1.65	0.218
60	56.11	0.49	−0.307
72	56.60	0.00	

以 $\lg(X_u^\infty - X_u) \rightarrow t$ 作图。

或用最小二乘法计算回归方程，得直线斜率也为–0.03，即

$$斜率 = -\frac{k}{2.303} = -0.03$$

$$k = -2.303 \times (-0.03) = 0.0691(\text{h}^{-1})$$

$$t_{1/2} = \frac{0.693}{k} = \frac{0.693}{0.0691} = 10(\text{h})$$

又直线截距为1.778，即

$$\lg\frac{k_e X_0}{k} = 1.778，\quad \frac{k_e X_0}{k} = 59.98$$

则 $k_e = \dfrac{59.98k}{X_0} = \dfrac{59.98 \times 0.0691}{100} = 0.041(\text{h}^{-1})$

答：该药物的 k 为 0.0691 h⁻¹，k_e 为 0.041 h⁻¹，$t_{1/2}$ 为 10 h。

例8-5 某一健康志愿者服用磺胺嘧啶（符合一室模型）后，测得其生物半衰期为 16 h，V_d 为 20 L，且有60%的原型药物从尿中回收，求此人的总清除率、肾清除率及肝清除率。

解： 已知 $t_{1/2}$=16 h，V_d=20 L，f_r=0.60 则

$k = \dfrac{0.693}{t_{1/2}} = 0.693/16 = 0.0433（\text{h}^{-1}）$

CL=kV_d
    = 0.0433×20 = 0.866（L/h）= 14.4（mL/min）

$\text{CL}_r = f_r \cdot \text{CL}$
    = 0.60×14.4 = 8.64（mL/min）

$\text{CL}_h = \text{CL} - \text{CL}_r$
    = 14.4 − 8.64 = 5.76（mL/min）

答：此人的总清除率为 14.4 mL/min、肾清除率为 8.64 mL/min，肝清除率为 5.76 mL/min。

二、二室模型

（一）基于血药浓度的药物动力学参数计算

1. 模型的建立与特征 二室模型的药物经静脉推注后，进入中央室，再逐渐向周边室转运。同时周边室的部分药物从周边室返回中央室，药物在中央室与周边室之间进行着可逆性的转运。药物在中央室同时按一级速率过程消除。其体内过程如图8-8所示。

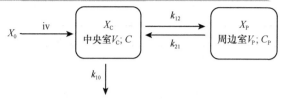

图 8-8　二室模型静脉推注给药示意图

图中，X_0 为静脉推注给药剂量；X_C 为中央室的药量；X_P 为周边室的药量；C 为中央室的血药浓度；C_P 为周边室的血药浓度；V_C 为中央室的分布容积；V_P 为周边室的分布容积；k_{12} 为药物从中央室向周边室转运的一级速率常数；k_{21} 为药物从周边室向中央室转运的一级速率常数；k_{10} 为药物从中央室消除的一级速率常数。

由此可见，任一时刻中央室和周边室中药物的动态变化见表 8-6。

表 8-6　二室模型静脉注射给药中央室和周边室药物的动态变化

隔室	隔室中药物动态变化
中央室	（1）药物从中央室向周边室转运
	（2）药物从中央室消除
	（3）药物从周边室向中央室返回
周边室	（1）药物从中央室向周边室转运
	（2）药物从周边室向中央室返回

假如药物的转运过程均服从一级速率过程，即药物的转运速率与该室药物浓度（或药量）成正比，那么，模型中各室药物的转运可用下列微分方程定量描述。

$$\frac{\mathrm{d}X_C}{\mathrm{d}t} = k_{21}X_P - k_{12}X_C - k_{10}X_C \tag{8-40}$$

$$\frac{\mathrm{d}X_P}{\mathrm{d}t} = k_{12}X_C - k_{21}X_P \tag{8-41}$$

式中，$\mathrm{d}X_C/\mathrm{d}t$ 为中央室药物的转运速率，$\mathrm{d}X_P/\mathrm{d}t$ 为周边室药物的转运速率。

2. 血药浓度与时间的关系　式（8-40）采用拉普拉斯变换可得

$$s\overline{X_C} - X_0 = k_{21}\overline{X_P} - k_{21}\overline{X_C} - k_{10}\overline{X_C} \tag{8-42}$$

式中，X_0 为 0 时间中央室的药量，即静脉推注剂量。将上式整理后，得

$$(s + k_{12} + k_{10})\overline{X_C} - k_{12}\overline{X_P} = X_0 \tag{8-43}$$

式（8-41）采用拉普拉斯变换可得

$$s\overline{X_P} = k_{12}\overline{X_C} - k_{21}\overline{X_P} \tag{8-44}$$

整理后，得

$$-k_{12}\overline{X_C} + (s + k_{12})\overline{X_P} = 0 \tag{8-45}$$

通过式（8-43）和式（8-45）可解出 $\overline{X_C}$

$$\overline{X_C} = \frac{(s + k_{21})X_0}{s^2 + (k_{12} + k_{21} + k_{10})s + k_{21}k_{10}} \tag{8-46}$$

式（8-46）的分母可按下列的恒等式简化：

$$s^2 + (k_{12} + k_{21} + k_{10})s + k_{21}k_{10} = (s + \alpha)(s + \beta) \tag{8-47}$$

所以，

$$s^2 + (k_{12} + k_{21} + k_{10})s + k_{21}k_{10} = s^2 + (\alpha + \beta) + \alpha\beta \tag{8-48}$$

故

$$\alpha + \beta = k_{12} + k_{21} + k_{10} \tag{8-49}$$

$$\alpha\beta = k_{21}k_{10} \tag{8-50}$$

式（8-46）简化为

$$\overline{X_C} = \frac{(s + k_{21})X_0}{(s + \alpha)(s + \beta)} \tag{8-51}$$

对式（8-51）作拉普拉斯逆变换可得

$$X_C = \frac{X_0(\alpha - k_{21})}{\alpha - \beta}e^{-\alpha t} + \frac{X_0(k_{21} - \beta)}{\alpha - \beta}e^{-\beta t} \tag{8-52}$$

同理，可得

$$X_P = \frac{k_{21}X_0}{\alpha - \beta}\left(e^{-\beta t} - e^{-\alpha t}\right) \tag{8-53}$$

以上公式中，α 和 β 称为混杂参数（hybrid parameter）。α 称为分布速率常数或快配置速率常数；β 称为消除速率常数或称为慢配置速率常数。α 和 β 分别代表着两个指数项即分布相和消除相的特征，由模型参数（k_{12}、k_{21}、k_{10}）构成，可分别由下式表示：

$$\alpha = \frac{(k_{12} + k_{21} + k_{10}) + \sqrt{(k_{12} + k_{21} + k_{10})^2 - 4k_{21} \cdot k_{10}}}{2} \tag{8-54}$$

$$\beta = \frac{(k_{12} + k_{21} + k_{10}) - \sqrt{(k_{12} + k_{21} + k_{10})^2 - 4k_{21} \cdot k_{10}}}{2} \tag{8-55}$$

由于中央室内的药量与血药浓度之间存在如下关系：

$$X_C = V_C \cdot C \tag{8-56}$$

式中，V_C 为中央室的表观分布容积，将上式代入式（8-52），得到中央室血药浓度与时间的函数表达式如下：

$$C = \frac{X_0(\alpha - k_{21})}{V_C(\alpha - \beta)} \cdot e^{-\alpha t} + \frac{X_0(k_{21} - \beta)}{V_C(\alpha - \beta)} \cdot e^{-\beta t} \tag{8-57}$$

上式中，设

$$A = \frac{X_0(\alpha - k_{21})}{V_C(\alpha - \beta)} \tag{8-58}$$

$$B = \frac{X_0(k_{21} - \beta)}{V_C(\alpha - \beta)} \tag{8-59}$$

则

$$C = A \cdot e^{-\alpha t} + B \cdot e^{-\beta t} \tag{8-60}$$

3. 药物动力学参数的估算

（1）基本参数的估算：欲掌握药物在体内的变化规律，首先应了解中央室内药物的量变关系，由式（8-60）可知，只要确定 A、B、α 和 β 这四个基本参数值，就可以确定药物在中央室内的转运规律。

从式（8-60）可以看出，若以血药浓度的对数值对时间作图，即以 $\lg C$ 对 t 作图，将得到一条二项指数曲线，如图 8-9 所示。

对于式（8-60），应用残数法进行分析，即可求出相关参数。

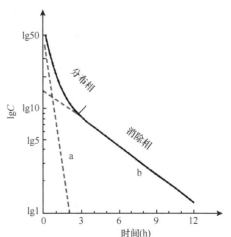

图 8-9　二室模型静脉推注血药浓度-时间关系图

因为 $\alpha \gg \beta$，当 t 充分大时，$A \cdot e^{-\alpha t}$ 首先趋向于零。如果取样是在注射后很长一段时间进行的，则该药物的浓度满足：

$$C = B \cdot e^{-\beta t} \tag{8-61}$$

这个关系式代表了药物浓度-时间曲线的尾段，即取实验值中最后几点的坐标，应满足关系式（8-61）。

两边取对数，得

$$\lg C = -\frac{\beta}{2.303} t + \lg B \tag{8-62}$$

以 $\lg C$-t 作图为一条直线，即图 8-9 中的尾段直线，直线的斜率 $= -\frac{\beta}{2.303}$ 则

$$\beta = -2.303 \times 斜率$$

将此直线外推至时间 t 等于零时，与纵轴相交，得截距为 $\lg B$，由其反对数值即可求出 B。并且根据 β 值可求出消除相的生物半衰期为

$$t_{1/2(\beta)} = \frac{0.693}{\beta} \tag{8-63}$$

将式（8-60）进行整理，得

$$\left(C - B \cdot e^{-\beta t}\right) = A \cdot e^{-\alpha t} \tag{8-64}$$

将式（8-64）两边取对数，得

$$\lg\left(C - B \cdot e^{-\beta t}\right) = -\frac{\alpha}{2.303} t + \lg A \tag{8-65}$$

式中，C 为实测浓度，$B \cdot e^{-\beta t}$ 为外推浓度，$\left(C - B \cdot e^{\beta t}\right)$ 为残数浓度（C_r），在分布相求出各个时间的外推浓度，即可算出 C_r。以 $\lg C_r$ 对 t 作图，得到残数线，见图 8-9 中曲线部分。根据残数线的斜率 $-\frac{\alpha}{2.303}$ 和截距（$\lg A$）即可求出 α 和 A。

其分布相的半衰期可按下式求出：

$$t_{1/2(\alpha)} = \frac{0.693}{\alpha} \tag{8-66}$$

因此，根据实验数值，采用残数法可求出混杂参数 α、β、A 和 B。

应该注意，在分布相时间内，若取样太迟太少，可能看不到分布相而将二室模型当成一室模型处理，这一点，在实验设计时必须考虑。

（2）其他模型参数的计算：根据式（8-60），当时间 $t = 0$ 时，则 $e^{-\alpha t} = 1$，$e^{-\beta t} = 1$，$C = C_0$。所以

$$C_0 = A + B \tag{8-67}$$

又因为

$$C_0 = \frac{X_0}{V_C} \tag{8-68}$$

故

$$V_C = \frac{X_0}{A + B} \tag{8-69}$$

式中，C_0 为时间为零的血药浓度，X_0 为静脉推注剂量，V_C 为中央室的分布容积。

因为 $B = \dfrac{X_0(k_{21} - \beta)}{V_C(\alpha - \beta)}$，代入 $V_C = \dfrac{X_0}{A + B}$，整理简化得

$$k_{21} = \frac{A\beta + B\alpha}{A + B} \tag{8-70}$$

又因
$$\alpha\beta = k_{21}k_{10}$$

所以
$$k_{10} = \frac{\alpha\beta}{k_{21}} \tag{8-71}$$

又因
$$\alpha + \beta = k_{12} + k_{21} + k_{10}$$

所以
$$k_{12} = \alpha + \beta - k_{21} - k_{10} \tag{8-72}$$

当 V_C、k_{12}、k_{10}、k_{21} 这些药物动力学模型参数均求出后，我们基本上就掌握了该药物在体内的药物动力学特征，利用式（8-57）可以求出单剂量静脉推注给药后任何时间的血药浓度。

（3）其他药物动力学参数的计算

1）血药浓度-时间曲线的 AUC：

$$AUC = \int_0^\infty C dt$$
$$= \int_0^\infty \left(A \cdot e^{-\alpha t} + B \cdot e^{-\beta t} \right) dt$$
$$= \int_0^\infty A \cdot e^{-\alpha t} dt + \int_0^\infty B \cdot e^{-\beta t} dt$$

所以
$$AUC = \frac{A}{\alpha} + \frac{B}{\beta} \tag{8-73}$$

2）总清除率（TBCL）：

$$TBCL = \beta \cdot V_\beta = k_{10} \cdot V_C \tag{8-74}$$

因为
$$k_{10} = \frac{A+B}{\dfrac{A}{\alpha} + \dfrac{B}{\beta}}$$

所以
$$TBCL = V_C \cdot \frac{A+B}{\dfrac{A}{\alpha} + \dfrac{B}{\beta}} = \frac{X_0}{\dfrac{A}{\alpha} + \dfrac{B}{\beta}} \tag{8-75}$$

又因为
$$AUC = \frac{A}{\alpha} + \frac{B}{\beta}$$

所以
$$TBCL = \frac{X_0}{AUC} \tag{8-76}$$

3）总表观分布容积（V_β）：

因为
$$\beta \cdot V_\beta = k_{10} \cdot V_C$$

所以
$$V_\beta = V_C \cdot \frac{k_{10}}{\beta} = V_C \cdot \frac{A+B}{\beta\left(\dfrac{A}{\alpha} + \dfrac{B}{\beta}\right)} = \frac{X_0}{\beta\left(\dfrac{A}{\alpha} + \dfrac{B}{\beta}\right)} \tag{8-77}$$

所以
$$V_\beta = \frac{X_0}{\beta \cdot AUC} \tag{8-78}$$

4）周边室表观分布容积（V_P）：

因为

$$k_{10} = \frac{\alpha\beta}{k_{21}}$$

$$\text{TBCL} = \beta \cdot V_\beta = k_{10} \cdot V_C$$

所以

$$V_\beta = \frac{\alpha}{k_{21} \cdot V_C} \tag{8-79}$$

又因为

$$V_\beta = V_C + V_P$$

所以

$$V_P = V_C \cdot \frac{\alpha - k_{21}}{k_{21}} = V_C \cdot \frac{k_{12}}{k_{21} - \beta} \tag{8-80}$$

周边室的药物量 X_P（或血药浓度 C_P）的经时变化情况如下式所示：

$$X_P = \frac{k_{12}X_0}{\alpha - \beta}\left(e^{-\beta t} - e^{-\alpha t}\right) \tag{8-81}$$

$$C_P = \frac{k_{12}X_0}{V_P(\alpha - \beta)}\left(e^{-\beta t} - e^{-\alpha t}\right) \tag{8-82}$$

由于周边室的药物浓度难以测定，实践应用意义不大，所以这里将不进行详细讨论。

例 8-6 多柔比星的体内过程，即分布、代谢、排泄过程可用以上介绍的参数定量表述。可根据不同时间点的血药浓度数据（表 8-7）：

表 8-7　例 8-6 数据 1

	t（h）								
	0.05	0.08	0.17	0.5	1.0	3.0	6.0	12.0	24.0
C（ng/mL）	2053.8	1712.2	1064.7	200.9	49.9	34.5	27.1	16.7	6.4

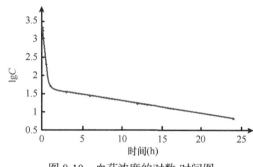

图 8-10　血药浓度的对数-时间图

求算出：α、β、A、B、$t_{1/2(\alpha)}$、$t_{1/2(\beta)}$、V_C、k_{21}、k_{10}、k_{12}、AUC、TBCL、V_β、V_P。

解：（1）以血药浓度的对数（$\lg C$）对时间（t）作图，如图 8-10 所示。

（2）以实验数据后 4 点的 $\lg C$ 对时间 t 作图，得直线，其直线方程为

$$\lg C = -0.0350t + 1.6422$$

直线斜率为 -0.035，即 $-\dfrac{\beta}{2.303} = -0.035$，则 $\beta = 0.0806$（h^{-1}）；

直线截距为 1.6422，即 $\lg B = 1.6422$，则 $B = 43.873\,3$（ng/mL）。

将该直线外推，得各时间点对应的外推浓度 $C_{外}$（表 8-8）。

表 8-8　例 8-6 数据 2

	t（h）				
	0.05	0.08	0.17	0.5	1.0
$C_{外}$（ng/mL）	43.7	43.6	43.3	42.1	40.5

（3）根据实测血药浓度减去外推浓度得剩余浓度 C_r（表8-9）。

表8-9　例8-6数据3

	t（h）				
	0.05	0.08	0.17	0.5	1.0
C_r（ng/mL）	2010.1	1668.6	1021.4	158.8	9.4

以 $\lg C_r$ 对 t 作图得残数线，其直线方程为

$$\lg C_r = -2.4431t + 3.4225$$

直线斜率为–2.4431，即 $-\dfrac{\alpha}{2.303} = -2.4431$，则 $\alpha = 5.6265$（h^{-1}）；

直线截距为3.4225，即 $\lg A = 3.4225$，则 $A = 2645.4527$（ng/mL）。

（4）计算各参数如下：

$$t_{1/2(\alpha)} = \frac{0.693}{\alpha} = \frac{0.693}{5.6265} = 0.123（h）$$

$$t_{1/2(\beta)} = \frac{0.693}{\beta} = \frac{0.693}{0.0806} = 8.598（h）$$

$$V_C = \frac{X_0}{A+B} = \frac{40 \times 1000 \times 1000}{2645.4527 + 43.8733} = 14873.6152（mL） = 14.8736（L）$$

$$k_{21} = \frac{A\beta + B\alpha}{A+B} = \frac{2645.4527 \times 0.0806 + 43.8733 \times 5.6265}{2645.4527 + 43.8733} = 0.1711（h^{-1}）$$

$$k_{10} = \frac{\alpha\beta}{k_{21}} = \frac{5.6265 \times 0.0806}{0.1711} = 2.6505（h^{-1}）$$

$$k_{12} = \alpha + \beta - k_{21} - k_{10} = 5.6265 + 0.0806 - 0.1711 - 2.6505 = 2.8855（h^{-1}）$$

$$AUC = \frac{A}{\alpha} + \frac{B}{\beta} = \frac{2645.4527}{5.6265} + \frac{43.8733}{0.0806} = 1014.5111[（ng/mL）\cdot h]$$

$$TBCL = \frac{X_0}{AUC} = \frac{40 \times 1000 \times 1000}{1014.5111} = 39427.858（mL/h） = 39.4278（L/h）$$

$$V_\beta = \frac{X_0}{\beta \cdot AUC} = \frac{40 \times 1000 \times 1000}{0.0806 \times 1014.5111} = 489179.3847（mL） = 489.179（L）$$

$$V_P = V_C \cdot \frac{\alpha - k_{21}}{k_{21}} = 14.8736 \times \frac{5.6265 - 0.1711}{0.1711} = 474.23（L）$$

$$或\ V_P = V_\beta - V_C = 489.179 - 14.8736 = 474.30（L）$$

答：α 为 5.6265 h^{-1}、β 为 0.0806 h^{-1}、A 为 2645.4527 ng/mL、B 为 43.8733 ng/mL、$t_{1/2(\alpha)}$ 为 0.123 h、$t_{1/2(\beta)}$ 为 8.598、V_C 为 14.8736 L、k_{21} 为 0.1711 h^{-1}、k_{10} 为 2.6505 h^{-1}、k_{12} 为 2.8855 h^{-1}、AUC 为 1014.5111（ng/mL）$\cdot$h、TBCL 为 39.4278 L/h、V_β 为 489.179 L、V_P 为 474.23 L。

（二）基于尿药排泄数据的药物动力学参数计算

体内为二室模型的药物，对于体内有一部分通过肾以外途径消除的药物，有时亦可通过尿药排泄数据求出它的药物动力学参数。

1. 模型的建立　具有从中央室消除的二室模型药物静脉推注给药，原型药物通过尿排泄的模型特征见图8-11。

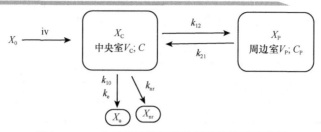

图 8-11　二室模型静脉推注给药的尿排泄示意图

该模型中，X_u 为尿中消除的原型药物量；X_{nr} 为非肾途径消除的药物量；k_e 为表观一级肾消除速率常数；k_{nr} 为所有非肾途径消除的药物表观一级速率常数之和；中央室的消除速率常数 k_{10}，为各个转运过程达到平衡的消除速率常数之和，即总的表现一级消除速率常数。

$$k_{10} = k_e + k_{nr} \tag{8-83}$$

2. 尿排泄速率与时间关系　尿中原型药物排泄速率 $\dfrac{dX_u}{dt}$ 如下式所示：

$$\frac{dX_u}{dt} = k_e X_C \tag{8-84}$$

式中，X_u 为 t 时间尿中排泄的原型药物累积量；X_C 为 t 时间中央室的药量。原型药物的肾清除速率与中央室的药量成正比。

将式（8-52）代入上式，得

$$\frac{dX_u}{dt} = \frac{k_e X_0 (\alpha - k_{21})}{\alpha - \beta} \cdot e^{-\alpha t} + \frac{k_e X_0 (k_{21} - \beta)}{\alpha - \beta} \cdot e^{-\beta t} \tag{8-85}$$

设

$$A' = \frac{k_e X_0 (\alpha - k_{21})}{\alpha - \beta} \tag{8-86}$$

$$B' = \frac{k_e X_0 (k_{21} - \beta)}{\alpha - \beta} \tag{8-87}$$

则

$$\frac{dX_u}{dt} = A' \cdot e^{-\alpha t} + B' \cdot e^{-\beta t} \tag{8-88}$$

将原型药物尿中排泄速率对时间作半对数图为一条二项指数曲线，由于 $\alpha > \beta$，当 t 值较大时，$e^{-\alpha t}$ 首先趋近于 0，β 可由末段指数相的斜率 $-\dfrac{\beta}{2.303}$ 中求出，B' 可由这条直线延伸而与纵轴相交（$t = 0$）时的截距（$\lg B'$）得到。应用残数法可得到第二段斜率为 $-\dfrac{\alpha}{2.303}$ 和截距（$\lg A'$）的残数线，求出 α 和 A'。

应该注意，通过原型药物尿排泄速率的对数对时间作图，所得曲线尾段直线相的斜率求出的是慢配置速率常数 β，而不是肾消除速率常数 k_e。在实际工作中，原型药物尿排泄速率 $\dfrac{dX_u}{dt}$ 不易得到，一般以其平均排泄速率 $\dfrac{\Delta X_u}{\Delta t}$ 代替，将原型药物的平均尿排泄速率的对数对中点时间作图，求出 α、β、A' 和 B' 以后，则肾消除速率常数即可求出。

将式（8-86）与式（8-87）相加，得

$$A' + B' = \frac{k_e X_0 (\alpha - k_{21})}{\alpha - \beta} + \frac{k_e X_0 (k_{21} - \beta)}{\alpha - \beta} \tag{8-89}$$

将上式整理，得

$$A' + B' = k_e X_0 \tag{8-90}$$

所以

$$k_e = \frac{A' + B'}{X_0} \tag{8-91}$$

故当已知静脉注射剂量 X_0、A' 及 B' 后，可算出原型药物的肾消除速率常数。

将式（8-87）重排，得

$$k_{21} = \frac{B'(\alpha - \beta)}{k_e X_0} + \beta \tag{8-92}$$

将式（8-91）代入上式，得

$$k_{21} = \frac{B'(\alpha - \beta) X_0}{(A' + B') X_0} + \beta \tag{8-93}$$

将上式整理，得

$$k_{21} = \frac{A'\beta + B'\alpha}{A' + B'} \tag{8-94}$$

上式与式（8-32）相似，而参数 k_{10} 及 k_{12} 则可通过如下两式求出：

$$k_{10} = \frac{\alpha\beta}{k_{21}} \tag{8-95}$$

$$k_{12} = \alpha + \beta - k_{21} - k_{10} \tag{8-96}$$

3. 尿排泄量与时间关系　将式（8-84）进行拉普拉斯变换，并将式（8-52）代入，得

$$\overline{X_u} = \frac{k_e X_0 (s + k_{21})}{s(s + \alpha)(s + \beta)} \tag{8-97}$$

将上式进行拉普拉斯逆变换，得

$$X_u = \frac{k_e X_0}{k_{10}} - \frac{k_e X_0}{k_{10}} \left(\frac{k_{10} - \beta}{\alpha - \beta} e^{-\alpha t} + \frac{\alpha - k_{10}}{\alpha - \beta} e^{-\beta t} \right) \tag{8-98}$$

上式为 X_u 与时间关系式，由于上式有一个常数项及两个指数项，不能直接求得 β 及 α 值。令上式中的 $t \to \infty$，可得到尿中原型药物最后排泄的总量 X_u^∞：

$$X_u^\infty = \frac{k_e X_0}{k_{10}} \tag{8-99}$$

当药物全部以原型药物由尿中排泄时，$k_e = k_{10}$，故此时 X_u^∞ 等于 X_0，也就是等于静脉推注剂量，这完全符合预想。只要从动力学数据算出 k_{10}，上式亦可用于计算肾消除速率常数 k_e。

以 X_u^∞ 代替式（8-98）中的 $\dfrac{k_e X_0}{k_{10}}$，再经整理后得

$$X_u^\infty - X_u = X_u^\infty \left(\frac{k_{10} - \beta}{\alpha - \beta} e^{-\alpha t} + \frac{\alpha - k_{10}}{\alpha - \beta} e^{-\beta t} \right) \tag{8-100}$$

设

$$A'' = X_u^\infty \times \frac{k_{10} - \beta}{\alpha - \beta} \tag{8-101}$$

$$B'' = X_u^\infty \times \frac{\alpha - k_{10}}{\alpha - \beta} \tag{8-102}$$

则

$$X_u^\infty - X_u = A'' e^{-\alpha t} + B'' e^{-\beta t} \tag{8-103}$$

可见，以尚待排泄的原型药物量，即尿药亏量 $\left(X_u^\infty - X_u\right)$ 的对数对时间 t 作图，得到一条二项指数型曲线，其尾段直线相的斜率为 $-\dfrac{\beta}{2.303}$，该斜率与 $\lg C$ 对 t 作图或 $\lg\left(\dfrac{dX_u}{dt}\right)$ 对时间 t 作图所得相应直线相的斜率相同，即这三条函数线的尾部呈平行线。以上述直线外推至 $t=0$ 时，取截距，可得到 B''。而 A'' 与 α 则可分别从残数线的截距与斜率求出。

$$A'' + B'' = X_u^\infty \tag{8-104}$$

$$k_{10} = \frac{A''\alpha + B''\beta}{A'' + B''} \tag{8-105}$$

$$k_{21} = \frac{\alpha\beta}{k_{10}} \tag{8-106}$$

$k_{12} = \alpha + \beta - k_{21} - k_{10}$，可以算出 k_{12}。

关于排泄速率法与亏量法这两种尿药排泄方法的各自优缺点，已在前面讨论过。需强调指出：应用尿排泄数据去求二室模型的各动力学参数往往有局限性。为了对尿排泄数据进行二室模型的分析，各集尿时间间隔必须缩短到足以反映出分布相的特征，被测药物必须具有明显的分布相。采用血药浓度数据时一般不存在这个问题，因为通常情况下可按要求的频度间隔去采血。

4. 清除率　清除率反映药物体内消除特征。清除率有肾清除率（CL_r）、肝清除率及其他器官清除率等。

（1）肾清除率：按照肾清除率定义

$$CL_r = \frac{\dfrac{dX_u}{dt}}{C} \tag{8-107}$$

以 $k_e X_C$ 代替上式中的 $\dfrac{dX_u}{dt}$，可得

$$CL_r = \frac{k_e X_C}{C} \tag{8-108}$$

故肾清除率等于肾消除速率常数 k_e 与中央室的表现分布容积 V_C 之乘积，也就是

$$CL_r = k_e \cdot V_C \tag{8-109}$$

对于二室模型，就可得出以下式子

$$CL_r = k_e \cdot V_C = \frac{X_u^\infty}{\int_0^\infty C dt} = \frac{X_0^\infty}{AUC} \tag{8-110}$$

（2）中央室清除率：中央室内药物的总清除率亦有与平均肾清除率式（8-110）相类似的关系式，将式（8-110）重排，得

$$V_C = \frac{X_u^\infty}{k_e \int_0^\infty C dt} = \frac{X_u^\infty}{k_e \cdot AUC} \tag{8-111}$$

按式（8-99）可知

$$\frac{X_u^\infty}{k_e} = \frac{X_0}{k_{10}} \tag{8-112}$$

以 $\dfrac{X_0}{k_{10}}$ 代替式（8-111）中的 $\dfrac{X_u^\infty}{k_e}$，并经适当整理后，得

$$V_C \cdot k_{10} = \frac{X_0}{\int_0^\infty C dt} \tag{8-113}$$

在此，中央室的表现分布容积 V_C 与 k_{10} 的乘积等于中央室药物的清除率。

（3）总清除率：体内药物在中央室的分配率可由下式定义：

$$f_C = \frac{X_C}{X} \qquad (8\text{-}114)$$

式中，X 为体内药物总量，它等于中央室与周边室的药量之和，将式（8-114）重排，得

$$X = \frac{X_C}{f_C} \qquad (8\text{-}115)$$

以 $V_C \cdot C$ 代替上式中的 X_C，用 $\dfrac{\beta}{k_{10}}$ 代替 f_C，得

$$X = \frac{V_C \cdot C}{\dfrac{\beta}{k_{10}}} \qquad (8\text{-}116)$$

重排得

$$\frac{X}{C} = \frac{V_C \cdot k_{10}}{\beta} \qquad (8\text{-}117)$$

此处 $\dfrac{X}{C}$ 可定义为机体内药物的表观分布容积 V_β，故

$$V_\beta = \frac{V_C \cdot k_{10}}{\beta} \qquad (8\text{-}118)$$

将式（8-118）重排后，得

$$V_\beta \cdot \beta = V_C \cdot k_{10} \qquad (8\text{-}119)$$

式中，乘积 $V_\beta \cdot \beta$ 为药物的机体清除率，它等于中央室药物的清除率。故将式（8-119）中的 $V_C \cdot k_{10}$ 的值代入式（8-113），整理后得

$$V_\beta = \frac{X_0}{\beta \cdot \text{AUC}} \qquad (8\text{-}120)$$

第二节　静脉滴注

一、一室模型

▋（一）基于血药浓度法的药物动力学参数计算

1. 模型的建立与特征　静脉滴注是以恒定速率向静脉血管内持续给药的一种给药形式。一室模型药物静脉滴注期间，体内随着药量的不断增加，同时伴随着药物消除过程，当药物滴注停止后，体内只存在药物的消除过程。因此，一室模型药物静脉滴注时体内过程包括药物以恒定速率 k_0 进入体内，体内药物以一级消除速率常数 k 从体内消除。其体内过程的模型见图8-12。

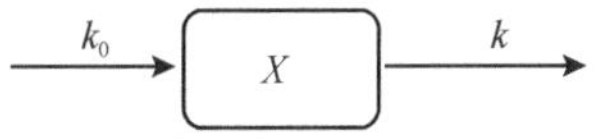

图 8-12　一室模型药物静脉滴注给药示意图

k_0 为静脉滴注速率；k 为一级消除速率常数

在药物静脉滴注 $0 \leqslant t \leqslant T$ 时间内，体内药物量 X 的变化受 k_0 和 k 双重影响，体内药量瞬时变化率 $\dfrac{\mathrm{d}X}{\mathrm{d}t}$ 是这两部分变化的代数和。用微分方程式表示为

$$\frac{\mathrm{d}X}{\mathrm{d}t} = k_0 - kX \qquad (8\text{-}121)$$

2. 血药浓度与时间关系　将式（8-121）经拉氏变换，得

$$S\overline{X} = \frac{k_0}{S} - k\overline{X} \qquad （8-122）$$

整理后，得

$$\overline{X} = \frac{k_0}{S(S+k)} \qquad （8-123）$$

用拉氏变换表求原函数，得

$$X = \frac{k_0}{k}(1 - e^{-kt}) \qquad （8-124）$$

式（8-124）为一室模型静脉滴注给药，体内药量随时间变化的函数关系。

将 $X = CV_d$ 代入，得一室模型静脉滴注给药，体内血药浓度 C 与时间 t 的函数关系式：

$$C = \frac{k_0}{kV_d}(1 - e^{-kt}) \qquad （8-125）$$

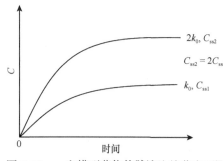

图 8-13　一室模型药物静脉滴注给药在不同静脉滴注速率下稳态血药浓度-时间曲线图

3. 稳态血药浓度　一室模型静脉滴注给药初期，血药浓度随时间增加逐渐上升，当时间 $t \to \infty$ 时，根据式（8-125），血药浓度趋于一个恒定水平，此时的血药浓度值称为稳态血药浓度（steady state plasma concentration）或坪浓度，用 C_{ss} 表示。

$$C_{ss} = \frac{k_0}{kV_d} \qquad （8-126）$$

从上式可以看出，稳态血药浓度 C_{ss} 与静脉滴注速率 k_0 成正比，如图 8-13 所示。

4. 达稳态所需时间　一室模型静脉滴注时，达到稳态血药浓度所需要的时间称为达坪时间。在达坪时间以前的血药浓度 C 均小于 C_{ss}，其间任何时间的 C 值可用 C_{ss} 的某一分数来表示，即达坪分数，以 f_{ss} 表示，即

$$f_{ss} = \frac{C}{C_{ss}} = \frac{\dfrac{k_0}{kV_d}(1 - e^{-kt})}{\dfrac{k_0}{kV_d}} = 1 - e^{-kt} \qquad （8-127）$$

由上式可见，消除速率常数 k 越大，静脉滴注时间 t 越长，f_{ss} 越快趋近于 1，即达到坪浓度越快。而 $t_{1/2} = 0.639/k$，因此，药物的半衰期越短，达稳态所需时间越短。即从静脉滴注开始至达稳态所需的时间长短取决于药物一级消除速率常数 k 值的大小或药物半衰期的长短。

若达到坪浓度某一分数所需要的时间 t 以 n 个半衰期来表示，即 $t = nt_{1/2}$，又因为 $t_{1/2} = 0.639/k$，代入式（8-127），则

$$f_{ss} = 1 - e^{-\frac{kn0.693}{k}} = 1 - e^{-0.693n} \qquad （8-128）$$

将式（8-128）整理，得

$$n = -\frac{2.303\lg(1 - f_{ss})}{0.693} = -3.323\lg(1 - f_{ss}) \qquad （8-129）$$

由式（8-129）即可求出任何药物达坪浓度 C_{ss} 某一分数 f_{ss} 所需的半衰期的个数。可见，不论药物的半衰期长短如何，达到坪浓度某一分数所需的半衰期的个数都是一样的，见表 8-10。

表 8-10　一室模型药物静脉滴注时间对于半衰期个数与达坪分数的关系

半衰期个数（n）	达坪分数（f_{ss}，%）	半衰期个数（n）	达坪分数（f_{ss}，%）
1	50.00	5	96.88
2	75.00	6	98.44
3	87.50	6.65	99.00
3.32	90.00	7	99.22
4	93.75	8	99.61

例 8-7　某一室模型药物，半衰期为 4 h，求静脉滴注达稳态血药浓度的 95% 需要多少时间？

解：已知 $t_{1/2} = 4$ h，$f_{ss} = 95\%$，

由于 $t_{1/2} = \dfrac{0.693}{k}$

可得，$k = 0.693/4 = 0.173$（h^{-1}）

又由于 $f_{ss} = 1 - e^{-kt}$

$$0.95 = 1 - e^{-0.173t}$$

得 $t = 17.3$（h）

答：该药物静脉滴注达到血药浓度稳态的 95%，需要 17.3 h。

例 8-8　某患者体重 60 kg，现以 10 mg/min 的速率静脉滴注某一室模型药物，该药物的 $t_{1/2} = 3$ h，$V_d = 2$ L/kg，问稳态血药浓度是多少？滴注经历 10 h 时的血药浓度是多少？

解：根据公式 $C_{ss} = \dfrac{k_0}{kV_d} = \dfrac{k_0}{(0.693\,/\,t_{1/2})V_d} = \dfrac{k_0 t_{1/2}}{0.693 V_d}$

已知 $k_0 = 10 \times 60 = 600$（mg/h），$V_d = 60 \times 2 = 120$ L，$t_{1/2} = 3$ h，代入上式，得

$$C_{ss} = \frac{600 \times 3}{0.693 \times 120} = 21.65 (\text{mg}\,/\,\text{L}) = 21.65 (\mu\text{g}\,/\,\text{mL})$$

一室模型药物静脉滴注的血药浓度-时间函数方程为

$$C = \frac{k_0}{kV_d}\left(1 - e^{-kt}\right) = C_{ss}\left(1 - e^{-kt}\right) = C_{ss}\left(1 - e^{-\frac{0.693}{t_{1/2}}t}\right)$$

将 $C_{ss} = 21.65\ \mu\text{g/mL}$，$t_{1/2} = 3$ h，$t = 10$ h 代入上式得

$$C = 21.65 \times \left(1 - e^{-\frac{0.693}{3} \times 10}\right) = 19.5 (\mu\text{g}\,/\,\text{mL})$$

答：该患者以 20 mg/min 的速率静脉滴注此药物的稳态血药浓度是 21.65 μg/mL，滴注经历 10 h 的血药浓度是 19.5 μg/mL。

例 8-9　普鲁卡因胺（符合一室模型）治疗所需浓度为 4～8 μg/mL，已知该药物 $V_d = 2$ L/kg，$t_{1/2} = 3.5$ h，现对体重为 50 kg 的患者以 20 mg/min 的速度静脉滴注，求滴注时间不超过多少为宜；至少应滴注多久；当血药浓度达到 8 μg/mL 后，若保持此血药浓度，应以怎样的速度滴注。

解：已知 $k_0 = 20 \times 60 = 1200$（mg/h），$V_d = 50 \times 2 = 100$ L，$t_{1/2} = 3.5$ h，根据一室模型药物静脉滴注的血药浓度-时间函数方程

$$C = \frac{k_0}{kV_d}\left(1 - e^{-kt}\right) = \frac{k_0}{\dfrac{0.693}{t_{1/2}} \times V_d}\left(1 - e^{-\frac{0.693}{t_{1/2}}t}\right) = \frac{1200}{\dfrac{0.693}{3.5} \times 100}\left(1 - e^{-\frac{0.693}{3.5}t}\right)$$

当 $C = 4\ \mu\text{g/mL}$ 时，$t = 0.3448$（h）$= 20.7$（min）

当 $C = 8$ μg/mL 时，$t = 0.715$（h）=42.9（min）

当血药浓度达到 8 μg/mL 后，若保持此血药浓度，即稳态血药浓度为 8 μg/mL，根据静脉滴注稳态血药浓度公式，得

$$k_0 = kV_d C_{ss} = \frac{0.693 V_d C_{ss}}{t_{1/2}} = \frac{0.693 \times 100 \times 8}{3.5} = 158.4（mg/h）=2.64（mg/min）$$

答：以 20 mg/min 的速度静脉滴注普鲁卡因时，为了达到治疗所需的药物浓度，50 kg 的患者至少应滴注 20.7 min；并且滴注时间不能超过 42.9 min；当血药浓度达到 8 μg/mL 后，若保持此稳态血药，应采取 2.64 mg/min 的速度静脉滴注。

（二）药物动力学参数的计算

一室模型药物静脉滴注一段时间后停止滴注，体内只存在药物的消除过程。此时体内血药浓度的变化情况相当于静脉注射后血药浓度的变化，即若停止静脉滴注时的血药浓度为 C_0，则静脉滴注停止后经过 t' 时间的血药浓度 C 为

$$C = C_0 e^{-kt'} \tag{8-130}$$

1. 稳态后停止静脉滴注 达到稳态时停止静脉滴注，则式（8-130）中的 C_0 为稳态血药浓度，即 $C_0 = C_{ss} = \dfrac{k_0}{kV_d}$，将此式代入式（8-130），得

$$C = \frac{k_0}{kV_d} e^{-kt'} \tag{8-131}$$

上式两边取对数，得

$$\lg C = -\frac{k}{2.303} t' + \lg \frac{k_0}{kV_d} \tag{8-132}$$

因此，在可以停止静脉滴注后的不同时间点取血，测定血药浓度，以 $\lg C$ 对 t' 作图或进行线性回归，可得到一条直线，该直线的斜率仍为 $-\dfrac{k}{2.303}$，进而可求出药物的消除速率常数 k；根据该直线的截距 $\lg \dfrac{k_0}{kV_d}$，可求出表观分布容积 V_d。

2. 稳态前停止静脉滴注 假设静脉滴注 T 时间后停止静脉滴注，则式（8-131）中的 C_0 为静脉滴注 T 时间的血药浓度，即

$$C_0 = \frac{k_0}{kV_d}\left(1 - e^{-kT}\right) \tag{8-133}$$

将式（8-133）代入式（8-130），得

$$C = \frac{k_0}{kV_d}\left(1 - e^{-kT}\right) e^{-kt'} \tag{8-134}$$

上式两边取对数，得

$$\lg C = -\frac{k}{2.303} t' + \lg \frac{k_0}{kV_d}\left(1 - e^{-kT}\right) \tag{8-135}$$

同样，以停止静脉滴注后血药浓度的对数 $\lg C$ 对时间 t' 作图，可得到一条直线（图 8-14），由直线斜率可求出总消除速率常数 k。若滴注速度 k_0、总消除速率常数 k 及静脉滴注时间 T 已知，则可从直线截距求出表观分布容积。

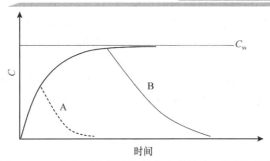

图 8-14　一室模型静脉滴注给药血药浓度-时间关系图

A. 稳态前停止静脉滴注；B. 稳态后停止静脉滴注

例 8-10　某一室模型药物半衰期为 7 h，表观分布容积为 10 L，现以每小时 3 mg 的速率给某患者静脉滴注，8 h 停止静脉滴注，求停药后 2 h 患者体内的血药浓度。

解： 已知 V_d=10 L，$t_{1/2}$=7 h，k_0=3 mg/h，T=8 h，t'=2 h

因为　$t_{1/2}=\dfrac{0.693}{k}$

所以 $k=\dfrac{0.693}{t_{1/2}}=\dfrac{0.693}{7}=0.099(\text{h}^{-1})$

根据 $C=\dfrac{k_0}{kV_d}\left(1-e^{-kT}\right)e^{-kt'}$

则，停药后 2h 患者体内的血药浓度为

$$
\begin{aligned}
C &= \frac{k_0}{kV_d}\left(1-e^{-kT}\right)e^{-kt'} \\
&= \frac{3}{0.099\times10}\left(1-e^{-0.099\times8}\right)e^{-0.099\times2} \\
&= 1.36(\text{mg}/\text{L})=1.36(\mu\text{g}/\text{mL})
\end{aligned}
$$

答：停药后 2 h 患者体内的血药浓度为 1.36 μg/mL。

（三）静脉滴注的负荷剂量

临床上一般将药物治疗的有效浓度设定为稳态血药浓度，但是在静脉滴注开始时，体内的血药浓度与稳态血药浓度差距较大，经常需要经历 4～5 个半衰期才接近稳态血药浓度 C_{ss}。一般为了尽快实现有效治疗的目的，通常在静脉滴注开始时，同时快速静脉推注一个负荷剂量（loading dose），使体内血药浓度在静脉滴注期间始终维持稳态血药浓度 C_{ss}，这个剂量也称为首剂量，常用 X_0^* 表示。

$$X_0^* = V_d C_{ss} \tag{8-136}$$

若静脉推注某负荷剂量 X_0^*，同时以恒速 k_0 静脉滴注，则此时体内药量的经时变化为静脉推注和静脉滴注过程之和，即

$$X = X_{静推} + X_{静滴}$$

$$X = X_0^* e^{-kt} + \frac{k_0}{k}\left(1-e^{-kt}\right) \tag{8-137}$$

由于一室模型静脉滴注药物达到稳态血药浓度时，$k_0=C_{ss}V_d k$，而且 $X_0^*=V_d C_{ss}$，代入上式，得 $X=V_d C_{ss}$，与式（8-136）对比，得到 $X=X_0^*=V_d C_{ss}$。即按照上述过程，一室模型药物静脉推注负荷剂量后，同时以恒速静脉滴注形式继续给药，体内药量在整个过程中是恒定不变的，而且通过式（8-137），也可以求出负荷剂量。

例 8-11 已知某一室模型药物的表观分布容积 V_d 为 60 L，半衰期 $t_{1/2}$ 为 40 h，该药物治疗所需血药浓度为 1.0～3.0 μg/mL。在临床用药时，先给患者静脉注射给药 20 mg，同时以 20 mg/h 的速度静脉滴注给药，试问静脉滴注 4 h 能否达到治疗所需浓度？

解： 已知 $X_0^* = 20$ mg，$V_d = 60$ L，$k_0 = 20$ mg/h，$t_{1/2} = 40$ h，$k = 0.693/t_{1/2} = 0.017$（$h^{-1}$），$t = 4$ h，依题可知体内血药浓度与时间的关系应为

$$C = \frac{X_0^*}{V_d} e^{-kt} + \frac{k_0}{kV_d} \left(1 - e^{-kt}\right)$$

$$C = \frac{20}{60} \times e^{-0.017 \times 4} + \frac{20}{0.017 \times 60} \left(1 - e^{-0.017 \times 4}\right) = 1.605 (\text{mg} / \text{L}) = 1.605 (\mu\text{g} / \text{mL})$$

答：静脉滴注 4 h 患者的血药浓度为 1.605 μg/mL，在药物治疗所需血药浓度为 1.0～3.0 μg/mL 内，因此能够达到治疗所需浓度。

例 8-12 给某体重为 60 kg 的患者静脉输注利多卡因（符合一室模型）治疗心律失常，已知利多卡因的有效治疗浓度为 2.0 μg/mL，表观分布容积 V_d 为 0.70 L/kg，消除半衰期 $t_{1/2}$ 为 80 min，若想迅速达到并维持有效治疗浓度，需静脉推注利多卡因的负荷剂量及比较理想的静脉滴注速度各为多少比较合适？

解： 已知 $C_{ss} = 2.0$ μg/mL，$V_d = 0.70 \times 60 = 42$（L），$t_{1/2} = 80$ min $= 80/60$ h $= 1.33$（h）。则

负荷剂量 $\quad X_0^* = V_d C_{ss}$
$$= 42 \times 2.0$$
$$= 84 \text{（mg）}$$

对于理想的静脉滴注速度 k_0，由于 $C_{ss} = \dfrac{k_0}{kV_d}$，则

$$k_0 = C_{ss} k V_d = C_{ss} \left(\frac{0.693}{t_{1/2}}\right) V_d$$
$$= 2.0 \times (0.693/1.33) \times 42$$
$$= 43.8 \text{（mg/h）}$$

答：对于此患者，应首先静脉推注利多卡因 84 mg，并同时按 43.8 mg/h 的速率恒速静脉滴注利多卡因，可使患者的血药浓度维持在治疗浓度 2.0 μg/mL 的水平。

例 8-13 已知某药物的半衰期 $t_{1/2}$ 为 50 h，表观分布容积 V_d 为 60 L，有效治疗血药浓度为 0.5～3.5 mg/L，住院患者治疗时，首先静脉注射给药 10 mg，0.5 h 后以 10 mg/h 的速度静脉滴注给药，试计算静脉滴注 3 h 以后血药浓度是否在治疗浓度所需范围之内？

解： 已知 $X_0^* = 10$ mg，$V_d = 60$ L，$k_0 = 10$ mg/h，$t_{1/2} = 50$ h，$k = 0.693/t_{1/2} = 0.693/50 = 0.014$（$h^{-1}$），$t = 0.5$ h，$t' = 3$ h。

依可知体内血药浓度与时间的关系应为

$$C = \left(\frac{X_0^*}{V_d} e^{-kt}\right) e^{-kt'} + \frac{k_0}{kV_d} \left(1 - e^{-kt'}\right)$$

$$C = \left(\frac{10}{60} \times e^{-0.014 \times 0.5}\right) \times e^{-0.014 \times 3} + \frac{10}{0.014 \times 60} \left(1 - e^{-0.014 \times 3}\right) = 0.648 (\text{mg} / \text{L})$$

答：患者静脉滴注 3 h 后的血药浓度为 0.648 mg/L，血药浓度在有效治疗血药浓度 0.5～3.5 mg/L 范围之内。

例 8-14 某患者肾功能正常，体重 60 kg，现给其静脉滴注某药物。根据文献报道该药物的消除半衰期为 7 h，V_d 为体重的 23%。假定该药物的药物动力学符合一级动力学过程。对该药物期望的稳态血药浓度为 10 μg/mL。

（1）若没有负荷剂量，静脉滴注开始后，达到 C_{ss} 的 90% 需多长时间？

（2）若有负荷剂量，该药物合适的负荷剂量为多少？

（3）该药物合适的滴注速度为多少？

（4）患者体内总清除率是多少？

解： 已知 $t_{1/2}$=7 h，V_d =60×23%=13.8（L），C_{ss}=10 μg/mL，可得

$$k = \frac{0.693}{t_{1/2}} = \frac{0.693}{7} = 0.099(h^{-1})$$

（1）根据：$f_{ss} = 1 - e^{-kt}$，其中 f_{ss}=0.90，则

$$0.90 = 1 - e^{-0.099t}$$

得 t=23.3（h）

（2）根据公式：$X_0^* = V_d C_{ss}$，则

$$X_0^* = V_d C_{ss} =13.8×10=138（mg）$$

（3）由于 $C_{ss} = \dfrac{k_0}{kV_d}$，则

$$k_0 = C_{ss}kV_d =10×0.099×13.8=13.66（mg/h）$$

（4）因为 CL = kV_d，所以

$$CL = kV_d =0.099×13.8=1.37（L/h）=22.83（mL/min）$$

答：若没有负荷剂量，静脉滴注开始后，达到稳态血药浓度 C_{ss} 的90%需要23.3 h。若有负荷剂量，该药物合适的负荷剂量为 138 mg。此时，合适的滴注速度为 13.66 mg/h，患者体内总清除率是 22.83 mL/min。

二、二室模型

（一）模型的建立

对消除半衰期比较短的二室模型药物，不适合快速静脉推注时，一般改为静脉滴注给药，相对于静脉推注的二室模型稍有不同。快速静脉推注时，药物瞬间全部进入中央室，这时，药物只在中央室与周边室之间进行转运。静脉滴注时，一方面药物以恒定速率 k_0 逐渐进入中央室，不断补充中央室处置的药物量；另一方面，药物同时也在中央室与周边室之间转运。因此，只要把快速静脉推注模型的给药部分改为恒速给药，即得静脉滴注给药的二室模型，如图 8-15 所示。

静脉滴注给药形式下，剂量为 X_0 的二室模型药物，在时间 T 内，以恒速 $k_0 = \dfrac{X_0}{T}$ 进入中央室。中央室内药物量（X_C）和周边室内药物量（X_P）的变化如表 8-11 所示。

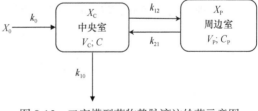

图 8-15　二室模型药物静脉滴注给药示意图

表 8-11　二室模型静脉滴注给药中央室和周边室药物的动态变化

隔室	隔室中药物动态变化
中央室	（1）药物从体外以恒速 k_0 滴入，以补充中央室内的药物量
	（2）药物不断从中央室以 k_{12} 的速度向周边室转运
	（3）药物不断从周边室以 k_{21} 的速度向中央室转运
	（4）药物以 k_{10} 的速度从中央室消除
周边室	（1）药物以 k_{12} 的速度从中央室进入周边室
	（2）药物以 k_{21} 的速度从周边室返回到中央室

设滴注时间 t（$0 \leqslant t \leqslant T$）时，中央室与周边室的药物量分别为 X_C 与 X_P，药物浓度分别为 C 和 C_P，表观分布容积分别为 V_C 和 V_P，除滴注速度 k_0 为零级速度外，其余各转运过程均符合一级动力学过程，则二室模型静脉滴注给药，各空间药物的转运方程为

$$\begin{cases} \dfrac{\mathrm{d}X_C}{\mathrm{d}t} = k_0 + k_{21}X_P - (k_{12} + k_{10})X_C & (8\text{-}138) \\[3mm] \dfrac{\mathrm{d}X_P}{\mathrm{d}t} = k_{12}X_C - k_{21}X_P & (8\text{-}139) \end{cases}$$

（二）药物浓度与时间的关系

对式（8-138）和式（8-139）微分方程组应用拉氏变换等方法，可求得中央室药量 X_C、周边室药量 X_P 的经时变化公式：

$$X_C = \frac{k_0(\alpha - k_{21})(e^{\alpha T} - 1)}{\alpha(\alpha - \beta)} \cdot e^{-\alpha t} + \frac{k_0(k_{21} - \beta)(e^{\beta T} - 1)}{\beta(\alpha - \beta)} \cdot e^{-\beta t} \tag{8-140}$$

$$X_P = \frac{k_0(k_{10} - \beta)(\beta - k_{21})(1 - e^{-\alpha T})}{k_{21}k_{10}(\alpha - \beta)} \cdot e^{-\alpha t} + \frac{k_0(\alpha - k_{10})(\alpha - k_{21})(1 - e^{-\beta T})}{k_{21}k_{10}(\alpha - \beta)} \cdot e^{-\beta t} \tag{8-141}$$

因为

$$C = \frac{X_C}{V_C}, \ C_P = \frac{X_P}{V_P}$$

所以

$$C = \frac{k_0(\alpha - k_{21})(e^{\alpha T} - 1)}{V_C \alpha(\alpha - \beta)} \cdot e^{-\alpha t} + \frac{k_0(k_{21} - \beta)(e^{\beta T} - 1)}{V_C \beta(\alpha - \beta)} \cdot e^{-\beta t} \tag{8-142}$$

$$C_P = \frac{k_0(k_{10} - \beta)(\beta - k_{21})(1 - e^{-\alpha T})}{k_{21}k_{10}V_P(\alpha - \beta)} \cdot e^{-\alpha t} + \frac{k_0(\alpha - k_{10})(\alpha - k_{21})(1 - e^{-\beta T})}{k_{21}k_{10}V_P(\alpha - \beta)} \cdot e^{-\beta t} \tag{8-143}$$

式（8-142）和式（8-143）分别为二室模型静脉滴注给药，中央室药物浓度 C 和周边室药物浓度 C_P 的经时变化过程的公式。式（8-142）描述了静脉滴注时及静脉滴注停止后，血药浓度的经时变化，当进行静脉滴注时，$T=t$，且随时间而变化；当静脉滴注停止后，T 成为常数，相当于滴注时间。因此，根据式（8-142），可以拟合静脉滴注期间及滴注停止后的总血药浓度-时间曲线，而不需要两个单独的、分别代表滴注期间及滴注停止后的血药浓度方程来表示。

1. 静脉滴注期间的血药浓度-时间关系 由于静脉滴注期间 $T=t$，式（8-142）中的（$e^{\alpha T}-1$）$e^{-\alpha T}$ 及（$e^{\beta T}-1$）$e^{-\beta T}$ 分别成为（$1-e^{-\alpha t}$）及（$1-e^{-\beta t}$）。因此，式（8-142）可写为

$$C = \frac{k_0(\alpha - k_{21})}{V_C \cdot \alpha(\alpha - \beta)} \cdot (1 - e^{-\alpha t}) + \frac{k_0(k_{21} - \beta)}{V_C \beta(\alpha - \beta)} \cdot (1 - e^{-\beta t}) \tag{8-144}$$

将上式展开并处理，得

$$C = \frac{k_0}{V_C(\alpha - \beta)} \left\{ \frac{\alpha\beta - k_{21}\beta + \alpha k_{21} - \alpha\beta}{\alpha\beta} - \frac{\alpha\beta - k_{21}\beta}{\alpha\beta} \cdot e^{-\alpha t} - \frac{k_{21}\alpha - \alpha\beta}{\alpha\beta} \cdot e^{-\beta t} \right\}$$

$$= \frac{k_0}{V_C(\alpha - \beta)} \left\{ \frac{k_{12}(\alpha - \beta)}{\alpha\beta} - \frac{\alpha\beta - k_{21}\beta}{\alpha\beta} \cdot e^{-\alpha t} - \frac{k_{21}\alpha - \alpha\beta}{\alpha\beta} \cdot e^{-\beta t} \right\}$$

因为，$\alpha \cdot \beta = k_{12} \cdot k_{10}$

所以

$$C = \frac{k_0}{V_C(\alpha - \beta)} \left\{ \frac{k_{12}(\alpha - \beta)}{k_{21}k_{10}} - \frac{k_{21}(k_{10} - \beta)}{k_{21}k_{10}} \cdot e^{-\alpha t} - \frac{k_{21}(\alpha - k_{10})}{k_{21}k_{10}} \cdot e^{-\beta t} \right\}$$

将上式整理，得

$$C = \frac{k_0}{V_C k_{10}}\left(1 - \frac{k_{10} - \beta}{\alpha - \beta} \cdot e^{-\alpha t} - \frac{\alpha - k_{10}}{\alpha - \beta} \cdot e^{\beta t}\right) \qquad (8\text{-}145)$$

式（8-145）反映了滴注开始后血药浓度随时间而变化的情况，血药浓度随时间的推移而增高，接近于一个恒定水平即稳态血药浓度。与一室模型药物静脉滴注时一样，当滴注时间为生物半衰期的 4 倍或 7 倍时，血药浓度分别可达到稳态水平的 90% 及 99% 以上。

2. 稳态血药浓度　静脉滴注开始后血药浓度随时间而增加，血药浓度随时间的推移而增高，接近于一个恒定水平，即稳态血药浓度 C_{ss}，此时消除速度等于输入速度。当式（8-145）中 $t \to \infty$ 时，$e^{-\alpha t}$ 及 $e^{\beta t}$ 将 $\to$ 零，得二室模型药物静脉滴注给药的稳态血药浓度 C_{ss} 计算公式

$$C_{ss} = \frac{k_0}{V_C k_{10}} \qquad (8\text{-}146)$$

设机体总表观分布容积为 V_β，则它与中央室表观分布容积 V_C 之间存在如下关系式

$$V_\beta \cdot \beta = V_C k_{10} \qquad (8\text{-}147)$$

将式（8-147）代入式（8-146），则得到

$$C_{ss} = \frac{k_0}{V_\beta \cdot \beta} \qquad (8\text{-}148)$$

将式（8-148）重排，得

$$k_0 = C_{ss} \cdot V_\beta \cdot \beta \qquad (8\text{-}149)$$

通过静脉推注所得的血药浓度-时间数据算出药物的总表观分布容积 V_β，总消除速率常数 β 后，可按临床需要的理想血药浓度 C_{ss}，根据式（8-149）来设计该药的静脉滴注速度 k_0。

式（8-149）重排后，得

$$V_\beta = \frac{k_0}{C_{ss} \cdot \beta} \qquad (8\text{-}150)$$

因此，若已知静滴速度 k_0，稳态血药浓度 C_{ss}，并且从停止滴注后的血药浓度-时间曲线上求出 β，则可由式（8-150）求出药物的总表观分布容积 V_β。

3. 静脉滴注停止后的血药浓度-时间关系　当静脉滴注停止时，式（8-142）中的 T 就变成定值（该时间表示静滴结束时间）。若 t' 表示从静脉滴注结束时起算的时间，则 $t = T + t'$。

则式（8-142）中，$(e^{\alpha T} - 1) e^{-\alpha t}$ 及 $(e^{\beta T} - 1) e^{-\beta t}$ 分别为 $(e^{\alpha T} - 1) e^{-\alpha(T + t')}$ 及 $(e^{\beta T} - 1) e^{-\beta(T + t')}$，进一步可简化为 $(1 - e^{-\alpha T}) e^{-\alpha t'}$ 及 $(1 - e^{-\beta T}) e^{-\beta t'}$。亦即在静脉滴注后相

$$(e^{\alpha T} - 1)e^{-\alpha t} = (1 - e^{-\alpha T})e^{-\alpha t'} \qquad (8\text{-}151)$$

$$(e^{\beta T} - 1)e^{-\beta t} = (1 - e^{-\beta T})e^{-\beta t'} \qquad (8\text{-}152)$$

将式（8-151）和式（8-152）代入式（8-142），则可得静脉滴注结束后的血药浓度与时间的关系式

$$C = \frac{k_0(\alpha - k_{21})(1 - e^{-\alpha T})}{V_C \alpha(\alpha - \beta)} \cdot e^{-\alpha t'} + \frac{k_0(k_{21} - \beta)(1 - e^{-\beta T})}{V_C \beta(\alpha - \beta)} \cdot e^{-\beta t'} \qquad (8\text{-}153)$$

设

$$R = \frac{k_0(\alpha - k_{21})(1 - e^{-\alpha T})}{V_C \alpha(\alpha - \beta)} \qquad (8\text{-}154)$$

$$S = \frac{k_0(k_{21} - \beta)(1 - e^{-\beta T})}{V_C \beta(\alpha - \beta)} \qquad (8\text{-}155)$$

则

$$C = R \cdot e^{-\alpha t'} + S e^{-\beta t'} \qquad (8\text{-}156)$$

4. 达稳态停止静脉滴注后的血药浓度-时间关系　当静脉滴注较长时间时（相当于 $7t_{1/2\beta}$），血

药浓度可以达到稳态血药浓度的 99%以上，此时停止滴注，由于 e^{aT} 及 $e^{\beta T}$ 趋于零，故式（8-153）可转变成

$$C = \frac{k_0(\alpha - k_{21})}{V_C \cdot \alpha \cdot (\alpha - \beta)} e^{-\alpha t'} + \frac{k_0(k_{21} - \beta)}{V_C \cdot \beta \cdot (\alpha - \beta)} e^{-\beta t'} \qquad （8-157）$$

式中，t' 为达稳态后停止滴注时开始计算的时间。

设

$$R' = \frac{K_0(\alpha - K_{21})}{V_C \cdot \alpha \cdot (\alpha - \beta)} \qquad （8-158）$$

$$S' = \frac{K_0(K_{21} - \beta)}{V_C \cdot \beta \cdot (\alpha - \beta)} \qquad （8-159）$$

则

$$C = R' \cdot e^{-\alpha t'} + S' \cdot e^{-\beta t'} \qquad （8-160）$$

（三）系数 R、S、R'、S' 与 A、B 的关系

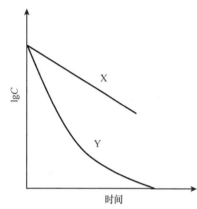

图 8-16　具有二室模型特征的某 X 和 Y 两个药物的血药浓度-时间关系图

对于具有二室模型特征的药物，静脉推注后零时间截距 A 与 B 之比，即 $\dfrac{A}{B}$ 值越大，则越易辨认出二室模型特征。

若 A 趋于零，则 $\dfrac{A}{B}$ 趋于零，此时血药浓度-时间曲线变为单项指数型，即成了一室模型特征。但若 $A \gg B$，则由于曲线后段指数项浓度比前段下降几个数量级，因此后段指数项内的血药浓度往往低于定量分析灵敏度所及的范围，导致该药时曲线往往类似一室模型特征，如图 8-16 所示。

这两个药物均具有二室模型特征，α 和 β 也都相同，但 X 药物 $\dfrac{A}{B}$ 为 0.3，Y 药物 $\dfrac{A}{B}$ 为 300。

二室模型中，静脉快速推注时的 A、B 与静脉滴注时的 R、S 及 R'、S' 的值有一定关系。可将式（8-58）和式（8-59）重排，分别得

$$\frac{\alpha - k_{21}}{V_C(\alpha - \beta)} = \frac{A}{X_0} \qquad （8-161）$$

$$\frac{k_{21} - \beta}{V_C(\alpha - \beta)} = \frac{B}{X_0} \qquad （8-162）$$

将式（8-154）和式（8-155）分别代入式（8-161）和式（8-162），解得

$$A = \frac{X_0 \cdot \alpha}{k_0(1 - e^{-\alpha T})} \cdot R \qquad （8-163）$$

$$B = \frac{X_0 \cdot \beta}{k_0(1 - e^{-\beta T})} \cdot S \qquad （8-164）$$

由于在恒速静脉滴注时，给药量 $X_0 = k_0 T$，将此式代入式（8-163）和式（8-164）中，得

$$A = \frac{\alpha T}{1 - e^{-\alpha T}} \cdot R \qquad （8-165）$$

$$B = \frac{\beta T}{1 - e^{-\beta T}} \cdot S \qquad （8-166）$$

所以

$$\frac{R}{S} = \frac{A \cdot \beta (1 - e^{-\alpha T})}{B \cdot \alpha (1 - e^{-\beta T})} \qquad (8\text{-}167)$$

同理，得

$$\frac{R'}{S'} = \frac{A \cdot \beta}{B \cdot \alpha} \qquad (8\text{-}168)$$

由于 $\alpha > \beta$，故 $\dfrac{R'}{S'} < \dfrac{A}{B}$，因此达稳态后停止静脉滴注，其血药浓度-时间曲线截距比值下降，$\dfrac{R}{S}$ 比值大，二室模型特征明显。所以静脉滴注分辨药物的二室模型特征的能力通常比静脉推注时降低，如图 8-17 所示。对于快速静脉推注时二室模型特征不显著的药物，很难

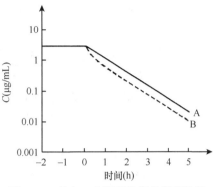

图 8-17　具有二室模型特征的某药物的
血药浓度-时间关系图

A. 恒速滴注在血药浓度稳定后停止滴注的曲线；
B. 静脉推注剂量恰好使血药浓度达到稳态浓度的曲线

通过静脉滴注来求出它的二室模型参数。但当药物的 $\dfrac{A}{B}$ 值过大时，由于此时血药浓度的两项指数型的经时变化过程比较容易观察，因此采用静脉滴注方法进行药物动力学分析是可行的。

（四）药物动力学参数的计算

图 8-18 为 4 个健康人以恒速静脉滴注某抗生素，在 3 h 内的平均血药浓度半对数图。根据式（8-156），从静脉滴注结束后的数据中，可按残数法计算出 α, β 及 R 和 S 或 R' 和 S' 等常数。再求出 A、B、V_C、k_{12}、k_{21}、k_{10} 及 V_P 等参数。

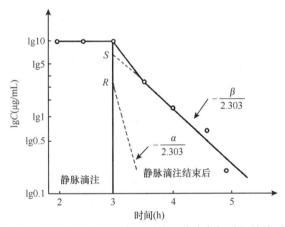

图 8-18　静脉滴注某抗生素的平均血药浓度与时间的关系图

知识拓展

　　静脉注射与静脉滴注同时给药：与一室模型药物一样，$t_{1/2}$ 长的二室模型药物单一采用恒速静脉滴注给药时，要达到稳态血药浓度 C_{ss}，亦需要相当长的时间。因此，也可以采用开始时快速静脉注射一个负荷剂量的方法，使之较快地获得所需要的血药浓度，然后通过持续静脉滴注来维持这一浓度。

　　血药浓度与时间关系：对于只有一室模型特征的药物，静脉注射负荷剂量使血药浓度达到稳态，而后用恒速输入即可一直保持稳态血药浓度。但对于具有二室模型特征的药物采用恒速滴注与快速静脉注射同时给药，其血药浓度时间过程如下：

$$C = C_{静注} + C_{静滴} \tag{8-169}$$

$$C = \frac{X_0(\alpha - k_{21})}{V_C \cdot (\alpha - \beta)} \cdot e^{-\alpha t} + \frac{X_0(k_{21} - \beta)}{V_C \cdot (\alpha - \beta)} \cdot e^{-\beta t} + \frac{k_0}{V_C \cdot k_{10}}\left(1 + \frac{\beta - k_{10}}{\alpha - \beta} \cdot e^{-\alpha t} + \frac{k_{10} - \alpha}{\alpha - \beta} \cdot e^{-\beta t}\right) \tag{8-170}$$

上式展开后合并同类项，可得

$$C = \frac{k_0}{V_C \cdot k_{10}} + \frac{(\alpha \cdot X_0 - k_0)(k_{10} - \beta)}{V_C \cdot k_{10} \cdot (\alpha - \beta)} \cdot e^{-\alpha t} + \frac{(\beta \cdot X_0 - k_0)(\alpha - k_{10})}{V_C \cdot k_{10} \cdot (\alpha - \beta)} \cdot e^{-\beta t} \tag{8-171}$$

由上式可以看出，对于具有二室模型特征的药物当静脉滴注与快速静脉推注同时给药时，其血药浓度随时间的推移而变化，其血药浓度显然不是恒定不变的。

如果要使血药浓度恒定并等于 $\frac{k_0}{V_C \cdot k_{10}}$，则式（8-171）的两个指数项系数必须为零，为达到这一要求，必须是 $\alpha X_0 - k_0$ 与 $\beta X_0 - k_0$ 等于零或 $k_{10} - \beta$ 与 $\alpha - k_{10}$ 也同样等于零，而要做到这一点只能是 α 等于 β，而此情况属于一室模型特征。

本 章 小 结

章末总结

单剂量给药血管内药物动力学包括一室模型静脉推注、一室模型静脉滴注、二室模型静脉推注、二室模型静脉滴注给药药物动力学。

1. 单剂量一室模型静脉推注

（1）血药浓度与时间的关系：

$$C = C_0 e^{-kt} \text{ 或 } \lg C = -\frac{k}{2.303}t + \lg C_0$$

（2）基本参数的求算：静脉推注给药以后，测得不同时间 t_i 的血药浓度 C_i，以 $\lg C$ 对 t 作图，可得一条直线，线性回归后可求得斜率和截距，根据直线的斜率（$-k/2.303$）和截距（$\lg C_0$）求出 k 和 C_0。

（3）其他参数的求算：

$$t_{1/2} = \frac{0.693}{k}$$

$$V_d = \frac{X_0}{C_0}$$

$$\text{AUC} = \frac{C_0}{k} \text{ 或 } \text{AUC} = \frac{X_0}{kV_d}$$

$$\text{CL} = \frac{X_0}{\text{AUC}}$$

2. 单剂量一室模型静脉滴注

（1）血药浓度与时间的关系：

$$C = \frac{k_0}{kV_d}(1 - e^{-kt})$$

（2）稳态血药浓度：

$$C_{ss} = \frac{k_0}{kV_d}$$

$$f_{ss} = 1 - e^{-kt}$$

$$n = -3.32\lg(1 - f_{ss})$$

（3）负荷剂量（首剂量）：

$$X_0 = C_{ss}V_d$$

3. 单剂量二室模型静脉推注

$$C = \frac{X_0(\alpha - k_{21})}{V_C(\alpha - \beta)}e^{-\alpha t} + \frac{X_0(k_{21} - \beta)}{V_C(\alpha - \beta)}e^{-\beta t}$$

4. 单剂量二室模型静脉滴注

$$C = \frac{k_0}{V_C k_{10}}\left(1 - \frac{k_{10} - \beta}{\alpha - \beta}e^{-\alpha t} - \frac{\alpha - k_{10}}{\alpha - \beta}e^{-\beta t}\right)$$

思 考 题

1. 给肾功能正常的女性患者（35岁，65 kg）静脉输注某药物。根据文献，该药物的消除半衰期为7 h，V_d为体重的23.1%。假定该药物的药物动力学为一级过程。对该抗生素期望的稳态血药浓度为10 μg/mL。

（1）假定没有负荷剂量，静脉输液开始后，达到C_{ss}的90%需多长时间？

（2）该抗生素的合适的负荷剂量为多少？

（3）该药物合适的输注速度为多少？

（4）总清除率是多少？

2. 静脉滴注给药达到稳态血药浓度的95%时，所需时间是多少个半衰期？

3. 已知某药物的半衰期$t_{1/2}$为2 h，表观分布容积V_d为10 L/kg，现以150 mg/h的速率对50 kg体重的患者进行静脉滴注，求其稳态血药浓度。

4. 某60 kg体重的患者，以20 mg/min的速率静脉滴注一室模型的某药物，已知药物的半衰期$t_{1/2}$为4 h，V_d为3.5 L/kg，请计算此药物的稳态血药浓度及静脉滴注10 h的血药浓度。

5. 某患者静脉滴注一室模型药物，已知该药物的半衰期$t_{1/2}$为1.5 h，V_d为30 L，若要保持稳态血药浓度达到6 μg/mL，需要以多少的速率进行静脉滴注？

（钟志容 程 欣）

第九章　单剂量血管外给药药物动力学

章前学习
指导

学习目标

1. 掌握　一室模型血管外给药药物动力学参数的含义；利用血药浓度数据计算药物动力学参数的方法。

2. 熟悉　利用尿药排泄数据计算一室模型血管外给药药物动力学参数的方法；二室模型血管外给药血药浓度经时变化公式、药物动力学参数的含义；利用血药浓度数据计算药物动力学参数的方法。

3. 了解　血药浓度与尿药浓度的相互关系；利用尿药排泄数据计算一室模型血管外给药药物动力学参数的方法。

第一节　一室模型血管外给药

一、血药浓度

临床上用药时，除静脉推注、静脉滴注途径给药，多数药物采用血管外途径给药。血管外给药途径包括口服、肌内注射、皮下注射、皮肤给药、黏膜给药等。大多数药物经血管外给药后其体内过程符合一级速率过程。因此，通常按照一级速率过程来处理血管外途径给药的药物动力学过程，计算药物动力学参数。

（一）模型的建立

与静脉推注、静脉滴注相比，血管外给药存在一个吸收过程，药物逐渐被吸收进入血液循环（图 9-1）。

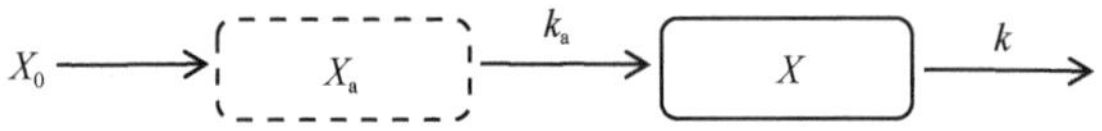

$$X_0 \longrightarrow \begin{bmatrix} X_a \end{bmatrix} \xrightarrow{k_a} \boxed{X} \xrightarrow{k}$$

图 9-1　一室模型血管外给药示意图

图 9-1 中，X_0 为给药剂量，X_a 为吸收部位的药量，k_a 为一级吸收速率常数，X 为 t 时间体内药量，k 为一级消除速率常数。

（二）血药浓度与时间的关系

在血管外给药的一级吸收模型中，吸收部位药量的变化速率与吸收部位的药量成正比，用微分方程表示为

$$\frac{dX_a}{dt} = -k_a X_a \tag{9-1}$$

体内药量的变化速率等于药物的吸收速率与消除速率的代数和，即

$$\frac{dX}{dt} = k_a X_a - kX \tag{9-2}$$

用拉氏变换求解，对式（9-1）两边取拉氏变换，当 $t=0$ 时，$X_a = X_0$

$$S\overline{X_a} - X_0 = -k_a \overline{X_a} \tag{9-3}$$

式（9-3）移项，得

$$\overline{X_a} = \frac{X_0}{S + k_a} \tag{9-4}$$

对式（9-2）取拉氏变换，且当 $t = 0$ 时，$X_a = X_0$，得

$$S\overline{X} = k_a \overline{X_a} - k\overline{X} \tag{9-5}$$

式（9-5）移项，得

$$\overline{X} = \frac{k_a \overline{X_a}}{S + k} \tag{9-6}$$

将式（9-4）代入式（9-6）得

$$\overline{X} = \frac{k_a X_0}{(S + k)(S + k_a)} \tag{9-7}$$

查拉氏变换表，可得

$$X = \frac{k_a X_0}{k_a - k}(e^{-kt} - e^{-k_a t}) \tag{9-8}$$

血管外途径给药，考虑到药物吸收不一定完全，故在式（9-8）中 X_0 前面加上 F（$0 \leqslant F \leqslant 1$），$F$ 为血管外给药的药物吸收百分率，又称为生物利用度，则式（9-8）变为

$$X = \frac{k_a F X_0}{k_a - k}(e^{-kt} - e^{-k_a t}) \tag{9-9}$$

式（9-9）为一室模型血管外给药后体内药量 X 与时间 t 的函数关系式，利用 $X = CV_d$ 关系，两边除以 V_d，得

$$C = \frac{k_a F X_0}{V_d(k_a - k)}(e^{-kt} - e^{-k_a t}) \tag{9-10}$$

式（9-10）表示一室模型血管外给药后血药浓度 C 与时间 t 的函数关系式。若已知某血管外给药药物制剂的药物动力学参数 k_a、k、F、V_d，则可根据式（9-9）和式（9-10）计算给予一剂量 X_0 后任何时间的体内药量或血药浓度；反之，可计算达到某一血药浓度所需要的时间，从而进行给药方案的制订或调整。

例 9-1　口服某一室模型药物 500 mg，吸收百分率 F 为 80%，$k_a = 1 \text{ h}^{-1}$，$k = 0.1 \text{ h}^{-1}$，$V_d = 0.4 \text{ L/kg}$，患者体重为 60 kg，求给药后 2 h 血药浓度。

解： 将已知条件代入一室模型血管外给药血药浓度与时间关系式

$$C = \frac{k_a F X_0}{V_d(k_a - k)}(e^{-kt} - e^{-k_a t})$$

$$C = \frac{1 \times 0.80 \times 500}{0.4 \times 60(1 - 0.1)}(e^{-0.1 \times 2} - e^{-1 \times 2}) = 12.66(\text{h} \cdot \mu\text{g} / \text{mL})$$

答：给药后 2 h 血药浓度为 12.66 h·μg/mL。

知识拓展　　　　　　　　　**血药浓度-时间曲线的双峰现象**

　　单次给药后，血药浓度-时间曲线一般为单峰曲线，但实践中发现，多数药物的血药浓度-时间曲线存在双峰现象。双峰现象机制主要为肠肝循环及体内其他再循环，包括胃-肠循环、肠-肠循环、吸收时间与吸收速率不一致等。肠肝循环有以下特性：①药物可通过胆汁排泄，如西咪替丁、地西泮等，存在于胆汁中的药物进入肠道，原型药物、代谢产物经肠道细菌水解后，均可随胆汁重吸收；②第二峰的大小与胆汁内药物浓度及肝脏排至肠道内的胆汁量相关，且药物的肠道转运时间与第二峰出现时间一致；③在生理状况下，胆汁排泄间断发生，胆囊常

于饭后收缩，而第二峰也常在饭后出现。因而，给药后药物在胆囊及肝内储存，饭后立即进入肠道，继而大部分被重吸收，使血药浓度再次出现峰值。双峰现象受饮食、给药方法、实验方法、机体状况等因素影响。对双峰现象的研究可为临床个体化给药方案的制订提供依据。

（三）达峰时间、峰浓度和血药浓度-时间曲线下面积

1. t_{max} 和 C_{max}   一室模型血管外给药血药浓度-时间曲线见图 9-2。

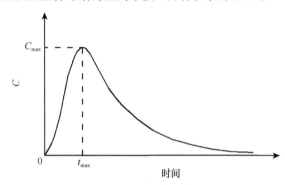

图 9-2   一室模型血管外给药血药浓度-时间曲线

一室模型药物血管外给药后，药物吸收速率大于消除速率，体内药量逐渐增加，血药浓度逐渐上升，峰左侧曲线称为吸收相。当消除速率等于吸收速率时，达到血药峰浓度（maximum concentration，C_{max}），此时，体内药物变化速率为零，达到峰浓度的时间称为达峰时间（time of maximum concentration，t_{max}）。之后，消除速率大于吸收速率，体内药量逐渐减少，血药浓度逐渐下降，峰右侧曲线称为消除相。

将式（9-10）展开，得

$$C = \frac{k_a F X_0}{V_d(k_a - k)} e^{-kt} - \frac{k_a F X_0}{V_d(k_a - k)} e^{-k_a t} \qquad (9-11)$$

上式对时间 t 微分，得

$$\frac{dC}{dt} = \frac{k_a^2 F X_0}{V_d(k_a - k)} e^{-k_a t} - \frac{k_a k F X_0}{V_d(k_a - k)} e^{-kt} \qquad (9-12)$$

当 $t = t_{max}$ 时，$\dfrac{dC}{dt} = 0$，代入式（9-12），得

$$\frac{k_a^2 F X_0}{V_d(k_a - k)} e^{-k_a t_{max}} - \frac{k_a k F X_0}{V_d(k_a - k)} e^{-kt_{max}} = 0 \qquad (9-13)$$

简化后，得

$$\frac{k_a}{k} = \frac{e^{-kt_{max}}}{e^{-k_a t_{max}}} \qquad (9-14)$$

两边取对数，并解出 t_{max}，得

$$t_{max} = \frac{2.303}{k_a - k} \lg \frac{k_a}{k} \qquad (9-15)$$

式（9-15）为一室模型血管外给药 t_{max} 的计算公式。可看出，t_{max} 与吸收速率常数 k_a 和消除速率常数 k 有关，与给药剂量无关。若消除速率常数 k 不变，随着 k_a 增大，达峰时间 t_{max} 缩短。

当 $t = t_{max}$ 时，$C = C_{max}$，代入式（9-10），得

$$C_{\max} = \frac{k_a FX_0}{V_d(k_a - k)}(e^{-kt_{\max}} - e^{-k_a t_{\max}}) \tag{9-16}$$

将式（9-14）整理为 $e^{-k_a t_{\max}} = \dfrac{k}{k_a}e^{-kt_{\max}}$，代入式（9-16），得

$$C_{\max} = \frac{FX_0}{V_d}e^{-kt_{\max}} \tag{9-17}$$

式（9-17）为一室模型血管外给药 $C_{\max}$ 的计算公式。可知 $C_{\max}$ 与给药剂量 X_0 成正比，即给药剂量越大，$C_{\max}$ 越大。$C_{\max}$ 随 $t_{\max}$ 减小而增大，即 $t_{\max}$ 越短，$C_{\max}$ 越大。

2. 血药浓度-时间曲线的 AUC　血药浓度-时间曲线的 AUC 的大小反映药物进入体循环的量。

（1）积分法：根据 AUC 的定义

$$AUC = \int_0^\infty C\,dt \tag{9-18}$$

将一室模型血管外给药的血药浓度-时间关系式（9-10）代入式（9-18），得

$$AUC = \int_0^\infty \frac{k_a FX_0}{V_d(k_a - k)}(e^{-kt} - e^{-k_a t})\,dt \tag{9-19}$$

$$AUC = \frac{k_a FX_0}{V_d(k_a - k)}\left(\frac{1}{k} + \frac{1}{k_a}\right) \tag{9-20}$$

$$AUC = \frac{FX_0}{kV_d} \tag{9-21}$$

式（9-21）为一室模型血管外给药血药浓度-时间曲线的 AUC 的计算式。由式（9-21）可知，AUC 与给药剂量 X_0 成正比。若制剂中的药物吸收完全，则 $F=1$，一室模型血管外给药 AUC 与一室模型静脉推注给药 AUC 相等。

（2）梯形面积法：若已知 F、k、V_d，可利用式（9-21）计算 AUC，在 F、k、V_d 未知时，则需要采用梯形面积法计算。可由实测数据 (t_i, C_i)（$i=1$，2，3，$\cdots$，n）用梯形面积法求算 $AUC_{0 \to t_n}$，加上最后一个实测点以后的面积 $AUC_{t_n \to \infty}$。

$$AUC_{0 \to t_n} = \frac{C_0 + C_1}{2}(t_1 - t_0) + \frac{C_1 + C_2}{2}(t_2 - t_1) + \frac{C_2 + C_3}{2}(t_3 - t_2) + \cdots + \frac{C_{n-1} + C_n}{2}(t_n - t_{n-1}) \tag{9-22}$$

$$AUC_{0 \to t_n} = \sum_{i=1}^n \frac{C_{i-1} + C_i}{2}(t_i - t_{i-1}) \tag{9-23}$$

$AUC_{t_n \to \infty}$ 可用积分法推导出来

$$AUC_{t_n \to \infty} = \frac{C_n}{k} \tag{9-24}$$

$$AUC = \sum_{i=1}^n \frac{C_{i-1} + C_i}{2}(t_i - t_{i-1}) + AUC_{t_n \to \infty} \tag{9-25}$$

将式（9-24）代入式（9-25），得

$$AUC = \sum_{i=1}^n \frac{C_{i-1} + C_i}{2}(t_i - t_{i-1}) + \frac{C_n}{k} \tag{9-26}$$

求算例 9-1 药物的 $t_{\max}$、$C_{\max}$ 和 AUC。

解：

$$t_{\max} = \frac{2.303}{k_a - k}\lg\frac{k_a}{k} = \frac{2.303}{1 - 0.1}\lg\frac{1}{0.1} = 2.56(h)$$

$$C_{\max} = \frac{FX_0}{V_d}e^{-kt_{\max}} = \frac{0.8 \times 50}{0.4 \times 60}e^{-0.1 \times 2.56} = 12.9(\mu g/mL)$$

$$\text{AUC} = \frac{FX_0}{kV_d} = \frac{0.8 \times 500}{0.1 \times 0.4 \times 60} = 166.67 (h \cdot \mu g / mL)$$

答：该药物的 t_{max} 为 2.56 h、C_{max} 为 12.9 $\mu g/mL$，AUC 为 166.67 h·$\mu g/mL$。

（四）残数法求 k 和 k_a

残数法是把多项式指数函数分解为数个单项式指数函数并求出各指数项中的参数的一种常用方法。残数法不仅适用于一室模型药物，也适用于多室模型药物。一般来说，当血药浓度-时间曲线由多项指数式表示时，即可用残数法求算指数项上的参数。

对大多数药物来说，常用剂量下，吸收速率常数 k_a 远大于消除速率常数 k（$k_a \gg k$），当 $t \to \infty$ 时，$e^{-k_a t}$ 首先趋于 0，则式（9-10）简化为

$$C = \frac{k_a FX_0}{V_d(k_a - k)} e^{-kt} \tag{9-27}$$

式（9-27）描述血药浓度-时间曲线的消除相。两端取对数，得

$$\lg C = -\frac{k}{2.303} t + \lg \frac{k_a FX_0}{V_d(k_a - k)} \tag{9-28}$$

式（9-28）表示当 $t \to \infty$ 时，以血药浓度 C 的对数对时间 t 作图（图 9-3），其尾端为一条直线。可从该直线的斜率求出消除速率常数 k 值。把该直线外推至零时间的截距为 $\lg \frac{k_a FX_0}{V_d(k_a - k)}$，若 F、V_d 已知，可从截距求出 k_a 值。但一般情况下，F、V_d 均未知，此时可应用残数法或 Wagner-Nelson 法求出吸收速率常数 k_a 值。

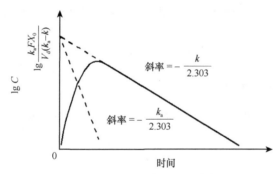

图 9-3　一室模型血管外给药血药浓度、残数浓度-时间半对数曲线图

将 $C = \frac{k_a FX_0}{V_d(k_a - k)}(e^{-kt} - e^{-k_a t})$ 展开，移项，得

$$\frac{k_a FX_0}{V_d(k_a - k)} e^{-kt} - C = \frac{k_a FX_0}{V_d(k_a - k)} e^{-k_a t} \tag{9-29}$$

设 $C_r = \frac{k_a FX_0}{V_d(k_a - k)} e^{-kt} - C$，则

$$C_r = \frac{k_a FX_0}{V_d(k_a - k)} e^{-k_a t} \tag{9-30}$$

式（9-29）中，t 为吸收相时间，$\frac{k_a FX_0}{V_d(k_a - k)} e^{-kt}$ 为 t 时间的血药浓度 - 时间曲线的消除相外推浓度值，C 为 t 时间的实测血药浓度值。外推浓度与实测浓度的差值称为残数浓度值，用 C_r 表示。

式（9-30）两边取对数，得

$$\lg C_r = -\frac{k_a}{2.303}t + \lg \frac{k_a FX_0}{V_d(k_a - k)} \qquad (9-31)$$

以 $\lg C_r$-t 作图，可得一条直线，称为残数线（图9-3）。式（9-31）为残数线方程，根据直线斜率 $-\frac{k_a}{2.303}$ 可求 k_a 值。

残数法求算 k 和 k_a 的步骤总结如下。

（1）对消除相尾端 $\lg C$-t 进行线性回归，得出消除相尾端直线方程，根据斜率求出 k。

（2）将吸收相各时间点 t_1、t_2、t_3…代入尾端直线方程，得出外推浓度。

（3）外推浓度–实测浓度=残数浓度 C_r。

（4）以 $\lg C_r$ 对 t 作图，进行线性回归，得出残数线方程，根据斜率求出 k_a。

利用残数法求算 k 和 k_a 应注意以下几方面问题。

（1）必须在 $k_a \gg k$ 的前提下，才能根据血药浓度-时间曲线尾端直线的斜率先计算 k 值，再根据残数线斜率计算 k_a 值，这符合大多数药物的实际情况。如果药物 $k \gg k_a$，则先计算出的值应为 k_a，如缓释制剂。

（2）为了准确计算 k 值，取样时间 t 必须充分大，否则不能精确做出反映药物体内过程的尾端直线；为了准确计算 k_a 值，吸收相内应多次取样，一般以不少于 3 个采样点为宜，否则残数线误差太大。

例 9-2 口服某一室模型抗癫痫药物 500 mg 后，测得各时间的血药浓度数据如表 9-1 所示。用残数法求该药物的 k、$t_{1/2}$、k_a、$t_{1/2(a)}$。

表 9-1 某一室模型抗癫痫药物血药浓度时间数据

	0.33	0.5	0.67	1.0	1.5	2.0	4.0	6.0	10.0	16.0	24.0	32.0	48.0
C（ng/mL）	1.2	2.4	3.0	3.8	4.2	4.6	8.2	5.8	5.1	4.1	3.0	2.3	1.3

表头 t（h）

解：以尾端 4 个时间点的数据进行线性回归，得直线方程

$$\lg C = -0.0155t + 0.8557$$

$$k = -2.303 \times (-0.0155) = 0.0357 \ (\text{h}^{-1})$$

$$t_{1/2} = \frac{0.693}{0.0357} = 19.41 (\text{h})$$

将吸收相前 4 个时间点代入尾端直线方程，计算外推浓度，外推浓度减去实测浓度计算残数浓度，结果见表 9-2。

表 9-2 计算数据列表

时间 t（h）	血药浓度 C（ng/mL）	$\lg C$	外推浓度 C'（ng/mL）	残数浓度 C_r（ng/mL）
0.33	1.2		7.09	5.89
0.5	2.4		7.05	4.65
0.67	3.0		7.00	4.00
1	3.8		6.92	3.12
1.5	4.2			
2	4.6			
4	8.2			
6	5.8			
10	5.1			
16	4.1	0.61		

时间 t（h）	血药浓度 C（ng/mL）	$\lg C$	外推浓度 C'（ng/mL）	残数浓度 C_r（ng/mL）
24	3.0	0.68		
32	2.3	0.36		
48	1.3	0.11		

以 $\lg C_r$-t 作图，得到残数线方程

$$\lg C_r = -0.3997\,t + 0.8833$$

$$k_a = -2.303 \times (-0.3997) = 0.9205\,(\text{h}^{-1})$$

$$t_{1/2(a)} = \frac{0.693}{0.9205} = 0.75(\text{h})$$

答：该药物的 k、$t_{1/2}$、k_a、$t_{1/2\,(a)}$ 分别为 0.0357 h^{-1}、19.41 h、0.9205 h^{-1} 和 0.75 h。

（五）W-N 法求 k_a

W-N 法是求算吸收速率常数 k_a 的一个经典方法。其原理是吸收进入全身循环的药量 X_A 等于给药后任意时间的体内药量 X 与在该时间累积消除量 X_E 之和。

$$X_A = X + X_E \tag{9-32}$$

式（9-32）对时间 t 微分，得

$$\frac{dX_A}{dt} = \frac{dX}{dt} + \frac{dX_E}{dt} \tag{9-33}$$

由于药物从体内的消除速率过程符合一级速率过程，即

$$\frac{dX_E}{dt} = kX \tag{9-34}$$

将式（9-34）代入式（9-33），得

$$\frac{dX_A}{dt} = \frac{dX}{dt} + kX \tag{9-35}$$

将 $X = V_d C$，$\dfrac{dX}{dt} = V_d\dfrac{dC}{dt}$ 代入式（9-35）

$$\frac{dX_A}{dt} = V_d\frac{dC}{dt} + kV_d C \tag{9-36}$$

将式（9-36）从零时间到 t 时间积分，得

$$(X_A)_t = V_d C_t + kV_d \int_0^t C dt \tag{9-37}$$

式（9-37）中，$(X_A)_t$ 为 t 时间体内已吸收的药量，C_t 为 t 时间的血药浓度，$\int_0^t C dt$ 为从零时间到 t 时间的血药浓度-时间曲线下面积（即 $\text{AUC}_{0\to t}$）。

将式（9-36）从零时间到无穷大时间积分，得

$$(X_A)_\infty = kV_d \int_0^\infty C dt \tag{9-38}$$

式（9-38）中，$(X_A)_\infty$ 为体内吸收的总药量，$\int_0^\infty C dt$ 为从零到无穷大时间的血药浓度-时间曲线下面积（$\text{AUC}_{0\to\infty}$）。

将 $(X_A)_t$ 除以 $(X_A)_\infty$，得

$$\frac{(X_A)_t}{(X_A)_\infty} = \frac{V_d C_t + kV_d \int_0^t C dt}{kV_d \int_0^\infty C dt} = \frac{C_t + k \cdot \text{AUC}_{0\to t}}{k \cdot \text{AUC}_{0\to\infty}} \tag{9-39}$$

将血药浓度关系式（9-10）代入式（9-39），得

$$\frac{(X_A)_t}{(X_A)_\infty} = 1 - e^{-k_a t} \tag{9-40}$$

$\dfrac{(X_A)_t}{(X_A)_\infty}$ 称为药物的吸收分数。实际工作中，从实验数据可求得 $AUC_{0\to t}$ 及 $AUC_{0\to\infty}$，代入式（9-39），可求出各时间点药物的吸收分数。

由式（9-40）移项，得

$$1 - \frac{(X_A)_t}{(X_A)_\infty} = e^{-k_a t} \tag{9-41}$$

$1 - \dfrac{(X_A)_t}{(X_A)_\infty}$ 称为待吸收分数。

式（9-41）两边取对数，得

$$\lg\left[1 - \frac{(X_A)_t}{(X_A)_\infty}\right] = -\frac{k_a}{2.303} t \tag{9-42}$$

式（9-42）即 W-N 法求算 k_a 的工作方程。

W-N 法求算吸收速率常数 k_a 的步骤总结如下。

（1）对消除相尾端 $\lg C$-t 作回归，得直线方程，根据直线斜率求出 k 值。

（2）作 C-t 图，用梯形法计算每个时间点的 $AUC_{0\to t}$。

（3）根据 $AUC_{0\to\infty} = AUC_{0\to t} + \dfrac{C_n}{k}$，计算 $AUC_{0\to\infty}$。

（4）根据 $\dfrac{(X_A)_t}{(X_A)_\infty} = \dfrac{C_t + k \cdot AUC_{0\to t}}{k \cdot AUC_{0\to\infty}}$ 计算每个时间点药物的吸收分数。

（5）以 $\lg\left[1 - \dfrac{(X_A)_t}{(X_A)_\infty}\right]$ 对时间 t 作回归，可得直线方程，根据直线斜率求出 k_a。

残数法求算 k_a 要求药物的吸收符合一级速率过程，W-N 法适用于零级或一级吸收速率过程。W-N 法只适用于一室模型药物，对于二室模型药物采用 Loo-Riegelman 法。W-N 法的结果有助于进行药物体内外相关性评价，若以 $\dfrac{(X_A)_t}{(X_A)_\infty}$ 与释放百分数进行回归，就能求出体内吸收分数与体外释放百分数的相关关系。

例 9-3 单剂量口服某药物，测得各时间的血药浓度如表 9-3 所示，用 W-N 法计算吸收速率常数 k_a。

表 9-3 单剂量口服某药物数据列表

t（h）	C（μg/mL）	$\int_0^t C dt$	$k\int_0^t C dt$	$C_t + k\int_0^t C dt$	$1 - \dfrac{(X_A)_t}{(X_A)_\infty}$
0	0				1.00
1	3.13	1.565	0.16	3.29	0.68
2	4.93	5.595	0.57	5.50	0.47
3	5.86	10.99	1.12	6.98	0.32
4	6.25	17.045	1.74	7.99	0.23
5	6.28	23.31	2.38	8.66	0.16
6	6.11	29.505	3.01	9.12	0.12
7	5.81	35.465	3.62	9.43	0.09

t（h）	C（μg/mL）	$\int_0^t Cdt$	$k\int_0^t Cdt$	$C_t + k\int_0^t Cdt$	$1-\dfrac{(X_A)_t}{(X_A)_\infty}$
8	5.45	41.095	4.19	9.64	0.07
10	4.66	51.205	5.22	9.88	0.04
12	3.90	59.765	6.10	10.00	0.03
18	2.19	78.035	7.96	10.15	0.02
24	1.20	88.205	9.00	10.20	0.01
32	0.54	95.165	9.71	10.25	0.01
48	0.10	100.285	10.23	10.33	0.00

解：用尾端 5 个时间点的 $C\text{-}t$ 数据，进行线性回归，得直线方程

$$\lg C = -0.0443\,t + 1.1347$$
$$k = -2.303 \times (-0.0443) = 0.1020\,(\text{h}^{-1})$$

用梯形面积法求算 $\int_0^t Ct$、$k\int_0^t Cdt$、$C_t + k\int_0^t Cdt$、$1-\dfrac{(X_A)_t}{(X_A)_\infty}$，并列于上表中。

$$\int_0^\infty Cdt = \int_0^t Cdt + \frac{C_n}{k} = 100.285 + \frac{0.10}{0.1020} = 101.265(\text{h}\cdot\mu\text{g}/\text{mL})$$

以吸收相 5 个时间点 $\lg\left[1-\dfrac{(X_A)_t}{(X_A)_\infty}\right]$ 对时间 t 作回归，得回归方程

$$\lg\left[1-\frac{(X_A)_t}{(X_A)_\infty}\right] = -0.1576t - 0.0147$$
$$k_a = -2.303 \times (-0.1567) = 0.3609\,(\text{h}^{-1})$$

答：该药物的收速率常数 k_a 为 0.3609 h^{-1}。

（六）滞后时间

血管外给药后，药物需经过一段时间才能吸收，从给药到血液中开始出现药物的这段时间称为滞后时间（lag time）。常用 t_{lag} 或 t_0 表示。其计算方法有图解法和参数计算法。计算出滞后时间后，需对血管外给药公式进行校正，即吸收时间=取样时间-滞后时间。

考虑到滞后时间，式（9-10）可以改写为

$$C = \frac{k_a F X_0}{V_d(k_a - k)}\left[e^{-k(t-t_{\text{lag}})} - e^{-k_a(t-t_{\text{lag}})}\right] \tag{9-43}$$

1. 图解法　以 $\lg C\text{-}t$ 作图，尾端直线的外推线与残数线相交于一点，从该点引横坐标轴的垂线，与横坐标轴的交点即 t_{lag}（图 9-4）。

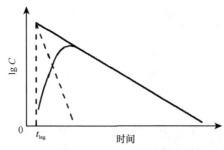

图 9-4　一室模型血管外给药滞后时间求算示意图

2. 参数计算法　此原理与图解法相同，设截距为 lg$A$，则 lg$C$-t 曲线的尾端直线方程

$$\lg C = -\frac{k}{2.303}t + \lg A \tag{9-44}$$

设截距为 lg$B$，则残数线方程

$$\lg C_r = -\frac{k_a}{2.303}t + \lg B \tag{9-45}$$

当 $t = t_{lag}$ 时，lg$C$ = lgC_r，即

$$-\frac{k}{2.303}t_{lag} + \lg A = -\frac{k_a}{2.303}t_{lag} + \lg B \tag{9-46}$$

整理简化，得

$$t_{lag} = \frac{2.303(\lg B - \lg A)}{k_a - k} \tag{9-47}$$

式（9-47）中，k 和 k_a 可计算得出，A 和 B 可从截距得出。

二、尿药排泄数据

同静脉推注给药，血管外给药也可用尿药排泄数据计算药物动力学参数，常用速度法和亏量法。假定药物有相当多的部分以原型从尿中排出，且药物的肾排泄过程符合一级速率过程，则尿中药物排泄的速率方程为

$$\frac{dX_u}{dt} = k_e X \tag{9-48}$$

式（9-48）中，$\dfrac{dX_u}{dt}$ 为尿药排泄速率；X_u 为 t 时间尿中原型药物的累积排泄量，即 t 时间累积尿药排泄量；X 为 t 时间体内药量；k_e 为肾消除速率常数。

将一室模型血管外给药体内药量-时间关系式（9-9）代入式（9-48），得

$$\frac{dX_u}{dt} = \frac{k_e k_a F X_0}{k_a - k}(e^{-kt} - e^{-k_a t}) \tag{9-49}$$

大多数药物 $k_a \gg k$，当 $t \to \infty$ 时，$e^{-k_a t} \to 0$，则式（9-49）简化为

$$\frac{dX_u}{dt} = \frac{k_e k_a F X_0}{k_a - k}e^{-kt} \tag{9-50}$$

（一）速度法

式（9-50）两边取对数，得

$$\lg \frac{dX_u}{dt} = \frac{k}{2.303}t + \lg \frac{k_e k_a F X_0}{k_a - k} \tag{9-51}$$

以平均排泄速度 $\lg \dfrac{\Delta X_u}{\Delta t}$ 代替瞬时排泄速率 $\lg \dfrac{dX_u}{dt}$，以集尿中点时间 t_c 代替 t，则可得

$$\lg \frac{\Delta X_u}{\Delta t} = -\frac{k}{2.303}t_c + \lg \frac{k_e k_a F X_0}{k_a - k} \tag{9-52}$$

此方程为一室模型血管外给药尿药速度法求算 k 的直线方程，以 $\lg \dfrac{\Delta X_u}{\Delta t}$ 对集

尿中点时间 t_c 作图得一直线，根据直线的斜率可求出 k。

根据式（9-49），还可求得尿药排泄总量及集尿结束后的剩余尿药排泄量。

对式（9-49）从零时间到无穷大时间积分，得尿药排泄总量：

$$X_u^\infty = \int_0^\infty \frac{k_e k_a F X_0}{k_a - k}(e^{-kt} - e^{-k_a t})\mathrm{d}t = \frac{k_e F X_0}{k} \tag{9-53}$$

对式（9-49）从 t 时间到无穷大时间积分，得

$$(X_u)_{t\to\infty} = \int_t^\infty \frac{k_e k_a F X_0}{k_a - k}(e^{-kt} - e^{-k_a t})\mathrm{d}t = \frac{k_e k_a F X_0}{k_a - k}\int_t^\infty (e^{-kt} - e^{-k_a t})\mathrm{d}t \tag{9-54}$$

若 $k_a \gg k$，当 t 足够大时，$e^{-k_a t} \to 0$，式（9-54）简化为

$$(X_u)_{t\to\infty} = \frac{k_e k_a F X_0}{k_a - k}\int_0^\infty e^{-kt}\mathrm{d}t = \frac{k_e k_a F X_0}{k_a - k} \cdot \frac{e^{-kt}}{k} \tag{9-55}$$

在式（9-49）中，当 t 足够大时，$e^{-k_a t} \to 0$，可得到最后一点 t 的尿药排泄速率：

$$\left(\frac{\mathrm{d}X_u}{\mathrm{d}t}\right)_t = \frac{k_e k_a F X_0}{k_a - k}(e^{-kt} - e^{-k_a t}) = \frac{k_e k_a F X_0}{k_a - k} \cdot e^{-kt} \tag{9-56}$$

将式（9-56）代入式（9-55），得到最后一点后的剩余尿药排泄量：

$$(X_u)_{t\to\infty} = \frac{(\mathrm{d}X_u / \mathrm{d}t)_t}{k} \tag{9-57}$$

例 9-4 单次口服一室模型药物贝诺酯片 1000 mg，用尿药排泄数据计算 k、半衰期和尿药排泄百分数。

解： 其尿药排泄数据如表 9-4 所示。

表 9-4 尿药数据列表（速度法）

t（h）	t_c（h）	Δt（h）	ΔX_u（mg）	$\dfrac{\Delta X_u}{\Delta t}$	$\lg\dfrac{\Delta X_u}{\Delta t}$
0~2	1	2	22.98	11.49	1.06
2~4	3	2	47.57	23.79	1.38
4~6	5	2	62.34	31.12	1.49
6~8	7	2	54.73	27.37	1.44
8~10	9	2	45.92	22.96	1.36
10~12	11	2	36.13	18.07	1.26
12~20	16	8	83.22	10.40	1.02
20~30	25	10	36.16	3.62	0.56
30~45	37.5	15	12.90	0.86	−0.07

以 $\lg\dfrac{\Delta X_u}{\Delta t}$ -t_c 作图为一条曲线，用后四组数据作回归，得回归方程

$$\lg\frac{\Delta X_u}{\Delta t} = -0.0503t_c + 1.8189$$

$$k = -2.303 \times (-0.0503) = 0.1158(\mathrm{h^{-1}})$$

$$t_{1/2} = \frac{0.693}{0.1158} = 5.98(\mathrm{h})$$

$$X_u^\infty = (X_u)_{0\to45} + (X_u)_{45\to\infty} = 22.98 + 47.57 + \cdots + 12.90 + \frac{0.86}{0.1158} = 409.3(\mathrm{mg})$$

尿药排泄百分数：$\dfrac{X_u^\infty}{X_0} \times 100\% = \dfrac{409.3}{1000} \times 100\% = 40.9\%$

答：该药物的 k、半衰期和尿药排泄百分数分别为 $0.1158\,\mathrm{h^{-1}}$，$5.98\,\mathrm{h}$ 和 40.9%。

▶（二）亏量法

将式（9-49）进行拉氏变换，得

$$X_\mathrm{u} = \frac{k_\mathrm{e}k_\mathrm{a}FX_0}{k_\mathrm{a}-k}\left[\frac{1}{k_\mathrm{a}}+\frac{e^{-kt}}{k-k_\mathrm{a}}+\frac{ke^{-k_\mathrm{a}t}}{k_\mathrm{a}(k-k_\mathrm{a})}\right] \tag{9-58}$$

式（9-53）减式（9-58），得

$$X_\mathrm{u}^\infty - X_\mathrm{u} = \frac{X_\mathrm{u}^\infty}{k_\mathrm{a}-k}(k_\mathrm{a}e^{-kt}-ke^{-k_\mathrm{a}t}) \tag{9-59}$$

尿药排泄总量减去 t 时间累积尿药排泄量称为待排泄药量，又称为亏量。

大多数药物 $k_\mathrm{a}\gg k$，当 $t\to\infty$ 时，$ke^{-k_\mathrm{a}t}\to 0$，则式（9-59）简化为

$$X_\mathrm{u}^\infty - X_\mathrm{u} = \frac{X_\mathrm{u}^\infty}{k_\mathrm{a}-k}k_\mathrm{a}e^{-kt} \tag{9-60}$$

式（9-60）两边取对数，得

$$\lg(X_\mathrm{u}^\infty - X_\mathrm{u}) = -\frac{k}{2.303}t + \lg\frac{X_\mathrm{u}^\infty k_\mathrm{a}}{k_\mathrm{a}-k} \tag{9-61}$$

此方程为一室模型血管外给药尿药亏量法求算 k 的直线方程。以 $\lg(X_\mathrm{u}^\infty - X_\mathrm{u})$ 对时间 t 作图得一条直线，根据直线的斜率可求出 k。

用尿药排泄数据时，得到一条双指数曲线，曲线方程见式（9-49），可用残数法求算 k_a。大多数药物 $k_\mathrm{a}\gg k$，可由尾端直线的斜率求算消除速率常数 k，如果在吸收相能够收集足够多时间点的尿样，则可用残数法求算 k_a，但只有在药物吸收较慢时才有可能。由于多数药物吸收较快，在吸收相内只能获得较少的数据，因此难以精确求出 k_a，只能了解药物的消除情况，很难了解药物的吸收情况。

由于不能频繁收集尿液，通过尿药排泄数据的方法进行药物动力学研究时，很难了解药物在体内的分布特征，在体内分布本来属于多室模型的药物，由于尿药数据的不足，而可能误认为药物属于一室模型。故尿药排泄数据法仅能提供初步的、较粗糙的资料，应注意此法有局限性。

▶（三）W-N 求 k_a

W-N 法求 k_a，不仅可用血药浓度法，还可以用尿药排泄数据法。

由式（9-48），可知

$$\frac{\mathrm{d}X_\mathrm{u}}{\mathrm{d}t} = k_\mathrm{e}X = k_\mathrm{e}CX_\mathrm{d} \tag{9-62}$$

$$C = \frac{\mathrm{d}X_\mathrm{u}/\mathrm{d}t}{k_\mathrm{e}V_\mathrm{d}} \tag{9-63}$$

将式（9-63）代入式（9-36）$\dfrac{\mathrm{d}X_\mathrm{A}}{\mathrm{d}t} = V_\mathrm{d}\dfrac{\mathrm{d}C}{\mathrm{d}t} + kV_\mathrm{d}C$，得

$$\frac{\mathrm{d}X_\mathrm{A}}{\mathrm{d}t} = \frac{1}{k_\mathrm{e}}\cdot\frac{\mathrm{d}(\mathrm{d}X_\mathrm{u}/\mathrm{d}t)}{\mathrm{d}t} + \frac{k}{k_\mathrm{e}}\cdot\frac{\mathrm{d}X_\mathrm{u}}{\mathrm{d}t} \tag{9-64}$$

将式（9-64）从零时间到 t 时间积分，得

$$(X_\mathrm{A})_t = \frac{1}{k_\mathrm{e}}\cdot\left[\frac{\mathrm{d}X_\mathrm{u}}{\mathrm{d}t}\right]_t + \frac{k}{k_\mathrm{e}}\cdot(X_\mathrm{u})_t \tag{9-65}$$

当 $t\to\infty$ 时，将式（9-65）从零时间到无穷大时间积分，得

$$(X_A)_\infty = \frac{k}{k_e} X_u^\infty \qquad (9\text{-}66)$$

式（9-65）与式（9-66），两式相除

$$\frac{(X_A)_t}{(X_A)_\infty} = \frac{\left[\dfrac{dX_u}{dt}\right]_t + k(X_u)_t}{kX_u^\infty} \qquad (9\text{-}67)$$

整理，得

$$\frac{X_u^\infty}{(X_A)_\infty} \cdot (X_A)_t = \frac{1}{k} \cdot \left(\frac{dX_u}{dt}\right)_t + (X_u)_t \qquad (9\text{-}68)$$

$\dfrac{X_u^\infty}{(X_A)_\infty}$ 为原型药物排泄总量与吸收总量之比，可用 f 表示，因此上式可写为

$$f \cdot (X_A)_t = \frac{1}{k} \cdot \left(\frac{dX_u}{dt}\right)_t + (X_u)_t \qquad (9\text{-}69)$$

因此，利用尿药排泄数据可计算出 $f \cdot (X_A)_t$ 和 $f \cdot (X_A)_\infty$，然后求得每个时间点的吸收分数 $\dfrac{(X_A)_t}{(X_A)_\infty}$，对于一室模型血管外给药，以 $\lg\left[1 - \dfrac{(X_A)_t}{(X_A)_\infty}\right]$ 对时间 t 作图，根据斜率求 k_a，见式（9-42）。

实际应用时，式（9-69）中的 $\dfrac{dX_u}{dt}$ 用 $\dfrac{\Delta X_u}{\Delta t}$ 代替，用两次集尿中点时间 t_c 代替时间 t。

用 W-N 法求例 9-4 中贝诺酯片的吸收速率常数 k_a。

解： 根据式（9-69）整理数据见表 9-5。

表 9-5 尿药数据列表（W-N 法）

t(h)	t_c(h)	X_u(mg)	ΔX_u (mg)	$\dfrac{\Delta X_u}{\Delta t}$	$\dfrac{1}{k} \cdot \dfrac{\Delta X_u}{\Delta t}$	$f(X_A)_t$	$\dfrac{f(X_A)_t}{f(X_A)_\infty}$	$1 - \dfrac{(X_A)_t}{(X_A)_\infty}$
0								
0～2	1	22.98	22.98	11.49	9.57	122.55	0.28	0.72
2～4	3	70.55	47.57	23.79	206.11	276.66	0.64	0.36
4～6	5	132.79	62.34	31.12	269.67	402.46	0.94	0.06
6～8	7	187.52	54.73	27.37	237.13	424.65	0.99	0.01
8～10	9	233.44	45.92	22.96	198.96	432.40		
10～12	11	269.57	36.13	18.07	156.54	426.11	$f(X_A)_\infty$ =(432.40+426.11+442.93	
12～20	16	352.79	83.22	10.40	90.14	442.93	+420.28）/4=430.43	
20～30	25	388.95	36.16	3.62	31.33	420.28		
30～45	37.5	401.85	12.90	0.86	7.45			

根据式（9-42）$\lg\left[1 - \dfrac{(X_A)_t}{(X_A)_\infty}\right] = -\dfrac{k_a}{2.303}t$，以表 9-5 末列数据取对数，对 t_c 作回归，得

$$\lg\left[1 - \frac{(X_A)_t}{(X_A)_\infty}\right] = -0.296 t_c$$

$$k_a = -2.303 \times (-0.296) = 0.6817(\text{h}^{-1})$$

答： 该药物的吸收速率常数 k_a 为 $0.6817\ \text{h}^{-1}$。

三、血管外给药血药浓度与尿药浓度的相互关系

实际工作中，通过测定血药浓度和尿药排泄数据均可计算药物动力学参数。血药浓度法结果比较准确，但实验方法复杂。而尿药浓度法虽然实验方法简单，但是需要有较多的原型药物从尿中排泄，且数据波动大，仅可提供初步资料。下面通过某一室模型药物口服后所测得的血药浓度与尿药排泄数据，计算肾清除率，了解血药浓度和尿药浓度之间的相互关系。

例 9-5 口服某药（符合一室模型）片剂 200 mg 后测得的尿药排泄量和集尿中点时间的血药浓度如表 9-6 和表 9-7 所示，请计算肾清除率 CL_r，有关数据列表见表 9-8。

表 9-6 某一室模型药物的尿药排泄量数据列表

	t（h）						
	0～0.5	0.5～1.5	1.5～2.5	2.5～3.5	3.5～4.5	4.5～7.5	7.5～10.5
ΔX_u（mg）	6.35	24.78	47.26	53.72	37.49	61.25	16.43

表 9-7 某一室模型药物的血药浓度数据列表

	t_c（h）						
	0.25	1	2	3	4	6	9
C（μg/mL）	0.327	0.689	1.185	1.074	0.787	0.35	0.101

表 9-8 某一室模型药物的血药浓度与尿药排泄数据列表

t（h）	ΔX_u（mg）	t_c（h）	C（μg/mL）	X_u（mg）	$\hat{X}_u^t$（mg）	$\int_0^t Cdt$	$\dfrac{\Delta X_u}{\Delta t}$	$\dfrac{\Delta X_u/\Delta t}{C}$	$\dfrac{\hat{X}_u^t}{\int_0^t Cdt}$	$X_u^\infty - X_u$
0～0.5	6.35	0.25	0.327	6.35	2.5	0.04	12.70	38.84	61.16*	255.02
0.5～1.5	24.78	1	0.689	31.13	16.4	0.42	24.78	35.97	38.87	230.24
1.5～2.5	47.26	2	1.185	78.39	52.6*	1.36*	47.26	39.88	38.71	182.98
2.5～3.5	53.72	3	1.074	132.11	105.8*	2.49*	53.72	50.02	42.52	129.26
3.5～4.5	37.49	4	0.787	169.6	155.2	3.42	37.49	47.64	45.40	91.77
4.5～7.5	61.25	6	0.35	230.85	204.3	4.56	20.42	58.3*	44.84	30.52
7.5～10.5	16.43	9	0.101	247.28	241.7	5.23	5.48	54.22	46.19	14.09

注：C 为 t_c 对应的血药浓度；$\hat{X}_u^t$ 为 t_c 时的尿药排泄量，由表中第 5 列数据 X_u 对第 1 列集尿时间的末端时间作曲线图，可估算 $\hat{X}_u^t$。

*数据计算时不计入。

1. 以平均尿药排泄速率求算肾清除率

（1）实测值法：根据肾清除率的定义可知

$$CL_r = \frac{dX_u/dt}{C} \tag{9-70}$$

以 $\dfrac{\Delta X_u}{\Delta t}$ 代替 $\dfrac{dX_u}{dt}$，则

$$CL_r = \frac{\Delta X_u/\Delta t}{C} \tag{9-71}$$

肾清除率可用表 9-8 中第 9 列数据的平均值（舍去带*的数据）求得。

$$CL_r = 44.43 \times 100（mL/h）= 74.05（mL/min）$$

（2）作图法或线性回归法：将表 9-8 中第 8 列数据 $\dfrac{\Delta X_u}{\Delta t}$ 对第 4 列数据 C 作回归，得直线方程

$$\frac{\Delta X_u}{\Delta t} = 42.774C + 1.2575 \tag{9-72}$$

若使直线通过原点，则

$$\frac{\Delta X_u}{\Delta t} = 43.84C \tag{9-73}$$

$$CL_r = 43.84 \times 100 \ (\text{mL/h}) = 73.07 \ (\text{mL/min})$$

2. 以累积尿药排泄量求肾清除率

（1）实测值法：将式（9-70）$CL_r = \dfrac{dX_u / dt}{C}$ 移项，得

$$dX_u = Cdt \cdot CL_r \tag{9-74}$$

将式（9-74）从零时间到 t 时间进行积分，得

$$(X_u)_t = CL_r \cdot \int_0^t Cdt \tag{9-75}$$

将式（9-75）移项，得

$$CL_r = \frac{(X_u)_t}{\int_0^t Cdt} \tag{9-76}$$

将第 10 列数据 $\dfrac{\hat{X}_u^t}{\int_0^t Cdt}$（舍去带*的数据）取平均值，可求得 CL_r。

$$CL_r = 42.76 \times 100 \ (\text{mL/h}) = 71.27 \ (\text{mL/min})$$

（2）作图法或线性回归法：由式（9-75）可知，以 $(X_u)_t$ 对 $\int_0^t Cdt$ 作图，可得一条直线。直线的斜率即为 CL_r。因为 $\int_0^t Cdt$ 是用集尿中点时间 t_c 计算得到，$(X_u)_t$ 也应该为 t_c 时的累积尿药排泄量，因本例中实际集尿时间并非 t_c，所以应先估算 t_c 时的累积尿药排泄量 $\hat{X}_u^t$。

将表中第 6 列数据 $\hat{X}_u^t$ 对第 7 列数据 $\int_0^t Cdt$ 线性回归（舍去带*的数据），得方程：

$$\hat{X}_u^t = 45.858 \int_0^t Cdt - 1.3549 \tag{9-77}$$

若使直线通过原点，则

$$\hat{X}_u^t = 45.59 \int_0^t Cdt \tag{9-78}$$

故，$CL_r = 45.59 \times 100 \ (\text{mL/h}) = 75.98 \ (\text{mL/min})$

3. 血药浓度与尿药浓度的相互关系

（1）由尿药排泄数据估算血药浓度：根据式（9-70）$CL_r = \dfrac{dX_u / dt}{C}$，可得血药浓度与尿药排泄数据的关系式：

$$C = \frac{dX_u / dt}{CL_r} \tag{9-79}$$

由上式可知，尿药排泄速率与集尿中点时间的血药浓度 C 呈良好的线性关系。

以 $\dfrac{\Delta X_u}{\Delta t}$ 代替 $\dfrac{dX_u}{dt}$，则

$$C = \frac{\Delta X_{\mathrm{u}} / \Delta t}{\mathrm{CL_r}} \qquad (9\text{-}80)$$

利用式（9-80），可利用尿药排泄数据求出血药浓度。

例 9-5 中得到的血药浓度与尿药排泄数据的关系式如下：

$$C = 0.0218 \frac{\Delta X_{\mathrm{u}}}{\Delta t} + 0.0163$$

（2）由尿药排泄数据估算峰浓度：由于药物的排泄速率与血药浓度成正比，出现最大排泄速率的时间即出现最高血药浓度（$C_{\max}$）的时间（$t_{\max}$），则

$$C_{\max} = \frac{\left(\dfrac{\Delta X_{\mathrm{u}}}{\Delta t}\right)_{\max}}{\mathrm{CL_r}} \qquad (9\text{-}81)$$

再根据血药浓度时间关系式求出 $t_{\max}$。

（3）由尿药排泄数据估算血药浓度-时间曲线的 AUC：由式（9-77）可知，集尿中点时间的尿药累积排泄量与 $\int_0^t C\mathrm{d}t$ 即 AUC 呈良好的线性关系，其关系式如下：

$$\int_0^t C\mathrm{d}t = 0.0218 \hat{X}_{\mathrm{u}}^t + 0.0311$$

故可由尿药排泄数据推算血药浓度-时间曲线的 AUC。

综上所述，由尿药排泄数据可以推算 $C_{\max}$、$t_{\max}$ 和 AUC 等药物动力学参数，这些参数是评价血管外给药药物制剂生物利用度和生物等效性的主要指标。因此，可利用尿药排泄数据对药物制剂的生物利用度和生物等效性进行初步评价。

第二节　二室模型血管外给药

一、血药浓度法模型的建立

二室模型血管外给药可用图 9-5 表示。在该模型中，药物的吸收、分布和消除过程都符合一级动力学过程。

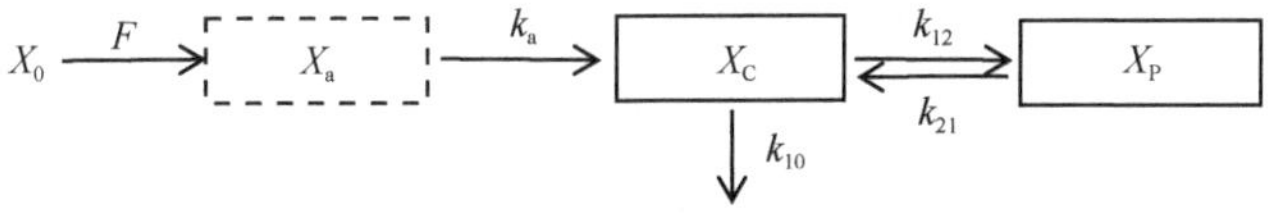

图 9-5　二室模型血管外给药模型示意图

X_0. 给药剂量；X_{a}. 吸收部位药量；X_{C}. 中央室药量；X_{P}. 周边室药量；F. 吸收百分率；k_{a}. 吸收速率常数；k_{10}. 药物从中央室消除的速率常数；k_{12}. 药物从中央室向周边室转运的速率常数；k_{21}. 药物从周边室向中央室转运的速率常数

二、血药浓度与时间的关系

由于药物吸收、分布和消除均符合一级速率过程，药物在体内的转运符合下列方程：

$$\frac{\mathrm{d}X_{\mathrm{a}}}{\mathrm{d}t} = -k_{\mathrm{a}} X_{\mathrm{a}} \qquad (9\text{-}82)$$

$$\frac{\mathrm{d}X_{\mathrm{C}}}{\mathrm{d}t} = k_{\mathrm{a}} X_{\mathrm{a}} - k_{10} X_{\mathrm{C}} - k_{12} X_{\mathrm{C}} + k_{21} X_{\mathrm{P}} \qquad (9\text{-}83)$$

$$\frac{\mathrm{d}X_{\mathrm{P}}}{\mathrm{d}t} = k_{12} X_{\mathrm{C}} - k_{21} X_{\mathrm{P}} \qquad (9\text{-}84)$$

解上述方程组，并将 $X_C=V_CC$ 代入方程，可得中央室药物浓度 C 与时间 t 的函数关系式：

$$C = \frac{k_a FX_0(k_{21}-k_a)}{V_C(\alpha-k_a)(\beta-k_a)} \cdot e^{-k_a t} + \frac{k_a FX_0(k_{21}-\alpha)}{V_C(k_a-\alpha)(\beta-\alpha)} \cdot e^{-\alpha t} + \frac{k_a FX_0(k_{21}-\beta)}{V_C(k_a-\beta)(\alpha-\beta)} \cdot e^{-\beta t} \quad (9\text{-}85)$$

上式为二室模型血管外给药中央室药物浓度随时间变化的规律，即血药浓度-时间关系式，血药浓度-时间曲线见图9-6，令

$$\frac{k_a FX_0(k_{21}-k_a)}{V_C(\alpha-k_a)(\beta-k_a)} = N \quad (9\text{-}86)$$

$$\frac{k_a FX_0(k_{21}-\alpha)}{V_C(k_a-\alpha)(\beta-\alpha)} = L \quad (9\text{-}87)$$

$$\frac{k_a FX_0(k_{21}-\beta)}{V_C(k_a-\beta)(\alpha-\beta)} = M \quad (9\text{-}88)$$

则式（9-85）简写为

$$C = Ne^{-k_a t} + Le^{-\alpha t} + Me^{-\beta t} \quad (9\text{-}89)$$

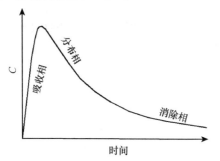

图9-6 二室模型血管外给药后的血药浓度-时间曲线图

该血药浓度-时间曲线分为以下三部分。

吸收相：以药物吸收为主要过程，血药浓度持续上升。

分布相：以药物从中央室向周边室转运为主要过程，血药浓度迅速下降。

消除相：药物在中央室与周边室的分布达到动态平衡，体内过程以药物从中央室消除为主，药物浓度缓慢下降。

三、药物动力学参数的计算

（一）k_a、α、β、L、M、N 的计算

二室模型血管外给药血药浓度-时间函数关系式为三项指数函数，可采用残数法求出函数中各指数项上的参数（图9-7）。

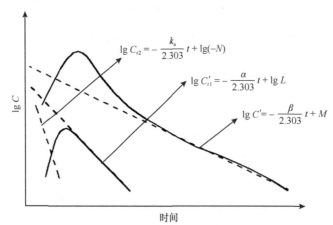

图9-7 二室模型血管外给药血药浓度-时间半对数曲线

对于大多数药物，通常其吸收速率常数远大于消除速率常数，分布速率常数大于消除速率常数，即 $k_a \gg \beta$，$\alpha \gg \beta$，当 $t \to \infty$ 时，$e^{-k_a t} \to 0$，$e^{\alpha t} \to 0$，式（9-89）可简化为

$$C' = Me^{-\beta t} \quad (9\text{-}90)$$

两边取对数，得

$$\lg C' = \frac{\beta}{2.303}t + \lg M \quad (9\text{-}91)$$

以 $\lg C'$-t 作图，曲线尾端为一条直线，其斜率为 $-\dfrac{\beta}{2.303}$，直线外推，其截距为 $\lg M$，通过该直线及外推线可求出 β 和 M。

将尾端直线外推可求出吸收相各时间点对应的外推浓度，用血药浓度 C 减去对应时间点的外推浓度，得到一条残数线，即用式（9-89）减去式（9-90）：

$$C_{r1} = C - C' = Ne^{-k_at} + Le^{-\alpha t} \quad (9\text{-}92)$$

通常 $k_a \gg \alpha$，当 $t \to \infty$ 时，$e^{-k_at} \to 0$，则式（9-92）简化为

$$C'_{r1} = Le^{-\alpha t} \quad (9\text{-}93)$$

两边取对数，得

$$\lg C'_{r1} = -\frac{\alpha}{2.303}t + \lg L \quad (9\text{-}94)$$

可根据残数线尾端直线的斜率和截距分别求出 α 和 L。

该残数线可依据上述方法进一步分解，以式（9-94）尾端直线方程外推曲线前相对应的浓度值 C'_{r1} 减去第一残数曲线前相浓度值 C_{r1}，得到第二残数浓度 C_{r2}，将式（9-93）减去式（9-92），得到第二条残数线，该直线方程为

$$C_{r2} = -Ne^{-k_at} \quad (9\text{-}95)$$

两边取对数，得

$$\lg C_{r2} = -\frac{k_a}{2.303}t + \lg(-N) \quad (9\text{-}96)$$

根据第二条残数线尾端直线的斜率和截距分别求出 k_a 和 N。

例 9-6 口服某二室模型药物 400 mg，假设吸收百分率 F 为 80%，测得不同时间点的血药浓度如表 9-9 所示，求该药的药物动力学参数 k_a、α、β、L、M、N。

表 9-9 口服某药血药浓度-时间数据列表

	t（h）											
	0.5	1.0	1.5	2.0	2.5	3.0	4.0	5.0	7.0	9.0	11.0	13.0
C（μg/mL）	3.70	4.95	5.57	5.75	5.65	5.40	4.80	4.00	3.25	2.10	1.80	1.50

解： 该方法求得的外推浓度和残数浓度见表 9-10。

表 9-10 口服某药有关数据列表

t（h）	C（μg/mL）	C'（μg/mL）	C_{r1}（μg/mL）	C'_{r1}（μg/mL）	C_{r2}（μg/mL）
0.5	3.70	4.31	−0.61	3.45	4.06
1.0	4.95	4.14	0.81	3.06	2.24
1.5	5.57	3.97	1.60	2.71	1.11
2.0	5.75	3.80	1.95	2.40	0.46
2.5	5.65	3.65	2.00	2.13	0.13
3.0	5.40	3.50	1.90	1.89	−0.01
4.0	4.80	3.21	1.59		
5.0	4.00	2.95	1.05		

续表

t（h）	C（μg/mL）	C'（μg/mL）	C_{r1}（μg/mL）	C'_{r1}（μg/mL）	C_{r2}（μg/mL）
7.0	3.25	2.50	0.75		
9.0	2.10				
11.0	1.80				
13.0	1.50				

（1）以 lg$C$-t 作图，尾端 3 组数据作回归，得直线方程：

$$\lg C' = -0.0365t + 0.653$$

则　$\beta = -2.303 \times (-0.0365) = 0.0841（h^{-1}）$

$$M = 10^{0.653} = 4.50（μg/mL）$$

（2）将上述直线外推至纵轴求出外推线上相应时间点的浓度 C'，以曲线前相实测浓度 C 减去外推浓度 C'，得到尾端残数浓度 C_{r1}，对尾端 4 组数据进行线性回归，得回归方程：

$$\lg C_{r1} = -0.1043t + 0.5896$$

则　$\alpha = -2.303 \times (-0.1043) = 0.2402（h^{-1}）$

$$L = 10^{0.5896} = 3.89（μg/mL）$$

（3）求出第一残数线外推线上对应时间点的浓度 C'_{r1}，减去第一残数线曲线

前相浓度值 C_{r1}，得到第二残数浓度 C_{r2}。对吸收相前 4 组数据作回归，得回归方程：

$$\lg C_{r2} = -0.6309t + 0.9542$$

则　$k_a = -2.303 \times (-0.6309) = 1.4530（h^{-1}）$

$$N = -10^{0.9542} = -9.00（μg/mL）$$

答：该药物的 k_a 为 1.4530 h^{-1}、α 为 0.2402 h^{-1}、β 为 0.0841 h^{-1}、L 为 3.89 μg/mL、M 为 4.50 μg/mL、N 为 -9.00 μg/mL。

（二）其他药物动力学参数的求算

1. 速率常数（k_{12}、k_{21} 和 k_{10}）　用式（9-87）除以（9-88），得

$$\frac{L}{M} = \frac{(\alpha - k_{21})(k_a - \beta)}{(k_a - \alpha)(k_{21} - \beta)} \tag{9-97}$$

整理，得

$$k_{21} = \frac{L\beta(k_a - \alpha) + M\alpha(k_a - \beta)}{L(k_a - \alpha) + M(k_a - \beta)} \tag{9-98}$$

根据式 $\alpha \cdot \beta = k_{21} \cdot k_{10}$，可求出 k_{10}

$$k_{10} = \frac{\alpha \cdot \beta}{k_{21}} \tag{9-99}$$

根据式 $\alpha + \beta = k_{12} + k_{21} + k_{10}$，可求出 k_{12}

$$k_{12} = \alpha + \beta - k_{21} - k_{10} \tag{9-100}$$

2. 半衰期　二室模型血管外给药血药浓度-时间曲线有 3 个时相，相应有 3 个半衰期。

（1）吸收相半衰期：

$$t_{1/2(a)} = \frac{0.693}{k_a} \tag{9-101}$$

（2）分布相半衰期：

$$t_{1/2(\alpha)} = \frac{0.693}{\alpha} \tag{9-102}$$

（3）消除相半衰期：

$$t_{1/2(\beta)} = \frac{0.693}{\beta} \tag{9-103}$$

3. 血药浓度-时间 AUC 根据 AUC 的定义，有

$$\text{AUC} = \int_0^\infty C\mathrm{d}t = \int_0^\infty (Ne^{-k_a t} + Le^{-\alpha t} + Me^{-\beta t})\mathrm{d}t$$

$$\text{AUC} = \frac{L}{\alpha} + \frac{M}{\beta} + \frac{N}{k_a} \text{ 或 AUC} = \frac{L}{\alpha} + \frac{M}{\beta} - \frac{L+M}{k_a} \tag{9-104}$$

4. 总表观分布容积

$$V_\beta = \frac{FX_0}{\beta \cdot \text{AUC}} \tag{9-105}$$

5. 中央室表观分布容积 由式（9-87）得

$$V_\text{C} = \frac{k_a FX_0(k_{21} - \alpha)}{(k_a - \alpha)(\beta - \alpha) \cdot L} \tag{9-106}$$

6. 总清除率

$$\text{CL} = \beta \cdot V_\beta = \frac{FX_0}{\text{AUC}} \tag{9-107}$$

将例 9-6 中已求出的 k_a、α、β、L、M、N 代入下式

$$k_{21} = \frac{L\beta(k_a - \alpha) + M\alpha(k_a - \beta)}{L(k_a - \alpha) + M(k_a - \beta)}$$

$$k_{21} = \frac{3.89 \times 0.0841 \times (1.4530 - 0.2402) + 4.50 \times 0.2402 \times (1.4530 - 0.0841)}{3.89 \times (1.4530 - 0.2402) + 4.5 \times (1.4530 - 0.0841)} = 0.1725(\text{h}^{-1})$$

$$k_{10} = \frac{\alpha\beta}{k_{21}} = \frac{0.2402 \times 0.0841}{0.1725} = 0.1171(\text{h}^{-1})$$

$$k_{12} = \alpha + \beta - k_{21} - k_{10} = 0.2402 + 0.0841 - 0.1725 - 0.1171 = 0.0347(\text{h}^{-1})$$

$$t_{1/2(a)} = \frac{0.693}{k_a} = \frac{0.693}{1.4530} = 0.48(\text{h})$$

$$t_{1/2(\alpha)} = \frac{0.693}{\alpha} = \frac{0.693}{0.2402} = 2.89(\text{h})$$

$$t_{1/2(\beta)} = \frac{0.693}{\beta} = \frac{0.693}{0.0841} = 8.24(\text{h})$$

$$\text{AUC} = \frac{L}{\alpha} + \frac{M}{\beta} + \frac{N}{k_a} = \frac{3.89}{0.2402} + \frac{4.50}{0.0841} + \frac{-9.00}{1.4530} = 63.50(\text{h} \cdot \mu\text{g/mL})$$

$$V_\beta = \frac{FX_0}{\beta \cdot \text{AUC}} = \frac{0.80 \times 400}{0.081 \times 63.92} = 59.52(\text{L})$$

$$V_\text{C} = \frac{k_a FX_0(k_{21} - \alpha)}{(k_a - \alpha) + (\beta - \alpha) \cdot L} = \frac{1.4530 \times 0.80 \times 400(0.1725 - 0.2402)}{(1.4530 - 0.2402)(0.0841 - 0.2402) \times 3.89} = 42.77(\text{L})$$

$$\text{CL} = \beta \cdot V_\beta = 0.0841 \times 59.52 = 5(\text{L/h})$$

四、Loo-Riegelman 法估算吸收百分数

Loo-Riegelman 法是用来求算二室模型血管外给药的吸收百分数的经典方法。血管外给药药物

吸收进入体循环的量等于中央室药物量、周边室药物量和已消除的药物量之和。

$$X_A = X_C + X_P + X_E \qquad (9\text{-}108)$$

式（9-108）对时间微分得

$$\frac{dX_A}{dt} = \frac{dX_C}{dt} + \frac{dX_P}{dt} + \frac{dX_E}{dt} \qquad (9\text{-}109)$$

因 $\dfrac{dX_C}{dt} = V_C \dfrac{dC}{dt}$ ， $\dfrac{dX_E}{dt} = k_{10} \cdot V_C C$ ，故

$$\frac{dX_A}{dt} = V_C \frac{dC}{dt} + \frac{dX_P}{dt} + k_{10} \cdot V_C C \qquad (9\text{-}110)$$

将式（9-110）积分，求得零时间到 t 时间、零时间到无穷大时间内吸收进入体循环的药物量：

$$(X_A)_t = V_C C_t + V_C k_{10} \int_0^t C dt + (X_P)_t \qquad (9\text{-}111)$$

$$(X_A)_\infty = V_C k_{10} \int_0^t C dt \qquad (9\text{-}112)$$

t 时间的吸收分数 F_a 为

$$F_a = \frac{(X_A)_t}{(X_A)_\infty} = \frac{C_t + k_{10} \int_0^t C dt + \dfrac{(X_P)_t}{V_C}}{k_{10} \int_0^\infty C dt} \qquad (9\text{-}113)$$

上式中， V_C 可从静脉推注给药数据中求得， $\int_0^t C dt$ 和 $\dfrac{(X_P)_t}{V_C}$ 由血管外给药后的血药浓度-时间数据求得，按式（9-113）可计算吸收分数 $\dfrac{(X_A)_t}{(X_A)_\infty}$ 或待吸收分数 $\left[1 - \dfrac{(X_A)_t}{(X_A)_\infty} \right]$ 。

章末总结

本 章 小 结

一、单剂量一室模型血管外给药

1. 基本公式

$$X = \frac{k_a F X_0}{k_a - k} (e^{-kt} - e^{-k_a t})$$

$$C = \frac{k_a F X_0}{V_d (k_a - k)} (e^{-kt} - e^{-k_a t})$$

2. t_{max}、C_{max}、AUC 计算公式

（1）达峰时间： $t_{max} = \dfrac{2.303}{k_a - k} \lg \dfrac{k_a}{k}$

（2）峰浓度： $C_{max} = \dfrac{F X_0}{V_d} e^{-k t_{max}}$

（3）血药浓度-时间曲线的 AUC： $AUC = \dfrac{F X_0}{k V_d}$ （积分法）

$$AUC = \sum_{i=1}^{n} \frac{C_{i-1} + C_i}{2} (t_i - t_{i-1}) + \frac{C_n}{k} \quad （梯形面积法）$$

3. k 的求算公式

$$\lg C = -\frac{k}{2.303} t + \lg \frac{k_a F X_0}{V_d (k_a - k)} \quad （血药浓度法）$$

$$\lg \frac{\Delta X_u}{\Delta t} = -\frac{k}{2.303}t_C + \lg \frac{k_e k_a F X_0}{k_a - k} \quad （尿药数据，速度法）$$

$$\lg(X_u^\infty - X_u) = -\frac{k}{2.303}t + \lg \frac{X_u^\infty k_a}{k_a - k} \quad （尿药数据，亏量法）$$

4. k_a 的求算公式

$$\lg C_r = -\frac{k_a}{2.303}t + \lg \frac{k_a F X_0}{V_d(k_a - k)} \quad （血药浓度数据，残数法）$$

$$\lg\left[1 - \frac{(X_A)_t}{(X_A)_\infty}\right] = -\frac{k_a}{2.303}t \quad （血药浓度数据，W-N 法）$$

5. 半衰期的求算公式

（1）吸收半衰期：$t_{1/2(a)} = \dfrac{0.693}{k_a}$

（2）消除半衰期：$t_{1/2} = \dfrac{0.693}{k}$

二、单剂量二室模型血管外给药

1. 基本公式

$$C = Ne^{-k_a t} + Le^{-\alpha t} + Me^{-\beta t}$$

2. 求混杂参数有关公式

$$\lg C' = -\frac{\beta}{2.303}t + \lg M$$

$$\lg C'_{r1} = -\frac{\alpha}{2.303}t + \lg L$$

$$\lg C_{r2} = -\frac{k_a}{2.303}t + \lg(-N)$$

3. 求转运速率常数有关公式

$$k_{21} = \frac{L\beta(k_a - \alpha) + M\alpha(k_a - \beta)}{L(k_a - \alpha) + M(k_a - \beta)}$$

$$k_{10} = \frac{\alpha \cdot \beta}{k_{21}}$$

$$k_{12} = \alpha + \beta - k_{21} - k_{10}$$

4. 求半衰期有关公式

（1）吸收相半衰期 $t_{1/2(a)} = \dfrac{0.693}{k_a}$

（2）分布相半衰期 $t_{1/2(\alpha)} = \dfrac{0.693}{\alpha}$

（3）消除相半衰期 $t_{1/2(\beta)} = \dfrac{0.693}{\beta}$

5. 求 AUC、V_β、CL 有关公式

（1）血药浓度-时间曲线的 $\mathrm{AUC} = \dfrac{L}{\alpha} + \dfrac{M}{\beta} + \dfrac{N}{k_a}$

（2）总表观分布容积 $V_\beta = \dfrac{F X_0}{\beta \cdot \mathrm{AUC}}$

（3）中央室表观分布容积 $V_C = \dfrac{k_a F X_0 (k_{21} - \alpha)}{(k_a - \alpha) + (\beta - \alpha) \cdot L}$

（4）总清除率 $\mathrm{CL} = \beta \cdot V_\beta = \dfrac{F X_0}{\mathrm{AUC}}$

思 考 题

1. 简述一室模型血管外给药血药浓度随时间变化特点。
2. 简述二室模型血管外给药血药浓度随时间变化特点。
3. 简述 $C_{\max}$、$t_{\max}$ 及血药浓度-时间曲线的 AUC 的意义。
4. 简述 $C_{\max}$、$t_{\max}$ 及血药浓度-时间曲线的 AUC 的影响因素。
5. 简述血药浓度法与尿药浓度法的优缺点及相互关系。

（李海菊）

章前学习
指导

第十章　多剂量给药药物动力学

学习目标

1. 掌握　多剂量函数；一室模型多剂量给药的稳态、平均稳态、最大稳态、最小稳态血药浓度的概念与计算方法；达坪分数、蓄积系数、负荷剂量、波动度的定义与计算方法。

2. 熟悉　二室多剂量给药的剂量或血药浓度计算方法。

3. 了解　间歇静脉滴注血药浓度的经时变化及各种参数的计算。

在临床用药中，有些疾病往往只需单剂量给药就能达到治疗目的，不需长期用药，如某些镇痛药、镇静催眠药、止喘药、止吐药。但不少疾病的临床治疗需要多次给药，即多剂量给药，以控制疾病的发展，达到最佳的临床疗效，如抗菌药、心血管药、抗惊厥药等。

多剂量给药是指药物按一定剂量、一定间隔时间、经多次给药后，使血药浓度达到并保持在治疗窗内的给药方法。为了便于研究，规定多剂量给药时每次给药剂量相同，给药间隔时间相等。

第一节　血管内给药

一、一室模型血管内给药

（一）静脉注射给药

对于多剂量给药，如果给药间隔时间较短，在下一次给药前，体内的药物尚未消除完全，随着给药次数增加，体内药量逐渐蓄积，经过一定时间后达到稳态。对于符合一室模型且按一级过程处置的药物，连续多次静脉注射给药后，血药浓度-时间曲线呈现有规律的波动，如图10-1所示。

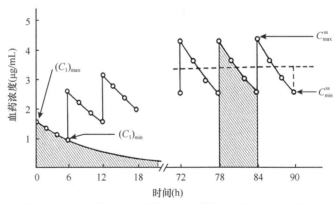

图10-1　一室模型 n 次静脉注射给药的血药浓度-时间曲线

1. 多剂量函数　设每次静脉注射给药剂量为 X_0，给药间隔为 τ 时，第一次静脉注射给药后，体内药量 X_1 与时间 $t(0 \leqslant t \leqslant \tau)$ 的函数关系式为（10-1）。

$$X_1 = X_0 e^{-kt} \tag{10-1}$$

式（10-1）中，k 为一级消除速率常数。当 $t = 0$ 时，体内药量最大，等于静脉注射剂量 X_0，体内最大药量 $(X_1)_{\max}$ 为（10-2）。

$$(X_1)_{max}=X_0 \qquad (10\text{-}2)$$

当 $t=\tau$ 时，即在一个剂量间隔结束时，此时体内药量最小，体内最小药量 $(X_1)_{min}$ 为（10-3）。

$$(X_1)_{min} = X_0 e^{-k\tau} \qquad (10\text{-}3)$$

此时再给予第二个剂量，则体内药量为给第二个剂量后的体内最大药量 $(X_2)_{max}$，等于静脉注射时第一个剂量在体内剩余量与第二个剂量之和得

$$(X_2)_{max} = (X_1)_{min} + X_0 = X_0 e^{-k\tau} + X_0 = X_0\left(1+e^{-k\tau}\right) \qquad (10\text{-}4)$$

第二次给药后，体内最小药量 $(X_2)_{min}$ 得

$$(X_2)_{min} = (X_2)_{max} e^{-k\tau} = X_0\left(e^{-k\tau} + e^{-2k\tau}\right) \qquad (10\text{-}5)$$

同理，第三次给药后，体内最大药物量 $(X_3)_{max}$ 和体内最小药物量 $(X_3)_{min}$ 得

$$(X_3)_{max} = X_0\left(1+e^{-k\tau} + e^{-2k\tau}\right) \qquad (10\text{-}6)$$

$$(X_3)_{min} = X_0\left(e^{-k\tau} + e^{-2k\tau} + e^{-3k\tau}\right) \qquad (10\text{-}7)$$

以此类推，第 n 次给药后体内最大药物量 $(X_n)_{max}$ 和体内最小药物量 $(X_n)_{min}$ 得

$$(X_n)_{max} = X_0\left(1+e^{-k\tau} + e^{-2k\tau} + \cdots + e^{-(n-1)k\tau}\right) \qquad (10\text{-}8)$$

$$(X_n)_{min} = X_0\left(e^{-k\tau} + e^{-2k\tau} + \cdots + e^{-(n-1)k\tau} + e^{-nk\tau}\right) \qquad (10\text{-}9)$$

$$令 \quad r = 1+e^{-k\tau} + e^{-2k\tau} + \cdots + e^{-(n-1)k\tau} \qquad (10\text{-}10)$$

将式（10-10）乘以 $e^{-k\tau}$，得

$$r \cdot e^{-k\tau} = e^{-k\tau} + e^{-2k\tau} + \cdots + e^{-(n-1)k\tau} + e^{-nk\tau} \qquad (10\text{-}11)$$

将式（10-10）减去式（10-11），整理后得

$$r = \frac{1-e^{-nk\tau}}{1-e^{-k\tau}} \qquad (10\text{-}12)$$

将式（10-12）写成一般通式为（10-13）。

$$r = \frac{1-e^{-nk_i\tau}}{1-e^{-k_i\tau}} \qquad (10\text{-}13)$$

式（10-13）称为多剂量函数（multiple-dosage function），n 为给药次数，k_i 为一级速率常数，τ 为给药间隔时间。

将式（10-12）代入式（10-8）、式（10-9）得

$$(X_n)_{max} = X_0 \cdot \frac{1-e^{-nk\tau}}{1-e^{-k\tau}} \qquad (10\text{-}14)$$

$$(X_n)_{min} = X_0 \cdot \frac{1-e^{-nk\tau}}{1-e^{-k\tau}} \cdot e^{-k\tau} \qquad (10\text{-}15)$$

2. 多剂量给药血药浓度与时间的关系 多剂量给药的血药浓度公式，只要在单剂量给药血药浓度公式中含 t 为指数的每项乘以多剂量函数即得。

第 n 次静脉注射给药后，体内药量 X_n 与时间 $t(0 \leqslant t \leqslant \tau)$ 的关系式为式（10-16）。

$$X_n = X_0 \cdot \frac{1-e^{-nk\tau}}{1-e^{-k\tau}} \cdot e^{-kt} \qquad (10\text{-}16)$$

用浓度表示，则第 n 次给药后血药浓度 C_n 与时间 t 的关系式为（10-17）。

$$C_n = \frac{X_0}{V_d} \cdot \frac{1-e^{-nk\tau}}{1-e^{-k\tau}} \cdot e^{-kt} \qquad (10\text{-}17)$$

例 10-1　已知某抗生素静脉注射符合一室模型，患者，男，体重为 60 kg，因细菌感染静脉注射该抗生素，每 6 h 静脉注射 500 mg，已知药物的消除半衰期为 4 h，V_d 为 0.40 L/kg，请问注射第 3 次后第 2 h 的血药浓度为多少？

解：已知 $t_{1/2}$ =4 h，V_d =0.40×60=24 L，τ =6 h，X_0 =500 mg，

根据式（10-17），注射第 3 次后第 2 h 的血药浓度为

$$C = \frac{X_0}{V_d} \cdot \frac{1-e^{-nk\tau}}{1-e^{-k\tau}} \cdot e^{-kt} = \frac{500}{24} \times \left(\frac{1-e^{-3\times\frac{0.693}{4}\times6}}{1-e^{-\frac{0.693}{4}\times6}} \right) \times e^{-\frac{0.693}{4}\times2} = 21.78(\mu g/mL)$$

答：注射第 3 次后第 2 h 的血药浓度为 21.78 μg/mL。

3. 稳态血药浓度　多剂量给药时，随着给药次数 n 的增加，血药浓度不断增加，当增加到一定程度时，血药浓度不再升高，达到稳态，随着每次给药在一个恒定水平范围内做周期性的变化，如图 10-1 所示。此时药物进入体内的速率等于从体内消除的速率，这时的血药浓度称为稳态血药浓度（steady plasma drug concentration），或坪浓度（plateau concentration），以 C_{ss} 表示。

根据式（10-17），当 $n \to \infty$ 时，$e^{-nk\tau} \to 0$，C_n 即为 C_{ss}，得

$$C_{ss} = \frac{X_0}{V_d\left(1-e^{-k\tau}\right)} e^{-kt} \qquad （10-18）$$

（1）稳态最大血药浓度：稳态时，在一个给药周期（τ）内，血药浓度在恒定的水平范围内波动。在给药瞬间时（$t=0$），$e^{-kt} \to 1$，此时的血药浓度最大，稳态最大血药浓度 C_{max}^{ss} 为式（10-19）。

$$C_{max}^{ss} = \frac{X_0}{V_d\left(1-e^{-k\tau}\right)} \qquad （10-19）$$

（2）稳态最小血药浓度：稳态时，经过一个给药周期（$t=\tau$）时的血药浓度最小，稳态最小血药浓度 C_{min}^{ss} 为式（10-20）。

$$C_{min}^{ss} = \frac{X_0}{V_d\left(1-e^{-k\tau}\right)} e^{-k\tau} \qquad （10-20）$$

例 10-2　已知静脉注射地高辛符合一室模型特征，某体重 70 kg 的男性充血性心力衰竭患者，每 8 h 给药一次，已知地高辛半衰期为 36 h，V_d 为 9 L/kg，若使稳态最小血药浓度维持在 1.5 μg/L，试计算给药剂量及稳态最大血药浓度。

解：已知 $t_{1/2}$ =36 h，V_d = 9×70=630 L，τ =8 h，C_{min}^{ss} =1.5 μg/L，

$$C_{min}^{ss} = \frac{X_0}{V_d\left(1-e^{-k\tau}\right)} e^{-k\tau}$$

$$故 X_0 = \frac{C_{min}^{ss} V_d\left(1-e^{-k\tau}\right)}{e^{-k\tau}} = \frac{1.5\times630\times(1-e^{-\frac{0.693}{36}\times8})}{e^{-\frac{0.693}{36}\times8}} = 0.1573(mg)$$

$$C_{max}^{ss} = \frac{X_0}{V_d\left(1-e^{-k\tau}\right)} = \frac{0.1573}{630\times(1-e^{-\frac{0.693}{36}\times8})} = 1.749(\mu g/L)$$

答：给药剂量为 0.1573 mg，稳态最大血药浓度为 1.749 μg/L。

（3）稳态血药浓度均值：多剂量给药达稳态后，稳态血药浓度 C_{ss} 不是单一常数，而是在每个给药时间间隔内随时间而变化，是时间 $t(0 \leqslant t \leqslant \tau)$ 的函数。因此，有必要从稳态血药浓度的波动中找出一个特征代表值，来反映多剂量给药后的血药浓度水平，故提出"稳态血药浓度均值"这一概念。

当血药浓度达到稳态后，在一个剂量间隔时间内（$t=0 \rightarrow \tau$），血药浓度-时间曲线的 AUC 除以间隔时间（τ）所得的商称为稳态血药浓度均值（steady state average concentration），用 $\overline{C_{ss}}$ 表示。

$$\overline{C_{ss}} = \frac{\int_0^\tau C_{ss} dt}{\tau} \tag{10-21}$$

稳态血药浓度均值并非稳态最大血药浓度 C_{max}^{ss} 与稳态最小血药浓度 C_{min}^{ss} 的算数平均值。

具有一室模型特征的药物，多剂量静脉注射给药达稳态后，一个给药周期（$t=0 \rightarrow \tau$）内血药浓度-时间曲线的 AUC 为式（10-22）。

$$\int_0^\tau C_{ss} dt = \int_0^\tau \frac{X_0}{V_d}\left(\frac{1}{1-e^{-k\tau}}\right)e^{-kt} dt = \frac{X_0}{V_d k} \tag{10-22}$$

而单剂量静脉注射给药的血药浓度-时间曲线的 AUC 如下。

$$\int_0^\infty C_{ss} dt = \int_0^\infty \left(\frac{X_0}{V_d}\right)e^{-kt} dt = \frac{X_0}{V_d k} \tag{10-23}$$

因此得

$$\int_0^\tau C_{ss} dt = \int_0^\infty C dt \tag{10-24}$$

可见，多剂量静脉注射给药达稳态后，在一个给药周期（$t=0 \rightarrow \tau$）内，血药浓度-时间曲线的 AUC 等于单剂量静脉注射给药，时间从 $0 \rightarrow \infty$ 范围内的血药浓度-时间曲线的 AUC，见图 10-1。

稳态血药浓度均值为式（10-25）。

$$\overline{C_{ss}} = \frac{\int_0^\tau C_{ss} dt}{\tau} = \frac{\int_0^\infty C dt}{\tau} = \frac{X_0}{V_d k \tau} \tag{10-25}$$

当药物的 V_d 及消除速率常数已知，可以计算出按一定给药间隔时间 τ、固定剂量 X_0 多剂量静脉注射给药后的稳态血药浓度均值。

由于 $t_{1/2} = \dfrac{0.693}{k}$，式（10-25）亦可用半衰期表示。

$$\overline{C_{ss}} = \frac{X_0}{V_d} \times 1.44 \times \frac{t_{1/2}}{\tau} \tag{10-26}$$

平均稳态药量 $\overline{X_{ss}}$ 为式（10-27）。

$$\overline{X_{ss}} = X_0 \times 1.44 \times \frac{t_{1/2}}{\tau} \tag{10-27}$$

式（10-26）、式（10-27）中，$\dfrac{t_{1/2}}{\tau}$ 称为给药频数。当 $t_{1/2} = \tau$ 时得

$$\overline{C_{ss}} = 1.44 \times C_0 \tag{10-28}$$

$$\overline{X_{ss}} = 1.44 \times X_0 \tag{10-29}$$

临床上可以通过调整给药剂量 X_0 及给药间隔时间 τ，来获得合适的稳态血药浓度均值。

（4）坪幅、达坪分数：多剂量给药达到稳态时，在一个给药周期（τ）内，血药浓度仍有波动，稳态血药浓度的波动幅度称为坪幅。

将式（10-19）减去式（10-20），得

$$C_{max}^{ss} - C_{min}^{ss} = \frac{X_0}{V_d} \tag{10-30}$$

将式（10-30）等号两侧分别乘以 V_d，得

$$X_{max}^{ss} - X_{min}^{ss} = X_0 \tag{10-31}$$

由上可知，稳态时体内药量的最大波动范围等于给药剂量 X_0，坪幅与给药剂量 X_0 成正比，与

给药周期 τ 无关。

在临床工作中，常需要知道经过多少个给药周期才能接近稳态血药浓度（坪浓度）或经过一定时间后达到稳态血药浓度的程度如何。因此，引入达坪分数的概念。达坪分数是指 n 次给药后，血药浓度 C_n 相当于稳态血药浓度 C_{ss} 的分数，以 $f_{ss(n)}$ 表示。

$$f_{ss(n)} = \frac{C_n}{C_{ss}} \tag{10-32}$$

将式（10-17）、式（10-18）代入式（10-32），得

$$f_{ss(n)} = 1 - e^{-nk\tau} \tag{10-33}$$

将 $t_{1/2} = \dfrac{0.693}{k}$ 代入式（10-33），得

$$f_{ss(n)} = 1 - e^{-0.693n\tau/t_{1/2}} \tag{10-34}$$

由式（10-34）可求出达坪分数所需的时间。

$$n\tau = -3.32 t_{1/2} \lg\left[1 - f_{ss(n)}\right] \tag{10-35}$$

由式（10-35）可知，多剂量静脉注射给药后，达到稳态血药浓度的某一特定分数所需的时间与给药次数 n 及给药周期 τ 无关，但与该药的半衰期 $t_{1/2}$ 成正比。实际工作中，可通过达坪分数计算所需要的半衰期。

当 $f_{ss(n)} = 90\%$ 时，得

$$n\tau = -3.32 t_{1/2} \lg\left[1 - f_{ss(n)}\right] = -3.32 t_{1/2} \lg(1 - 0.9) = 3.32 t_{1/2} \tag{10-36}$$

当 $f_{ss(n)} = 99\%$ 时，得

$$n\tau = -3.32 t_{1/2} \lg\left[1 - f_{ss(n)}\right] = -3.32 t_{1/2} \lg(1 - 0.99) = 6.64 t_{1/2} \tag{10-37}$$

由此可知，欲达到稳态血药浓度的 90%，需要 3.32 个 $t_{1/2}$；欲达到稳态血药浓度的 99%，则需要 6.64 个 $t_{1/2}$。

（二）间歇静脉滴注给药

在实际治疗过程中，有时采用间歇静脉滴注的方式给药，即滴注的给药间隔时间为 τ，每次滴注固定时间为 T，而后停止滴注 $\tau - T$ 时间，如此重复进行。每次滴注时血药浓度逐渐升高，而停止滴注后血药浓度又逐渐下降，由于下一次滴注时，体内药量未完全消除，因此，体内药量不断蓄积，血药浓度不断上升，经过一定时间，逐渐达到稳态，血药浓度在一定范围内波动。间歇静脉滴注给药如图 10-2 所示。

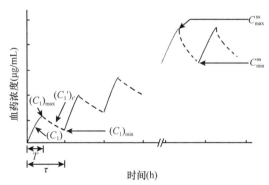

图 10-2　一室模型间歇静脉滴注给药血药浓度-时间曲线

1. 滴注和停止滴注过程的血药浓度　药物静脉滴注的速度为 k_0，滴注时间为 T，滴注停止时间为 $\tau - T$，给药间隔时间为 τ。

对具有一室模型特征的药物，间歇静脉滴注给药，第一次滴注过程中，血药浓度-时间关系式为式（10-38）。

$$C_1 = \frac{k_0}{kV_d}\left(1 - e^{-kt}\right) \quad (0 \leqslant t \leqslant T) \tag{10-38}$$

当静脉滴注停止时 $(t = T)$，此时血药浓度最大，最大血药浓度 $(C_1)_{max}$ 得

$$(C_1)_{max} = \frac{k_0}{kV_d}\left(1 - e^{-kT}\right) \tag{10-39}$$

滴注停止期间血药浓度与时间 $t'(0 \leqslant t' \leqslant \tau - T)$ 的关系式为式（10-40）。

$$C_1' = \frac{k_0}{kV_d}\left(1 - e^{-kT}\right) \cdot e^{-kt'} \tag{10-40}$$

第二次滴注开始时，第一次滴注停止已经过了 $(\tau - T)$ 时间，此时血药浓度最小，最小血药浓度为 $(C_1)_{min}$ 为式（10-41）。

$$(C_1)_{min} = \frac{k_0}{kV_d}\left(1 - e^{-kT}\right) \cdot e^{-k(\tau - T)} \tag{10-41}$$

同理，第二次滴注过程中的血药浓度 C_2、最大血药浓度 $(C_2)_{max}$、滴注停止期间的血药浓度 C_2'、最小血药浓度 $(C_2)_{min}$ 分别为式（10-42）至式（10-45）。

$$C_2 = (C_1)_{min}\, e^{-kt} + \frac{k_0}{kV_d}\left(1 - e^{-kt}\right)$$
$$= \frac{k_0}{kV_d}\left(e^{kT} - 1\right) \cdot e^{-k(\tau + t)} + \frac{k_0}{kV_d}\left(1 - e^{-kt}\right) \tag{10-42}$$

$$(C_2)_{max} = \frac{k_0}{kV_d}\left(1 - e^{-kT}\right)\left(e^{-k\tau} + 1\right) \tag{10-43}$$

$$C_2' = \frac{k_0}{kV_d}\left(1 - e^{-kT}\right)\left(e^{-k\tau} + 1\right) \cdot e^{-kt'} \tag{10-44}$$

$$(C_2)_{min} = (C_2)_{max}\, e^{-k(\tau - T)}$$
$$= \frac{k_0}{kV_d}\left(e^{kT} - 1\right)\left(e^{-2k\tau} + e^{-k\tau}\right) \tag{10-45}$$

以此类推，第 n 次给药得

$$C_n = \frac{k_0}{kV_d}\left(e^{kT} - 1\right)\left[e^{-(n-1)k\tau} + e^{-(n-2)k\tau} + \cdots + e^{-2k\tau} + e^{-k\tau}\right] \cdot e^{-kt} + \frac{k_0}{kV_d}\left(1 - e^{-kt}\right) \tag{10-46}$$

由式（10-10）至式（10-12）可知：

$$\left[e^{-k\tau} + e^{-2k\tau} + \cdots + e^{-(n-2)k\tau} + e^{-(n-1)k\tau}\right] = \left[\frac{1 - e^{-(n-1)k\tau}}{1 - e^{-k\tau}}\right]e^{-k\tau} \tag{10-47}$$

所以得

$$C_n = \frac{k_0}{kV_d}\left(e^{kT} - 1\right)\left[\frac{1 - e^{-(n-1)k\tau}}{1 - e^{-k\tau}}\right]e^{-k(\tau + t)} + \frac{k_0}{kV_d}\left(1 - e^{-kt}\right) \tag{10-48}$$

$$(C_n)_{max} = \frac{k_0}{kV_d}\left(1 - e^{-kT}\right)\left(\frac{1 - e^{-nkT}}{1 - e^{-kT}}\right) \tag{10-49}$$

$$C_n' = \frac{k_0}{kV_d}\left(1 - e^{-kT}\right)\left(\frac{1 - e^{-nk\tau}}{1 - e^{-k\tau}}\right)e^{-kt'} \tag{10-50}$$

$$(C_n)_{min} = (C_n)_{max}\, e^{-k(\tau - T)}$$

$$= \frac{k_0}{kV_d}\left(e^{kT}-1\right)\left(\frac{1-e^{-nk\tau}}{1-e^{-k\tau}}\right)e^{-k\tau} \tag{10-51}$$

2. 稳态时滴注和停止滴注过程的血药浓度　根据式（10-48），当 $n \to \infty$，可得稳态时滴注过程中的稳态血药浓度 C_{ss} 如下。

$$C_{ss} = \frac{k_0}{kV_d}\left(e^{kT}-1\right)\left(\frac{e^{-k\tau}}{1-e^{-k\tau}}\right)e^{-kt} + \frac{k_0}{kV_d}\left(1-e^{-kt}\right)(0 \leqslant t \leqslant T) \tag{10-52}$$

根据式（10-50），当 $n \to \infty$，可得稳态时滴注停止期间的稳态血药浓度 C'_{ss} 如下。

$$C'_{ss} = \frac{k_0}{kV_d}\left(1-e^{-kT}\right)\left(\frac{1}{1-e^{-k\tau}}\right)\cdot e^{-kt'}(0 \leqslant t' \leqslant \tau-T) \tag{10-53}$$

3. 稳态最大血药浓度和稳态最小血药浓度　稳态时，当 $t=T$ 时（即 $t'=0$）血药浓度最大，稳态最大血药浓度 C_{max}^{ss} 为式（10-54）。

$$C_{max}^{ss} = \frac{k_0}{kV_d}\left(1-e^{-kT}\right)\left(\frac{1}{1-e^{-k\tau}}\right) \tag{10-54}$$

当 $t'=\tau-T$ 时血药浓度最小，稳态最小血药浓度 C_{min}^{ss} 得

$$C_{min}^{ss} = \frac{k_0}{kV_d}\left(e^{kT}-1\right)\left(\frac{e^{-k\tau}}{1-e^{-k\tau}}\right) \tag{10-55}$$

由于

$$C_{min}^{ss} = C_{max}^{ss}e^{-k(\tau-T)} \tag{10-56}$$

由此可得

$$\tau = T + \frac{1}{k}\ln\frac{C_{max}^{ss}}{C_{min}^{ss}} \tag{10-57}$$

若 C_{max}^{ss} 和 C_{min}^{ss} 为治疗浓度范围的上、下限，由式（10-57）可知，当 T 与 k 恒定时，对于治疗浓度范围窄的药物，给药时间间隔 τ 的取值应小，临床药学工作者应予以重视，以确保患者用药安全。

例 10-3　某抗生素静脉滴注呈现一室模型特征，一位体重为 60 kg 的女性患者，每日静脉滴注一次，每次 4 h，单次给药剂量为 500 mg。已知该抗生素的消除半衰期为 9 h，V_d 为 1.3 L/kg，请计算 C_{max}^{ss} 和 C_{min}^{ss}。

解： 已知 $T=4$ h，$t_{1/2}=9$ h，$\tau=24$ h，$V_d=1.3\times60=48$ L，则得

$$k = \frac{0.693}{t_{1/2}} = \frac{0.693}{9} = 0.077(\mathrm{h^{-1}})$$

$$k_0 = \frac{500}{4} = 125(\mathrm{mg/h})$$

由式（10-54）得

$$C_{max}^{ss} = \frac{k_0}{kV_d}\left(1-e^{-kT}\right)\left(\frac{1}{1-e^{-k\tau}}\right)$$

$$= \frac{125}{0.077\times48}(1-e^{-0.077\times4})\left(\frac{1}{1-e^{-0.077\times24}}\right) = 10.64(\mathrm{\mu g/mL})$$

由式（10-55）得

$$C_{min}^{ss} = \frac{k_0}{kV_d}\left(e^{kT}-1\right)\left(\frac{e^{-k\tau}}{1-e^{-k\tau}}\right)$$

$$= \frac{125}{0.077\times48}(e^{0.077\times4}-1)\left(\frac{e^{-0.077\times24}}{1-e^{-0.077\times24}}\right) = 2.28(\mathrm{\mu g/mL})$$

答： 按此方案给药，达到的 C_{max}^{ss} 为 10.64 μg/mL，C_{min}^{ss} 为 2.28 μg/mL。

二、二室模型血管内给药

1. 多剂量给药血药浓度与时间的关系 二室模型静脉注射给药 n 次，给药后的血药浓度（中央室浓度）公式，等于单剂量给药后的血药浓度公式中每一个含 t 为指数的项乘以多剂量函数 r，可得式（10-58）。

$$C_n = A\left(\frac{1-e^{-n\alpha\tau}}{1-e^{-\alpha\tau}}\right)\cdot e^{-\alpha t} + B\left(\frac{1-e^{-n\beta\tau}}{1-e^{-\beta\tau}}\right)\cdot e^{-\beta t} \tag{10-58}$$

2. 稳态血药浓度 二室模型多剂量静脉注射给药，随着给药次数 n 的增加，体内药物不断积累。当 n 充分大时，$e^{-n\alpha\tau} \to 0$、$e^{-n\beta\tau} \to 0$，血药浓度达到稳态，此时进入体内的药量等于从体内消除的药量。

根据式（10-58），则稳态血药浓度 C_{ss} 得

$$C_{ss} = A\left(\frac{1}{1-e^{-\alpha\tau}}\right)\cdot e^{-\alpha t} + B\left(\frac{1}{1-e^{-\beta\tau}}\right)\cdot e^{-\beta t} \tag{10-59}$$

3. 稳态血药浓度均值 具有二室模型特征的药物，多剂量静脉注射给药的稳态血药浓度均值 $\overline{C_{ss}}$ 为式（10-60）。

$$\overline{C_{ss}} = \frac{1}{\tau}\int_0^\tau C_{ss}dt = \frac{1}{\tau}\int_0^\tau\left(\frac{Ae^{-\alpha t}}{1-e^{-\alpha\tau}} + \frac{Be^{-\beta t}}{1-e^{-\beta\tau}}\right)dt$$

$$= \frac{X_0}{V_C k_{10}\tau} = \frac{X_0}{V_\beta\beta\tau} \tag{10-60}$$

单剂量静脉注射给药的血药浓度-时间曲线的 AUC 得

$$\int_0^\infty Cdt = \int_0^\infty\left(A\cdot e^{-\alpha t} + B\cdot e^{-\beta t}\right)dt = \frac{X_0}{V_C k_{10}} = \frac{X_0}{V_\beta\beta} \tag{10-61}$$

故

$$\overline{C_{ss}} = \frac{1}{\tau}\int_0^\tau C_{ss}dt = \frac{1}{\tau}\int_0^\infty Cdt \tag{10-62}$$

例 10-4 某药物静脉注射符合二室模型特征，其中央室表观一级消除速率常数为 $1.5\ h^{-1}$，中央室表观分布容积（V_C）为 5 L，若患者每次给予药物 500 mg 静脉注射治疗，每 12 h 一次，求达稳态后的稳态血药浓度均值。

解： 已知 $X_0 = 500$ mg，$k_{10} = 1.5\ h^{-1}$，$V_C = 5$ L，$\tau = 12$ h，则得

$$\overline{C_{ss}} = \frac{X_0}{V_C k_{10}\tau} = \frac{500}{1.5\times5\times12} = 5.56(mg/L)$$

答： 达稳态后的稳态血药浓度均值为 5.56 mg/L。

第二节 血管外给药

在临床治疗中，多剂量口服、肌内注射等血管外给药更为普遍，其给药方案的设计对指导临床合理用药具有重要意义。

一、一室模型血管外给药

1. 多剂量给药血药浓度与时间的关系 血管外给药后，药物需要经过吸收才能进入体内，因此体内血药浓度不能立刻达到 C_{max}。对于符合一级吸收一室模型特征的药物，多剂量血管外给药

后的血药浓度-时间曲线如图 10-3 所示。

多剂量血管外给药后的血药浓度公式，等于单剂量给药后的血药浓度公式中每一个含 t 为指数的项乘以多剂量函数 r，该函数的速率常数与指数项的速率常数相同，得

$$C_n = \frac{k_a F X_0}{V_d (k_a - k)} \left(\frac{1 - e^{-nk\tau}}{1 - e^{-k\tau}} \cdot e^{-kt} - \frac{1 - e^{-nk_a\tau}}{1 - e^{-k_a\tau}} \cdot e^{-k_a t} \right) \tag{10-63}$$

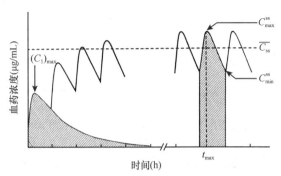

图 10-3　多剂量血管外给药的血药浓度-时间曲线

2. 稳态血药浓度　与静脉注射给药一样，血管外给药以一定剂量、一定给药周期多次给药，随着给药次数 n 增加，体内药量不断蓄积，当 n 充分大时，血药浓度逐渐趋向稳态，如图 10-3 所示。根据式（10-63），当 $n \to \infty$ 时达到稳态，此时，在一个剂量间隔时间内，每一相应时间点上的血药浓度相同，稳态药物浓度 C_{ss} 为式（10-64）。

$$C_{ss} = \frac{k_a F X_0}{V_d (k_a - k)} \left(\frac{1}{1 - e^{-k\tau}} \cdot e^{-kt} - \frac{1}{1 - e^{-k_a\tau}} \cdot e^{-k_a t} \right) \tag{10-64}$$

（1）稳态达峰时间、稳态最大血药浓度：不同于静脉注射给药，多剂量血管外给药达到稳态后，其稳态最大血药浓度并非在 $t = 0$ 时，而是在每一个周期内两次给药之间的某一时刻。原因是血管外给药有一个吸收过程。通过求算函数极大值求得稳态达峰时间，进而可求得稳态最大血药浓度。

将式（10-64），对时间求一阶导数，令一阶导数等于零，则该函数取得极大值，由此可求得稳态达峰时间 t_{max} 和稳态最大血药浓度 C_{max}^{ss}。

$$\frac{dC_{ss}}{dt} = \frac{k_a F X_0}{V_d (k_a - k)} \left(\frac{-k e^{kt_{max}}}{1 - e^{-k\tau}} - \frac{-k_a e^{k_a t_{max}}}{1 - e^{-k_a\tau}} \right) = 0 \tag{10-65}$$

则稳态达峰时间得

$$t_{max} = \frac{1}{k_a - k} \ln \left[\frac{k_a \left(1 - e^{-k\tau} \right)}{k \left(1 - e^{-k_a\tau} \right)} \right] \tag{10-66}$$

结合第九章单剂量血管外给药达峰时间的公式，得

$$(t_{max})_{稳态} - (t_{max})_{单剂量} = \frac{1}{k_a - k} \ln \frac{\left(1 - e^{-k\tau} \right)}{\left(1 - e^{-k_a\tau} \right)} \tag{10-67}$$

由于 $k_a > k$，则 $(t_{max})_{稳态} < (t_{max})_{单剂量}$，可知多剂量血管外给药后的稳态达峰时间小于单剂量血管外给药的达峰时间。

稳态最大血药浓度为式（10-68）。

$$C_{max}^{ss} = \frac{F X_0}{V} \left(\frac{e^{-kt_{max}}}{1 - e^{-k\tau}} \right) \tag{10-68}$$

（2）稳态最小血药浓度：根据式（10-64），达稳态后，$t = \tau$ 时的血药浓度即为稳态最小血药浓度 $C_{\min}^{ss}$。

$$C_{\min}^{ss} = \frac{k_a F X_0}{V_d(k_a - k)}\left(\frac{e^{-k\tau}}{1 - e^{-k\tau}} - \frac{e^{-k_a\tau}}{1 - e^{-k_a\tau}}\right) \tag{10-69}$$

由于 $k_a \gg k$，在 $t = \tau$ 时吸收基本结束，故 $e^{-k_a\tau} \to 0$，则式（10-69）简化可得

$$C_{\min}^{ss} = \frac{F X_0}{V_d}\left(\frac{e^{-k\tau}}{1 - e^{-k\tau}}\right) \tag{10-70}$$

将式（10-68）减去式（10-70），即得坪幅。

$$C_{\max}^{ss} - C_{\min}^{ss} = \frac{F X_0}{V_d}\left(\frac{e^{-k t_{\max}} - e^{-k\tau}}{1 - e^{-k\tau}}\right) \tag{10-71}$$

从式（10-71）可知，坪幅与给药剂量 X_0 成正比，且与给药间隔 τ 有关。

例 10-5 患者，女，体重为 70 kg，口服盐酸四环素片，每 8 h 给药一次，每次 250 mg，给药 2 周。已知该药具有一室模型特征，生物利用度为 75%，V_d 为 1.5 L/kg，消除半衰期为 10 h，吸收速率常数为 0.9 h^{-1}。请计算：①达稳后第 3 h 的血药浓度；②稳态达峰时间；③稳态最大血药浓度和稳态最小血药浓度。

解： 已知 $t_{1/2} = 10$ h，$V_d = 1.5 \times 70 = 105$ L，$k_a = 0.9$ h^{-1}，$X_0 = 250$ mg，$F = 75\%$，则：

$$k = \frac{0.693}{t_{1/2}} = \frac{0.693}{10} = 0.0693(h^{-1})$$

$$(C_{ss})_3 = \frac{k_a F X_0}{V_d(k_a - k)}\left(\frac{1}{1 - e^{-k\tau}}\cdot e^{-kt} - \frac{1}{1 - e^{-k_a t}}\cdot e^{-k_a t}\right)$$

$$= \frac{0.9 \times 75\% \times 250}{105 \times (0.9 - 0.0693)}\times\left(\frac{1}{1 - e^{-0.0693\times 8}}\cdot e^{-0.0693\times 3} - \frac{1}{1 - e^{-0.9\times 8}}\cdot e^{-0.9\times 3}\right)$$

$$= 3.56(\mu g/mL)$$

$$t_{\max} = \frac{1}{k_a - k}\ln\left[\frac{k_a\left(1 - e^{-k\tau}\right)}{k\left(1 - e^{-k_a\tau}\right)}\right]$$

$$= \frac{1}{0.9 - 0.0693}\times\ln\frac{0.9 \times\left(1 - e^{-0.0693\times 8}\right)}{0.0693 \times\left(1 - e^{-0.9\times 8}\right)} = 2.06(h)$$

$$C_{\max}^{ss} = \frac{F X_0}{V_d}\left(\frac{e^{-k t_{\max}}}{1 - e^{-k\tau}}\right)$$

$$= \frac{75\% \times 250}{105}\times\left(\frac{e^{-0.0693\times 2.06}}{1 - e^{-0.0693\times 8}}\right)$$

$$= 3.64(\mu g/mL)$$

$$C_{\min}^{ss} = \frac{F X_0}{V_d}\left(\frac{e^{-k\tau}}{1 - e^{-k\tau}}\right)$$

$$= \frac{75\% \times 250}{105}\times\left(\frac{e^{-0.0693\times 8}}{1 - e^{-0.0693\times 8}}\right)$$

$$= 2.41(\mu g/mL)$$

答： 达稳后第 3 h 的血药浓度为 3.56 mg/L；稳态达峰时间 $t_{\max}$ 为 2.06 h；稳态最大血药浓度、

稳态最小血药浓度分别为 3.64 mg/L、2.41 mg/L。

3. 稳态血药浓度均值　根据定义，具有一室模型特征的药物，多剂量血管外给药的稳态血药浓度均值为式（10-72）。

$$\overline{C_{ss}} = \frac{\int_0^\tau C_{ss}dt}{\tau} = \frac{1}{\tau}\int_0^\tau \frac{k_a FX_0}{V_d(k_a-k)}\left(\frac{e^{-kt}}{1-e^{-k\tau}}-\frac{e^{-k_a t}}{1-e^{-k_a\tau}}\right)dt = \frac{FX_0}{V_d k\tau} \tag{10-72}$$

单剂量血管外给药的血药浓度-时间曲线的 AUC 如下。

$$\int_0^\infty Cdt = \int_0^\infty \frac{k_a FX_0}{V_d(k_a-k)}(e^{-kt}-e^{-k_a t})dt = \frac{FX_0}{V_d k} \tag{10-73}$$

故

$$\int_0^\tau C_{ss}dt = \int_0^\infty Cdt \tag{10-74}$$

$$\overline{C_{ss}} = \frac{\int_0^\tau C_{ss}dt}{\tau} = \frac{\int_0^\infty Cdt}{\tau} = \frac{FX_0}{V_d k\tau} \tag{10-75}$$

由此可知，血管外给药时的稳态血药浓度均值可用多剂量给药或单剂量给药进行求算。

将 $t_{1/2} = \dfrac{0.693}{k}$ 代入式（10-75），得

$$\overline{C_{ss}} = \frac{FX_0}{V_d k\tau} = \frac{FX_0}{V_d}\times 1.44\times\frac{t_{1/2}}{\tau} \tag{10-76}$$

则平均稳态药量 $\overline{X_{ss}}$ 为式（10-77）。

$$\overline{X_{ss}} = FX_0\times 1.44\times\frac{t_{1/2}}{\tau} \tag{10-77}$$

若 $\tau = t_{1/2}$，则得

$$\overline{C_{ss}} = 1.44\times\frac{FX_0}{V_d} \tag{10-78}$$

$$\overline{X_{ss}} = 1.44\times FX_0 \tag{10-79}$$

例 10-6　已知氨茶碱片口服符合一室模型特征，患者，男，体重为 60 kg，给予氨茶碱片，每 6 h 服用一次，希望达到的稳态血药浓度均值为 14 μg/mL。已知口服氨茶碱生物利用度为 96%，V_d 为 0.5 L/kg，消除半衰期为 6.93 h，请计算给药剂量。

解：已知 $t_{1/2}=6.93$ h、$F=96\%$、$\overline{C_{ss}}=14$ μg/mL、$\overline{C}=6$ h

$$k = \frac{0.693}{t_{1/2}} = \frac{0.693}{6.93} = 0.1(\text{h}^{-1})$$

$$V_d = 0.5\times 60 = 30(\text{L})$$

因 $\overline{C_{ss}} = \dfrac{FX_0}{V_d k\tau}$，得

$$X_0 = \frac{\overline{C_{ss}}V_d k\tau}{F} = \frac{14\times 30\times 0.1\times 6}{96\%} = 262.5(\text{mg})$$

答：给药剂量为 262.5 mg。

4. 达坪分数　对于多剂量血管外给药，以第 n 次给药的平均血药浓度与稳态血药浓度均值的比值计算达坪分数。

$$f_{ss(n)} = \frac{\dfrac{1}{\tau}\int_0^\tau C_n dt}{\dfrac{1}{\tau}\int_0^\tau C_{ss} dt} \tag{10-80}$$

将式（10-63）和式（10-64）代入式（10-80），得

$$f_{ss(n)} = 1 - \frac{k_a e^{-nk\tau} - k e^{-nk_a\tau}}{k_a - k} \tag{10-81}$$

由于 $k_a \gg k$，且 $t = \tau$ 值较大时吸收基本结束，故 $e^{-nk_a\tau} \to 0$，则式（10-81）可简化得

$$f_{ss(n)} = 1 - e^{-nk\tau} \tag{10-82}$$

二、二室模型血管外给药

1. 多剂量给药血药浓度与时间的关系 二室模型一级吸收血管外给药，第 n 次给药后的血药浓度（中央室浓度）公式，等于单剂量给药后的血药浓度公式中每一个含 t 为指数的项乘以多剂量函数 r，得

$$C_n = L\left(\frac{1 - e^{-n\alpha\tau}}{1 - e^{-\alpha\tau}}\right) \cdot e^{-\alpha t} + M\left(\frac{1 - e^{-n\beta\tau}}{1 - e^{-\beta\tau}}\right) \cdot e^{-\beta t} + N\left(\frac{1 - e^{-nk_a\tau}}{1 - e^{-k_a\tau}}\right) \cdot e^{-k_a t} \tag{10-83}$$

2. 稳态血药浓度 与静脉注射给药一样，随着给药次数的增加，体内药量不断积累。当 n 充分大时，$e^{-n\alpha\tau} \to 0$、$e^{-n\beta\tau} \to 0$、$e^{-k_a\tau} \to 0$，此时体内药物的吸收速度等于消除速度，达到稳态。稳态血药浓度 C_{ss} 为式（10-84）。

$$C_{ss} = L\left(\frac{1}{1 - e^{-\alpha\tau}}\right) \cdot e^{-\alpha t} + M\left(\frac{1}{1 - e^{-\beta\tau}}\right) \cdot e^{-\beta t} + N\left(\frac{1}{1 - e^{-k_a\tau}}\right) \cdot e^{-k_a t} \tag{10-84}$$

3. 稳态血药浓度均值 具有二室模型特征的药物，多剂量血管外给药的稳态血药浓度均值为式（10-85）。

$$\overline{C_{ss}} = \frac{1}{\tau}\int_0^\tau C_{ss} dt = \frac{1}{\tau}\int_0^\tau \left(\frac{Le^{-\alpha t}}{1 - e^{-\alpha\tau}} + \frac{Me^{-\beta t}}{1 - e^{-\beta\tau}} + \frac{Ne^{-k_a t}}{1 - e^{-k_a\tau}}\right) dt$$

$$= \frac{FX_0}{V_C k_{10}\tau} = \frac{FX_0}{V_\beta \beta\tau} \tag{10-85}$$

单剂量血管外给药的血药浓度-时间曲线的 AUC 为式（10-86）。

$$\int_0^\infty C dt = \frac{1}{\tau}\int_0^\infty \left(Le^{-\alpha t} + Me^{-\beta t} + Ne^{-k_a t}\right) dt = \frac{FX_0}{V_C k_{10}} = \frac{FX_0}{V_\beta \beta} \tag{10-86}$$

故

$$\overline{C_{ss}} = \frac{1}{\tau}\int_0^\tau C_{ss} dt = \frac{1}{\tau}\int_0^\infty C dt \tag{10-87}$$

因此，可用单剂量给药后的血药浓度-时间曲线的 AUC 来估算稳态血药浓度均值，而不必先求 F 及表观分布容积值。

第三节 体内药量的蓄积与血药浓度的波动

一、体内药量的蓄积

按一定剂量和一定周期多次给药后，随着给药次数 n 的增加，药物在体内不断蓄积，最后达到稳态。不同药物在体内的蓄积程度存在差异，蓄积程度过大可能导致中毒。药物在体内的蓄积程度通常用蓄积系数 R 来表示。蓄积系数（cumulative coefficient）又称为蓄积因子或积累系数，是指稳态血药浓度与第一次给药后的血药浓度的比值，可采用以下方法计算。

（1）以稳态最小血药浓度 C_{min}^{ss} 与第一次给药后的最小血药浓度 $(C_1)_{min}$ 的比值表示

$$R = \frac{C_{\min}^{ss}}{(C_1)_{\min}} \tag{10-88}$$

对于一室模型多剂量静脉注射给药

$$C_{\min}^{ss} = \frac{X_0}{V_d(1-e^{-k\tau})}e^{-k\tau} \tag{10-89}$$

$$(C_1)_{\min} = \frac{X_0}{V_d}e^{-k\tau} \tag{10-90}$$

故

$$R = \frac{1}{1-e^{-k\tau}} \tag{10-91}$$

对于一室模型多剂量血管外给药

$$C_{\min}^{ss} = \frac{k_a F X_0}{V_d(k_a-k)}\left(\frac{e^{-k\tau}}{1-e^{-k\tau}} - \frac{e^{-k_a\tau}}{1-e^{-k_a\tau}}\right) \tag{10-92}$$

$$(C_1)_{\min} = \frac{k_a F X_0}{V_d(k_a-k)}(e^{-k\tau}-e^{-k_a\tau}) \tag{10-93}$$

故

$$R = \frac{1}{(1-e^{-k\tau})(1-e^{k_a\tau})} \tag{10-94}$$

若 $k_a \gg k$，且 τ 值较大，则 $e^{-k_a\tau} \to 0$，式（10-94）可简化得

$$R = \frac{1}{1-e^{-k\tau}} \tag{10-95}$$

（2）以稳态血药浓度均值 $\overline{C_{ss}}$ 与第一次给药后的平均血药浓度 $\overline{C_1}$ 的比值表示

$$R = \frac{\overline{C_{ss}}}{\overline{C_1}} \tag{10-96}$$

对于一室模型多剂量静脉注射给药

$$\overline{C_{ss}} = \frac{X_0}{V_d K\tau} \tag{10-97}$$

$$\overline{C_1} = \frac{\int_0^\tau C_1 dt}{\tau} = \frac{\int_0^\tau \frac{X_0}{V_d}e^{-kt}dt}{\tau} = \frac{X_0}{V_d K\tau}(1-e^{-k\tau}) \tag{10-98}$$

故

$$R = \frac{1}{1-e^{-k\tau}} \tag{10-99}$$

对于一室模型多剂量血管外给药

$$\overline{C_{ss}} = \frac{F X_0}{V_d K\tau} \tag{10-100}$$

$$\overline{C_1} = \frac{\int_0^\tau C_1 dt}{\tau} = \frac{\int_0^\tau \frac{k_a F X_0}{V_d(k_a-k)}(e^{-kt}-e^{-k_a t})dt}{\tau} = \frac{F X_0}{V_d K\tau}\left[\frac{k_a(1-e^{-k\tau})-k(1-e^{-k_a\tau})}{k_a-k}\right] \tag{10-101}$$

故

$$R = \frac{k_a - k}{k_a\left(1 - e^{-k\tau}\right) - k\left(1 - e^{-k_a\tau}\right)} \tag{10-102}$$

若 $k_a \gg k$，且 τ 值较大，则 $k_a - k \approx k_a$，$e^{-k_a\tau} \to 0$，式（10-102）可简化得

$$R = \frac{1}{1 - e^{-k\tau}} \tag{10-103}$$

（3）以稳态最大血药浓度 C_{max}^{ss} 与第一次给药后的最大血药浓度 $(C_1)_{max}$ 的比值表示

$$R = \frac{C_{max}^{ss}}{(C_1)_{max}} \tag{10-104}$$

对于一室模型多剂量静脉注射给药

$$C_{max}^{ss} = \frac{X_0}{V_d(1 - e^{-k\tau})} \tag{10-105}$$

$$(C_1)_{max} = \frac{X_0}{V_d} \tag{10-106}$$

故

$$R = \frac{1}{1 - e^{-k\tau}} \tag{10-107}$$

对于一室模型多剂量血管外给药，因公式中含有稳态时的达峰时间 t_{max} 及第一次给药时的达峰时间 $(t_{max})_1$ 函数，不适合采用该法计算。

（4）以平均稳态药物量与给药剂量计算蓄积程度。

多剂量给药的平均稳态药物量与剂量之比如下。

$$\frac{\overline{X_{ss}}}{X_0} = \frac{\overline{C_{ss}}V_d}{X_0} \tag{10-108}$$

对于一室模型多剂量静脉注射给药

$$\frac{\overline{X_{ss}}}{X_0} = \frac{\overline{C_{ss}}V_d}{X_0} = \frac{\frac{X_0}{V_d k\tau}V_d}{X_0} = \frac{1}{k\tau} \tag{10-109}$$

即

$$\frac{\overline{X_{ss}}}{X_0} = 1.44 \times \frac{t_{1/2}}{\tau} \tag{10-110}$$

由此可知，τ 越小，蓄积程度越大；τ 相同时，半衰期较大的药物易产生蓄积。

知识拓展　　　　　　　　　**蓄积毒性及其研究方法**

1. 蓄积毒性相关的基本概念　当外源化学物连续地、反复地进入机体，且吸收速度（或总量）超过代谢转化排出的速度（或总量时），化学毒物或其代谢产物在体内逐渐增加和蓄积，这种现象称为化学物质的蓄积作用。因其为评价化学物质慢性中毒的重要指标之一，所以研究化学物质的蓄积作用是评价化学物质能否引起慢性中毒的依据之一，也是制定卫生标准时选择安全系数的依据之一。

蓄积作用有两种含义，即物质蓄积和功能蓄积。物质蓄积是指在多次反复地接触某一外源性化学物质一定时间后，能用化学方法测得机体内或某些组织脏器中存在该化学物质或其代谢产物的蓄积作用；功能蓄积是指有一些化学物质或其代谢产物虽然不能被测出，但在长期接触的情况下机体出现慢性中毒的现象。

2. 蓄积毒性的研究方法及评价　蓄积毒性的检测有两类方法：理化方法和生物学方法。

理化方法是利用化学分析或同位素技术测定毒物进入机体后在体内含量变化的过程。该法可以确定毒物的半衰期，可用于检测物质蓄积。生物学方法分为蓄积系数法和残留率测定法，是将多次染毒与一次染毒所产生的效应进行比较，故不能区分是物质蓄积还是功能蓄积。蓄积系数法是一种以生物效应为指标，用蓄积系数评价蓄积作用的方法，也是实际工作中最常用的方法。这种方法的基本原理是在一定期限内，以低于致死剂量的受试物每日给予实验动物，直至出现某种预期的毒性效应为止。求此累积剂量与一次染毒该化学物质产生相效应的剂量的比值，此比值则为蓄积毒性因子 K，即

$$K = \frac{\mathrm{ED}_{50}(n)}{\mathrm{ED}_{50}(1)}$$

蓄积试验常用小鼠或大鼠，多以死亡为效应指标，则 K 值计算公式：

$$K = \frac{\mathrm{LD}_{50}(n)}{\mathrm{LD}_{50}(1)}$$

半数致死剂量（LD_{50}）或浓度是指引起一组受试验动物半数死亡的剂量或浓度。LD_{50} 是评价化学物质急性毒性大小最重要的参数。式中 $\mathrm{LD}_{50}(n)$ 表示多次染毒，实验动物死亡一半时，受试物染毒剂量的总和。$\mathrm{LD}_{50}(1)$ 表示给实验动物一次染毒的 LD_{50}。

K 值越小，表示受试物的蓄积性越大。按 K 值的大小将蓄积性分为 4 级，$K < 1$，高度蓄积；K 为 $1 \sim 3$，明显蓄积；K 为 $3 \sim 5$，中等蓄积；$K > 5$，轻度蓄积。

二、血药浓度的波动

多剂量给药达稳态时，稳态血药浓度仍在一定的范围内波动。对于一些有效血药浓度范围很窄的药物，血药浓度波动很大，则易引起中毒或达不到有效的治疗目的。了解血药浓度波动情况，对于临床给药方案的设计具有重要意义。

波动程度的计算，通常采用以下不同的标准值，具体如下。

1. 波动百分数　波动百分数（percent of fluctuation，PF）系指稳态最大血药浓度与稳态最小血药浓度之差与稳态最大血药浓度的比值的百分数。

$$\mathrm{PF} = \frac{C_{\max}^{\mathrm{ss}} - C_{\min}^{\mathrm{ss}}}{C_{\max}^{\mathrm{ss}}} \times 100\% \tag{10-111}$$

2. 波动度　波动度（degree of fluctuation，DF）系指稳态最大血药浓度与稳态最小血药浓度之差与稳态血药浓度均值的比值。

$$\mathrm{DF} = \frac{C_{\max}^{\mathrm{ss}} - C_{\min}^{\mathrm{ss}}}{C_{\mathrm{ss}}} \tag{10-112}$$

3. 血药浓度变化率　血药浓度变化率系指稳态最大血药浓度与稳态最小血药浓度之差与稳态最小血药浓度的比值的百分数。

$$\text{血药浓度变化率} = \frac{C_{\max}^{\mathrm{ss}} - C_{\min}^{\mathrm{ss}}}{C_{\min}^{\mathrm{ss}}} \times 100\% \tag{10-113}$$

一室模型多剂量静脉注射达到稳态时，采用上述 3 种波动程度的表达式分别为

$$\mathrm{PF} = \frac{\dfrac{X_0}{V_\mathrm{d}(1 - e^{-k\tau})} - \dfrac{X_0}{V_\mathrm{d}(1 - e^{-k\tau})} e^{-k\tau}}{\dfrac{X_0}{V_\mathrm{d}(1 - e^{-k\tau})}} \times 100\% = (1 - e^{-k\tau}) \times 100\% \tag{10-114}$$

$$\text{DF} = \frac{\dfrac{X_0}{V_d(1-e^{-k\tau})} - \dfrac{X_0}{V_d(1-e^{-k\tau})}e^{-k\tau}}{\dfrac{X_0}{V_d k\tau}} = k\tau \tag{10-115}$$

$$\text{血药浓度变化率} = \frac{\dfrac{X_0}{V_d(1-e^{-k\tau})} - \dfrac{X_0}{V_d(1-e^{-k\tau})}e^{-k\tau}}{\dfrac{X_0}{V_d(1-e^{-k\tau})}e^{-k\tau}} \times 100\% = (e^{k\tau}-1)\times 100\% \tag{10-116}$$

从上述表达式可知，波动程度是 k（半衰期）与 τ 的函数，通常对于正常人而言，药物的半衰期是恒定的，因此主要通过 τ 来调节波动程度。

对于血管外给药，因存在吸收过程，$C_{\max}^{ss}$ 与 $t_{\max}$ 和 k_a 密切相关。随着 k_a 变小（吸收变慢），血药浓度的波动程度变小。缓、控释制剂可减小体内药物浓度的波动程度，避免"峰谷"现象，有利于降低药物的不良反应（尤其是治疗窗较窄的药物），增加临床用药的安全性和有效性。

例 10-7　磺胺噻唑静脉注射符合一室模型特征，已知 V_d=7 L，k=0.231 h^{-1}，请问：当 τ=8 h 或 τ=6 h 多次静脉注射给药时，其血药浓度波动情况如何？

解： 当 τ=8 h 时，

$\text{PF} = (1-e^{-k\tau})\times 100\% = (1-e^{-0.231\times 8})\times 100\% = 84.24\%$

$\text{DF} = k\tau = 0.231\times 8 = 1.85$

血药浓度变化率 $= (e^{k\tau}-1)\times 100\% = (e^{0.231\times 8}-1)\times 100\% = 534.71\%$

当 τ=6 h 时，

$\text{PF} = (1-e^{-k\tau})\times 100\% = (1-e^{-0.231\times 6})\times 100\% = 74.99\%$

$\text{DF} = k\tau = 0.231\times 6 = 1.39$

血药浓度变化率 $= (e^{k\tau}-1)\times 100\% = (e^{0.231\times 6}-1)\times 100\% = 299.88\%$

答： 当 τ=8 h 时，PF 为 84.24 %、DF 为 1.85，血药浓度变化率为 534.71%；当 τ=6 h 时，PF 为 74.99 %、DF 为 1.39，血药浓度变化率为 299.88 %。

第四节　负荷剂量

多剂量给药时，通常希望稳态血药浓度为治疗有效浓度，但要达到稳态血药浓度的 90%，需要 3.32 个半衰期，对于半衰期较长的药物，从第一剂给药达到稳态血药浓度所需时间较长。例如，替硝唑半衰期为 12 h，达稳态血药浓度的 90%需要 40 h。为缩短药物的起效时间，尽早达到所需要治疗浓度，通常增大首次给药剂量，使血药浓度尽快达到有效治疗浓度，之后再按给药周期给予维持剂量，使血药浓度维持恒定。首次给予的较大剂量，称为负荷剂量（loading dose）或冲击量，亦称首剂量，常用 X_0^* 表示。维持剂量（X_0）则是在负荷剂量之后，按给药周期给予的用来维持有效血药浓度水平的剂量。

一、一室模型静脉注射给药

第 1 次静脉注射给予负荷剂量 X_0^*，经过一个给药周期时（$t=\tau$）的血药浓度 C_1^* 等于稳态最小血药浓度 $C_{\min}^{ss}$，得

$$C_1^* = C_{\min}^{ss} \tag{10-117}$$

将 $C_1^* = \dfrac{X_0^*}{V_d} \cdot e^{-k\tau}$、$C_{min}^{ss} = \dfrac{X_0}{V_d(1-e^{-k\tau})} \cdot e^{-k\tau}$ 代入式（10-111）得

$$X_0^* = \frac{1}{1-e^{-k\tau}} \cdot X_0 \qquad (10\text{-}118)$$

$$X_0^* = R \cdot X_0 \qquad (10\text{-}119)$$

当 $\tau = t_{1/2}$ 时，则

$$X_0^* = \frac{1}{1 - e^{-\frac{0.693}{t_{1/2}} \cdot t_{1/2}}} \cdot X_0$$

$$= \frac{1}{1 - e^{-0.693}} \cdot X_0$$

$$X_0^* = 2X_0 \qquad (10\text{-}120)$$

由此可知，当给药周期 τ 等于该药物的半衰期时，负荷剂量是维持剂量的 2 倍，如图 10-4 所示。

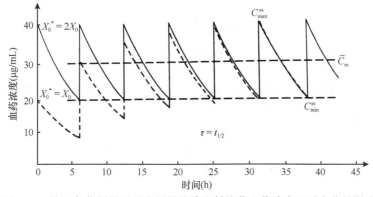

图 10-4　给予负荷剂量后对多剂量静脉注射给药血药浓度经时变化的影响

例 10-8　磺胺噻唑静脉注射符合一室模型特征，已知 $k = 0.231\,h^{-1}$，临床按每 8 h 静脉注射 1 次，每次 250 mg，其负荷剂量 X_0^* 应为多少？

解：已知 $k = 2.231\,h^{-1}$、$\tau = 8\,h$、$X_0 = 250\,mg$

$$X_0^* = \frac{1}{1-e^{-k\tau}} \cdot X_0 = \frac{1}{1-e^{-0.231\times8}} \cdot 250 = 296.8(mg)$$

答：负荷剂量 X_0^* 为 296.8 mg。

二、二室模型静脉注射给药

与一室模型静脉注射给药推算负荷剂量一样，二室模型静脉注射给药第 1 次给予负荷剂量 X_0^*，经过一个给药周期时（$t = \tau$）的血药浓度 C_1^* 等于稳态最小血药浓度 C_{min}^{ss}，由此可推导出负荷剂量求算公式。因 $\alpha \gg \beta$，且 τ 值较大时，得

$$X_0^* = \frac{1}{1-e^{-\beta\tau}} X_0 \qquad (10\text{-}121)$$

三、一室模型血管外给药

同上推理，一级吸收一室模型血管外给药的负荷剂量求算公式为式（10-122）。

$$X_0^* = \frac{1}{\left(1-e^{-k\tau}\right)\left(1-e^{-k_a\tau}\right)} \cdot X_0 \qquad (10\text{-}122)$$

因 $k_a \gg k$，且 τ 值较大时，$e^{-k_a\tau} \to 0$，式（10-122）可简化为式（10-123）。

$$X_0^* = \frac{1}{1-e^{-k\tau}} \cdot X_0 \qquad (10\text{-}123)$$

当 $\tau = t_{1/2}$ 时，得 $X_0^* = 2X_0$

某患者口服盐酸四环素治疗支原体肺炎，已知口服盐酸四环素符合一室模型特征，$t_{1/2}$ =8 h，V_d =36 L，k_a =0.8 h^{-1}，F =40%。每次给药 0.5 g，如每天服用3次，即 τ =8 h，因 $\tau = t_{1/2}$，故可知其负荷剂量为 1 g。

四、二室模型血管外给药

二室模型特征药物的血管外给药负荷剂量的求算公式推导更为复杂，由于 $k_a \gg \alpha \gg \beta$，且 τ 值较大时，负荷剂量的求算公式与式（10-123）相同，为式（10-124）。

$$X_0^* = \frac{1}{1-e^{-\beta\tau}}X_0 \qquad (10\text{-}124)$$

本 章 小 结

章末总结

首先我们学习了多剂量给药的定义。多剂量给药是指药物按一定剂量、一定间隔时间、经多次给药后，使血药浓度达到并保持在治疗窗内的给药方法。多剂量给药的血药浓度公式，只要在单剂量给药血药浓度公式中含 t 为指数的每项乘以多剂量函数即得。

多剂量函数的通式：$r = \dfrac{1-e^{-nk_i\tau}}{1-e^{-k_i\tau}}$

接下来，我们学习了一室模型静脉注射多剂量给药。对于符合一室模型且按一级过程处置的药物，连续多次静脉注射给药后，血药浓度-时间曲线呈现有规律的波动，其血药浓度和时间的关系式：$C_n = \dfrac{X_0}{V_d} \cdot \dfrac{1-e^{-nk\tau}}{1-e^{-k\tau}} \cdot e^{-kt}$

多剂量给药时，随着给药次数的增加，血药浓度不断增加，当增加到一定程度时，血药浓度达到稳态，此时药物进入体内的速率等于从体内消除的速率，此时的血药浓度称为稳态血药浓度（坪浓度）。一室模型静脉注射多剂量给药，在给药瞬间时血药浓度最大。稳态时，经过一个给药周期时的血药浓度最小。血药浓度-时间曲线的 AUC 除以间隔时间所得的商称为稳态血药浓度均值。多剂量给药达到稳态时，在一个给药周期内，血药浓度仍有波动，稳态血药浓度的波动幅度称为坪幅。达坪分数是指 n 次给药后，血药浓度相当于坪浓度的分数。

在实际治疗过程中，有时采用间歇静脉滴注的方式给药，一室模型间歇静脉滴注多剂量给药分为两个过程，一是滴注和停止滴注过程；二是稳态时滴注和停止滴注过程。每次滴注时血药浓度逐渐升高，而停止滴注后血药浓度又逐渐下降，由于下一次滴注时，体内药量未完全消除，因此体内药量不断蓄积，血药浓度不断上升，经过一定时间，逐渐达到稳态，血药浓度在一定范围内波动。

我们还学习了一室模型血管外给药的多剂量给药。在临床治疗中，多剂量口服、肌内注射等血管外给药更为普遍，其给药方案的设计对指导临床合理用药具有重要意义。其血药浓度与时间的关系式为

$$C_n = \frac{k_a F X_0}{V_d(k_a-k)}\left(\frac{1-e^{-nk\tau}}{1-e^{-k\tau}} \cdot e^{-kt} - \frac{1-e^{-nk_a\tau}}{1-e^{-k_a\tau}} \cdot e^{-k_at}\right)$$

不同于静脉注射给药，多剂量血管外给药达到稳态后，其稳态最大血药浓度并非在 t=0 时，而是在每一个周期内两次给药之间的某一时刻。将稳态药物浓度式，对时间求一阶导数，令一阶导数等于零，则该函数取得极大值，由此可求得稳态达峰时间，进而求得稳态最大血药浓度。

　　二室模型一级吸收血管外给药，第 n 次给药后的血药浓度（中央室浓度）公式，等于单剂量给药后的血药浓度公式中每一个含 t 为指数的项乘以多剂量函数，得血药浓度与时间的关系式：

$$C_n = L\left(\frac{1-e^{-n\alpha\tau}}{1-e^{-\alpha\tau}}\right)\cdot e^{-\alpha t} + M\left(\frac{1-e^{-n\beta\tau}}{1-e^{-\beta\tau}}\right)\cdot e^{-\beta t} + N\left(\frac{1-e^{-nk_a\tau}}{1-e^{-k_a\tau}}\right)\cdot e^{-k_a t}$$

　　按一定剂量和一定周期多次给药后，药物在体内不断蓄积，最后达到稳态。

　　药物在体内的蓄积程度通常用蓄积系数来表示，系指稳态血药浓度与第一次给药后的血药浓度的比值。血药浓度的波动情况，对于临床给药方案的设计具有重要意义。多剂量给药达稳态时，稳态血药浓度仍在一定的范围内波动。对于一些有效血药浓度范围很窄的药物，血药浓度波动很大，则易引起中毒或达不到有效的治疗目的。通常可用波动百分数、波动度、血药浓度变化率来表示。

　　为缩短药物的起效时间，通常增大首次给药剂量，使血药浓度尽快达到有效治疗浓度，之后再按给药周期给予维持剂量，使血药浓度维持恒定。首次给予的较大剂量，称为负荷剂量。

思　考　题

1. 简述多剂量函数、稳态血药浓度、稳态血药浓度均值、达坪分数、蓄积系数的定义。
2. 哪些参数可描述血药浓度的波动程度？
3. 一室模型药物多剂量血管外给药的稳态最大血药浓度为什么不是出现在每次给药开始时？如何求算稳态最大血药浓度？
4. 什么是负荷剂量？在临床用药中有何意义？
5. 多剂量给药与单剂量给药的药物体内过程有何不同？

（颜　红）

章前学习指导

第十一章 非线性药物动力学

学习目标

1. 掌握 Michaelis-Menten 方程及其动力学特征；非线性药物动力学的特点和判别方法及其发生的机制。

2. 熟悉 非线性药物动力学参数的计算方法。

3. 了解 容量-限制药物动力学和时间-依从药物动力学现象产生的原因；临床应用具有非线性动力学特征药物时应注意的事项。

第一节　非线性药物动力学概述

大部分药物在治疗剂量范围内血药浓度和血药浓度-时间曲线的 AUC 与给药剂量成正比，而对于此类药物中的某一特定药物，转运速率常数、消除速率常数和消除半衰期为固定常数，不会因为给药剂量的变化而改变，此时药物的体内过程可用一级动力学的线性模型来描述，故称为线性药物动力学过程。而对于某些药物，在增加剂量或长期应用时，其血药浓度和 AUC 与给药剂量不成正比，随着给药剂量的增加，血药浓度和 AUC 会急剧升高，同时消除半衰期也会延长，此时药物的体内过程不能用一级动力学的线性模型来描述，称为非线性药物动力学过程。

对于具有非线性药物动力学特征的药物，尤其是治疗窗较窄的药物（如苯妥英钠），剂量的少许增加或减少即可导致血药浓度的急剧变化，引起药物中毒或治疗效果不佳等不良后果。因此，认识和掌握药物非线性动力学特征，对于药物的临床合理应用、保障患者安全具有重要意义。

一、非线性药物动力学的现象和机制

线性药物动力学符合三个基本元素：①药物的吸收为零级或一级速率过程；②相对于消除，药物的分布过程迅速而完全；③药物的消除为一级速率过程。线性药物动力学药物在体内某一部位的变化速率与该部位的药量或血药浓度的一次方成正比，因此线性药物动力学常用一级动力学线性模型来描述。其数学表达式为

$$\frac{\mathrm{d}X}{\mathrm{d}t} = -kX \tag{11-1}$$

式中，$\frac{\mathrm{d}X}{\mathrm{d}t}$ 表示体内药量的变化速率，k 是速率常数，X 是 t 时刻体内的药物量，负号表示药物的量随时间的推移而减小。

线性药物动力学具有以下特征：①药物的消除半衰期不因剂量的改变而变化；②单次给药后，AUC 随剂量增加而成比例增大，累积尿排泄总药量也与给药剂量成正比；③多次给药达稳态的 $AUC_{0 \to \tau}$ 和单次给药的 $AUC_{0 \to \infty}$ 相等。

通常，在治疗浓度或无明显毒性的血药浓度范围内，多数药物的体内过程为线性药物动力学过程。但对于某些药物，在增加给药剂量或长期用药时，其药物动力学特征将不再呈现单次低剂量给药时的线性药物动力学特征，而呈现非线性、剂量依赖性的药物动力学特征，如半衰期会随剂量增加而增大等，这些药物动力学特征被称为非线性药物动力学（nonlinear pharmacokinetics）。

例如，阿司匹林（aspirin）在不同给药剂量时，其体内消除过程的药物动力学特征会发生变化。当阿司匹林作为抗血小板药用于预防血栓形成时，常低剂量给药（50～150 mg/d），此时其消除

过程服从线性动力学规律；当其用于抗风湿时，每日服用剂量可达数克，其药物动力学特点开始时表现为零级动力学消除，当体内总药量下降至较低水平时，又恢复至线性动力学消除（图 11-1）。

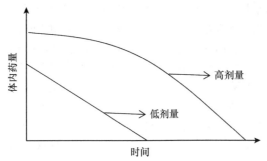

图 11-1　不同剂量时阿司匹林体内药量随时间变化示意图

生物利用度 F、吸收速率常数 k_a、表观分布容积 V_d、肾清除率 CL_r 和肝清除率 CL_h 等参数用于描述药物在体内的时间过程。通常情况下，对于同一个体，以上参数不会随剂量的改变而发生变化；当药物表现出非线性药物动力学特征时，这些参数中的一个或几个都会随给药剂量的变化而发生改变。表 11-1 列出了灌胃给予大鼠不同剂量头孢呋辛酯（cefuroxime axetil）后，各动力学参数随给药剂量变化的情况。另外，非线性药物动力学药物在连续给药时随着剂量的增大，稳态血药浓度和达坪时间均将不按比例升高。

表 11-1　灌胃给予不同剂量头孢呋辛酯后的药物动力学参数（均值）

参数	头孢呋辛酯的剂量（D）		统计学 P 值
	1.69 mg	8.45 mg	
β（h^{-1}）	0.478（0.036）	0.597（0.253）	0.0191
$t_{1/2\beta}$（h）	1.490（0.09）	1.170（0.05）	0.0096
MRT（h）	2.420（0.09）	1.990（0.06）	0.0022
CL/F（L/h）	0.138（0.008）	0.248（0.018）	0.0001
V_β/F（L）	0.294（0.017）	0.418（0.032）	0.0001
t_{max}（h）	0.750（/）	0.790（0.036）	ns
C_{max}（mg/L）	5.300（0.278）	15.400（0.809）	0.0001
C_{max}/D（L）	3.138（0.164）	1.823（0.096）	0.0001
$AUC_{0\to\infty}$（mg·h/L）	12.436（0.654）	35.224（2.722）	0.0001
$AUC_{0\to\infty}$/D（h/L）	7.359（0.387）	4.169（0.032）	0.0001

苯妥英钠（phenytoin sodium）在临床应用时表现的药物动力学特征是典型的非线性药物动力学。其治疗浓度范围为 10～20 mg/L（其 V_m 和 K_m 值通常取 500 mg/d 和 4 mg/L），在临床应用时会出现非线性药物动力学过程。其盐形式（如钠盐等）的改变或者剂型变化导致生物利用度的改变均可使其稳态浓度产生较大变化。例如，某患者每 12 h 口服 200 mg 苯妥英钠时，其稳态血药浓度为12 mg/L，若将现有生物利用度为 0.85 的口服剂型变为生物利用度为 0.95 的其他口服剂型，其稳态血药浓度均值将增至 25 mg/L。此时，生物利用度的微小变化（0.85 变为 0.95）即可引起稳态血药浓度的很大改变（200% 左右），故在临床使用时应提醒患者不可随意更换药物剂型。真实案例发生在澳大利亚的布里斯班，从 1968 年 2 月到 1969 年 1 月，有 39 位按规定剂量服用苯妥英钠胶囊的患者中毒，其中 17 人的血药浓度在 30 mg/L 以上。究其原因是生产企业将苯妥英钠胶囊中的辅料脱水硫酸钙变更为乳糖，导致生物利用度增高，进而引起血药浓度大幅度升高并出现中毒。

尽管引起药物体内非线性药物动力学特征的机制有许多，但体内载体系统和酶系统数量及活性的可饱和性是最主要因素。体内载体系统和酶系统在药物的吸收、分布、生物转化和排泄过程中起着重要作用，但其活性和数量有一定限度。在给药剂量较低的情况下，药物被动扩散的转运速率为主要限速因素，此时可用前述一级动力学描述其体内过程，增加给药剂量时，药物体内的转运能力也会成比例增加，因此主要药物动力学参数保持不变；而当药物浓度达到某一水平时，体内药物代谢酶的活性和载体转运能力达到饱和状态，此时体内载体系统和酶系统的转运与代谢能力成为药物体内过程的主要限速因素，当给药剂量增加时，药物的消除能力不会增加，故引起半衰期的延长和血药浓度的急剧上升。由此可见体内药物的非线性过程呈现一定剂量（浓度）依赖性，因此，非线性药物动力学又称剂量依赖性药物动力学（dose-dependent pharmacokinetics）。

除上述容量限制性因素外，引起非线性药物动力学的原因还有代谢产物抑制、酶诱导或抑制等。这些影响体内药物动力学特征的因素包括蛋白结合、肾小管重吸收过程中载体系统饱和、酶抑制或诱导等。

综上所述，影响药物体内非线性药物动力学特征的因素：①与药物体内生物转化有关的可饱和酶代谢系统；②与体内药物转运有关的可饱和载体转运系统；③与药物分布有关的可饱和血浆蛋白/组织蛋白含量；④酶诱导/抑制及代谢产物抑制等。表 11-2 列举了一些具有非线性药物动力学特征的药物及其原因。

表 11-2　一些具有非线性药物动力学特征的药物及其原因

原因	药物
胃肠道吸收	
肠壁转运系统的饱和	维生素 B_2，左旋多巴，氯苯氨丁酸，头孢布烯
肠代谢	水杨酰胺，普萘洛尔
胃肠道中难溶解	氯噻酮，灰黄霉素
胃肠道消化作用的饱和	青霉素 G，奥美拉唑，沙奎那韦
分布	
血浆蛋白结合的饱和	保泰松，利多卡因，水杨酸，头孢曲松，二氮嗪，苯妥英钠，华法林，丙吡胺
细胞摄取	甲氧西林
组织结合的饱和	卡那霉素
C-FS 转运	青霉素类
组织转运饱和	甲氨蝶呤
肾消除	
主动分泌	美洛西林，氨基马尿酸
肾小管重吸收	维生素 B_2，抗坏血酸，头孢菌素Ⅷ
尿 pH 变化	水杨酸，右旋苯丙胺
肾毒性	氨基糖苷类药物
尿量增加	茶碱
代谢	
代谢饱和	苯妥英钠，水杨酸，茶碱，丙戊酸
协同因子或酶的抑制	对乙酰氨基酚，乙醇
酶诱导	卡马西平
肝血流量变化	普萘洛尔，维拉帕米
代谢抑制	地西泮
容量限制，辅助因子限制等	苯妥英钠
胆汁排泄	
胆汁分泌	四溴酚酞磺酸钠
肝肠炎症	西咪替丁，异维 A 酸

二、非线性药物动力学的特点与判断

非线性药物动力学体内过程的特点：①给药剂量与血药浓度不成正比；②给药剂量与 AUC 不成正比；③消除半衰期不恒定，随给药剂量的增加而延长；④药物的消除遵循 Michaelis-Menten 方程；⑤容量限制过程的饱和会受到其他竞争相同酶或载体系统的药物影响；⑥药物代谢物的组成比例可能因剂量的改变而发生变化。

具有非线性药物动力学特征的药物动力学参数随剂量的增加而变化，用药过程中小幅度的剂量增加即可引起血药浓度的急剧上升，导致毒性作用（图 11-2，图 11-3）。因此非线性药物动力学现象应得到医疗工作者和药学人员的足够重视。目前，国家关于对新药药物动力学的研究规定，必须对药物动力学性质进行研究，即研究不同给药剂量情况下，药物的药物动力学特征是否会发生变化，有时还需研究药物在中毒剂量下的药物动力学特征。

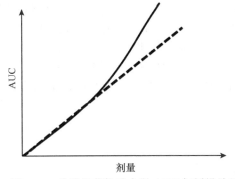

图 11-2　非线性药物动力学 AUC 与剂量关系　　图 11-3　非线性药物动力学半衰期与剂量关系

在药物动力学研究中，非线性药物动力学的判断因实验设计不当，或受检测方法的限制，往往会出现误判现象。因此，实验方法的设计和结果的判别非常重要。通常的方法是，静脉注射高、中、低三种剂量的药物，得到不同剂量在各个取样点的血药浓度-时间数据，按下述五种方法初步判别是否为非线性药物动力学特征。

（1）由实验结果作 lnC-t 图，若曲线呈明显的上凸形状（图 11-4A），则该药物可能符合非线性动力学；若为下凹曲线（图 11-4B）或直线（图 11-4C），则可初步判断为线性动力学。

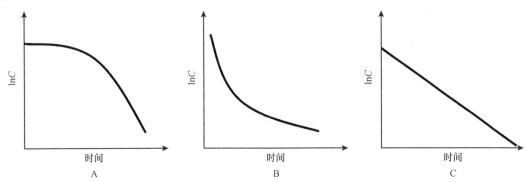

图 11-4　非线性动力学与线性动力学的 lnC-t 图比较

（2）用三种剂量的 AUC 分别除以相应的给药剂量，若所得比值明显不同，则可认为存在非线性动力学过程（图 11-5）。线性药物动力学的 AUC 与给药剂量成正比；出现因代谢酶饱和等引起的非线性消除时，AUC 随给药剂量的增加呈非线性的快速增大，使 AUC-X_0 曲线上扬；而出现因主动吸收载体饱和所致药物非线性吸收时，AUC-X_0 曲线则随给药剂量的增加而趋于平坦。

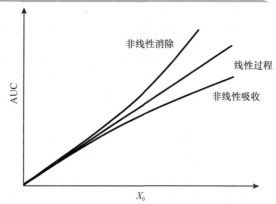

图 11-5　线性与非线性药物动力学的 AUC 与剂量 X_0 间的关系

（3）作血药浓度-时间曲线，如三种剂量所得曲线互相平行，则表明在该剂量范围内药物符合线性动力学过程；反之则为非线性动力学过程，在估算药物动力学参数时，需采用非线性药物动力学的有关方程。也可以每个血药浓度值除以相应的给药剂量，将所得比值对 t 作图，得到校正的血药浓度-时间曲线，如三种剂量的校正曲线明显不重叠，则可判断为非线性。如图 11-6 中某药物静脉注射三种剂量（1 mg、10 mg 及 100 mg）后的校正血药浓度-时间曲线，相互不重叠，因此可判断该药物符合非线性药物动力学。

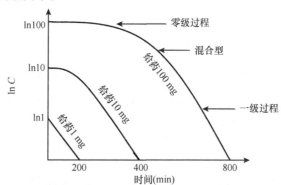

图 11-6　某药物不同剂量静脉注射给药时体内药量与时间关系示意图

（4）将每个血药浓度-时间数据按线性模型处理，计算各给药剂量的药物动力学参数，若三者间有一些或所有的参数均明显地随剂量改变而改变，则可认为存在非线性药物动力学过程。

（5）三种剂量给药后，尿排泄产物中原药及代谢产物的比值若发生改变，则可认为具有非线性药物动力学特征。对线性药物动力学，不论剂量如何，原药及代谢产物的比值基本不变。

第二节　非线性药物动力学方程

一、Michaelis-Menten 方程

Michaelis-Menten 方程发表于 1913 年，主要用于描述酶参与时的物质变化动力学过程。非线性药物动力学亦可采用 Michaelis-Menten 方程来拟合其动力学过程，其表达式为

$$-\frac{\mathrm{d}C}{\mathrm{d}t} = \frac{V_{\mathrm{m}}C}{K_{\mathrm{m}}+C} \qquad (11\text{-}2)$$

式中，$-\dfrac{\mathrm{d}C}{\mathrm{d}t}$ 为药物的变化速率，C 为血药浓度，V_{m} 为药物体内消除的理论最大速率，K_{m} 为米氏常

数，它反映酶或载体系统的催化或转运能力。K_m 不是消除常数，而是酶动力学的一个混合速率常数，是指药物体内的消除速率为 V_m 一半时的血药浓度，即当 $-\dfrac{dC}{dt} = \dfrac{1}{2}V_m$ 时，$K_m = C$。非线性药物动力学过程中药物的消除速度（ $-\dfrac{dC}{dt}$ ）与药物浓度（ C ）间的关系见图 11-7。

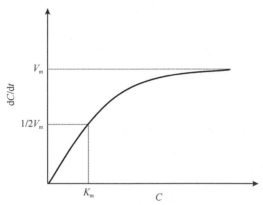

图 11-7　非线性药物动力学过程中药物的消除速度与药物浓度间关系示意图

　　Michaelis-Menten 方程不仅可用于表征离体和在体过程的药物动力学，在描述体内某些速度过程方面也具有重要价值。Michaelis-Menten 方程中，常数 V_m 和 K_m 受药物分布情况及其他因素的影响，所以，应把它看作具有函数性质并与模型有关的常数，可随着药物体内过程的变化而变化。

　　Michaelis-Menten 方程可由图 11-8 示意：Michaelis-Menten 学说首先假设酶（E）与底物（S）结合成一个中间复合物（ES），这个复合物不稳定，可再分解为产物（P），同时酶（E）又重新游离。反应中，底物变成产物的速度决定于复合物变成产物的速度；k_2 和 k_3 为一级速率常数，k_1 为二级速率常数。

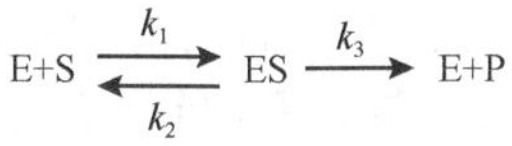

$$\text{E+S} \underset{k_2}{\overset{k_1}{\rightleftharpoons}} \text{ES} \overset{k_3}{\longrightarrow} \text{E+P}$$

图 11-8　Michaelis-Menten 方程示意图

二、Michaelis-Menten 方程的速率过程及药物动力学参数

（一）Michaelis-Menten 方程的速率过程

　　Michaelis-Menten 动力学又称混合动力学，其特征如图 11-6 所示。给药剂量或者体内药物浓度不同，其动力学特征也可能不同：低浓度（低剂量）情况下呈一级动力学特征，高浓度（高剂量）情况下呈零级动力学，在剂量或浓度适中时呈现为混合型动力学。

　　（1）若 $K_m \gg C$，则式（11-2）式可简化为

$$-\frac{dC}{dt} = \frac{V_m C}{K_m + C} = \frac{V_m}{K_m}C \tag{11-3}$$

若将式中常数 $\dfrac{V_m}{K_m}$ 用常数 K 代替，则可得到式（11-4）。

$$-\frac{dC}{dt} = KC \tag{11-4}$$

对式（11-3）积分得

$$\ln C = \ln C_0 - \frac{V_m}{K_m}t \tag{11-5}$$

此时的消除速率常数为 $\frac{V_m}{K_m}$，则可得到下式。

$$t_{1/2} = \frac{0.693 K_m}{V_m} \tag{11-6}$$

由式（11-4）和式（11-6）可知，在低剂量（低浓度）时，药物的消除速率与体内浓度成正比，半衰期为与浓度无关的常数，此时血药浓度的变化服从一级动力学特征。

（2）若 $C \gg K_m$，则式（11-2）可简化为

$$-\frac{dC}{dt} = V_m \tag{11-7}$$

此时药物的体内变化以 V_m 恒速进行，与药物的剂量或浓度无关。对式（11-7）积分可得
$$C = C_0 - V_m t \tag{11-8}$$

此时药物的消除半衰期为

$$t_{1/2} = \frac{C_0}{2V_m} \tag{11-9}$$

因此，在高剂量（高浓度）时，药物以恒速消除，消除的半衰期随给药剂量的增加而增大，此时血药浓度的变化服从零级动力学。

（3）当给药剂量或体内药物浓度适中时，Michaelis-Menten 方程中的 C 与 K_m 均不能被忽略。此时药物在体内的消除为混合型过程：当体内药物浓度较高时，其药物动力学过程更多地体现出非线性特点，而当体内药物浓度较低时，其药物动力学过程则更多地体现出线性特点。

图 11-6 反映了静脉注射不同剂量药物时体内药物浓度与时间的关系，由图可知，不同给药剂量药物消除完全所用的时间各不相同，因此，三种给药剂量的总体半衰期是不同的。然而，随着高剂量和中剂量组受试对象体内药量的减少，药物的体内过程呈现出越来越多的线性特点。图中高剂量和中剂量的末端部分与低剂量的曲线平行，说明体内药量降低到某一水平而使药物呈线性消除时，不同剂量的消除速率是一致的，此时各剂量消除半衰期相同。

（二）Michaelis-Menten 方程的药物动力学参数

1. K_m 和 V_m 的计算　当药物是通过单纯的 Michaelis-Menten 过程从体内消除时，药物动力学参数的计算可分两步：第一，由血药浓度-时间数据求算出 K_m 和 V_m；第二，由 K_m 和 V_m 求出其他药物动力学参数。下面以静脉注射给药为例，介绍计算方法。

（1）由血药浓度的算术均值求 K_m 和 V_m

1）Lineweaver-Burk 法：简称 L-B 法。将 Michaelis-Menten 方程直线化，即将式（11-2）移项，并以血药浓度的平均变化速率 $\Delta C / \Delta t$ 代替瞬间变化速率，以血药浓度的平均值 $C_{中}$ 代替 C，则可得到下式。

$$-\frac{1}{\Delta C / \Delta t} = \frac{K_m}{V_m \cdot C_{中}} + \frac{1}{V_m} \tag{11-10}$$

式中，$C_{中}$ 为前后两点血药浓度的算术均值，即 $C_{中} = (C_n + C_{n+1}) / 2$，$\Delta C = C_{n+1} - C_n$，$\Delta t = t_{n+1} - t_n$。

将式（11-10）看作一条直线方程，以 $-\dfrac{1}{\Delta C / \Delta t}$ 对 $1 / C_{中}$ 线性回归，可得到一条直线，由直线的截距和斜率可求得 V_m 和 K_m。

如为血管外给药，则需以消除相的血药浓度-时间数据估算表观 K_m 和 V_m 的值。

2）Hanes-Woolf 法：简称 H-W 法。将式（11-10）等号两边同乘以 $C_{中}$，即得 H-W 公式。

$$-\frac{C_{中}}{\Delta C / \Delta t} = \frac{K_m}{V_m} + \frac{C_{中}}{V_m} \qquad (11\text{-}11)$$

以 $-\dfrac{C_{中}}{\Delta C / \Delta t}$ 对 $C_{中}$ 进行线性回归，亦可得一条线性方程，由斜率求 V_m，截距求 K_m。

例 11-1 某体重为 50 kg 的患者静脉注射水杨酸钠 500 mg，得血药浓度-时间数据如表 11-3 所示，求非线性药物动力学参数 K_m 和 V_m。

表 11-3 血药浓度-时间数据

	t（h）								
	1	2	3	4	8	12	16	20	24
C（µg/mL）	111.0	103.0	94.0	85.0	50.0	16.4	4.9	1.5	0.45

解： 水杨酸钠的体内过程符合 Michaelis-Menten 方程，按式（11-10）和式（11-11）处理血药浓度-时间数据如表 11-4 所示：

表 11-4 处理后的血药浓度-时间数据

t（h）	C（µg/mL）	Δt	$-\Delta C$	$-\dfrac{\Delta C}{\Delta t}$	$-\dfrac{1}{\Delta C / \Delta t}$	$C_{中}$	$1/C_{中}$	$-\dfrac{C_{中}}{\Delta C / \Delta t}$
1	111.0							
2	103.0	1	8.0	8.0	0.125	107	0.0093	13.375
3	94.0	1	9.0	9.0	0.111	98.5	0.0102	10.944
4	85.0	1	9.0	9.0	0.111	89.5	0.0112	9.944
8	50.0	4	35.0	8.8	0.114	67.5	0.0148	7.714
12	16.4	4	33.6	8.4	0.119	33.2	0.0301	3.952
16	4.9	4	11.5	2.9	0.348	10.7	0.0939	3.704
20	1.5	4	3.4	0.9	1.176	3.20	0.3125	3.765
24	0.45	4	1.05	0.26	3.802	0.98	1.0256	3.707

按 L-B 法求算：以 $-\dfrac{1}{\Delta C / \Delta t}$ 对 $1/C_{中}$ 线性回归，得直线方程：$-\dfrac{1}{\Delta C / \Delta t} = \dfrac{3.65}{C_{中} + 0.05}$，$r$=0.9997。由截距项求得 V_m=20 µg/（mL·h），由斜率求得 K_m=73 µg/mL。

按 H-W 法求算：以 $-\dfrac{C_{中}}{\Delta C / \Delta t}$ 对 $C_{中}$ 线性回归，得直线方程：$-\dfrac{C_{中}}{\Delta C / \Delta t} = 2.7908 + 0.0847\,C_{中}$，$r$=0.9663，由斜率求得 V_m=11.8 µg/（mL·h），由截距求得 K_m=32.9 µg/mL。

答：L-B 法计算结果：K_m=73 µg/mL，V_m=20 µg/（mL·h）。H-W 法计算结果：K_m=32.9 µg/mL，V_m=11.8 µg/（mL·h）。

本题中两种求算方法所得结果差别较大，主要原因是 H-W 法的相关系数小于 L-B 法，故以 L-B 法的结果为准。由于 H-W 法以 $\Delta C/\Delta t$ 代替 dC/dt，故 Δt 值越大，带来的误差也越大。

（2）由血药浓度的几何均值求 K_m 和 V_m：将 Michaelis-Menten 方程的两端乘以 $1/C$，则可得到下式。

$$-\frac{1}{C} \times \frac{dC}{dt} = \frac{V_m}{K_m + C} \qquad (11\text{-}12)$$

因 $-\dfrac{1}{C} \times \dfrac{dC}{dt} = -\dfrac{d\ln C}{dt}$，而 $-\dfrac{d\ln C}{dt} \approx -\dfrac{\Delta \ln C}{\Delta t}$，$-\dfrac{\Delta \ln C}{\Delta t} = -\dfrac{\ln C_{n+1} - \ln C_n}{t_{n+1} - t_n}$

故
$$-\frac{1}{C} \times \frac{dC}{dt} = \frac{\ln C_n - \ln C_{n+1}}{t_{n+1} - t_n}$$
（11-13）

式中，C 值介于 C_n 和 C_{n+1}，可用几何平均值表示：
$$C = C_n \cdot C_{n+1}$$
（11-14）

把式（11-13）和式（11-14）代入式（11-12）则可得到下式。
$$\frac{\ln C_n - \ln C_{n+1}}{t_{n+1} - t_n} = \frac{V_m}{K_m + C_n \cdot C_{n+1}}$$

设：$1/Y = \dfrac{\ln C_n - \ln C_{n+1}}{t_{n+1} - t_n}$，$X = C_n \cdot C_{n+1}$，则可得到下式。

$$Y = \frac{K_m}{V_m} + \frac{X}{V_m}$$
（11-15）

以 Y 对 X 进行线性回归，由其斜率求出 V_m，由截距求出 K_m。

（3）由静脉注射后的 $\ln C$-t 数据求算 K_m 和 V_m：单纯非线性消除、符合一室模型的药物，其血药浓度-时间曲线如下式所示：

$$\ln C = \frac{C_0 - C}{K_m} + \ln C_0 - \frac{V_m}{K_m} t$$
（11-16）

该方程曲线的末端为直线，将其外推与纵轴相交，可得时间为 0 时的截距 $\ln C_0^*$，则该方程式为

$$\ln C = \ln C_0^* - \frac{V_m}{K_m} t$$
（11-17）

低浓度时式（11-16）与式（11-17）等同，则可得到下式。
$$\frac{C_0 - C}{K_m} + \ln C_0 - \frac{V_m}{K_m} t = \ln C_0^* - \frac{V_m}{K_m} t$$
（11-18）

可得到下式。

$$\frac{C_0 - C}{K_m} = \ln \frac{C_0^*}{C_0}$$
（11-19）

因为上式仅在 C 为低浓度时成立，此时可认为 $C_0 \gg C$，$C_0 - C \approx C_0$，将式（11-19）简化后即可得 K_m：

$$K_m = \frac{C_0}{\ln(C_0^* / C_0)}$$
（11-20）

式中，$\ln C_0^*$ 可从 $\ln C$-t 外推的截距求得，故可继续求得 K_m；代入该直线的斜率 $\dfrac{V_m}{K_m}$，可求得 $V_m = K_m \times$ 斜率。

（4）应用稳态时消除速率等于给药速率求算 K_m 和 V_m：分别于不同时间给予两个剂量，直至达到稳态，测定稳态的血药浓度。由于稳态时给药速率（R）等于消除速率（dC/dt），则可得到下式。

$$R = \frac{V_m C_{ss}}{K_m + C_{ss}}$$
（11-21）

将对应的日剂量（R_1、R_2）的稳态血药浓度（C_{ss_1}、C_{ss_2}）代入式（11-21），解方程组，可求得 K_m 和 V_m。

$$K_m = \frac{R_2 - R_1}{\dfrac{R_1}{C_{ss_1}} - \dfrac{R_2}{C_{ss_2}}}$$
（11-22）

2. 清除率的计算 与线性药物动力学相同，非线性药物动力学中药物的清除率 CL 也可定义为药物的清除速率除以血药浓度 C，则可得到下式。

$$CL = \frac{dX_E / dt}{C} \tag{11-23}$$

对于非线性消除的药物，其消除速率为

$$\frac{dX_E}{dt} = \frac{dC}{dt} V_d = \frac{V_m C}{K_m + C} \cdot V_d \tag{11-24}$$

将式（11-24）代入式（11-23），可得到下式。

$$CL = \frac{V_m V_d}{K_m + C} \tag{11-25}$$

在血药浓度极低时，$K_m \gg C$，可得到下式。

$$CL = \frac{V_m}{K_m} V_d \tag{11-26}$$

即在极低浓度时，清除率与浓度无关，与线性动力学药物总体清除率相同。

在血药浓度较高的情况下，即 $C \gg K_m$，则可得到下式。

$$CL = \frac{V_m}{C} V_d \tag{11-27}$$

说明在高浓度时，清除率随着血药浓度的增加而减少，即血药浓度越大，药物从血浆中的清除越慢。

当药物既具有线性消除又具有非线性消除时，药物的总清除率包括两部分，可得到下式。

$$CL = \frac{V_m V_d}{K_m + C} + K V_d \tag{11-28}$$

式（11-28）表明，这种情况下清除率与血药浓度有关，清除率随血药浓度的增大而减小。此外，不同消除途径所占的比例不同，其对清除率的影响也不同。通常，肾清除多为线性消除，肝代谢多为非线性消除，当药物绝大部分通过肾排泄时，其总清除率受血药浓度的影响程度就较小，反之则较大。

3. 半衰期的计算 在线性动力学中，药物的生物半衰期为一定值，仅与消除速率常数有关，而与体内药量无关。对非线性特征的药物，静脉注射后血药浓度与时间的关系如下式所示：

$$t = \frac{C_0 - C}{V_m} + \frac{K_m}{V_m} \ln \frac{C_0}{C} \tag{11-29}$$

根据半衰期的定义，将 $C = \frac{C_0}{2}$，$t = t_{1/2}$ 代入式（11-29）可得

$$t_{1/2} = \frac{C_0 + 1.386 K_m}{2 V_m} \tag{11-30}$$

式中，C_0 为初始浓度，与静脉注射的剂量有关。显然，非线性动力学药物的生物半衰期与血药浓度有关，随着血药浓度增大，其生物半衰期延长。

在低血药浓度时，$K_m \gg C$，$t_{1/2} = \frac{0.693 K_m}{2 V_m}$，药物的半衰期为药物浓度非依赖型，类似于线性动力学特征。

而在高浓度时，$C \gg K_m$，$t_{1/2} = \frac{C_0}{2 V_m}$，半衰期将随着血药浓度的增加而增加。例如，水杨酸，在正常剂量时，$t_{1/2}$ 为 4 h，当剂量较大时，半衰期可达 15～20 h，因此，在临床用药时，需注意在给药剂量加大以后，给药间隔必须相应延长，否则极易产生中毒现象。

4. 血药浓度-时间曲线的 AUC 的计算　线性药物动力学药物 $\text{AUC}_{0\to\infty}$ 计算公式不适用于计算非线性药物动力学的血药浓度-时间曲线的 AUC；从 Michaelis-Menten 方程可推得非线性动力学药物的 $\text{AUC}_{0\to\infty}$ 计算公式如下：

$$\text{AUC}_{0\to\infty} = \int_0^\infty C\text{d}t = \frac{C_0}{V_\text{m}}\left(\frac{C_0}{2} + K_\text{m}\right) \tag{11-31}$$

当浓度充分小时，$K_\text{m} \gg \dfrac{C_0}{2}$，式（11-31）可简化为

$$\text{AUC}_{0\to\infty} = \frac{K_\text{m}}{V_\text{m}}\cdot C_0 = \frac{K_\text{m}}{V_\text{m}\cdot V_\text{d}}X_0 \tag{11-32}$$

此时，血药浓度-时间曲线的 AUC 与给药剂量 X_0 成正比，与一级消除特征类似。

当浓度足够大时，$K_\text{m} \ll \dfrac{C_0}{2}$，式（11-31）可简化为：

$$\text{AUC}_{0\to\infty} = \frac{C_0^2}{2V_\text{m}} = \frac{X_0^2}{2V_\text{m}\cdot V_\text{d}^2} \tag{11-33}$$

此时，血药浓度-时间曲线的 AUC 与给药剂量不成正比关系，而是与给药剂量的平方成正比，故此时剂量稍有增加可能导致 AUC 的显著增大。阿司匹林、苯妥英钠类药物的体内过程即属于此种情况，因此在临床剂量调整时应引起充分重视。

5. 稳态血药浓度　以一定的剂量（X_0）和时间间隔（τ）多次给药后，体内的血药浓度达到稳定状态（稳态血药浓度 C_ss），这时，药物从体内消除的速率等于给药速率。静脉注射给药时，给药速率可看作为 $\dfrac{X_0}{\tau}$，则 Michaelis-Menten 方程可表示为

$$\frac{X_0}{\tau} = \frac{V_\text{m}C_\text{ss}}{K_\text{m}+C_\text{ss}} \tag{11-34}$$

整理得

$$C_\text{ss} = \frac{K_\text{m}X_0}{V_\text{m}\tau - X_0} \tag{11-35}$$

由式（11-35）可见，稳态血药浓度与给药剂量不成正比关系。当增加给药剂量时，上式的分子增大，分母减小，整个分数即稳态血药浓度的增加比例将高于剂量增加比例。因此，对于非线性动力学药物，在调整剂量时必须注意，每次剂量的调整幅度不能太大，否则将引起稳态血药浓度的大幅增加，而导致严重的不良反应，这一点从水杨酸盐的临床经验已经得到证明。水杨酸盐抗风湿治疗的有效浓度为 230～300 μg/mL，该浓度接近中毒浓度，而此时又处于该药的非线性剂量范围，当给药剂量从 0.5 g 增加至 1.0 g 时，能使体内水杨酸盐稳态浓度增加 6 倍以上，因此，很容易产生严重的不良反应。此外，由于浓度增加而引起半衰期的延长，达到稳态所需的时间也随着剂量的增加而延长，如高剂量水杨酸盐达到稳态所需的时间从 2 日增加至 7 日。

第三节　容量-限制药物动力学

本章第一节中提到，体内载体系统和酶系统数量及活性的可饱和性是引起非线性药物动力学的主要原因之一。体内载体系统和酶系统在药物的吸收、分布、生物转化和排泄过程中起着重要作用，但其活性和数量有一定限度。即在药物剂量超过某一限度后，药物在体内的吸收、分布、生物转化或排泄的一个或多个过程可能呈现出饱和状态。呈现饱和状态的药物动力学过程的速率，不能与剂量或浓度成正比。

对于可引起体内过程饱和状态的药物，通常在给药剂量较低的情况下，药物被动扩散的转运速率为主要限速因素，此时可用一级动力学描述其体内过程，当给药剂量增加时，药物体内的转运能力也会成比例地增大，因此主要药物动力学参数保持不变；而当药物浓度达到某一水平时，体内药物代谢酶的活性和载体转运能力达到饱和状态，此时体内载体系统和酶系统的转运及代谢能力成为药物体内过程的主要限速因素，当给药剂量增加时，药物的消除能力不会增加，因此可引起半衰期的延长和血药浓度的急剧上升。此时药物的体内过程呈现一定的容量限制性，称为容量-限制药物动力学（capacity-limited pharmacokinetics）。

容量-限制药物动力学主要是因体内酶和载体系统的饱和所致，Michaelis-Menten 方程是研究酶动力学过程的方程，因此，容量-限制药物动力学的体内过程可用 Michaelis-Menten 方程来描述，参见本章第二节，在此不再赘述。

已经证实一些药物在人体内显示出容量-限制药物动力学过程，如水杨酸和甘氨酸的结合、水杨酰胺和硫酸的结合、对氨基苯甲酸的乙酰化和苯妥英钠的消除等。下面以乙醇为例简单介绍容量-限制性特征。

乙醇在通常的消耗量下即可表现出容量-限制药物动力学特征。尽管乙醇脱氢酶和 CYP2E1 都参与了代谢，但乙醇的消除动力学仍然接近单一酶代谢的 Michaelis-Menten 模型。其最大代谢速率 V_m 和米氏常数 K_m 分别大约为 10 g/L 和 100 mg/L（由于个体状况和代谢能力的不同，不同个体可能存在较大差异）。假设饮酒的速率远大于代谢速率，乙醇均匀分布于体液中（分布容积约为 42 L/70 kg），则体内浓度达到 100 mg/L 时，约需 4.2 g 乙醇；若饮用体积比为 52% 的乙醇饮品，仅需饮用约 10 mL 即可达到。因此，日常饮用乙醇导致的血药浓度极易超过其 K_m 值。表 11-5 列出了体内不同乙醇浓度对应的代谢速率与清除率的值：

表 11-5　体内不同乙醇浓度对应的代谢速率与清除率

体内浓度（mg/L）	代谢速率（g/h）	清除率（L/h）
7000	9.9	1.4
5000	9.8	2.0
3000	9.7	3.2
1000	9.1	9.1
500	8.3	17.0
200	6.7	33.0
100	5.0	50.0
50	3.3	67.0
10	0.9	91.0

由于血浆蛋白结合的原因，当血药浓度约为 200 mg/L 时会出现明显的神经药理学效果，故《中华人民共和国道路交通安全法》中规定的"饮酒后驾驶机动车"的判定血液中乙醇浓度阈值为 200 mg/L。当血中乙醇浓度达到"醉酒驾机动车"的标准 800 mg/L 以上时，其代谢速率已无法显著提升，体内乙醇将以零级动力学的方式进行消除，导致乙醇蓄积，持续出现严重药理学效果。当体内的乙醇浓度达到 3000 mg/L 时（按上述示例换算，饮用体积比 52% 的乙醇饮品约 307 mL），其代谢速率已接近最大值，若仍持续饮酒，则容易达到具有潜在致死作用的血药浓度（5000 mg/L）。故应严格控制饮酒量，防止乙醇中毒导致严重后果。

第四节　时间-依从药物动力学

时间药物动力学（chronopharmacokinetics）泛指药物速度进程（如吸收或消除）中与时间相关

的变化。药物吸收或消除与时间相关的变化可以在某固定时间间隔内（如 24 h）呈周期性变化，也可以呈非周期性变化。时间-依从药物动力学（time-dependent pharmacokinetics）通常指在某时间段内药物吸收或消除速率过程中的非周期性变化。

时间-依从药物动力学会导致非线性药物动力学过程。它与剂量依赖药物动力学不同，时间-依从药物动力学可能产生于体内某器官或某部位生理或生化变化的结果，这种变化影响了药物的处置过程。药物对生物转化酶的自诱导和自抑制是引起时间-依从药物动力学的最常见原因。同时存在的其他原因有肾功能的昼夜变化、尿液的 pH、α_1-酸性糖蛋白的浓度、胃肠道生理状况（食物和饮料）、心排血量等。

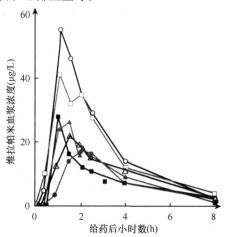

图 11-9　8 位受试者分别于 1 天的 4:00（▲）、8:00（○）、12:00（□）、16:00（△）、20:00（●）和 24:00（■）服用相同剂量（80 mg，片剂）的维拉帕米所得平均血药浓度-时间曲线。为排除食物干扰，受试者在给药前后 2 h 内禁食

图 11-9 示 8 位受试者在 1 天的不同时间点服用 80 mg 维拉帕米片剂时的平均血药浓度-时间曲线，可见其呈现明显的时间-依从药物动力学特征。在 20:00 服药时维拉帕米的 AUC 和 C_{max} 均最低，药效最差，而在 8:00 服药时的 AUC 和 C_{max} 均最高，药效最好。

经肝脏代谢或经肾脏排泄的药物长期服用对肝脏和肾脏消除能力的慢性影响也是使其引起时间-依从药物动力学的原因之一。例如，长期使用氨基糖苷类药物可产生肾毒性，而此类抗生素主要经肾脏排泄。随着给药时间的延长，肾损害加大，对氨基糖苷类药物的排泄功能也逐渐减弱，引起非线性的消除，增大药物蓄积，引起中毒。因此在长期应用此类药物时应密切监视，必要时限制疗程，尤其对于肾脏已有病变的患者更应注意。

引起药物体内过程昼夜变化的主要原因之一是饮食的变化。通常晚餐比早餐摄入更多，食物的摄入可引起胃排空的减慢或延缓，可引起药物的 C_{max} 下降，达 t_{max} 延缓，如维拉帕米。

卡马西平（carbamazepine）在连续给药 22 日后稳态血药浓度明显下降，提示其可诱导生物利用度的下降或消除的增加。这种自身诱导的作用呈现剂量或浓度依赖性，在时间-依从药物动力学中较为常见。自身诱导可降低 C_{max}；使采用单剂量给药信息预测多剂量重复给药造成较大误差；导致相同代谢途径药物的药物相互作用。

第五节　非线性药物动力学的临床意义

如前述表 11-2 所示，药物在体内的吸收、分布、代谢和排泄过程中均有可能存在非线性药物动力学过程。

在吸收过程中具有非线性药物动力学特性的常见药物有维生素 B_2、安替比林、灰黄霉素、叶酸、戊巴比妥、磺胺噻唑等，主要原因：①难溶性药物在胃肠道中的溶解饱和性；②胃肠道主动转运的载体饱和性；③首过效应的酶饱和性。

在分布过程中存在非线性药物动力学的药物有阿司匹林、卡那霉素、硫喷妥钠、地高辛等，主要原因是血浆蛋白结合的饱和性。由于血浆蛋白的数目和结合位点是有限的，当药物浓度增大到一定水平时，结合态的药物比例将随浓度的继续增大而减小，呈现出分布过程的非线性变化。

在代谢和排泄过程中可出现非线性药物动力学特征的药物常包括乙醇、苯甲酸、水杨酸和肝素，原因是药物的生物转化、肾小管的主动分泌和重吸收及胆汁的分泌，通常需要酶或载体系统的参与，药物的肾小球滤过排泄与蛋白质结合有关，而这些系统都有较强的专属性和饱和性，因此高浓度药物的消除也可能会出现非线性特征。

一、转运引起的非线性药物动力学的临床意义

转运引起药物的非线性药物动力学特征通常是由于体内转运载体的饱和所致。转运载体饱和可引起药物吸收和消除过程中的非线性特征。

某些药物的吸收主要是通过胃肠道容量-限制机制的转运，如 β-内酰胺类抗生素阿莫西林的吸收是通过小肠多肽转运。当药物浓度达到转运限度时，剂量的增加可降低其生物利用度，而 t_{max} 几乎无变化。维生素 B_{12} 的吸收也是如此，其受肠上转运体的影响而使吸收剂量百分比随给药剂量的增加而减小（表 11-6）。上文提到的维生素 C 的肾清除率是一个因转运饱和而产生非线性消除的例子，因肾小管主动重吸收的容量限制，使肾清除率随血浆浓度增加快速增大。

表 11-6　维生素 B_{12} 的胃肠吸收

剂量（μg）	吸收量（μg）	吸收剂量百分比（%）
0.5	0.4	80
2.0	0.9	45
5.0	1.3	26
10	1.5	15
50	2.0	4
200	3.3	1.6
500	6	1.1

二、血浆蛋白结合引起的非线性药物动力学的临床意义

某些药物从给药部位进入血液循环后，一部分呈游离状态存在，另一部分可与血浆蛋白结合成结合药物。只有游离态的药物才可进入组织器官发挥药效或进行消除。血浆蛋白的药物结合位点是有限的，在低浓度下，药物与血浆蛋白的结合速率基本恒定，而在高浓度下，药物的蛋白结合接近饱和，蛋白结合率降低，从而引起药物动力学性质的改变。

如图 11-10 所示，假设 A、B 两种药物有相同的消除机制，分别通过肾小球滤过消除，曲线 A 表示血浆蛋白结合率为 90% 的药物，曲线 B 表示无血浆蛋白结合的药物。给药后相同时间内曲线 A 药物的血浆药物浓度高于曲线 B 药物，曲线 A 的药物以较慢的非线性速度消除。曲线 A 的药物与血浆蛋白结合，因此使其可供肾小球滤过的游离血浆药物浓度减小。游离药物浓度 C_f 的计算如下：

$$C_f = C_p(1 - 结合率)　　（11-36）$$

在临床实践中，因血浆蛋白结合而引起非线性药物动力学特征的常见药物有萘普生。当萘普生的服用量超过了最大限度推荐剂量（500 mg）时，单剂量服用量的增加不会导致 AUC 的随之呈线性升高，这就是由于其血浆白蛋白的饱和性结合引起的。

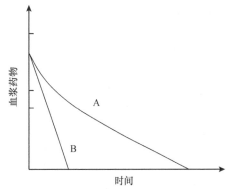

图 11-10　两药物等剂量血管内给药后的消除曲线

三、消除引起的非线性药物动力学的临床意义

药物的消除包括代谢和排泄过程。大多数药物的代谢在肝脏进行，少数药物在其他单个或多个组织中（如肾、肺、血液和胃肠壁）广泛代谢；药物的排泄可能有胆汁排泄、呼吸排泄和肾排泄，其中最为常见的为肾排泄。

药物的代谢引起非线性药物动力学特征的过程与药物代谢酶的饱和有关。低剂量时，代谢酶周围的药物浓度低，代谢过程按一级动力学过程进行。随着剂量的增大，更多的药物被吸收，药物浓度增高，代谢酶可能被饱和，其代谢过程变为非线性过程并接近零级代谢。此时药物的代谢可用Michaelis-Menten方程描述（见第二节）。值得注意的是，有些药物的代谢为多途径和混合消除，如水杨酸钠即可被代谢为葡萄糖苷轭合物，又可被代谢为甘氨酸轭合物（马尿酸盐），但是，甘氨酸的数量限制着甘氨酸轭合物生成的速度。因此，葡萄糖苷轭合物的形成速度按一级过程进行，而水杨酸钠与甘氨酸的轭合物生成则为容量限制过程。另外，药物的首过代谢也可能被饱和。例如，二氢吡啶类钙通道阻滞剂尼卡地平（nicardipine），当给药间隔为8 h，疗程为3日时，给药30 mg的同时静脉给予放射示踪标记物（0.885 mg）以测定生物利用度。由于肝脏首过代谢的饱和性，口服生物利用度显示出剂量依赖的特征（表11-7）。

表 11-7　尼卡地平生物利用度的剂量依赖性

剂量（mg）	生物利用度（%）
10	19（4）*
20	22（5）
30	28（5）
40	36（6）

*来自6位受试者的平均值与标准差

肾清除率常随血药浓度的变化而变化。药物在肾脏的滤过与重吸收通常都是被动过程，因此多呈现线性药物动力学过程；而主动分泌和主动重吸收都是可饱和过程，易引起非线性排泄。通常情况下，肾小管分泌的速率与血药浓度成正比，当转运接近于最大限度时，肾清除率将随血药浓度的升高而下降。例如，服用高剂量抗菌药物双氯西林（dicloxacillin）时，肾小管分泌的饱和会导致肾内清除率下降，而肾外清除率不受影响。另外，肾小管的主动重吸收也会出现饱和的情况。例如，维生素C通过肾小管的主动重吸收而留在体内，当血药浓度极高时，维生素C的数量将超过肾小管对其主动重吸收的限度，维生素C就会大量出现在尿中，引起非线性消除。

例如，若在临床实践中发现癫痫患者每天服用苯妥英钠300 mg，2周无治疗效果，测其血药浓度为4 mg/L。若为提高血药浓度而增加口服剂量至每天500 mg，则20日后患者会因血药浓度达到36 mg/L出现中毒症状。

上例中口服剂量仅增加了67%，血浆药物浓度却增加至原来的9倍，并导致患者出现毒性反应。其原因是，苯妥英钠的K_m值为4 mg/L，与血药浓度相比不能忽略，故在上述剂量调整过程中出现非线性消除，看似小幅度的剂量变化却使血药浓度升高为原来的9倍。由此可见具有非线性药物动力学特征的药物在临床治疗中应引起足够的关注。

总之，在临床治疗时，应关注非线性药物动力学的治疗学意义。对于主要服从容量-限制性药物动力学的药物，应当关注给药剂量或生物利用度的微小变化导致稳态血药浓度出现的较大改变。因此，有必要谨慎地拟定每一位患者所需的合理剂量，药物治疗窗较狭窄时更是如此；对于主要服从时间-依从性药物动力学的药物，其非线性特征可能是由于其自身诱导造成的，也可能与其对肝脏或肾脏的毒性有关。因此在使用此类药物时应充分考虑其药物动力学特征，密切监测患者的肝肾功能。

一般来说，如果有两种药物在疗效等各方面都具有相同的效果，但一种显示出剂量依赖性或时间依从性药物动力学特征，那临床使用中应尽量选择经线性消除的那一种药物，而避免使用具有非线性药物动力学特征的药物。

本 章 小 结

对于某些药物，在增加给药剂量或长期用药时，其药物动力学特征将不再呈现单次低剂量给药时的线性药物动力学特征，而呈现剂量依赖性的非线性改变，如半衰期会随剂量增加而增大等，这种药物动力学特征称为非线性药物动力学。

章末总结

非线性药物动力学体内过程的特点：①给药剂量与血药浓度不成正比；②给药剂量与 AUC 不成正比；③消除半衰期不恒定，随给药剂量的增加而延长；④药物的消除遵循 Michaelis-Menten 方程；⑤容量限制过程的饱和会受到其他竞争相同酶或载体系统的药物影响；⑥药物代谢物的组成比例可能因剂量的改变而发生变化。

非线性药物动力学特征可用 Michaelis-Menten 方程来描述，其表达式为 $-\dfrac{\mathrm{d}C}{\mathrm{d}t}=\dfrac{V_{\mathrm{m}}C}{K_{\mathrm{m}}+C}$，当 K_{m} $\gg C$ 时，按一级动力学过程消除，当 $C\gg K_{\mathrm{m}}$ 时，按零级动力学过程消除，而当 C 适当时，则为两种动力学过程的混合型过程。

容量-限制药物动力学和时间-依从药物动力学过程均可导致非线性动力学的产生。容量-限制药物动力学主要是因体内酶和载体系统的饱和所致，而时间-依从药物动力学可能产生于体内某器官或某部位生理或生化变化的结果。容量-限制药物动力学过程可用 Michaelis-Menten 方程来描述，时间-依从药物动力学药物的药物动力学参数在固定时间间隔内可呈非周期性变化。

药物的吸收、分布、代谢和排泄过程均有可能导致非线性过程。与非线性药物动力学相关的因素有代谢酶饱和、肾排泄的转运饱和、蛋白结合的饱和等。具有非线性特征的药物，当给药剂量产生变化时，血药浓度可能会急剧变化，因此在使用时应引起注意，必要时更换药物，以免发生毒性反应。

思 考 题

1. 什么是非线性药物动力学？非线性药物动力学产生的机制有哪些？

2. 写出 Michaelis-Menten 方程，说明 K_{m} 和 V_{m} 的意义。

3. 分析非线性药物动力学中半衰期、血药浓度-时间曲线的 AUC、总清除率及稳态血药浓度与剂量的关系。

4. 在对一种新化合物进行药物动力学研究中，如何判断其是否具有非线性药物动力学特征？

5. 临床中因消除导致非线性药物动力学的有哪些常见药物？使用中应注意什么？

（贾 乙）

第十二章　药物动力学在药物设计中的应用

学习目标

章前学习
指导

1. 掌握　新药临床前和临床药物动力学研究的内容与基本要求。

2. 熟悉　生物样品检测方法的要求；缓控释制剂设计的药物动力学原理。

3. 了解　靶向制剂的体内药物动力学特点；生物技术药物的体内药物动力学特点及其体内药物分析方法。

第一节　新药的药物动力学研究

一、药物动力学在新药开发中的作用

创新药物的开发研究是一项高风险、高投入和高回报的产业，在发达国家开发成功一种新药需要耗资 5～10 亿美元，研究周期为 10 年左右。目前创新药物开发研究的成功率很低，研发失败的原因很多，其中药物动力学性质不理想是主要原因之一，包括药物生物利用度太低、半衰期太短或者不易通过生物膜进入靶器官等。据文献报道，进入临床试验后约有 40% 的候选化合物由于药物动力学方面的原因而被淘汰。所以，一个候选化合物不仅要有较高的体外活性和较低的毒性，还应具有理想的药物动力学性质，药物动力学研究在创新药物开发研究中具有举足轻重的作用。

新药研究与开发过程通常分为临床前研究与临床研究两个阶段，与之相对应的，药物动力学研究也分为临床前药物动力学研究（preclinical pharmacokinetics studies）及临床药物动力学研究（clinical pharmacokinetics studies）。临床前药物动力学研究的受试对象是实验动物，因此又被称为动物药物动力学试验；临床药物动力学研究的受试对象是人，因而又被称为人体药物动力学试验。

新药临床前药物动力学研究的目的，是通过动物体外和体内的研究方法，获得药物在动物体内的血药浓度-时间曲线和药物动力学参数，阐明新药在动物体内吸收、分布、代谢和排泄的过程和特点，进而揭示新药在体内动态变化的规律。通过在新药开发的早期阶段对候选化合物药物动力学进行初筛，以便在研究开发的早期就确定该候选化合物是否有继续开发的价值，并可以根据筛选的结果对先导化合物进行结构改造或修饰，以获得具有良好药物动力学特性的新候选化合物。由此可见新药的临床前药物动力学研究在创新药物的开发研究中占有重要的地位，它与临床前药理学研究和毒理学研究构成一个三位一体的完整的新药筛选和评价体系。

新药的临床药物动力学研究旨在阐明药物在人体内的吸收、分布、代谢和排泄的动态变化规律。包括新药的Ⅰ期、Ⅱ期和Ⅲ期临床药物动力学研究，根据研究结论，认为是安全有效的新药才能被药品监督管理部门批准上市，因此，临床药物动力学成为新药开发的必要环节。临床药物动力学研究分为健康志愿者药物动力学研究、目标适应证患者的药物动力学研究及特殊人群（如肝功能损害患者、肾功能损害患者、老年人和儿童）的药物动力学研究等。通过临床药物动力学研究，可以揭示疾病对药物体内过程的影响规律，探讨联合用药的药物体内过程相互作用等，从而为新药临床试验给药方案的拟定和新药上市后临床药物治疗方案的制订提供理论依据和实验基础。

二、新药临床前药物动力学研究

■ （一）新药临床前药物动力学研究的基本要求

1. 受试药品　要求质量稳定且与药效学或毒理学研究所用实验药品一致。只有试验样品与药

效学和毒理学研究所用样品一致,才能使药物动力学研究结果对药理学和毒理学研究有直接的参考意义。药物动力学实验具有复杂性和高要求,是用于揭示新药的药物动力学特征为目的的药物动力学研究,必须保证试验药品具有稳定的质量。

2. 受试动物　实验动物一般采用健康成年动物,常用动物有小鼠、大鼠、兔、豚鼠、犬和猴等。实验动物选择的基本原则如下。

(1)首选动物尽可能与药效学和毒理学研究所用的动物一致。

(2)尽量在清醒状态下实验,药物动力学研究最好从同一动物上多次采样。

(3)创新药应选用两种或两种以上的动物,其中一种为啮齿类动物,另一种为非啮齿类动物,其主要目的是要了解药物的体内过程是否存在明显的种属差异。其他类型的药物,可选用一种动物(首选非啮齿类动物,如犬等)。

(4)实验中应注意雌雄动物兼用,以便了解药物的体内过程是否存在明显的性别差异,如发现存在明显的性别差异,应分别研究药物在雌雄动物体内的动力学过程。对于单一性别用药,可选择与临床用药一致的性别。

(5)口服药物不宜选用兔等食草类动物,因为这类动物的吸收不规则。

(6)确定所需的受试动物数量时,以血药浓度-时间曲线的每个采样点不少于 5 个数据为限。最好从同一动物个体上多次取样;若由多只动物的数据共同构成一条血药浓度-时间曲线,应增加动物数。

(7)在速释、缓释、控释制剂药物动力学研究时,原则上采用成年 Beagle 犬,体重差值一般不超过 1.5 kg。实验动物应该在实验室饲养 3～5 日,使其适应场地环境,实验时处于正常的生理状态。口服给药,一般在给药前应禁食 12 h 以上,以排除食物对药物吸收的影响。

3. 给药途径和给药剂量　药物动力学研究所用的给药途径和方式,应尽可能与临床用药一致,对于大动物(如犬等)应使用与临床一致的剂型。剂量的选择可以参考药效学和毒理学研究中所用的剂量,应设置至少高、中、低 3 个剂量组,其高剂量最好接近最低中毒剂量,中剂量相当于有效剂量,这样所得结果更有利于解释药效学和毒理学研究中的现象。3 个剂量的主要目的是考察药物在体内的动力学过程是否属于线性,若为非线性动力学要研究剂量的影响。在剂量确定时应尽量避免为了适应检测方法的灵敏度而任意加大剂量。

4. 取样时间点安排　血药浓度-时间数据是药物动力学研究的核心,其准确可靠程度一方面取决于分析检测技术;另一方面取决于正确的实验设计,其中尤以取样点设置的合理性影响最为显著,取样点过少或选择不当,所得的血药浓度-时间曲线可能不能真实地反映药物在体内的动态变化规律,由此计算的药物动力学参数也就失去了意义。一个完整的血药浓度-时间曲线,采样点的设计应兼顾药物的吸收相、分布相和消除相。给药前需采血作为空白样品。一般在吸收相至少需要 2～3 个采样点,对于吸收快的血管外给药的药物,应尽量避免第一个点是 C_{max};在 C_{max} 附近至少需要 3 个采样点;消除相需要 4～6 个采样点。整个采样时间至少应持续到药物的 3～5 个半衰期,或持续到血药浓度为 C_{max} 的 1/20～1/10,取样点通常可安排 9～13 个点。为保证最佳采样点,建议在正式试验前,选择 2～3 只动物进行预试验,然后根据预试验的结果,审核并修正原设计的采样点。

5. 药物动力学参数的计算　根据血药浓度-时间数据,可采用适宜的房室模型或非房室模型方法进行数据处理,求算药物动力学参数。新药的药物动力学研究通常要求提供的基本药物动力学参数:静脉注射给药提供 $t_{1/2}$、V_d、AUC 和 CL 等,血管外给药提供 k_a、C_{max}、t_{max}、$t_{1/2}$ 和 AUC 等。对缓控释制剂的要求可参考本教材相关章节。

对于单次给药,应提供各受试动物的血药浓度-时间数据及其平均值、标准差及血药浓度-时间曲线,以及主要药物动力学参数及平均值和标准差,并对受试药物单次给药临床前药物动力学规律和特点进行评价,判断是否符合线性动力学过程。如果是多次给药,则应提供各(和各组)受试动物首次给药后的血药浓度-时间数据、曲线和主要药物动力学参数,各(和各组)受试动物的 3 次稳态谷浓度数据、平均值及标准差;各(和各组)受试动物血药浓度达稳态后末次给药的血药浓度-时间数据、平均值、标准差及血药浓度-时间曲线，比较首次与末次给药的血药浓度-时间曲线、有关药物动力学参数的变化，评价是否符合线性动力学过程。

（二）新药临床前药物动力学研究内容

1. 药物的吸收研究　对血管外给药的药物制剂而言，吸收是药物发挥全身作用的必要条件。对吸收过程的研究有助于药物的结构设计、处方筛选、工艺优化等，尤其是缓控释制剂与速释制剂，其吸收的速度与程度几乎成为制剂的最主要特征。

对于口服药物，药物的吸收研究包括生物利用度和吸收特性研究。应进行整体动物试验，尽可能同时血管内给药，以提高绝对生物利用度。对于口服的创新药物而言，可采用体外细胞、在体或离体肠道吸收模型研究药物吸收的特性（胃肠道吸收部位等）和机制（被动扩散和主动转运等）。其中 Caco-2 细胞模型是近年来建立的一种新的体外吸收模型，具有同源性好（与肠上皮细胞结构相似）、所需药量少、与体内吸收的相关性好、可进行批量操作和成本低等特点，因此尤其适合于创新药物早期的吸收筛选研究。目前 Caco-2 细胞模型已经被广泛地用于药物体外吸收的研究。

> **知识拓展**　　　　　　　　　**Caco-2 细胞模型简介**
>
> 　　Caco-2 细胞系（human colon adenocarcinoma cell lines）于 1977 年从人类结肠腺癌中建立，最初用于筛选抗肿瘤药物的细胞毒性作用和研究耐药机制，是目前广泛采用的一种药物肠吸收的体外模型。Caco-2 细胞是一种人类结肠腺癌细胞，在体外培养过程中可分化成细胞单层，形态学上类似小肠吸收细胞，在其肠腔侧形成一个界定明确的刷状边缘且具有紧密的细胞连接，且表达了典型的小肠微绒毛水解酶和营养物质转运体，除可用于预测药物的体内吸收外，还可应用于前药口服吸收的快速评价、药物在小肠上皮的代谢稳定性、转运体对药物吸收的研究等。Caco-2 细胞模型用于研究药物转运，具有操作简单、药物消耗量少、效率高等优点，已广泛应用于药物开发前期的药物筛选。

2. 药物的分布研究　药物的组织分布试验主要研究试验药物在实验动物体内的分布规律、蓄积情况、主要蓄积的器官或组织、蓄积程度等。

组织分布研究一般选用小鼠或大鼠进行试验。选择一个剂量（一般以有效剂量为宜）给药后，分别在吸收相、分布相和消除相各选一个时间点取样测定。每个时间点至少应有 5 只动物的数据。测定的样本包括心、肝、脾、肺、肾、脑、胃、肠、子宫或睾丸和肌肉等重要组织，以了解药物在体内分布的主要组织器官，特别是效应靶器官和毒性靶器官的分布特征。

正式试验前，应做好方法学研究，做一定的预试验，以保证结果的可靠性。试验采样要有代表性，如取 1/2 或 1/4 个肾脏时，应注意取样对称性，最好将整个组织做成匀浆后，取一定量进行药物含量测定。若药物的检测选择采用同位素测定技术，进行同位素标记物的组织分布试验，应尽可能提供给药后不同时相的整体放射自显影图像。若某组织的药物浓度较高、持续时间长且为临床上需要长期服用的药物，应研究其毒理学意义及体内的蓄积情况。对于单剂量给药后有明显的蓄积倾向、半衰期长且临床需长期给药的药物，应考虑进行多次给药后的组织分布研究，以便进一步了解多次给药后药物在体内的蓄积情况。

3. 药物的血浆蛋白结合研究　药物进入血浆或组织后，以结合型、游离型两种状态存在。药物与血浆蛋白的结合对药物的转运和药理活性会产生直接或间接影响，结合型的药物无法通过生物膜，因而不能进行转运并暂时失去药理活性。但由于药物与血浆蛋白的结合是可逆的，因此药物与血浆蛋白的结合对药物的转运和药理活性的影响是暂时的，可以把它看作药物的一种储存形式。药物的血浆蛋白结合率是重要的药物动力学参数之一。

血浆蛋白结合率测定方法主要有平衡透析法、超滤法、超速离心法、凝胶过滤法等。根据药物的理化性质及试验条件，可选择使用一种方法进行至少 3 个浓度（包括有效浓度）的血浆蛋白结合试验，每个浓度至少重复试验三次，以了解药物的血浆蛋白结合率是否有浓度依赖性。

> **知识拓展**　　　　　　　**平衡透析法测定药物血浆蛋白结合率**
>
> 　　平衡透析法的工作原理是基于分子大小或者重量不同，将大分子溶液（如血浆）和小分子溶液（如 pH 缓冲液）分别置于只允许小分子透过而不允许大分子透过的半透膜两侧，在无外力驱动条件下，小分子药物扩散透过半透膜。当透析达到平衡时，测定膜两侧溶液中小分子的浓度，通过公式计算药物的血浆蛋白结合率。该方法简便、快速、成本低，但存在耗时过长、样品易降解等缺点。

4. 药物的代谢研究　　创新药物体内代谢研究的主要目的，是了解药物在体内的主要代谢途径、主要代谢产物及其涉及的主要代谢酶等。选择一定的剂量给药后分别采集血样、尿样、胆汁和粪便等，采用色谱方法分离和分析生物样品（血、尿、胆汁、粪等）中可能存在的代谢产物。如发现有代谢物存在，可采用色谱-质谱联用及色谱-磁共振联用等技术进一步确定主要代谢物的结构。

可采用体外的方法研究药物的生物转化。目前常用的体外代谢模型有肝微粒体 CYP450 酶、肝切片模型、肝灌流模型和肝细胞培养模型等，这些方法尤其适合于创新药物的早期药物动力学研究，可以进行大批量的药物动力学筛选，但采用该法所得的结果与体内代谢的一致性方面存在不足，因而其实验结果一般仅用于预测体内代谢情况，尚需体内代谢研究的进一步证实。

对于创新性的药物，应观察药物对药物代谢酶，特别是 CYP450 同工酶的诱导或抑制作用。在临床前阶段可以用底物法观察对动物和人肝微粒体 CYP450 酶的抑制作用，比较种属差异。药物对酶的诱导作用可观察整体动物多次给药后的肝 CYP450 酶或在药物反复作用后的肝细胞（最好是人肝细胞）CYP450 酶活性的变化，以了解该药物是否存在潜在的代谢性相互作用。

5. 药物的排泄研究　　新药排泄实验的目的是确定药物的排泄途径、排泄速率和各种排泄途径的排泄量。其主要的排泄途径为尿液、胆汁和粪便。药物排泄试验一般选用小鼠或大鼠。新药药物动力学研究要求至少有 5 只动物的试验数据。

（1）尿排泄和粪排泄：将动物放入特制的代谢笼内，选择一个有效剂量给药后，按一定的时间间隔分段收集尿或粪的全部样品。将粪制成匀浆，吸取一定量的尿液和粪匀浆测定药物浓度，计算药物经两种途径的排泄速率、排泄量和排泄百分率等。一般收集尿和粪的终点时间应至样品中药物测定不到为止。

（2）胆汁排泄：胆汁排泄试验一般应用大鼠进行。在乙醚麻醉下做胆管插管引流胆汁，待动物清醒后，按所定剂量和给药途径给药，并以合适的时间间隔分段收集胆汁，记录胆汁体积，取一部分样品进行药物测定，计算药物经胆汁排泄的速率、总排泄量和排泄百分率。若胆汁是药物的重要排泄途径，且口服吸收良好，则需要研究该药物是否存在肠肝循环。

三、新药临床药物动力学研究

（一）新药临床药物动力学研究应遵循的原则

新药的临床药代动力学研究旨在阐明药物在人体内的吸收、分布、代谢和排泄的动态变化规律，是全面认识人体与药物间相互作用不可或缺的重要组成部分，也是临床制订合理用药方案的依据。新药临床药物动力学研究是以人为对象的研究，根据《赫尔辛基宣言》和国际医学科学组织委员会颁布的《人体生物医学研究国际道德指南》的要求，所有以人为对象的研究必须符合公正、尊重人格、力求使受试者最大程度受益和尽可能避免伤害的原则。因此，全过程必须贯彻药物临床试验质量管理规范（good clinical practice，GCP）的精神并严格执行，试验的方案设计与试验过程中，均应注意对受试者的保护。按照 GCP 原则制订试验方案并经伦理委员会讨论批准，受试者必须是自愿参加试验，并签订书面知情同意书。

因此，为了保证临床研究的严肃性和安全性，国家规定进行药品临床研究，须由申办者在国家药品临床试验机构中选择临床研究单位；在非临床试验机构进行临床研究须填报药品临床研究申请表，并报国家药品监督管理局批准。

（二）研究人群

　　早期临床试验通常在健康受试者中进行，研究主要内容：①单次给药的药物动力学研究；②多次给药的药物动力学研究；③如为口服制剂，需进行食物的影响研究；④药物代谢产物的药物动力学研究；⑤药物-药物的药物动力学相互作用研究。后期临床试验阶段，一般选择目标适应证患者进行药物动力学研究、特殊人群（肝、肾功能损害患者，老年人、儿科人群等）的药物动力学研究。

（三）新药临床药物动力学研究的基本要求

　　1. 受试药物的要求　作为新药临床药物动力学研究的试验药物，在符合药品生产质量管理规范（GMP）条件的车间制备，应为经国家药检部门检验合格，符合临床研究用质量标准的中试放大产品。试验药品由专人保管，记录药品使用情况。试验结束后其稳定性、含量、溶出度、有关物质及安全性检查均合格，并为报送生产及进行Ⅰ期临床试验耐受性的同批药品。

　　2. 受试者的选择　Ⅰ期临床药物动力学试验时应选择正常健康人作为受试者。健康受试者应无心血管、肝脏、肾脏、消化道、精神、神经等疾病病史，无药物过敏史。试验前应详细询问既往病史，作全面的体格检查和实验室检查，并根据试验药物的作用特点增加某些特殊检查。

　　受试者原则上应男女兼有，年龄以 18～45 岁为宜，体重指数[BMI，BMI=体重（kg）/身高（m）^{2}]为 19～24。但应注意，女性作为受试者往往要受生理周期或避孕药物的影响，因某些避孕药物具有药酶诱导作用或抑制作用，可能影响其他药物的代谢消除过程，因而改变试验药物的药物动力学特性。另外，一些有性别针对性的药物，如性激素类药物、治疗前列腺肥大药物、治疗男性性功能障碍药物及妇产科专用药等则应选用相应性别的受试者。

　　除健康受试者外，新药药物动力学研究的受试者还包括健康志愿者、目标适应证患者和特殊人群，其中特殊人群又包括肝肾功能损害患者、老年人和儿科人群等。目标适应证患者的药物动力学研究一般应在Ⅱ期和Ⅲ期临床试验期间进行。肝、肾功能损害患者的药物动力学研究可在Ⅲ、Ⅳ期临床试验期间进行。老年人的药物动力学研究可选择老年健康志愿者或患者，酌情在四个阶段的临床试验期间进行。儿科人群药物动力学研究可在Ⅰ～Ⅳ期临床试验期间进行，受试者多为目标适应证的患儿。

　　3. 剂量确定　剂量的设计主要依据Ⅰ期临床耐受性试验的结果，一般选用高、中、低三种剂量，并且参考药物动力学、药效学及毒理学的试验结果，以及经讨论后确定拟在Ⅱ期临床试验时采用的治疗量推算。高剂量组的剂量必须接近或等于人的最大耐受剂量。根据研究结果对药物的药物动力学特性作出判断，如该药物呈线性或者非线性药物动力学特征等，为临床合理用药及药物检测提供有价值的信息。

　　多次给药试验一般采用Ⅱ期临床试验拟定的一种治疗剂量，同时根据单次给药的药物动力学参数中的消除半衰期确定服药间隔及给药日数。

　　4. 血药浓度-时间曲线的数据测定　血药浓度-时间数据的测定分为单剂量和多剂量给药。

　　单剂量试验时，确定 12 例以上受试者，在试验前一日晚统一进清淡饮食，进入监护室或病房，而后禁食，不禁水过夜。次日晨空腹（注射给药可不空腹）给药，用 150～200 mL 温水送服，2～4 h 后进统一早餐（根据药物吸收速度确定），4 h 后进统一午餐。试验期间受试者均应在监护室内，避免剧烈活动，禁止饮茶、咖啡和含咖啡饮料。

　　多剂量试验时，12 名以上的受试者集中在监护室内服药、采样和活动，一日三餐均应统一饮食。对每日一次给药的方案，受试者应禁食 10 h 左右后，早晨空腹服药；对每日两次给药的方案，受试者应禁食 10 h 左右后，早晨空腹服药，晚上则至少应在进晚餐 2 h 后服药；每日三次给药的方案，受试者应早晨空腹服药，其他服药时间则按每 6 h 或每 8 h 间隔服药。

进食对口服制剂药物动力学影响的研究旨在观察口服药物在饮食前、后服药时对药物动力学，特别是对药物的吸收过程的影响，为后续临床研究制订科学合理的用药方案提供依据。研究时所进的试验餐应是高脂高热量的配方，使进食对所研究药物的药物动力学的影响达到最大。通常采用随机双周期交叉设计，将受试者随机分为 2 组，每组 10～12 例。空腹给药组禁食 10 h 左右后于次日晨服用药物，用 200～250 mL 温开水送服，4 h 进统一饮食，并严格控制进餐量。进食给药组禁食 10 h 左右，统一饮食后立即口服药物，用 200～250 mL 温开水送服。两组受试者经清洗期后交叉进行试验。

5. 实验结果处理与报告　一般选用房室模型法或非房室模型法进行处理以估算新药的主要药物动力学参数，以全面反映药物在人体内吸收、分布和消除的特点。通过单次给药测得各受试者血药浓度-时间数据，需获得的主要药物动力学参数包括 k_a、t_{max}、C_{max}、AUC、V_d、k、$t_{1/2}$ 和 CL 等。通过多次给药的稳态血药浓度-时间曲线数据，求得的主要药物动力学参数包括 t_{max}、C_{max}^{ss}、C_{min}^{ss}、$\overline{C_{ss}}$、$t_{1/2}$、CL、稳态血药浓度-时间曲线下面积（AUC_{ss}）及 DF 等。

新药临床药物动力学研究的报告，应提供各个受试者的血药浓度-时间数据及曲线图、平均值（$\pm s$）及曲线图；提供各受试者的上述主要药物动力学参数和其平均值（$\pm s$）；对多次给药与单次给药的药物动力学规律与特点进行比较，并对新药临床药物动力学规律和特点进行扼要的讨论和小结。

第二节　药物动力学在缓控释制剂设计中的应用

《中国药典》2020 年版对缓控释制剂的定义分别如下。缓释制剂（sustained-release preparation）系指在规定释放介质中，按要求缓慢地非恒速释放药物的制剂，与相应的普通制剂比，不仅给药频率减少至少一半，还能显著增加患者的顺应性或降低药物不良反应的制剂。控释制剂（controlled-release preparation）系指在规定释放介质中，缓慢恒速或接近恒速释放药物的制剂，使用频率要求与缓释制剂相同。控释制剂血药浓度比较平稳，不仅可有利于降低药物的副作用，也能显著增加患者依从性。缓控释制剂给药途径包括口服、注射和皮下埋植，其中以口服为主。当前我国上市的缓控释口服给药制剂主要有双氯芬酸钠缓释胶囊、马来酸氯苯那敏控释胶囊、氢溴酸右旋美沙芬缓释片、氨茶碱缓释片、复方苯丙醇右旋胺胶囊（康泰克）、吡喹酮缓释片、布洛芬缓释胶囊（芬必得）、酒石酸美托洛尔缓释片、硫酸亚铁缓释片、氯化钾控释片、碳酸锂缓释片、维生素 B_6 缓释片、硝苯地平缓释片、盐酸地尔硫草控释片、茶碱缓释片、盐酸维拉帕米缓释片、吲哚美辛控释片、硫酸庆大霉素控释片和萘普生缓释片等。

缓控释制剂因有药物浓度波动小、有效血药浓度维持时间长、减少每日用药次数、提高药物疗效、减少不良反应、增加患者用药依从性等众多优点受到广泛关注。同时，也因其开发周期短、技术含量高、经济风险小且回报丰厚，为制药工业界所看重，是制剂开发中比较活跃的领域。国家药品监督管理局（National Medical Products Administration，NMPA）修订颁布新的《药品注册管理办法》也继续将缓控释制剂的注册申报按新药管理，这充分说明它已成为我国药物新剂型研究开发的重要方向之一。

生物药剂学与药物动力学在缓控释制剂的研究开发中占据着十分重要地位，包括药物的选择一般原则、设计要求、体内吸收与体外释放的相关性研究等，我们重点对以上方面内容进行讲述。

一、缓控释制剂中药物选择的一般原则

缓控释制剂虽有众多优点，但并非所有的药物都适合制成缓控释制剂，其设计原则一般如下。①根据药物的溶解性、pH 对溶解度的影响、稳定性、药物的吸收部位、吸收速率、首过效应、消

除半衰期、最低有效浓度、最佳治疗浓度、最低中毒浓度及个体差异等设计。②根据临床需要及预期制剂的体内性能进行评估及处方设计。药物在胃肠道不同部位的吸收特性及在肠道的滞留时间等都是影响口服制剂吸收的重要因素。③根据胃肠道不同部位的 pH、表面积、膜通透性、分泌物、酶和水量等不同，从而导致药物吸收过程中所起的差异设计。因此，在研发前需充分了解药物在胃肠道的吸收部位或吸收窗，在处方设计时考虑如何减小个体差异。

但溶解度差、剂量很大、生物半衰期短或太长、吸收差、体内吸收部位受限的药物制成缓控释制剂应慎重。例如，将溶解度特别差的药物制成缓控释制剂，应先采用适当方式改善其溶解度。又如，将体内在特定部位（如小肠上端）吸收的药物制成缓控释制剂，应先采用适当方式延长制剂在该部位的滞留时间，以保证药物吸收完全。一般认为，具有如下性质的药物不宜制成口服缓控释制剂：①一次所需剂量大于 0.5 g；②药理活性强，但治疗窗（最低有效浓度到最低中毒浓度）较窄；③半衰期 $t_{1/2}$ 太短（如 $t_{1/2}<1$ h）或太长（如 $t_{1/2}>24$ h）；④临床应用时剂量需不断调整；⑤首过效应强的药物；⑥抗菌效果与其 C_{max} 有关的药物（如抗生素），以及耐药性与长时间低浓度药物刺激有关的药物。下列众多药物适于制备缓释、控释制剂：抗心律失常药、抗心绞痛药、降压药、抗组胺药、支气管扩张药、抗哮喘药、解热镇痛药、抗精神失常药、抗溃疡药、铁盐、氯化钾等。

随着制剂研究不断深入，缓释制剂的研究已突破诸多限制，设计原则也发生了重要观念性改变。由于制剂技术的进步，过去被认为不适宜制备缓控释制剂的药物已被成功开发，如普萘洛尔、维拉帕米等首过效应强的药物被做成缓控释制剂。硝酸甘油半衰期很短，可制成每片 2.6 mg 的控释片；又如地西泮半衰期长达 32 h，《美国药典》中收载了其 12 h 缓释的缓释胶囊；卡马西平（$t_{1/2}$ 约为 36 h）、非洛地平（$t_{1/2}$ 约为 22 h）等半衰期长的药物也被做成了缓控释制剂，应用于临床；苯氯布洛芬（剂量 700 mg，片重 1 g）等剂量大的药物被做成缓控释制剂；头孢氨苄、头孢克洛、庆大霉素等抗生素被做成缓控释制剂；可待因、吗啡等成瘾性药物也被做成缓控释制剂。此外，复方缓控释制剂产品也有明显增加的趋势，如复方烟酸缓释片（洛伐他汀与烟酸）、复方盐酸伪麻黄碱缓释片（盐酸伪麻黄碱与盐酸西替利嗪）、复方非洛地平缓释片（依那普利与非洛地平）。

在研制缓控释制剂时，应考虑如下因素。①制备合理的药物递送形式（给药系统），期望制剂中的药物能在规定时间内以理想释药速率释药并能获得最佳疗效。理想的缓控释制剂应在首次服药后体内血药浓度迅速上升至有效血药浓度范围内并能较长时间维持该浓度。这些可通过首次同时服用普通制剂、控释制剂或含有一定量速释部分药物的缓控释制剂来实现。根据临床治疗需要和药物动力学参数来确定适宜的药物释放速率及剂量是缓控释制剂设计的重要内容。②延长制剂在胃肠道滞留时间，以便使制剂中的药物有足够时间在胃肠道释放出来，吸收更完全。由于影响胃肠道排空的因素较多，很难估计缓控释制剂的最佳释药时间，一般认为，12 h 是缓控释制剂的最大释药时间，这样可避免残留在制剂中的药物进入粪便或被肠道内细菌降解。但这个时间不适用于胃内漂浮型控释片和黏附于胃肠道的制剂。③减少肝脏消除。一些药物易受到首过消除且在普通剂量时就已达到饱和，而制备成缓控释制剂后，由于消除不饱和作用，从而会导致其生物利用度降低，对这类药物应先采用适当方法减少其肝脏等首过消除。

二、缓控释制剂的设计要求

1. 合适的相对生物利用度和缓释时间　缓释、控释制剂的相对生物利用度一般应在普通制剂的 80%～120%内。通常药物在胃内滞留 2～3 h，在小肠的十二指肠、空肠、回肠等滞留 4～6 h，故设计的缓释制剂给药后 9～12 h 可达到吸收较差的大肠部位（包括盲肠、结肠、直肠）。由于胃与小肠是药物吸收的主要部位，如若吸收半衰期为 4h，缓释制剂滞留时间内应吸收 80%～90%，如半衰期为 3 h，它则可被吸收达 90%～95%。若该药物吸收部位主要是胃与小肠，缓释制剂宜设计为每 12 h 服 1 次，若药物在大肠部位也有吸收，则可考虑设计为每 24 h 服 1 次。为了保证缓释、控释制剂的生物利用度，除了根据药物在胃肠道中的吸收速度，控制适宜的释放速度外，还应在处方中选用合适的药物辅料以达到较好的生物利用度,并不得有突释现象,每个剂量单位性能需保持一致。

2. 恒定的峰谷浓度比 缓释、控释制剂稳态时的峰谷浓度比(波动百分数)应等于或小于普通制剂。根据此项要求,一般半衰期短的或治疗指数窄的药物,可设计每 12 h 服一次,而半衰期长的或治疗指数宽的则宜 24 h 服一次。若要设计零级释放的缓释制剂如渗透泵,其峰谷浓度比显著低于普通制剂,使用此类制剂的血药浓度比较平稳。

血药浓度应是始终在治疗窗范围内,即在最低中毒浓度(minimum toxicity concentration,MTC)以下与最低有效浓度(minimum effective concentration,MEC)以上,达到与普通制剂类似的稳态血药浓度水平。

三、缓控释制剂设计与其药物动力学及生物药剂学原理

▰ (一)缓控释制剂的血药浓度与时间关系

缓控释制剂在胃肠道内的药物释放速率比普通制剂慢,吸收的限速步骤应为药物从制剂中的释放速率,若制剂中无速释部分,其体内过程如图 12-1 所示。

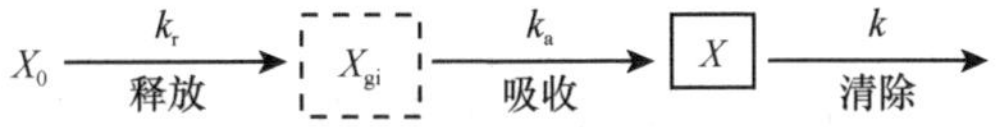

$$X_0 \xrightarrow[\text{释放}]{k_r} \boxed{X_{gi}} \xrightarrow[\text{吸收}]{k_a} \boxed{X} \xrightarrow[\text{清除}]{k}$$

图 12-1 缓控释制剂口服给药体内过程示意图

图中 X_0 为缓控释制剂中的药物总量;k_r 为体内药物释放速率常数;k_a 为药物吸收速率常数;k 为药物清除速率常数;X_{gi} 为胃肠道可吸收的药物量;X 为体内药物量。

因为缓释制剂的 $k_r \ll k_a$,则符合一室模型药物的血药浓度与时间关系,其浓度与时间公式为

$$C = \frac{FX_0 k_r}{(k_r - k)V_d}(e^{-kt} - e^{-k_r t}) \tag{12-1}$$

式中,C 为药物浓度,F 为生物利用度,X_0 为药物总量,k_r 为药物释放速率常数,k 为药物清除速率常数,t 为时间,V_d 为药物表观分布容积。

控释制剂中药物以零级速率释放,k_r 为固定速率,且药物很快吸收,其血药浓度与时间公式为

$$C = \frac{k_r}{kV_d}(1 - e^{-kt}) \tag{12-2}$$

如果吸收过程不能忽略,则公式为

$$C = \frac{k_r}{kV_d}(1 - e^{-kt}) - \frac{k_r}{V_d(k_a - k)}(e^{-kt} - e^{-k_a t}) \tag{12-3}$$

如果控释部分以零级速率释放药物,当有速释部分剂量 X_i 时,血药浓度与时间关系的公式为

$$C = \frac{Fk_a X_i}{V_d(k_a - k)}(e^{-kt} - e^{-k_a t}) + \frac{k_r}{kV_d}(1 - e^{-kt}) \tag{12-4}$$

▰ (二)缓控释制剂的间隔及剂量设计

关于缓释、控释制剂的给药间隔设计,不仅考虑临床需要及患者用药的顺应性,还应考虑药物在胃肠道吸收特点。关于其使用剂量一般参照普通制剂的用法和剂量,如《中国药典》2020 年版收载的盐酸维拉帕米缓释片,规格为 120 mg,每日给药 1 次,每次 120 mg,其普通片每日给药 3 次,每次 40 mg。由于缓释制剂的释药时间较长,可维持长时间的有效血药浓度,如想得到理想的血药浓度-时间曲线,则需根据药物的动力学参数和吸收特性来设计给药剂量及其间隔。由于人群个体差异的复杂性及其他因素,理想的血药浓度数据难以获取。因此应从理论角度来探讨其剂量设计,并通过计算其剂量为给药提供理论参考。

以下介绍仅含缓释或控释部分、无速释部分的剂量计算。

1. 体内零级释放剂量 当药物以零级释放速率 k_r^0 释放时，为了维持血药浓度稳定，则需药物释放速率与体内消除速率相等，即 $k_r^0 = Xk$，因 $X = C_{ss}V_d$，即有 $k_r^0 = C_{ss}V_d k$；给药间隔为 T 与其维持剂量 X_m 可用以下公式表示：

$$X_m = C_{ss}V_d kT/F \qquad (12\text{-}5)$$

式中，X_m 为维持剂量，C_{ss} 为稳态血药浓度。

2. 体内一级释放剂量 当药物达到稳态后，药物消除速率与释放速率相等，即有 $X_m k_r^1 = C_{ss}V_d k$，其中 k_r^1 药物在胃肠道的一级释放速率常数，则维持剂量 X_m 可通过以下公式计算：

$$X_m = C_{ss}V_d k/k_r^1 \qquad (12\text{-}6)$$

3. 有速释部分的缓控释制剂的剂量 制剂药物总量 X_T 可用下式表示：

$$X_T = X_m + X_i \qquad (12\text{-}7)$$

式中，X_m 为维持剂量，X_i 为速释剂量，X_T 为制剂药物总量。其中的速释剂量可使药物快速达到有效血药浓度，一般低于单次普通制剂给药剂量，因为口服普通制剂后其 C_{max} 要高于缓控释制剂，因此其给药剂量可通过药物动力学关系式计算。

在计算时先计算达到理想血药浓度所需的剂量。我们仅对控释制剂含速释部分的制剂进行重点讨论。

若药物的体内过程符合一室模型一级消除，可通过如下公式计算 X_i，

$$\overline{C_{ss}} = \frac{FX_i k_r^0}{(k_s-k)V_d}(e^{-kt_{max}} - e^{-k_a t_{max}}) \qquad (12\text{-}8)$$

式中，$\overline{C_{ss}}$ 为稳态血药浓度均值，F 为生物利用度，X_i 为速释剂量，k_r^0 为零级释放速率，k_s 为稳定时的吸收速率常数，k 为药物清除速率常数，k_a 为药物吸收速率常数，t_{max} 为达峰时间，V_d 为表观分布容积。

若缓释部分有时滞，即速释部分血药浓度达峰后开始释药，则速释部分的剂量即为 X_i，若缓释部分以零级速度 k_r^0 释药，维持剂量 X_m 可按下列公式计算：

$$X_m = k_r^0 (T - t_{max}) \qquad (12\text{-}9)$$

$$X_T = X_i + X_m = X_i + k_r^0 (T - t_{max}) \qquad (12\text{-}10)$$

若缓释部分与速释部分同时释放，则需对速释剂量 X_i 作校正后，按下列公式进行计算：

$$X_i' = X_i - k_r^0 t_{max} \qquad (12\text{-}11)$$

$$X_m = k_r^0 T \qquad (12\text{-}12)$$

$$X_T = X_i' + X_m = X_i - k_r^0 t_{max} + k_r^0 T \qquad (12\text{-}13)$$

其中 X_i' 为调整后的速释剂量。

例 12-1 某药物普通制剂给药方案为口服给药，按普通人 50 kg 体重折算给药剂量为每天 4 次，每次 50 mg，临床上需长期给药，该药物半衰期为 4 h，吸收速率常数 k_a 为 1.8 h^{-1}，表观分布容积 V_d 为 10 L，峰浓度 C_{max} 为 2.4 mg/L，生物利用度 F 为 1，体内过程符合一室模型。请设计为每 12 h 给药一次的缓释制剂，试设计其给药剂量。

解：（1）缓释制剂设计一般按日给药总剂量计算，即每 12 h 给药一次，每次剂量 100 mg。

（2）如需服药后血药浓度快速达峰，可设计速释剂量，按以下公式计算：

$$\overline{C_{ss}} = \frac{FX_0}{kV_d\tau} = \frac{1 \times 50}{0.693/4.0 \times 10 \times 6} = 4.81(\text{mg/L})$$

$$k_r^0 = \overline{C_{ss}}V_d k = \frac{FX_0}{\tau} = \frac{1 \times 50}{6} = 8.33(\text{mg/h})$$

其中 τ 为普通制剂给药间隔，T 为控释制剂给药间隔，达到 C_{max} 所需的速释剂量可用以下公式

计算：

$$t_{max} = \frac{2.303}{k_a - k} \lg \frac{k_a}{k} = \frac{2.303}{1.8 - 0.693/4.0} \lg \frac{1.8}{0.693/4.0} = 1.44(h)$$

$$C_{max} = \frac{Fk_a X_i'}{(k_a - k)V_d}(e^{-kt_{max}} - e^{-k_a t_{max}})$$

$$\Rightarrow 2.40 = \frac{1. \times 1.8 X_i'}{(1.8 - 0.693/4.0) \times 10}(e^{-0.693/4.0 \times 0.92} - e^{1.8 \times 0.92})$$

$$\Rightarrow X_i' = 30.62(mg)$$

如控释部分与速释部分同时释药，则速释剂量 X_i 需校正：

$$X_i = X_i' - k_r^0 t_{max} = 30.62 - 8.33 \times 1.44 = 18.62(mg)$$

$$X_T = X_i + X_m = 18.62 + 100 = 118.62(mg)$$

其中 X_T 为制剂总量。

如控释部分在速释部分达峰后释药，则控释剂量 X_m 需校正：

$$X_i = X_i' = 30.62(mg)$$

$$X_m = k_r^0(T - t_{max}) = 8.33 \times (12 - 1.44) = 87.96(mg)$$

$$X_T = X_i + X_m = 30.62 + 87.96 = 118.58(mg)$$

答：当控释部分与速释部分同时释药时，剂量为 118.62 mg，当控释部分在速释部分血药浓度达峰后释药，剂量为 118.58 mg。

大部分缓控释制剂需重复给药，如果缓释剂量能维持整个给药间隔内，血药浓度仍维持在治疗水平，则可不设速释剂量。

（三）缓控释制剂体内外相关性评价

1. 体外释放度评价 体外释放度试验是缓释、控释制剂研究开发最基本的内容，它是在模拟体内消化道条件下（如温度、介质的 pH、搅拌速率等），测定其药物释放速率，并制订出合理的体外药物释放度标准，以监测产品的生产过程及质量控制。释放度（release rate）是指在规定释放介质与释放条件下药物释放的速度与程度，它不仅是缓控释制剂处方及其工艺筛选的重要指标，也是体外质量评价的重要参数。在进行新产品研究过程中，若研制产品为仿制国外品种，则以国外产品为对照进行研究。若系自主开发的产品，则应自行设计，最好也与体内释放作用同时进行。体外释放度研究应考虑如下问题。

（1）释放度试验方法与转速选择：缓释、控释制剂的释放度试验方法可选用溶出度测定有关装置，主要篮法（《中国药典》2020 年版第一法）、浆法（《中国药典》2020 年版第二法）、小杯法（《中国药典》2020 年版第三法）。片剂一般选用浆法，胶囊剂用篮法，小剂量的药物用小杯法，有些凝胶型骨架片用浆法往往黏附于杯底会影响释放，则用篮法。转速通常为 50r/min、75 r/min 或 100 r/min；篮法以不超过 100 r/min 为宜；浆法以不超过 75 r/min 为宜；小杯法以不超过 50 r/min 为宜。

（2）释放介质和释放温度的选择：缓释、控释制剂的释放介质的选择具有重要意义，一般选用水、0.1 mol/L 盐酸溶液或 pH 6.8 磷酸盐缓冲液，如对难溶性药物可添加选用 0.1%～0.5%十二烷基硫酸钠水溶液。在对其研究开发过程中，建议测定不同 pH 介质的释放曲线，即 pH 1.0～1.5、pH 4.0～4.5、pH 6.0～6.8。温度控制在 37℃±0.5℃，以模拟体温；而贴剂的温度应控制在 32℃±0.5℃，以模拟表皮温度。通过模拟体内吸收过程的研究，找出在何种 pH 和温度的释放条件下，体内外相关性最佳，作为质量标准释放度制订的依据。

（3）药物释放曲线：缓释、控释制剂在研制过程应测定 3 批产品的释放度曲线，才能了解释放的重现性。《中国药典》规定每次选择 6 片测定，也有些国家药典规定 12 片，且需至少提供一批产品释放度均一性，以 RSD%表示，并画出释放曲线。测定释放曲线，一般选在 1 h、2 h、4 h 取样，以后每 2 h 取样 1 次，直至测到释放 80%～90%的药物，一般选择设计 10～13 个时间点。在研发新产品时，参比制剂也要测定释放度。释放度试验的药物含量测定方法多采用紫外分光光度法和高效液相色谱法等。

（4）释放度标准的建立：缓控释制剂释放度标准的制订，一般先考虑药物通过胃肠道的时间、药理作用特性及血药浓度水平因素。若处方中药物释放以一级形式吸收，当吸收半衰期为 4 h 的药物，则可按在 9～12 h 可吸收给药剂量的 80%～90%。因此要获得较高的生物利用度，制剂中的药物宜设计在 9～12 h 前基本释放。除了考虑药物通过胃肠道的时间外，还要考虑药物在胃肠道内的吸收部位特性与给药间隔（如每天 1 次还是 2 次）。例如，仅在十二指肠吸收的药物，设计的缓释制剂更要慎重，若在结肠不吸收或吸收差，又依赖吸收而发挥药效的药物，就不宜设计为结肠定位制剂。

根据以上原则及国内外有关药典收载的产品数据，缓释、控释制剂释放度标准，要求至少要设计 3 个及其以上的取样时间点。第一个取样时间点为开始后 0.5～2 h，用于考察药物是否有突释；第二个取样时间点一般为药物累积释放 50%时，用于确定释药特性；最后的取样时间点，用于考察释药是否基本完全，此时药物累积释放应至少达到 80%。这些重要时间点可用于表征体外药物释放度。控释制剂除以上 3 个时间点外，还应增加 2 个取样时间点，准确控制体外药物释放行为，这 5 个重要时间点可用于表征体外控释制剂药物释放度。表 12-1 为缓控释制剂的释放度限度要求，可以供参考。

表 12-1   缓控释制剂及释放度要求

剂型	药品名称	释放度要求（占标示量的百分率/%）									
		1 h	2 h	3 h	4 h	5 h	6 h	7 h	8 h	12 h	16 h
缓释胶囊	布洛芬	10～35	25～55		50～80			>75			
	盐酸曲马多	20～45	35～60		55～80				>75		
	盐酸氨溴索	15～45	45～80		>80						
	硫酸沙丁胺醇	<40			45～80				>75		
缓释片	乙酮可可碱		10～30				30～55			50～85	>75
	茶碱		20～40				40～65			>70	
	盐酸曲马多	25～45	35～55		50～80				>75		
	盐酸吗啡	25～45	40～60	55～75	65～85	70～90	>80				
	盐酸维拉帕米		20～45				45～70		>70		
	氨茶碱		25～45		35～55		>50				
	酒石酸美托洛尔	25～45			40～75				>75		
	硫酸亚铁		20～40				50～75				
	硫酸吗啡	30～45	45～65	55～75	65～85	75～95	>80				
	硫酸庆大霉素		45～70		60～85		>80				
	硫酸沙丁胺醇		35～55		55～75				>75		
	氯化钾		10～35		30～70		>80				
	碳酸锂			45～65			65～85				

2. 缓控释制剂的体内评价   对缓释、控释制剂的体内评价，应包括体内的药效学和药物动力学试验。首先对缓释、控释制剂中药物特性的物理化学性质应有充分了解，包括有关同质多晶、粒子大小及其分布、溶解性、溶出速率、稳定性及制剂可能遇到的其他生理环境极端条件下控制药物

释放的变量。还应考虑药物因受处方和制备工艺等因素的影响，溶解度等物理化学特性会发生变化，应测定相关条件下的溶解特性。例如，难溶性药物的制剂处方中含有表面活性剂（如十二烷基硫酸钠）时，需要了解其对药物溶解特性的影响。

对于国内未上市的缓控释制剂，在进行人体试验前应进行动物体内药物动力学试验，并与已上市的普通制剂比较验证其在动物体内的药物动力学行为是否符合设计的缓释或控释特性。在实验中，采用成年 Beagle 犬或杂种犬 6 只，体重差值一般不超过 2 kg，以上市的普通制剂为参比制剂。

（1）单剂量（单次给药）研究：采用自身或分组对照进行试验，每组动物不应少于 6 只，禁食 12 h 以上，在清醒状态下，按每只动物空腹且等量给药，给药剂量参照人体临床用药剂量。给药时，制剂形式应完整，不得破碎。采样点设计参照"化学药品临床前药物动力学研究"项下有关要求。采样时间点的设计应兼顾药物的吸收相、平衡相（C_{max} 附近）和消除相。一般在吸收相至少需要 2～3 个采样点，对于吸收快且血管外给药的药物，应尽量避免第 1 个点是 C_{max}；在其附近至少需要 3 个采样点；消除相需要 4～6 个采样点。整个取样时间至少应持续 3～5 个半衰期，或持续到血药浓度为 C_{max} 的 1/20～1/10。而药物动力学参数采用非房室模型法计算，获得 C_{max}、t_{max}、AUC、$t_{1/2}$ 等药物动力学参数。与同剂量的普通制剂比较，AUC 是否生物等效，C_{max} 与 t_{max} 是否显示缓控释制剂特性，即 C_{max} 应比普通制剂有所下降，t_{max} 比普通制剂延长，控释制剂的血药浓度-时间曲线应比普通制剂或缓释制剂平稳。

（2）多剂量（多次给药）研究：采用自身或分组对照，每组动物不少于 6 只，每日给药 1 次。首次给药空腹，其余应在进食前或后 2 h 给药，缓释制剂（试验制剂）按预定方案给药，普通制剂（参比制剂）按等剂量且常规方法给药。连续给药 4～5 天（7 个半衰期以上）后，在 6 天、7 天、8 天给药前进行采血并检测药物浓度，观察其血药浓度是否达到稳态。最后一天给药，取足够时间点的血样（一般 12 个点以上），得出稳态下一个给药间隔内完整的血药浓度-时间曲线。计算 $AUC_{0-\tau}$、C_{max}^{ss}、C_{min}^{ss} 和血药浓度波动度等药物动力学参数。然后比较两制剂间的动力学参数差异，考察试验制剂是否具有缓释或控释制剂的特征，即 $AUC_{0-\tau}$ 是否生物等效，缓释制剂的 C_{max}^{ss} 比普通制剂释放是否应有所降低，C_{min}^{ss} 比普通制剂是否应有所增加及波动度应小于普通制剂。

3. 体外释放与体内吸收相关性评价　体内与体外相关性指的是由制剂在体内产生的生物学性质及其参数（如 t_{max}、C_{max} 或 AUC）与其在体外物理化学性质（如体外释放行为）间，建立的合理定量关系。缓释、控释要求进行体内外相关性的试验，它应反映整个体外释放曲线与血药浓度-时间曲线之间的关系。只有当体内外具有相关性，才能通过体外释放曲线预测体内情况。体内-体外相关性（in vitro-in vivo correlation，IVIVC）是将药物剂型体外的释药情况与其体内相应的应答关联起来，用数学模型描述药物体外性质（药物溶出的速率或程度）与体内特性（血药浓度或药物吸收量）的关系。

（1）体内-体外相关性评价方法：体内-体外相关性有三种：①体外释放曲线与体内吸收曲线（即由血药浓度数据去反卷积而得到的曲线）上对应的各个时间点分别相关，这种相关简称点对点相关，表明两条曲线可以重合或者通过使用时间标度重合；②应用统计矩分析原理建立制剂的体外释放的平均时间与体内平均滞留时间相关性。但是能产生相似的平均滞留时间可有很多不同的体内曲线，因此体内平均滞留时间不能代表体内完整的血药浓度-时间曲线；③某个释放时间点（$t_{50\%}$、$t_{90\%}$等）与单个药物动力学参数（如 AUC、C_{max} 或 t_{max}）间单点相关，表明部分相关，这种相关的程度是最低的。

（2）体内吸收速率的计算方法及相关性检验：房室模型法（compartment model）是应用最广泛的方法。一室模型（one-compartment model）的药物可采用 W-N 法求得不同时间的药物吸收分数（f），二室模型（two-compartment model）药物可采用 Loo-Riegelman 法计算，求得吸收相体内药物吸收速率后，可利用线性最小二乘法回归原理，将同批试样体外释放曲线和体内吸收相吸收曲线上对应的各个时间点的释放百分率及吸收百分率回归，得直线回归方程。如直线的相关系数大于临界相关系数（$P<0.001$），可确定体内外相关性。此为《中国药典》2020 年版指导使用的方法。

$$一室模型药物体内吸收分数 \quad f = \frac{C_t + k\int_0^t C_t \mathrm{d}t}{k\int_0^\infty C_t \mathrm{d}t} \times 100\% \qquad (12\text{-}14)$$

$$二室模型药物体内吸收分数 \quad f = \frac{C_t + k_{10}\int_0^t C_t \mathrm{d}t + \dfrac{(X_\mathrm{P})_t}{V_\mathrm{C}}}{k_{10}\int_0^\infty C_t \mathrm{d}t} \times 100\% \qquad (12\text{-}15)$$

式中，C_t 和 $(X_\mathrm{P})_t$ 分别是时间 t 时血药浓度和周边室药物量。

此外，反卷积法（deconvolution methods）也被用于计算体内吸收率。房室模型法与反卷积分法均为点对点的相关性考察时计算体内药物释放速率的方法，两种方法各有优缺点。例如，房室模型的计算方法简单，易于理解，融入了较多的实验数据，数据的点对点对应能较完整地反映制剂中药物的体外释放和体内吸收之间的相关关系，但是房室模型判断有一定误差，所需的计算公式复杂，且其消除速率常数 k 通过血药浓度-时间曲线的尾段数据回归所得，尾段数据常混杂有吸收相，加之动力学实验中的选点偏差及尾段数据低浓度点的分析测定误差较大，因此根据血药浓度-时间数据得到的 k 值常与静脉注射或速释制剂血药浓度-时间数据得到的 k 值有一定偏差。而反卷积分法不依赖房室模型的拟合，对于房室模型化困难的药物尤其适合，适用于各种体内外数据的相关性研究，具有概念简单、可进行直观数学运算的特点，既可以通过体内血药浓度-时间数据推算体内药物吸收（溶出），又可根据体外释放数据预测体内血药浓度-时间数据；但是权函数的计算需要另一速释制剂的血药浓度-时间数据，与房室模型法相比，要求的数据量大，要求取样时间点应尽可能均匀，从而增加了样品测定工作量，如时间点不均匀需通过梯形法估算血药浓度，引入了一定的误差，同时其体内动力学研究采用普通制剂对照，也不能认为可替代其溶液剂或"标准"速释制剂。

第三节　药物动力学在靶向制剂设计中的应用

一、靶向制剂的定义及其特点

靶向制剂又称靶向给药系统（targeting drug delivery system，TDDS），系指载体将药物通过局部给药或全身血液循环而选择性地浓集定位于靶组织、靶器官、靶细胞或细胞内结构的制剂或给药系统。后来，人们发现药物在必要的时间、以必要的量到达病灶部位时才能发挥最大疗效，而分布到其他部位的药物不但不能起到治疗作用，反而可能产生不良反应。尤其对于化疗药物，其对正常细胞也具有较大的不良反应。若采用常规制剂，药物自由地被细胞、组织或器官摄取而体内分布不具有选择性，加之蛋白结合、排泄、代谢、分解等体内过程，只有少部分药物到达病灶部位（可能是脏器或器官，也可能是细胞），如单纯通过提高剂量增加病灶部位的药物浓度，会严重增加药物不良反应；相反，靶向制剂通过与病灶组织、细胞的特定结构和靶点识别，达到靶向定位的作用，提高疗效，避免药物作用于其他组织而造成的不良反应。例如，通过脂质体、微囊、微球、纳米粒、纳米囊等靶向制剂不仅改善某些药物药剂学方面的稳定性低或溶解度小等问题，也可克服药物吸收差或生物学不稳定性的不足。相较于普通制剂，靶向制剂最突出的优点是能将药物最大限度地运送到靶区，使药物在靶区的浓度达到普通制剂的数倍乃至几十倍，治疗效果显著提高。同时，由于这些药物在正常组织分布相较于普通制剂减少，其不良反应会明显减轻，达到高效低毒的治疗效果，还可提高药品的安全性、有效性、可靠性和患者的顺应性。

靶向制剂根据靶部位可分为一级靶向（组织或器官靶向）、二级靶向（细胞靶向）及三级靶向（细胞器靶向）；根据靶向给药机制可分为被动靶向制剂、主动靶向制剂及物理化学靶向制剂。而其中的主动靶向制剂利用修饰的载体作为"导弹"将药物运输到靶部位，相对于被动靶向制剂具有更好的靶向效果，是目前药剂学和生物材料科学较为热门的研究领域之一。当前主动靶向制剂主要通过修饰的药物微粒载体来实现，包括修饰脂质体、免疫脂质体、修饰微乳、修饰微球、修饰纳米球、免疫纳米球等。国内临床上使用的靶向制剂有枸橼酸柔红霉素脂质体、盐酸多柔比星脂质体、多柔比星脂质体、硫酸长春新碱脂质体、紫杉醇脂质体、米伐木肽脂质体、阿糖胞苷脂质体、顺铂脂质体、白蛋白结合型紫杉醇纳米粒、PEG-PLA 紫杉醇胶束、长春新碱脂质体等。

二、靶向生物利用度

药物动力学在药物制剂研究中一直起着重要作用，也是药物发现和开发过程中一个重要的部分。对于靶向制剂来说，药物动力学尤其是生物利用度的研究非常重要。

通常生物利用度（bioavailability）被定义为"口服制剂实际进入体循环的部分"和"一般认为药物进入体循环的速度和程度"，即表示药物活性成分到达体内循环的程度和速度的一种量度，用于评价药物制剂质量、保证药品安全有效的重要参数。美国 FDA 定义为活性成分或活性部分从药品中进入作用部位的速率和程度。通过上述定义可发现，它们都是先假设以在体循环中的药物浓度代表作用部位的药物浓度。然而，该假设却不能很好解释药效学（如药物反应、疗效、毒性）变化与药物动力学（如最基本的血药浓度-时间曲线）变化的不一致。当这种药物浓度与药效不密切相关时，通常的药物动力学研究则很难预测药物的药效学变化。对于靶向制剂来说，由于它对某器官或组织高度选择性，药物在其中的分布往往高于（甚至以数量级计）血药浓度。因此，对靶向组织的药物浓度进行精准地检测，获得真实的"靶向"生物利用度，具有十分重要的现实意义。

靶向生物利用度（targeted bioavailability），也称真实生物利用度，是指药物从给药部位到达作用部位的速度和程度。通过靶向生物利用度的测定，可更精确判断和区分靶向制剂药物疗效和毒性产生差异的原因。

1. 药物作用差异性的产生　药物从给药部位到治疗部位会穿越多个屏障，这可能成为最终药物作用差异的原因。这一过程中，有多种机制影响药物到达作用部位的速率和程度（图 12-2）。各种屏障的重要性，在很大程度上取决于给药部位、药物理化性质和最终治疗作用部位。

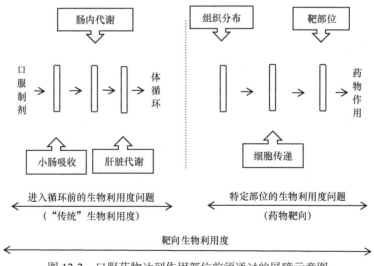

图 12-2　口服药物达到作用部位前须通过的屏障示意图

药物通过各种屏障到达体循环，是其最终的生物利用度问题；而药物通过血液到达治疗作用部位是药物靶向问题，即药物从给药部位到达靶向治疗作用部位（大部分是在血管外）的靶向生物利用度问题。

2. 测定靶点部位药物浓度的新检测方法　靶向生物利用度研究的不是血液中的药物浓度，而是在"生物相"（biophase）中或接近靶向作用部位的药物浓度。因此，化合物在生物相中的分布，对于评价靶向生物利用度具有重要意义。为定量评估可能影响药物从血液向作用部位的分布的多种机制，有必要在样品测定方法上进行革新。

体外分析方法包括体外形态表征、粒径、电位、释放特性、载药量、包封率、体外细胞研究、组织切片技术等。体内分析方法主要包括药物动力学-药效学模型的建立和参数的计算、可采用最新成像技术给出直观的结果成像技术、病理动物模型评价等。目前常用药物浓度监测的方法很多，最常用的有光谱法（比色法、紫外-可见分光光度法、荧光法等）、色谱法（高效液相色谱法、薄层色谱法、气相色谱法）、免疫法（放射免疫法、酶免疫法、荧光免疫法是较常用国内药物浓度监测的方法，国外监测血药浓度多以荧光偏振免疫法、均相酶免疫法）等三大类。

现今分子影像技术可能成为测定药物在特定部位分布的重要手段。过去30年里影像技术有显著进步，如磁共振成像、X射线计算机成像、正电子发射断层成像（PET）都在临床上广泛应用。这些新技术应用后，可用来测定组织内药物浓度，不仅可精密解析必要的时间和空间的变化，还可描绘出从给药部位到作用部位这条链上各处的药物浓度。令人激动的是，这些价廉和多功能的新技术，包括荧光和生物发光成像技术特别引起新药开发者兴趣。新的检测系统如超敏感加速质谱可能成为测定靶作用部位的药物浓度必需的工具。同时临床前研究采用新的取样方法，如体内微渗析和定量全身自放射。利用成功描述靶向生物利用度的机制可在很大程度上需要收集合适的数据，包括血液循环外的药物分布（浓度-时间曲线）的准确测定。

3. 机制分析和黑匣子药物动力学-药效学分析　药物动力学（pharmacokinetics）和药效学（pharmacodynamic）系统分析（建模分析）是量化药物分布和反应的描述工具。当前药物动力学-药效学分析已经从纯粹的隔室模型到更多采用机制分析手段，从而得到更为有用的数据。如图12-3所示，这几种生物和生化机制对化合物的靶向生物利用度，以及药理/毒理作用有影响。图中包括解剖、生理和病理，以及物理化学性质等多种因素，每种因素都可能有数种机制作用于各个屏障，最终影响靶向生物利用度和药理、病理作用。

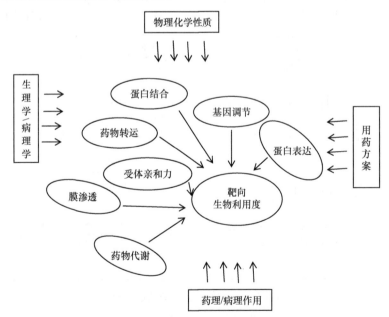

图 12-3　机体、化合物和给药剂量之间的相互关系图

由于图 12-3 多种机制都相互作用和联系，所以要综合考虑它们对药物分布的影响，如基因调控对膜转运蛋白的表达会产生影响，又如诱导转运系统也会依次影响代谢酶活性。后者的代谢屏障（如肠上皮细胞或肝细胞）也能影响药物向血液的传递，该过程也是药物到达作用部位过程

的第一步。

　　了解图 12-3 中的调控药物反应的因素，有助于更清楚地认识药物动力学-药效学。这也在本书其他章中讨论过很多，如影响药物传递的参数，包括药物代谢、膜渗透、受体介导传递的受体亲和性和外排转运。这些参数整合进药物发现和开发的预测系统，同时受限于高通量筛选中体外试验和计算机拟合预测参数的需要。最近这些研究方法又有所发展，机制性的药物动力学-药效学模型，可被选择在药物发现和开发的早期过程中测定关键参数，然而进一步挑战是将这些参数整合并构建其定量关系模型。体外或计算机拟合获得的信息有时不能与体内数据吻合，是当前棘手问题。一些以体外/计算机拟合为基础的实验也曾尝试评价吸收、肝代谢和分布情况。最新的药物动力学-药效学模型可对候选药物的体内过程[吸收（absorption）、分布（distribution）、代谢（metabolism）和排泄（excretion），ADME]中的药物动力学参数进行预测和拟合，这些模型整合了基于体外试验和计算机拟合的工具，含有新的机制性的药物动力学参数。应用药物分布的普通和综合药物动力学-药效学模型，可获得模拟性的机制评价，并促进先导药物的选择和优化。

　　将机制参数整合构建药物动力学-药效学模型时，选择的是血液或血浆药物浓度-时间数据和时间过程。我们还意识到对于药物作用差异性的定量分析是可以用于体外试验数据收集的，可以先建立传统的房室模型或者生理模型以获得血药浓度曲线，再将复杂的机制性参数加入模型中。此时的血药浓度结果可以作为固定变量存在于模型中，无论用哪种模型或系统分析方法，只有认识到这些参数的重要性及其他们的联系（模型结构）、定性数据（表达参数的影响程度）及用于评估这些参数的统计学方法的复杂程度，才会使研制的新制剂获得成功。

第四节　生物技术药物的药物动力学

一、生物技术药物的生物药剂学性质

　　生物技术药物（biotechnological drug）是指采用基因重组技术或其他生物技术生产的药物，主要包括应用 DNA 重组技术生产的蛋白质、多肽、酶、激素、疫苗、单克隆抗体、细胞因子和核酸类药物等，其中以蛋白多肽为主。生物技术药物目前已经成为重要的治疗手段，与传统化学药物相比，生物技术药物具有以下优势：首先，生物技术药物大多为体内内源性物质，所以药效和特性异性更强，且副作用更小；其次，目前小分子药物的研发已经进入了瓶颈期，越来越少的候选小分子药物最终能成药；最后，对于某些疾病，如肿瘤，现有的小分子药物无法达到最佳的治疗效果，生物药物为这些疾病的治疗提供了一线希望。

　　大多数生物药物具有分子量大、结构复杂、稳定性差等特点，所以有其特殊的生物药剂学性质和体内药物动力学过程。

　　1. 给药途径　由于蛋白多肽类药物分子量大，极性大，所以膜通过性差，同时易受到胃肠道酶的降解，在胃肠道中的稳定性差，所以大多数肽类和蛋白质药物口服后生物利用度极低，往往不能口服给药。注射给药是目前蛋白多肽类药物最常用的给药途径，包括静脉注射、肌内注射和皮下注射等，目前已上市的蛋白多肽类药物中 61% 通过注射方式给药。

　　虽然蛋白多肽类药物直接口服的生物利用度很低，但由于口服的方便性，口服蛋白多肽类药物的开发是国内外研究的热点，结合纳米粒等载体及加入酶抑制剂均可以增强蛋白多肽类药物的口服吸收，提高其生物利用度。例如，有学者利用钙离子螯合剂乙二醇二乙醚二胺四乙酸（ethylene glycol tetraacetic acid，EGTA）作为蛋白酶抑制剂，使口服胰岛素的生物利用度达到 21%，但蛋白多肽类药物的口服制剂尚未上市。鼻腔、经皮、肺部给药等给药途径可以避免胃肠道酶解作用及肝脏的首过效应，目前也都已成为蛋白多肽类药物新型给药途径的研究热点。目前多种蛋白多肽类药物已有鼻腔给药制剂上市，如鲑鱼降钙素、催产素、去氨加压素等，胰岛素的肺部给药制剂也已上市。然而，由于蛋白质的生物膜透过性差，再加上各种给药途径给药时都有可能被各种蛋白酶降解，因此其非注射给药制剂仍未取得突破。

2. 分布　由于具有极性强及分子量较大的特点，蛋白多肽类药物的跨膜渗透性低，大多被限制在血浆及组织间隙中。同时，该类药物组织分布过程缓慢，游离药物主要通过细胞路旁途径中的血液-组织液对流及细胞内吞方式分布到外周组织。另外，肽类和蛋白质还可以与血浆蛋白非特异性结合，如奥曲肽与血浆蛋白结合率高达 65%。因此与小分子药物相比，蛋白多肽类药物的表观分布容积通常较小，接近血浆容积，组织药物浓度与血药浓度的比值为 1%～10%，脑组织中更低，约为 0.1%。

3. 代谢　小分子药物代谢的主要途径在肝微粒体中 CYP450 酶的催化下进行，蛋白多肽类药物通过细胞内蛋白酶降解进行消除，其主要消除途径包括 Fc 受体介导的消除和靶点介导的消除。Fc 受体介导的消除具有非特异性，含有 Fc 结构的蛋白多肽类药物均可通过 IgG 结合细胞表面的Fcγ 受体，并被内吞进入细胞进行酶解。需要注意的是，内源性 IgG 的浓度远大于药物的临床剂量，因此该药物消除途径不会引起 Fc 受体饱和，具有线性药物动力学特征。靶点介导的消除（target-mediated clearance，TMC）是特异性消除途径，包括细胞表面受体介导的内吞消除和可溶性靶点介导的免疫复合物形成。蛋白多肽类药物可以与靶细胞表面受体结合并被内吞进入细胞，在溶酶体中被降解成为氨基酸及肽段。可溶性靶点则通过与药物结合形成免疫复合物，进而通过细胞吞噬的方式介导消除。但体内的可溶性靶点数量有限，因此该途径不作为主要的蛋白多肽类药物消除方式。有研究发现，某些蛋白多肽类药物还可通过脱靶效应非特异性地结合非靶点部位，加快靶向药物的消除。

4. 排泄　蛋白多肽类药物主要通过肾脏排泄。但多数蛋白多肽类药物的分子量较大，限制了药物以原型药形式在肾脏排泄。因此，蛋白多肽类药物的体内快速消除主要通过细胞内酶解实现，而非药物排泄过程。

二、生物技术药物动力学研究的方法学

蛋白多肽类药物在进行药物动力学研究的过程中受到诸多因素的制约，主要原因是该类药物的用药剂量小、血药浓度低且易受内源性物质干扰，这就要求在研究过程中选择灵敏度高且专属性强的分析方法。现代科技的飞速发展为蛋白多肽类药物的药物动力学研究提供了多种分析手段，可根据具体情况进行选择。

1. 放射性同位素示踪法　该方法通过在目标蛋白、多肽上标记同位素来鉴别目标蛋白和内源性蛋白多肽，是分析蛋白多肽类药物的经典方法，具有应用范围广且简便直观的特点，尤其适合对其组织分布与排泄的研究。目前，FDA 已将放射同位素法测定的药物动力学数据作为药物安全性评价的有效依据。但该方法具有放射性污染的特性，限制了其在临床药物动力学研究中的应用。

蛋白多肽类药物的体内代谢是其药物动力学研究的难点，这主要是由于该类药物的代谢途径复杂，且代谢片段会进入体内氨基酸库，干扰分析过程。同位素示踪法有直接测定过程稳定、检测限极低及前处理过程简单的特点，有望成为研究蛋白多肽类药物代谢及体内处置的有力工具。放射性同位素标记法是回收体内药物代谢物的理想方法，通常将三氯乙酸沉淀法、高效液相色谱法等方法与同位素示踪法联用，按照分子量及保留时间对代谢物进行分离确证。

2. 活体成像技术　活体成像技术是指应用多种成像手段，对活体状态下的生物行为进行组织及细胞水平研究的分析方法。该技术在药物的组织分布研究上有显著优势，能够使药物的体内分布过程可视化，实时、动态地检测药物动力学过程，还可以非侵入性地在同一实验体连续获得数据，减小个体差异。目前常用于蛋白多肽类药物动力学分析的活体成像技术有核素成像（PET/SPECT）及荧光标记技术。

3. 免疫分析法　酶联免疫吸附测定（ELISA）是目前蛋白多肽类药物药物动力学研究普遍采用的方法，具有特异性好、操作简单快速及可进行高通量检测的优点，尤其适合进行临床药物动力学研究，并受到药物监管机构的认可及推荐。数据显示，上市的 95%蛋白多肽类药物在药物动力学分析中使用以 ELISA 为代表的免疫分析法。检测对象多样性是 ELISA 方法的突出特点，这使其可以用于绝大部分蛋白多肽类药物的药物动力学分析，实践中往往根据药物特性选取相应的检测模式。但 ELISA 方法具有以下不足：①无法区分药物的活性及无活性形式；②难以准确测量组织样本；③易受内源性及外源性物质干扰；④相关试剂的制备周期长，从而限制了其应用。

4. 色谱法　高效液相色谱法在小分子药物动力学分析中被广泛应用。但由于蛋白多肽类药物分子量较大且结构复杂，除少数药物（如胰岛素）可直接测定外，常需高效液相色谱法与其他灵敏度高的检测技术联用。液质联用技术（LC-MS）是当前蛋白多肽类药物药物动力学分析的主要方法，它将色谱的分离能力与质谱的定性功能结合，可以同时测定多种药物组分，是复杂化合物整体检测的理想方法，如抗体药物偶联物（antibody-drug-conjugates，ADC）的药物动力学分析多选取液质联用技术。

一般认为由于质谱检测范围与蛋白分离方法的限制，液质联用技术更常用于多肽药物。而酶解法的出现使液质联用技术的检测范围拓展到分子量为 10 000～15 000 的蛋白类药物。与传统在整体水平分析的方法不同，酶解法将蛋白多肽类药物酶切成合适肽段并选取特异性定量肽进行测定。

高效毛细管电泳（HPCE）是以高压电场驱动待测物在毛细管中按分配系数和浓度进行分离的技术。相较于高效液相色谱法，HPCE 的进样量更少（仅为纳升级），分离性能更高，是分析痕量组分及复杂样品的有力手段。HPCE 可以通过与质谱联用获取结构信息，定性检测蛋白多肽类药物。因此，电泳-质谱同时具有高效分离及定性鉴别能力，是比 LC-MS 更加理想的联用方法。

第五节　新药药物动力学研究中生物样本的测定方法

一、生物样本分析的意义与特点

生物样本测定的准确程度通常决定了药物动力学研究结果的正确与否，因此，采用合适的、准确可靠的方法测定生物样本中的药物，成为药物动力学研究的重要条件。由于生物样本一般来自全血、血清、血浆、尿液或其他生物样品，具有取样量少、药物浓度低、干扰物质多及个体差异大等特点，因此必须根据待测物的结构、生物介质和预期的浓度范围，建立灵敏、专属性强、准确、可靠的定量分析方法。

二、生物样本检测的方法

目前，生物样本的常用测定技术包括色谱法、免疫学方法、微生物学方法等，生物样本的分析一般首选色谱法。色谱法包括高效液相色谱法（HPLC）、气相色谱法（GC）、色谱-质谱联用法（LC-MS、LC-MS/MS、GC-MS）等。其中色谱-质谱联用时能够使样品的分离、定性、定量一次完成，色谱技术为质谱分析提供了纯化的试样，而质谱则提供准确的结构信息，具有灵敏、快速等特点，因此在生物样本的检测中往往更具有优势。

放射性核素标记法具有灵敏、简便、快速的特点，这种方法主要用于药物在体内的分布和排泄研究，即阐明药物在体内的去向。微生物学方法目前主要用于抗生素类药物的测定，因选择性和重现性较差，因此只有在其他方法都不可用的情况下才考虑使用。免疫分析法是一种快速、经济、灵敏和适用的测定方法，常用的有放射免疫分析、酶免疫分析及荧光偏振免疫分析，这些方法多已实现自动化，常用于血药浓度快速测定。磁共振技术是鉴定药物分子结构的重要方法之一，主要用于药物代谢物的结构鉴定。

上述几种分析方法中，色谱法具有灵敏度高、特异性强、准确性高的特点，因此常常作为首选方法用于生物样品中微量药物的分析测定，一般可以满足药物动力学研究的要求，因此应用最广（约

90%的体内药物浓度可以用色谱法来测定）；其他几种方法由于特异性不强，常常作为替代用于生物样品中微量药物的分析测定。具体选用何种分析方法应根据药物的化学结构、理化性质、仪器条件及借鉴文献方法等多方面因素来综合考虑。

三、生物样本检测方法的评价指标与要求

建立可靠的和可重复的定量分析方法是进行药物动力学研究的关键之一，而方法学确证（validation）是药物动力学研究的基础，为了保证分析方法可靠，必须对测定方法进行充分确证，一般应进行以下几方面的考察。

1. 特异性　特异性（specificity）是指在样品中存在干扰成分的情况下，分析方法能够准确专一测定代谢物的能力。建立的分析方法必须能证明所测的物质为原型药物或活性代谢物，并能排除内源性物质、其他代谢物和杂质的干扰，如果有几个分析物，应保证每一个分析物都不被干扰。对于色谱法应该提供空白生物样品、空白生物样品外加被测定组分对照品及用药后的生物样品等色谱图以证明方法的选择性。应使用至少 6 个不同个体来源的空白基质证明选择性。

2. 基质效应　基质效应（matrix effect，ME）是指在样品测试过程中，由于待测物以外的其他物质的存在，直接或间接影响待测物响应的现象。目前液质联用技术（LC-MS）被广泛用于生物样品中药物及其代谢物浓度的检测。由于质谱检测是基于化合物离子化并通过特定的核质比来检测和定量，因此任何干扰待测物离子化的物质都可能影响检测方法的灵敏度和选择性，这些基质成分包含了生物样品中的内源性成分和样品前处理过程中引入的外源性成分。因此对于液质联用技术，需要考察基质效应。

对基质效应的考察，至少使用 6 批来自不同供体的空白基质，不应使用合并的基质。对于每批基质，应该通过计算基质存在下的峰面积（由空白基质提取后加入分析物和内标测得），与不含基质的相应峰面积（分析物和内标的纯溶液）比值，计算每一分析物和内标的基质因子，进一步通过分析物的基质因子除以内标的基质因子，计算经内标归一化的基质因子。从 6 批基质计算的内标归一化的基质因子的变异系数应小于 15%。该测定应分别在低浓度和高浓度下进行。克服基质效应的方法包括样品预处理、优化色谱分离条件、减少进样量，低流速等。

3. 灵敏度　灵敏度（sensitivity）是指能够被可靠定量的样品中分析物的最低浓度具有可接受的准确度和精密度，以定量下限（lower limit of quantitation，LLOQ）来表示。定量下限通常是标准曲线上的最低浓度点，代表了测定方法的灵敏度。定量下限应能满足测定 3～5 个消除半衰期时样品中的药物浓度或能检测出 C_{max} 的 1/20～1/10 的药物浓度。其准确度应在真实浓度的 80%～120%内，相对标准差（RSD）应小于 20%，至少应由 5 个标准样品测试结果证明。

4. 标准曲线　标准曲线（calibration curve）反映了所测定物质浓度与仪器响应值之间的关系，一般用回归分析法所得的回归方程来评价。通过加入已知浓度的分析物（和内标）到空白基质中，制备各浓度的校正标样，其基质应该与目标试验样品的基质相同。方法验证中研究的每种分析物和每一分析批，都应该有一条标准曲线。

标准曲线范围应该尽量覆盖全部待测的生物样品浓度范围，由定量下限和定量上限来决定，不得用定量范围外推的方法求算未知样品的浓度。用于建立标准曲线的标准浓度个数取决于分析物可能的浓度范围和分析物/响应值关系的性质，必须至少用 6 个浓度建立标准曲线。应考察标准曲线的线性方程和相关系数，说明其线性相关程度，色谱法相关系数的绝对值要求＞0.99，生物检测方法相关系数的绝对值要求＞0.98。标准曲线各浓度点的实测值与标示值之间的偏差在可接受的范围之内时可判定标准曲线合格，只有合格的标准曲线才能对临床待测样品进行定量计算。可接受范围一般规定为最低浓度点的偏差在±20%以内，其余浓度点的偏差在±15%以内。当线性范围较宽的时候，推荐采用加权的方法对标准曲线进行计算，以使低浓度点计算得比较准确。

5. 准确度与精密度　准确度（accuracy）是指在确定的分析条件下，测得的生物样品浓度与真

实浓度的接近程度（即质控样品的实测浓度与真实浓度的偏差），以回收率（recovery）来表示，应采用加入已知量分析物的样品（质控样品）评估准确度。质控样品的配制应该与校正标样分开进行，使用另行配制的储备液。应通过单一分析批（批内准确度）和不同分析批（批间准确度）获得质控样品值来评价准确度。一般要求选择定量下限及低、中、高浓度质控样品进行准确度测定。低浓度选择在定量下限的 3 倍以内，高浓度取标准曲线上限约 75%处的质控样品，中间选一个浓度。为验证批内准确度，应取一个分析批的每个浓度至少 5 个样品。批间准确度需通过至少 3 个分析批，且至少在 2 天内进行，每个浓度至少获得 5 个测定值进行评价。准确度均值一般应在质控样品标示值的±15%之内，定量下限准确度在标示值±20%内。

精密度（precision）是指在确定的分析条件下，相同介质中相同浓度样品的一系列测量值的分散程度，定义为测量值的标准偏差（relative standard derivation ，RSD%），或称变异系数。应使用与证明准确度相同分析批样品的结果，获得在同一批内和不同批间定量下限及低、中、高浓度质控样品的精密度。对于质控样品。批内及批间变异系数一般不应超过 15%，定量下限的变异系数不应超过 20%。

6. 残留效应　残留效应是指前一个样品保留在分析仪器上的残余物引起测定浓度变化。在方法开发过程中应当评估并尽量减少残留。在验证期间，通过在定量上限（ULOQ，校正标样的最高浓度）样品之后分析空白样品来考察残留效应。在定量上限之后的空白样品中的残留应不超过定量下限样品中待测物响应的 20%和内标响应的 5%。如果残留不可避免，则研究样品不能随机进样，在方法验证时检验并在研究样品分析时采取一些措施，以确保残留不影响准确度和精密度，如在分析预期高浓度样品之后，下一个研究样品之前，进样空白样品。

7. 样品稳定性　药物动力学研究需要测定的样品量较大，获取的生物样品通常不可能即时测定，常需要冷冻或冷藏储存，临测定时解冻，必须在分析方法的每一步确保样品稳定性（stability）。因此，应根据具体情况，对含药生物样品在室温、冷冻和冻融条件下及不同存放时间进行稳定性考察，以确定生物样品的存放条件和时间。还应注意储备液的稳定性及样品处理后溶液中分析物的稳定性，以保证检测结果的准确性和重现性。稳定性研究采用低浓度和高浓度质控样品（空白基质加入分析物至定量下限浓度 3 倍以内和接近定量上限）进行考察。由新鲜制备校正标样获得标准曲线，根据标准曲线分析质控样品，将测得浓度与标示浓度相比较，每一浓度的均值与标示浓度的偏差应在±15%内。

8. 稀释可靠性　生物样品测定时，有时需要对高浓度样品稀释后进行测定。稀释可靠性是在必要时对样品稀释过程的评估，以确保不会对待测物浓度的准确度和精密度造成影响，应使用与配制质控样品相同物种来源的空白基质进行样品稀释。

稀释质控样品的浓度应大于定量上限，采用空白基质对样品进行稀释，每个稀释因子至少 5 个测定值，并在同一批次进行检测，以确保检测浓度在校准曲线范围内被准确、精密地测量。研究样品分析过程中所用稀释因子和浓度应该处于方法学验证的稀释因子和浓度范围内。稀释质控的平均准确度应在标示值的±15%之内，精密度不应超过 15%。

9. 方法学质控　对于未知样品的测定应在生物样品分析方法确证完成以后开始。在测定生物样品中的药物浓度时应进行质量控制，以保证所建立的方法在实际应用中的可靠性。推荐由独立的人员配制不同浓度的质控样品对分析方法进行考核。每个未知样品一般测定 1 次，必要时可进行复测。每个分析批生物样品测定时应建立新的标准曲线，并随行测定高、中、低三个浓度的质控样品。每个浓度质控样品至少双样本，并应均匀分布在未知样品测试顺序中。当一个分析批中未知样品数目较多时，应增加各浓度质控样品数，使质控样品数大于未知样品总数的 5%。质控样品测定结果的偏差一般应小于 15%，低浓度点偏差一般应小于 20%，最多允许 1/3 不在同一浓度的质控样品结果超限。如质控样品测定结果不符合上述要求，则该分析批样品测试结果作废。浓度高于定量上限的样品，应采用相应的空白介质稀释后重新测定。对于浓度低于定量下限的样品，应以零值计算。

10. 微生物学与免疫学方法确证　上述分析方法确证主要针对色谱法，很多参数和原则也适用于微生物学或免疫学分析，但在方法确证中应考虑到它们的一些特殊之处。例如，微生物学或免疫学分析的标准曲线本质上是非线性的，因此应尽可能采用比化学分析更多的浓度点来建立标准曲线。结果的准确度是关键因素，如果重复测定能改善准确度，则应在方法确证和未知样品测定中采用同样的步骤。

本 章 小 结

章末总结

药物动力学研究分为临床前和临床药物动力学研究，新药临床前药物动力学研究包括药物的吸收、分布、代谢、排泄和血浆蛋白结合研究，获得药物在动物体内的药物动力学参数，其结果为临床研究提供参考，新药临床研究包括健康志愿者、目标适应证患者和特殊人群药物动力学研究，获得人体内药物动力学参数，其结果为临床给药方案的制订提供依据。生物药剂学与药物动力学在缓控释制剂的研究开发中占据着十分重要的地位，其内容包括缓控释药物的选择依据、设计要求、体内吸收与体外释放的相关性研究等。对靶向组织的药物浓度进行精准检测，获得真实的"靶向"生物利用度，具有十分重要的现实意义，即靶向生物利用度，而靶向生物利用度的研究依赖靶点部位药物浓度的新检测方法的出现。与小分子化学药物相比，蛋白多肽类药物的体内过程具有口服生物利用度低、体内半衰期短、表观分布容积小等特点，目前其剂型大多为注射给药。常用的生物技术药物的分析方法有同位素标记法、免疫学分析法、活体成像技术和色谱法等，不同的方法适用于不同的研究，应根据研究需要进行选择。生物样品具有取样量少、药物浓度低、干扰物质多及个体差异大等特点，因此必须建立灵敏、专一、精确、可靠的生物样本定量分析方法，并对方法进行确证。

思 考 题

1. 新药临床前药物动力学研究和新药临床药物动力学研究的主要研究内容分别是什么？
2. 药物动力学研究中，取样时间点如何设计与确定？
3. 一般哪些药物不能制成口服缓释、控释制剂？
4. 简述缓控释制剂体内评价的主要内容。
5. 请简述生物样本检测方法的评价指标与要求。
6. 生物技术药物的生物药剂学性质与普通化学药物有什么区别？

（高秀容　孙红武）

第十三章　药物动力学在临床实践中的应用

学习目标

1. 掌握　生物利用度的概念、影响生物利用度的因素；血药浓度监测和化学药物基因检测的概念和临床应用。

2. 熟悉　抗菌药物给药方案的设计原则；时辰药理学的临床应用。

3. 了解　血药浓度监测和药物基因检测及在临床中的应用。

第一节　生物利用度和生物等效性

一、生物利用度及临床应用

生物利用度（bioavailability，BA）是指制剂中的药物被吸收进入体循环的速度与程度。生物利用度可分为绝对生物利用度和相对生物利用度。绝对生物利用度（absolute bioavailability，F_{abs}）是同一种药物血管外给药与静脉给药（通常静脉给药生物利用度为 100%）比较获得的药物吸收进入体循环的相对量。通常用血管外给药血药浓度-时间曲线的 AUC 与静脉给药血药浓度-时间曲线的 AUC 的比值来表示。相对生物利用度（relative bioavailability，F_{rel}）又称比较生物利用度（comparative bioavailability），是以其他非静脉途径给药的制剂（如片剂或口服溶液）为参比制剂获得的药物吸收进入体循环的相对量，是同一种药物不同制剂之间比较吸收程度与速度而得到的生物利用度。对于溶解度低或毒性比较大，不宜配制成静脉注射剂的药物，通常采用相对生物利用度比较研究。两者计算公式如下

$$相对生物利用度 F_{rel} = \frac{AUC_t \times X_r}{AUC_r \times X_t} \times 100\% \tag{13-1}$$

$$绝对生物利用度 F_{abs} = \frac{AUC_t \times X_{iv}}{AUC_{iv} \times X_t} \times 100\% \tag{13-2}$$

在式（13-1）和式（13-2）中，脚注 t 与 r 分别代表受试制剂与参比制剂；iv 表示静脉注射给药；X 表示给药剂量。生物利用度主要以药物吸收程度（AUC）的大小进行比较，未能反映药物吸收速度的快慢，吸收速度的快慢主要用 t_{max} 表示。

（一）生物利用度的概念

生物利用度主要包含生物利用程度与生物利用速度。

1. 生物利用程度　生物利用程度反映制剂中药物进入体循环的量，以血药浓度-时间曲线的 AUC 表示，因为 AUC 与药物或药物活性成分被吸收的总量成正比，即同样剂量的药物 AUC 越大，生物利用程度越高，如果与相同剂量静脉给药相等，即认为生物利用程度为 100%。

2. 生物利用速度　生物利用速度反映药物或药物活性成分吸收进入体循环的快慢，可用吸收速率常数 K_a 或平均吸收时间（MAT）表示。实际运用中常以 t_{max} 比较制剂的吸收快慢。在相同消除速率的情况下，K_a 越大，t_{max} 越短，C_{max} 除与吸收速度有关外，还与吸收量有关。

生物利用度可以用来表达：①制剂中药物被吸收的量；②制剂中药物被吸收的速度；③药物在机体体液或组织中的持续时间；④血药浓度与疗效或毒性之间的关系。

图 13-1 显示同一药物 3 种不同制剂 A、B、C，若假定 3 条曲线的 AUC 相等，即吸收程度相同，但其吸收速率不同。制剂 A 的吸收速度快，t_{max} 短，其 C_{max} 超过了最低中毒浓度，因此临床上

应用虽有效，但可能出现毒性反应；制剂 C 吸收太慢，t_{max} 很长，C_{max} 很低，始终未达到最低有效浓度水平，在临床上可能无效；制剂 B 吸收速率中等，且 C_{max} 低于最低中毒浓度，血药浓度较长时间位于最低中毒浓度与最低有效浓度之间，临床上可以得到较好的疗效，因此，制剂 B 为较好的制剂。

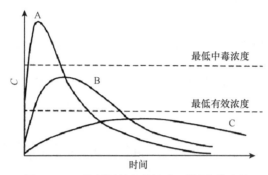

图 13-1　三种制剂的血药浓度-时间曲线比较

（二）生物利用度的评价参数

生物利用度研究和生物等效性评价，主要考虑 3 个参数：血药浓度-时间曲线的 AUC、t_{max}、C_{max}。

生物利用度研究是在同一受试者中，比较 AUC、C_{max} 和 t_{max} 可综合反映药物制剂的吸收、分布与消除特征，其他参数如药物的半衰期（$t_{1/2}$）、平均滞留时间（MRT）和血药浓度也可作为生物利用度及生物等效性的评价指标。

（三）影响生物利用度的因素

口服或局部用药的制剂，其药物的吸收程度和吸收速度受多种因素影响，一般可分为剂型因素、生理因素及其他因素等。

1. 剂型因素　剂型因素包括药物的理化性质，如药物分子的粒径、晶型或多晶型、溶剂化、水合、溶解度和溶解速度等；处方中赋形剂、填充剂、黏合剂、崩解剂、润滑剂、包衣材料、溶剂、助悬剂等；工艺、剂型、药物动力学特性及药物相互作用的影响等。

2. 生理因素　生理因素包括年龄、性别、病理生理状态、给药时间、胃排空及胃功能状态、遗传及药物代谢酶代谢多态性等。

3. 其他因素

（1）生活习性，包括有无烟酒嗜好。

（2）食物对生物利用度的影响，包括食物影响胃排空与胃肠蠕动，改变胃内容物的黏度、酸碱度、脂溶性、渗透压；食物与药物形成难溶性盐、络合物及吸附性等；促进胆汁分泌的食物能影响胃肠生理功能，从而影响药物的吸收。

（3）试验环境，包括饮水量、活动的强度、环境的温度与湿度等都会影响药物的生物利用度。因此，为了减少误差，应严格控制试验条件的一致性。

（四）生物利用度在临床研究中的应用

生物利用度是描述药物吸收过程的总结果，是新药研究过程中选择合适给药途径和确定用药方案的重要依据之一。在新药研究阶段，为了确定处方、工艺的合理性，需要考察各因素对生物利用度的影响；开发新剂型，要对拟上市剂型进行生物利用度研究以确定剂型的合理性，通过与原剂型比较的生物利用度研究来确定新剂型的给药剂量。

■（五）生物利用度研究基本要求及研究方法

1. 生物利用度研究基本要求

（1）研究单位应具备的基本条件：新药生物利用度研究是新药临床试验，要求研究单位有良好的医疗监护条件、分析测试条件和良好的数据分析处理条件，一般应是国家药品临床研究基地，若因特殊需要选择非基地医疗机构参加药品临床研究，应是在国家药品监督管理局登记备案的医疗机构。同时鉴于生物利用度研究需要多学科，多部门的协同合作，参加生物利用度研究的人员，应包括临床药物动力学研究人员、临床医师、分析检验技术人员和护理人员等。

（2）受试者选择：受试对象是健康成年男性，18 人以上，受试者年龄一般在 18～40 岁，同一批受试者年龄不宜相差 10 岁以上；体重应是标准体重或接近标准体重，标准体重（kg）=[身高（cm）–80]×0.7 或[身高（cm）–170]×0.6+62，或体重指数 BMI 在 20～24 内；经体检证明是健康的，试验前两周内未服用其他药物，且受试期间忌烟、酒。

儿童用药以健康成人作为受试者；妇产科专用药品需以健康妇女作为受试者。对特殊适用人群的药物，所选受试者应予说明。

新药的生物利用度试验方案需经伦理委员会审批通过方可实施。受试者应得到经 GCP 培训的医护人员的监护。受试期间发生任何不良反应均应及时处理和记录，并通报新药开发研究单位、伦理委员会和药品监督管理部门。研究过程还应受到伦理委员会和监察员的监管及检查。参加新药生物利用度试验的受试者应在了解试验内容、试验方法、药物特性和试验对受试者要求的基础上，自愿签署受试者知情同意书。

（3）试验药品的要求

1）参比制剂：也称为阳性对照品。所有的生物利用度研究都要有参比制剂，选择参比制剂应注意如下方面。①绝对生物利用度试验：选择经批准上市的相同药物静脉注射剂作为参比制剂。②相对生物利用度试验：该药品已经在中国获得上市授权或特别批准进口，具有全面的资料。对于仿制药品申请，受试药品通常与可从市场获得的参比药品相应的剂型比较。该药品已有多个上市剂型时，如果能在市场上获得，推荐使用该药品最初批准的剂型作为参比制剂。参比制剂的安全性和有效性应合格，并经过长期的临床试验证明安全有效。

2）受试制剂：进行人体生物利用度研究的供试品，受试制剂应符合下述条件：①受试药品应来自一个不少于生产规模 1/10 的批次，或 100 000 单位，两者中选更多的，除非另外说明理由。②使用的生产批次应该确实保证产品和过程在工业规模可行。在生产批次规模小于 100 000 单位时，需要整个生产批次的样品供抽样用。③对于受试批号药品，应该建立其关键性质量属性的特点和说明，如溶出度。④应该从额外的预备性试验或整个生产批次的产品取样，与生物等效性试验的受试批次样品比较，并在采用合适的溶出度检验条件下，应显示相似的体外溶出曲线。对其他全身作用的普通制剂，应该类似地论证受试药品批次的代表性。

给药剂量：一般应与临床单次用药剂量一致，不得超过临床推荐的单次最大剂量或已经证明的安全剂量。受试制剂和参比制剂一般应给予相等剂量，需要使用不相等剂量时，应说明理由并提供所用剂量范围内的线性药物动力学特征依据，结果可以采用剂量校正公式计算生物利用度。

（4）试验方法的要求

1）试验设计：生物利用度的试验设计，主要目的是消除个体差异与试验周期对试验结果的影响。交叉设计（详见表 13-1、表 13-2）是目前应用最多、最广的方法，因为多数药物吸收和清除在个体之间均存在很大变异，个体间的变异系数远远大于个体内变异系数，因此生物等效性研究一般要求按自身交叉对照的方法设计，把受试对象随机分为几组，按一定顺序处理，一组受试者先给予受试制剂，后给予参比制剂；另一组受试者先给予参比制剂，后给予受试制剂。两顺序间应有足够长的间隔时间，为洗净期（wash-out period），生物利用度试验中设置洗净期是为了避免前一次所用药物对后一次试验产生影响，洗净期确定以受试药物半衰期而定。要求洗净期应保证受试药物体内消除 99% 以上。

表 13-1　两制剂、两周期、双交叉试验设计表

受试者分组	周期	
	1	2
1	T	R
2	R	T

注：T 为受试制剂，R 为参比制剂

表 13-2　三制剂、三周期的双拉丁方试验设计表

受试者分组	周期		
	1	2	3
1	T_1	T_2	R
2	T_2	R	T_1
3	R	T_1	T_2
4	R	T_2	T_1
5	T_1	R	T_2
6	T_2	T_1	R

注：T_1 为受试制剂 1；T_2 为受试制剂 2；R 为参比制剂

2）采样点的确定：应用药物动力学方法进行生物利用度评价时，完整的血药浓度-时间曲线是计算制剂生物利用度与评价所需药物动力学参数的必要条件，包括吸收相、平衡相及消除相。一般在血药浓度-时间曲线吸收相和平衡相分别至少取 3 个点，消除相取 4 个或 4 个以上点。总采样点不少于 10 个。采样持续到受试药原型或其活性代谢物 5～7 个半衰期后。

2. 生物利用度研究方法　生物利用度的研究方法有血药浓度法、尿药浓度法和药理效应法等，方法选择取决于研究目的、测定药物的分析方法和药物动力学特征。

（1）血药浓度法：血药浓度法是生物利用度研究的最常用方法。受试者分别给予试验制剂和参比制剂后，测定血药浓度，估算生物利用度。药物的吸收量应等于给药剂量乘以吸收分数 f，即

$$fX_0 = kV_d \int_0^\infty C\mathrm{d}t \qquad (13\text{-}3)$$

式中，X_0 为给药剂量，k 为消除速率常数，V_d 为表观分布容积，C 为血药浓度，$\mathrm{d}t$ 为瞬时时间。

制剂的生物利用度 F 为

$$F = \frac{f_T}{f_R} = \frac{\mathrm{AUC_T} \times (kV_d)_T \times X_R}{\mathrm{AUC_R} \times (kV_d)_R \times X_T} \times 100\% \qquad (13\text{-}4)$$

式中，AUC 为血药浓度-时间曲线下面积；T 为受试制剂；R 为参比制剂。如果给予受试制剂与参比制剂后机体的清除率不变、所给剂量相等，则：

$$F = \frac{\mathrm{AUC_T}}{\mathrm{AUC_R}} \times 100\% \qquad (13\text{-}5)$$

如果剂量不相同，则：

$$F = \frac{\mathrm{AUC_T} \times X_R}{\mathrm{AUC_R} \times X_T} \times 100\% \qquad (13\text{-}6)$$

如药物吸收后很快生物转化成代谢产物（如前药），无法测定原型药物的血药浓度-时间数据，则可以通过测定血中代谢产物浓度来进行生物利用度研究，但测定的代谢产物最好为活性代谢产物。

$$F = \frac{AUC_{m(T)} \times X_R}{AUC_{m(R)} \times X_T} \times 100\% \qquad (13-7)$$

式中，AUC_m 为血中活性代谢产物浓度-时间曲线下面积。

（2）尿药浓度法：当体内药物或其代谢物的全部或大部分经尿排泄，并且排泄量与药物吸收量的比值恒定时，则药物吸收的程度可以通过尿中排泄量进行计算，从而进行药物制剂生物等效性评价。但该方法因误差因素较多，一般不提倡采用该法。在尿药浓度法中，药物的吸收量应等于药物的排泄量，如 24 h 后药物在尿中几乎检测不到，则可收集 24 h 内的排泄量计算生物利用度。即

$$F = \frac{X_{u_{0\to24}}(T)}{X_{u_{0\to24}}(R)} \qquad (13-8)$$

式中，X_u 为药物的排泄量；T 为受试制剂；R 为参比制剂。

（3）药理效应法：当药物的吸收程度与速度采用血药浓度法与尿药浓度法均不便评价，而药物的效应与药物体内存留量有定量相关关系，且能较易进行定量测定时，可以通过药理效应测定结果进行药物动力学研究和药物制剂生物等效性评价，此方法称药理效应法。药理效应法的一般步骤：①测定剂量-效应曲线；②测定时间-效应曲线；③通过上述两条曲线转换出剂量-时间曲线；④通过剂量-时间曲线进行药物制剂生物等效性评价。测定剂量-效应曲线时，是在最小效应量与最大安全剂量间给予不同剂量，测定某时间点（通常是效应强度峰值时间）的效应强度，得到剂量-效应曲线；测定时间-效应曲线时，是给予一个剂量，测定不同时间的效应强度，得到时间-效应曲线，此时的剂量-时间曲线与血药浓度法中浓度-时间曲线相似，通过曲线获得的参数，可以进行药物动力学研究和药物制剂生物等效性评价。药理效应法实施中，效应的测定时间通常应大于药物半衰期的 5～7 倍。

二、生物等效性及临床应用

▍（一）生物等效性概念

生物等效性（bioequivalence，BE）是指一种药物的不同制剂在相同试验条件下，给予相同剂量，反映其吸收程度和速度的主要药物动力学参数差异无统计学意义。生物等效性研究是用生物利用度的研究方法，以药物动力学参数为终点指标，根据预先确定的等效标准和限度进行的比较研究。在药物动力学方法确实不可行时，考虑以临床综合疗效、药效学指标或体外试验指标等进行比较研究，但需充分证实所采用的方法具有科学性和可行性。

▍（二）生物等效性的临床应用

生物等效性是评价药品质量的重要指标之一。重点在于以预先确定的等效标准和限度进行比较，是保证含有同一药物活性成分的不同制剂体内行为一致性的主要依据，也是判断仿制药品是否可替代原研药品使用的重要依据。

1. 生物等效性研究方法　目前，生物等效性研究方法包括体内和体外的方法。国家药品监督管理局推荐的按方法的优先考虑程度从高到低排列为药物动力学研究方法、药效学研究方法、临床比较试验方法、体外研究方法。

（1）药物动力学研究方法：药物动力学研究方法是以药物动力学参数为终点指标，根据预先确定的等效标准和限度进行试验制剂及参比制剂的比较研究。受试者在不同时间分别给予一定剂量的试验制剂和参比制剂后，通过测定不同时间点的生物样本（如全血、血浆、血清或尿液等）中的药物或活性成分（或代谢物）浓度，获得药物浓度-时间曲线（concentration-time curve，$C\text{-}t$），反映药物从制剂中释放、吸收到体循环中的动态过程。经过适当的数据处理，得出与吸收程度和速度有关的药物动力学参数，如 AUC、C_{max}、t_{max} 等，通过统计分析比较以上参数，判断两制剂

是否生物等效。

（2）药效学研究方法：在无可行的药物动力学研究方法（如无灵敏的血药浓度检测方法、浓度和效应之间不存在线性相关）进行生物等效性研究时，可考虑用药效学指标进行生物等效性评价。例如，阿卡波糖是一种治疗糖尿病的 α-糖苷酶抑制剂，其作用靶点在胃肠道，血药浓度与其临床疗效无直接关系。基于阿卡波糖特殊的作用机制，FDA 在阿卡波糖生物等效性评价中，推荐以药效学指标进行生物等效性研究。

（3）临床比较试验方法：当没有适宜的药物浓度检测方法，也缺乏明确的药效学指标时，可以通过以参比制剂为对照的临床比较试验来验证两制剂的等效性，并以综合的疗效终点指标作为评估标准。药物的临床试验通常需要大量的受试者（≥100 例），因为药物的临床疗效和不良反应受到许多因素的影响，试验方法不易克服个体差异对结果的影响。此外，试验周期长，成本高等问题也使得临床比较试验成为在其他体外、体内等方法都无法充分证明效力时的最后选择。

（4）体外研究方法：一般不提倡使用体外的方法来确定生物等效性，但在某些情况下，如根据生物药剂学分类证明属于高溶解度、高渗透性、快速溶出的口服制剂时，可以采用体外溶出度比较研究的方法来验证生物等效，因为该类药物的溶出、吸收过程不是药物进入体内的限速步骤。对于难溶但具有高渗透性的药物，如果已经建立了良好的体内外相关关系，则可以使用体外溶出研究来替代体内研究。

2. 生物等效性统计分析

（1）生物等效性判定标准：《中国药典》2020 年版有关指导原则对生物等效性判定标准中，生物等效性的评价是基于受试/参比制剂有关参数的群体几何均值比的 90% 置信区间。具体判定方法：通过双向单侧 t 检验（1−2α%）置信区间法，得到两种制剂 AUC 或 C_{max} 几何均值比值的 90% 置信区间（confidence interval, CI），对于非窄治疗窗的药物，此 90% 置信区间必须落在 80.00%～125.00% 内，为了落在接受范围内，下限舍入后保留两位小数应 ≥80.00%，上限舍入后保留两位小数应 ≤125.00%。对于治疗窗窄的药物，AUC 缩小范围至 90.00%～111.11%。在 C_{max} 对安全性、药效或药物浓度检测特别重要时，该参数也应在 90.00%～111.11% 内。对于高变异性药物，如果认为 C_{max} 差异较大对临床的影响不大，基于临床的充分理由，C_{max} 最宽可以扩大至 69.84%～143.19%。但是，无论药物变异有多大，AUC 必须落在 80.00%～125.00% 内。

（2）生物等效性评价的检验方法：常用的生物等效性检验方法可分为如下几类：①置信区间法（confidence interval approach）；②等效性检验法（equivalence testing method）；③贝叶斯法（Bayesian approach）；④非参数检验法（nonparameter test）。这些方法需要通过方差分析得出基本参数，然后进行相应的统计分析。目前常用的方法有 Bayesian 法、双向单侧 t 检验法、（1−2α）% 置信区间法等，它们属于上述几类方法之一。

主要药物动力学参数经对数转换后，可以通过多因素方差分析（ANOVA）进行显著性检验。然后使用双向单侧 t 检验和计算 90% 置信区间的统计分析方法来评价与判断药物间的生物等效性。

方差分析：方差分析是一种显著性检验方法，用于评价受试制剂组与参比制剂组的组内和组间差异，即个体间、试验周期间、制剂间的差异。在生物等效性研究中，采用多因素方差分析（ANOVA）进行统计分析，以判断药物制剂间、个体间、周期间和服药顺序间的差异。在生物等效性试验中，方差分析通常将把握度（1−α）设为 80%，即 α=0.2，显著性水平设为 0.05。方差分析可以提示误差来源，为双向单侧 t 检验计算提供了误差值。

方差分析应用的条件：试验设计的随机性、方差齐性、统计模型的可加性、残差的独立性和正态性等。在生物等效性中对应的要求：受试者选择与分组的随机性、受试制剂组与参比制剂组的误差来源和影响因素相等或相当、误差的作用具有可加性且不交互影响、评价指标为正态分布。

生物等效性评价的药物动力学指标中，AUC 与 C_{max} 为非正态分布，接近对数正态分布，其变异随平均值大而增大。经过对数转换后，这些指标可以成为正态分布或接近正态分布的参数，使得数据趋于对称，变异与平均值无关。此外，在生物等效性评价中，主要比较制剂间各动力学参数平均值的比值，而不是比较差值。平均值的比值经对数转换后可成为平均值的差值。其中：

$$AUC = \frac{FX_0}{kV_d} \tag{13-9}$$

式中，X_0 为给药剂量，k 为消除速率常数，V_d 为表观分布容积。k 与 V_d 是受试者个体生物因素对测定值 AUC 的影响，其影响不具有可加性条件，经对数转换后，上式则成为如下的线性公式：

$$\ln AUC = \ln F + \ln X_0 - \ln k - \ln V_d \tag{13-10}$$

$$C_{max} = \frac{FX_0}{V_d} e^{-kt_{max}} \tag{13-11}$$

经对数转换后，成为如下的线性公式：

$$\ln C_{max} = \ln F + \ln X_0 - \ln V_d - kt_{max} \tag{13-12}$$

双向单侧 t 检验法（two one-sided t-test，TOST）：方差检验是显著性检验，设定的无效假设是两药无差异，检验方式为"是"与"否"，在 $P<0.05$ 时认为两者差异有统计学意义，但不一定不等效；$P>0.05$ 时认为两者差异无统计学意义，但 $P>0.05$ 并不能认为两者相等或相近。等效性检验与差异显著性检验则是本质完全不同的两种检验。等效性检验的无效假设是两药不等效（即供试药的参数值超出了参比药设定的正负一定范围），只有当 $P<0.05$ 时，说明供试药的参数值没有超出参比药的高限和低限，才能认为两药等效。因此，等效性检验离不开等效标准。而差异显著性检验即方差检验与等效标准无关。

根据统计学原理，确认生物等效需要满足以下条件："供试药数值应大于参比药的 80%，且经单侧 t 检验有统计学意义（$P<0.05$）；同时，供试药数值又应小于参比药的 125%，也要经单侧 t 检验有统计学意义（$P<0.05$），即在两个方向上的单侧 t 检验均能以 95% 的置信度确认没有超出范围"。因此，这种检验方法被称为"双向单侧 t 检验"。

方差分析和双向单侧 t 检验既相互独立又相互关联。例如，通过方差分析可以判断两周期间是否存在残留效应，从而为进行双向单侧 t 检验提供前提条件。此外，在生物等效性试验中，方差分析也可用于提示误差来源。

双向单侧 t 检验法的假设为

无效假设 H_0： $\overline{X}_T - \overline{X}_R \leq \ln r_1$ 　　$\overline{X}_T - \overline{X}_R \geq \ln r_2$ $\tag{13-13}$

备选假设 H_1： $\overline{X}_T - \overline{X}_R \geq \ln r_1$ 　　$\overline{X}_T - \overline{X}_R \leq \ln r_2$ $\tag{13-14}$

检验统计量为： $t_1 = \frac{(\overline{X}_T - \overline{X}_R) - \ln r_1}{s / \sqrt{n/2}}$ $\tag{13-15}$

$$t_2 = \frac{\ln r_2 - (\overline{X}_T - \overline{X}_R)}{s / \sqrt{n/2}} \tag{13-16}$$

式中，$\overline{X}_T$、$\overline{X}_R$ 分别为受试制剂与参比制剂的 AUC 或 C_{max} 的对数均值（原始数据经对数转换）；r_1 与 r_2 分别为管理部门定出的生物等效的低侧界限与高侧界限，如检验的参数为经对数转换的 AUC 时，r_1 与 r_2 分别为 0.8 与 1.25，为经对数转换的 C_{max} 时，r_1 与 r_2 分别为 0.75 与 1.33；s 为来自方差分析的样本误差均方的平方根；n 为样本数。按假设检验理论，t_1 与 t_2 均服从自由度 $\nu = n-2$ 的 t 分布，临界值 $t_{1-\alpha(\nu)}$ 可由 t 单侧分位数表得到，当 $t_1 \geq t_{1-\alpha(\nu)}$ 与 $t_2 \geq t_{1-\alpha(\nu)}$ 同时成立，则拒绝 H_0，接受 H_1，认为制剂间生物等效。

90% 置信区间分析：按式（13-17）计算受试制剂与参比制剂的药物动力学参数比值的 90% 置信区间对数值：

$$\overline{X}_T - \overline{X}_R \pm t_{0.1(\nu)} \times s\sqrt{2/n} \tag{13-17}$$

式（13-17）中 $t_{0.1(\nu)}$ 由 t 值表查得，计算值经反对数即为供试制剂与参比制剂的动力学参数比值 90%可能存在的范围。

第二节　个体化用药设计及应用

　　个体化用药是指正确的药物以正确的剂量和适合的时间使用于适合的患者,根据患者的个体情况实行个体化用药,可以减少药品不良反应的发生,进一步保障用药安全。药物基因组学(pharmacogenomics)的蓬勃发展、药物代谢酶的系统研究和遗传多态性的相关分析赋予了个体化用药新的内涵,带来了新的契机,使得临床个体化用药意义更加深远。

　　临床给药方案是指医生给患者制订的用药计划,包括药物与剂型、给药剂量、给药间隔等。选择最佳剂量、剂型、给药时间与间隔的组合,是设计治疗方案的核心关注点。病情与药物基本确定后,选择最佳剂量、最佳剂型、最佳给药时间与间隔的组合,就是设计给药方案的过程。一个药物的剂型和给药方案,应该达到提高疗效、降低不良反应且尽量方便患者,否则会降低疗效和患者对治疗的依从性。合理的药物治疗方案,可以使患者获得安全、有效、经济、适宜的药物治疗。

一、临床给药方案设计的基本步骤

（一）确诊患者的病情并确定治疗药物

　　首先要获取患者基本信息(体重、烟酒嗜好、肝肾疾病史等),具体的治疗方法取决于疾病的类型和严重程度、年龄及总体健康状况;在确定患者的具体病情信息后,根据治疗对象的病情、轻重缓急、想要达到的治疗目的进行治疗药物的设计。

（二）可按以下步骤制订给药方案

　　病情与药物基本确定后,选择最佳剂量、最佳剂型、最佳给药时间与间隔的组合,就是设计治疗方案的过程。

　　(1)根据治疗目的和药物性质,针对具体的患者选择最佳的给药途径和药物制剂。

　　(2)根据药物的治疗窗和药物动力学参数,确定给药间隔和给药剂量(包括负荷剂量和维持剂量)。

　　(3)按以上的初步给药方案用药于患者,及时观察疗效,同时进行治疗药物监测以监测血药浓度,进行安全性、有效性评价和剂量调整,直至获得临床最佳给药方案。

（三）个体化给药方案设计和调整

　　注意应用好房室模型、药物动力学-药效学结合模型与群体药物动力学的原理与方法,并按治疗药物监测与群体药物动力学参数计算初始剂量方案,并用此方案进行治疗。在进行个体化给药方案设计和调整时,通常结合适当的临床疗效评价和治疗药物监测,当血药浓度与临床疗效或药物副作用相关时,对血药浓度进行监测有助于安全有效地发挥药物治疗作用。

二、临床给药方案设计及应用

（一）给药方案设计依据

　　给药方案设计可以根据患者的具体药物动力学参数,如 V_d、CL、半衰期等参数;也可以根据患者易得的个体参数(如体重、年龄、肝肾功能指标等)和已知的群体平均药物动力学参数。调整依据则可以后期根据疗效观察及治疗药物监测等手段进行给药方案(给药剂量、给药间隔等项目)调整。

（二）临床给药方案设计的基本方法

1. 根据半衰期设计给药方案 临床治疗用药可以根据半衰期（$t_{1/2}$）进行给药方案设计。半衰期不同，给药方案也不同，应按照药物自身的特点及用药目的进行给药方案设计。

（1）半衰期<30 min（消除太快，超短效）的药物，其特点是维持药物有效治疗浓度有较大困难。常用的给药方案：治疗指数小的药物一般静脉滴注给药；治疗指数大的药物可分次给药，但维持量要随给药间隔时间的延长而增大。

（2）半衰期<4 h 的药物，其特点是药物在体内的消除速度较快。常用的给药方案：治疗指数小的药物，每个半衰期给药 1 次，也可静脉滴注给药；治疗指数大的药物，可每 1～3 个半衰期给药 1 次。

（3）半衰期在 4～8 h（消除快，短/中效）的药物，主要考虑治疗指数和用药的方便性。常用的给药方案：治疗指数大的药物，采用适当加大给药剂量和延长给药间隔的方案；对于治疗窗较窄的药物，宜采用静脉滴注或选择缓释、控释制剂给药。

（4）半衰期在 8～24 h（消除慢，长效）的药物，其特点是在体内的消除较慢，主要考虑用药的时效性。常用的给药方案为每个半衰期给药 1 次，最方便的给药方案为按半衰期（τ=半衰期）给药；如需立即达到稳态，还可采用首剂量加倍的负荷剂量给药。

（5）半衰期大于 24 h（消除特别慢，超长效）的药物，其特点是在体内的消除特别慢。常用的给药方案为每天给药 1 次较为方便，可提高患者的依从性；如需要立即达到治疗浓度，可首剂量加倍的负荷剂量给药。

（6）对于具有非线性药物动力学特性的药物，随给药剂量增加，药物半衰期延长，需要进行治疗药物监测，采用个体化给药方案。此类药物半衰期可受多种因素（如个体差异、年龄、药物相互作用、生理及疾病因素等）的影响。

2. 根据稳态血药浓度均值设计给药方案 在临床用药实践中，多数药物需采用多次重复给药方案。当按照一定剂量、一定给药间隔，经过多次重复给药达稳态时，在给药间隔期内血药浓度将在稳态血药浓度均值（$\bar{C}_{ss}$）附近上下波动，其上限为稳态最大血药浓度（$C_{\max}^{ss}$），下限为稳态最小血药浓度（$C_{\min}^{ss}$），稳态血药浓度均值是个很重要的药物动力学参数，它可以大致反映长期用药后的血药浓度水平，因此拟定多剂量给药方案时，稳态血药浓度常作为临床药物治疗所需的血药浓度指标，使给药后的血药浓度迅速达到，并维持该指标水平。

符合一室模型特征药物的稳态血药浓度均值为

$$\bar{C}_{ss} = \frac{FX_0}{kV_d\tau} = \frac{FX_0}{CL\tau} \tag{13-18}$$

式中，V_d 为表观分布容积，k 为一级消除速率常数，CL 为清除率，τ 为给药时间间隔，F 表示药物吸收分数或生物利用度，若静脉注射给药，F 为 1，既可以用于静脉给药，又可以用于血管外给药的相关参数求算。

$$X_0 = \frac{\bar{C}_{ss}\tau CL}{F} \tag{13-19}$$

式中，X_0 为静脉给药的剂量，CL 为清除率，τ 为给药时间间隔。

对于某一制剂，其 k、V_d 或 CL、F 基本恒定，只能通过调节 X_0 或 τ，以达到治疗所需的稳态血药浓度均值的目的。

稳态最大血药浓度和最小血药浓度会随 X_0 和 τ 的变化而改变，因此对于治疗指数狭窄的药物，如果只考虑稳态血药浓度均值在治疗窗范围内，其相应的稳态最大血药浓度和最小血药浓度仍然有可能超出治疗窗范围，从而引起临床治疗效果不佳或毒性反应发生。因此这种方法主要适用于治疗窗较宽的药物。

（三）稳态血药浓度与给药方案的设计

在临床给药方案设计时，多剂量给药的稳态血药浓度、稳态最大血药浓度、稳态最小血药浓度及药物的治疗指数等，对于临床用药的安全性及有效性具有重要意义。

1. 多剂量静脉注射给药方案的设计 对于符合一室模型特征的药物，多剂量静脉注射达稳态后的稳态最大血药浓度

$$C_{\max}^{ss} = \frac{X_0}{V_d(1-e^{-k\tau})} \qquad (13\text{-}20)$$

稳态最小血药浓度 $C_{\min}^{ss}$ 为

$$C_{\min}^{ss} = \frac{X_0}{V_d(1-e^{-k\tau})} \cdot e^{-k\tau} \qquad (13\text{-}21)$$

经整理，τ 为

$$\tau = 1.44 t_{1/2} \cdot \ln\frac{C_{\max}^{ss}}{C_{\min}^{ss}} \qquad (13\text{-}22)$$

例 13-1 某符合一室模型特征，$t_{1/2}$=3 h，V_d=200 mL/kg，其有效治疗浓度范围为 5～15 μg/mL，当血药浓度大于 20 μg/mL 时，出现不良反应。现多次静脉注射，使其血药浓度保持在 5～15 μg/mL，问给药方案如何制订？

解： 已知 $t_{1/2}$=3 h，V_d=200 mL/kg，$C_{\max}^{ss}$=15 μg/mL，$C_{\min}^{ss}$=5 μg/mL

$$\tau = 1.44 t_{1/2} \cdot \ln\frac{C_{\max}^{ss}}{C_{\min}^{ss}} = 1.44 \times 3 \times \ln\frac{15}{5} = 4.76(\text{h})$$

$$X_0 = C_{\max}^{ss} \cdot V_d(1-e^{-k\tau}) = 15 \times 200 \times (1-e^{-0.231 \times 4.76}) = 2(\text{mg/kg})$$

答：经过计算，剂量为 2 mg/kg，给药间隔为 4.76 h，但给药间隔为 4.76 h 并不好操作，因此可调整为 4～6 h。

2. 多剂量血管外给药方案的设计 由式（13-18）可知，稳态血药浓度均值是药物的清除率 CL、给药剂量 X_0 和给药间隔时间 τ 的函数，对于正常人，清除率 CL 是一个确定值，因此，根据稳态血药浓度均值设计临床给药方案，主要是指调整给药剂量或给药周期。

对于一室模型药物，将式（13-18）整理得

$$X_0 = \frac{\bar{C}_{ss} k V_d \tau}{F} \qquad (13\text{-}23)$$

式中，X_0 为给药剂量。

例 13-2 某药物的表观分布容积为 5 L，k 为 0.1 h^{-1}，生物利用度为 80%，该药临床最佳治疗血药浓度为 20 μg/mL，现将该药每隔 8 h 口服一次长期服用，求每次服用的剂量？

解： 长期服用后，其稳态血药浓度均值应等于最佳血药浓度，即 $\bar{C}_{ss}$=20 μg/mL，另外已知 V_d=5 L，k=0.1 h^{-1}，τ=8 h，F=80%。

$$X_0 = \frac{\bar{C}_{ss} k V_d \tau}{F} = \frac{20 \times 0.1 \times 5 \times 8 \times 1000}{0.8} = 100(\text{mg})$$

答：每隔 8 h 服用 100 mg。

3. 静脉滴注给药方案设计 对于生物半衰期短、治疗指数小的药物，为了避免频繁用药，且避免引起血药浓度波动，临床上多采用静脉滴注给药。

（1）仅静脉滴注给药方案：静脉滴注亦称静脉输注，是以恒定的速率向静脉血管内持续给药的一种方式，药物以恒定速率（零级输入）进入体内，同时药物从体内的消除速率与当时体内药物量成正比。因此，体内药物量 X 的变化速率是输入速率与消除速率之差，用微积分表示为

$$\frac{\mathrm{d}X}{\mathrm{d}t} = k_0 - kX \tag{13-24}$$

式中，$\frac{\mathrm{d}X}{\mathrm{d}t}$ 为体内药物量 X 的瞬时变化速率，k_0 为静脉滴注速率，以单位时间内的药量来表示，k 为一级消除速率常数。

将式（13-24）经拉氏变换求原函数，得

$$X = \frac{k_0}{k}(1 - e^{-kt}) \tag{13-25}$$

上式为一室模型药物静脉滴注给药后，体内药量 X 与时间 t 的函数关系式，将 $X = V_\mathrm{d}C$ 代入，即得血药浓度 C 与时间 t 关系式

$$C = \frac{k_0}{kV_\mathrm{d}}(1 - e^{-kt}) \tag{13-26}$$

随着滴注时间的增加，血药浓度逐渐达到稳定状态，即稳态血药浓度（C_ss）。

$$C_\mathrm{ss} = \frac{k_0}{kV_\mathrm{d}} \tag{13-27}$$

（2）静脉注射加静脉滴注给药方案

1）静脉注射与静脉滴注同时进行时：对于生物半衰期 $t_{1/2}$ 较长的药物，静脉滴注给药可避免血药浓度的波动，但需要较长时间才能达到稳态。可采用先静脉注射一个负荷剂量 X_0，使药物立即产生作用，一段时间后再静脉滴注给药以维持有效血药浓度，这种给药方案的血药浓度—时间关系式为

$$C = \left(\frac{X_0}{V_\mathrm{d}} \cdot e^{-kt}\right) + \frac{k_0}{kV_\mathrm{d}}(1 - e^{-kt}) \tag{13-28}$$

达到 C_ss 所需要的静脉注射给药剂量（X_0）为

$$X_0 = C_\mathrm{ss} \cdot V_\mathrm{d} \tag{13-29}$$

$$最终，\quad X_0 = \frac{k_0}{k} \tag{13-30}$$

例 13-3　某药采用静脉滴注与静脉注射同时给药方案，表观分布容积 V_d 为 250 mL/kg，半衰期为 2.5 h，如患者体重为 50 kg，若使该药血药浓度迅速达到并维持在 4 mg/L 的治疗水平，试计算静脉滴注速度及静脉注射给药剂量。

解：$t_{1/2} = 2.5\mathrm{h}$，$V_\mathrm{d} = 250\ \mathrm{mL/kg}$，$C_\mathrm{ss} = 4\ \mathrm{mg/L}$

$$k_0 = C_\mathrm{ss} \cdot k \cdot V_\mathrm{d} = 4 \times 0.25 \times 50 \times \frac{0.693}{2.5} = 13.86(\mathrm{mg/h})$$

$$X_0 = \frac{k_0}{k} = 13.86 \times \frac{2.5}{0.693} = 50(\mathrm{mg})$$

答：首次静脉注射给药 50 mg 并同时按 13.86 mg/h 的速度恒速静脉滴注给药，便可使该患者的血药浓度始终维持在 4 mg/L 的有效水平。

2）先静脉注射再静脉滴注：一般采用先静脉注射一负荷剂量 X_0，使药物立即产生治疗作用，过一段时间后再静脉滴注给药维持有效血药浓度水平。其血药浓度可按下式计算

$$C = \left(\frac{X_0}{V_\mathrm{d}} \cdot e^{-kt}\right) \cdot e^{-kt'} + \frac{k_0}{kV_\mathrm{d}}(1 - e^{-kt'}) \tag{13-31}$$

式中，t 为静脉注射给药开始至静脉滴注给药开始之间的时间；t' 为静脉滴注给药的时间。

（四）非线性动力学特征药物给药方案设计

具有非线性动力学特征的药物，当剂量较低，血药浓度呈比例上升，表现为线性关系；然而随着剂量进一步增加血药浓度陡然增加，易出现毒性反应；具有非线性动力学特征的药物在联合用药

时，其他药物可能与其竞争酶或载体系统影响其动力学过程，引起该药物血药浓度的变化。因此，具有非线性动力学特征的药物，尤其是治疗指数小的药物临床应用过程中，应进行治疗药物监测，实行个体化给药方案，以保证临床用药的安全性和有效性。

具有非线性药物动力学特征的药物无论是静脉滴注给药、多剂量静脉注射或血管外给药达稳态时给药速率（R）等于 Michaelis-Menten 消除速率，用公式表示为

$$R = \frac{V_{m}C_{ss}}{K_{m} + C_{ss}} \tag{13-32}$$

式中，K_{m} 为米氏常数（单位为 mg/L），是指药物在体内的消除速率达到 V_{m} 一半时所对应的浓度；C_{ss} 为稳态浓度，V_{m} 为药物在体内消除过程中理论上最大的消除速率[单位：mg/（L·h）]。

（五）抗菌药物的给药方案设计

抗菌药物应用广泛，但使用不合理易产生耐药、出现二重感染或发生不良反应等问题。判断其能否达到预期治疗目的，主要依赖于机体-药物-致病菌三者之间的作用关系，即与抗菌药物的药物动力学、药效学过程密切相关，药物动力学过程指一定剂量的药物在血液、体液和组织中达到杀灭或抑制细菌生长的浓度，并维持一定时间；药效学过程指在感染部位同样需要药物达到适宜浓度并维持足够的时间以发挥治疗作用。临床上，通常根据药物特点、病原菌种类和患者病情选择适宜的抗菌药物，并结合药物动力学-药效学原理设计合理的给药方案。

1. 抗菌药物有关药物动力学-药效学结合参数　由于抗菌药物的靶浓度无法测定，常用最小抑菌浓度（minimum inhibitory concentration，MIC）代替。与 MIC 有关的抗菌药物药物动力学-药效学结合参数主要有 C_{max}/MIC、$AUC_{0\to24}$/MIC（AUIC，24 h 抗菌药物血药浓度-时间曲线的 AUC）；$T>$MIC（给药后血药浓度大于 MIC 的持续时间，常以该部分占一个给药区间的百分率表示）。按照药物动力学-药效学特征不同，抗菌药物可分为浓度依赖型和时间依赖型两类。某些抗菌药物在浓度降至 MIC 后仍可继续抑制细菌生长，这主要与其抗菌药物后遗效应（post-antibiotic effect，PAE）、抗菌药物后促白细胞效应（post-antibiotic leukocyte enhancement，PALE）、亚抑菌浓度下的抗菌药物后效应（post-antibiotic sub-MIC effect，PASME）有关。

2. 抗菌药物给药方案设计　根据药物动力学-药效学结合参数的不同类型药物的 PAE 长短及耐药特性，选择适宜的抗菌药物并设计合理的给药方案。

（1）浓度依赖型抗菌药物给药方案设计：浓度依赖型抗菌药物有氨基糖苷类、氟喹诺酮类、两性霉素 B、甲硝唑、酮内酯类，特点为杀菌作用取决于 C_{max}，而与作用时间关系不大，并具有较长的 PAE。评价疗效的药物动力学-药效学参数主要为 C_{max}/MIC 和 AUIC。提高疗效的关键在于加大给药剂量，即在不增加毒性的前提下，应保证每日给药次数尽可能少，以获得高血药浓度，如氨基糖苷类药物给药方案设计多采用一日一次的给药方案。其一，因其疗效与 C_{max}/MIC 密切相关，C_{max}/MIC 值达到 8～10，临床有效率可达 90%，将日剂量集中一次使用，可达到较理想的 C_{max}/MIC 发挥疗效。其二，对革兰氏阴性菌（包括铜绿假单胞菌），氨基糖苷类有较长的 PAE。氟喹诺酮类药物评价参数常使用 AUIC。对于具有较长半衰期或 PAE 的药物，可以采用一日一次的给药方案；对于半衰期较短的药物，通常分两次给药。

（2）时间依赖型抗菌药物给药方案设计：时间依赖型抗菌药物的特点是当血药浓度达到 MIC 的 4～5 倍时，杀菌作用达到饱和，继续增加药物浓度并不能提高疗效。此时，疗效主要取决于药物浓度超过 MIC 时间的长短。分类主要根据是否存在 PAE，该类抗菌药物又可分为无明显 PAE 的时间依赖型和有明显 PAE 的时间依赖型。其中，无明显 PAE 的时间依赖型抗菌药物包括 β-内酰胺类、红霉素等老一代大环内酯类、克林霉素、噁唑烷酮类抗菌药物等。临床上常采用每日分多次给药的方案，对于高 MIC 的致病菌还可采用持续静脉滴注的方案。对于半衰期较长的该类药物，不必增加给药次数。对于 PAE 较短但 PASME 持续时间较长的该类抗菌药物，亦不必每日多次给药。可根据 $T>$MIC 为 40%～50% 和药物隔室模型特征相应的血药浓度公式，以 MIC 作为有效浓度，

计算给药剂量和给药间隔时间。

（3）明显 PAE 的时间依赖型抗菌药物给药方案设计：明显 PAE 的时间依赖型抗菌药物，包含第二代大环内酯类、四环素类、氟康唑、克林霉素、链阳性菌素类、糖肽类等药物。主要评价指标是 AUIC，同时兼顾 C_{max}、AUC 和 $T>MIC\%$。此类抗菌药物需维持 $T>MIC$ 的时间，延长给药时间。具体药物的给药方案可利用药物的药物动力学-药效学参数，参照浓度依赖型抗菌药。

（六）特殊生理和病理条件状况下给药方案调整

1. 肾功能减退患者的给药方案调整　　肾功能减退患者调整给药方案前需要了解肾功能的状况。目前临床上常用反映肾小球滤过功能的内生肌酐清除率（creatinine clearance，CL_{cr}）来表示肾功能。

可通过检测血清肌酐浓度（serum creatinine concentration，S_{cr}）水平反映肌酐清除率的变化。当药物主要经肾排泄消除时，可根据 CL_{cr} 估算药物的消除速率常数 k，进而调整给药剂量或给药间隔时间，根据肌酐清除率调整给药方案，肌酐清除率的计算方法见表 13-3。

表 13-3　不同年龄人群的肌酐清除率的估算方法

年龄	人群	肌酐清除率	
		血清肌酐（mg/dL）	血清肌酐（μmol/L）
成人（20～100 岁）	男性	（140－年龄）×体重/72×S_{cr}	1.23×（140－年龄）×体重/S_{cr}
	女性	0.85×（140－年龄）×体重/72×S_{cr}	1.04×（140－年龄）×体重/S_{cr}
儿童（0～20 岁）	CL_{cr}（/1.73m²）	因子⁺×身高/S_{cr}	88.3×因子⁺×身高/S_{cr}
	CL_{er}	因子⁺×身高/S_{cr}×（体重/70）$^{0.75}$	88.3×因子⁺×身高/S_{cr}×（体重/70）$^{0.75}$

注：年龄单位为岁；体重单位为 kg；成人年龄为 20 岁及以上；身高单位为 cm；CL_{er}（/1.73 m²）为体表面积为 1.73 m² 时平均体重 70 kg 个体的肌酐清除率（mL/min）；因子⁺指早产儿～1 岁（0.33）、足月儿～1 岁（0.43）、儿童及青春期女孩（0.55）、男孩（0.7）。

由肌酐清除率估算消除速率常数：可采用 Wagner 法或 Giusti-Hayton 法估算肾功能减退患者的消除速率常数 k。

（1）Wagner 法：假设患者肾功能减退时药物 k_{nr} 不变，Wagner 建立了某些药物 CL_{cr} 与肾功能减退患者 $k_{(d)}$ 之间的线性关系式：

$$k_{(d)} = a + bCL_{cr} \tag{13-33}$$

式中，a 即为非肾消除速率常数 k_{nr}，通过估算肾功能减退患者的 CL_{cr} 和查表得 a、b 值，即可计算患者的 $k_{(d)}$。

（2）Giusi Hayrton 法：该法用于已知原型药物肾排泄分数 f_r 时计算消除速率常数，肾功能减退患者的肾消除速率常数 $k_{(d)}$ 可根据以下公式计算：

$$k_{(d)}/k = CL_{cr(d)}/CL_{cr} \tag{13-34}$$

式中，$CL_{cr(d)}$ 为肾功能减退患者的 CL_{cr}。

（3）给药方案调整方法：假设肾功能减退患者的药效学不发生变化，达到与正常肾功能时相同的稳态血药浓度均值可产生相似的药效。根据患者实际情况和药物特性，给药方案调整常采用以下方法调整给药方案：剂量减少，给药间隔时间不变；给药间隔时间延长，剂量不变；剂量适当减少，同时适当延长给药间隔时间。

2. 根据血药浓度调整给药方案　　由于缺少药物动力学参数或不同个体间存在较大差异，许多药物无法直接设计合理的给药方案。可通过以下方法设计合理的个体化给药方案。

Ritschel 重复一点法：患者的表观分布容积和消除速率常数只有一个发生变化，而另一个不变或变化很小，此时可用重复一点法，首先给予患者第一个试验剂量，在消除相的某一时间点 t_{x1} 取血样，并测得浓度 C_{x1}，然后再给予第二个试验剂量（给药剂量与第一个试验剂量相等），间隔相同时间再测定血药浓度 C_{x2}，两次取样间隔为 τ（即 $t_{x2}-t_{x1}=\tau$），则

$$k_{(d)} = [\ln C_{x1}/(C_{x2}-C_{x1})]/\tau \qquad (13-35)$$

该法无须测定 S_{cr}，可直接通过血药浓度推算患者的 $k_{r(d)}$。

3. 肝功能减退患者的给药调整方案 肝功能减退可能会影响药物的 ADME 过程，从而改变药物的动力学特性。例如，药物的胆汁排泄能力降低时，通过胆汁排泄的药物清除率下降，但一些具有肠肝循环的药物可能通过其他途径加速清除。对于肝功能减退患者的剂量调整，由于肝脏可以通过多种途径清除药物，不同类型肝病对药物清除的影响存在明显差异，目前仍没有很好的临床定量检测指标来估算药物在肝脏中的清除率。因此，常常需要依赖经验进行剂量调整，如表 13-4 所示。

表 13-4　肝功能减退患者的剂量调整适用情况

剂量调整方案	适用情况
不调整或稍许调整	（1）轻度肝病 （2）药物主要由肾排泄，且肾功能正常 （3）肝外代谢药物 （4）短期用药 （5）静脉短期用药及不受酶/血流影响的药物 （6）药物敏感性不变
剂量下调约 25%	（1）约 40% 药物通过肝脏消除，肾功能正常 （2）静脉给药，受血流影响，但药物蛋白结合率不变 （3）受酶与血流影响，短期口服给药 （4）安全范围较大的药物
剂量下调 25% 以上	（1）药物代谢受肝病影响且长期用药 （2）安全范围小，药物蛋白结合率明显改变 （3）受血流影响且口服给药 （4）药物经肾排泄，且严重肾功能不全 （5）肝病所致的对药物敏感性改变

三、治疗药物监测及临床应用

（一）治疗药物监测概述

1. 治疗药物监测定义　治疗药物监测（therapeutic drug monitoring，TDM）是一门研究个体化药物治疗机制、技术、方法和临床标准，并将研究结果转化应用于临床治疗以达到最大化合理用药的药学临床学科。通过测定患者体内的药物暴露、药理标志物或药效指标，利用定量药理模型，以药物治疗窗为基准，制订适合患者的个体化给药方案，其核心是个体化药物治疗。

2. 治疗药物监测与血药浓度　治疗药物监测主要手段包括药效学监测和体液药物浓度监测。药效学监测必须具有药效的定量指标，如心率、血压、血糖等，但大多数药物缺乏客观定量指标，因此仅限于少数药物。大量实验和临床研究都证实药物作用与作用部位的药物浓度密切相关。在大多数情况下，不可能直接测定人体作用部位的药物浓度，但由于许多药物的药理作用与血药浓度存在较好的相关性，所以血药浓度的变化可以反映作用部位的浓度变化。相同的血药浓度在不同种属动物体内可以得到极为相似的药理效应，而要达到相同的血药浓度水平所需要的剂量差异很大，因此药物的疗效或毒性与血药浓度的关系比与剂量的关系更为密切。给予药物后，在适当的时间内测定血液中的药物浓度，并应用药物动力学理论和计算机技术，求出有关参数，制订个体化给药方案，以便发挥最佳疗效并减少不良反应（图 13-2）。

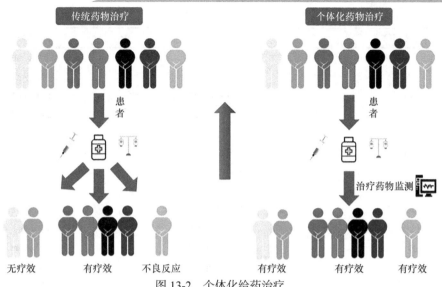

图 13-2　个体化给药治疗

（二）治疗药物监测目的和意义

传统的临床治疗方法都是参照说明书推荐的平均剂量给药，即"千人一病，千人一药"，结果是部分患者得到了有效治疗，而另一部分患者则未能达到预期的治疗效果，甚至出现了严重的不良反应。不同患者对药物剂量的需求各异，导致这一差异的原因包括以下几点。

（1）个体差异，如性别、年龄、体重、药物代谢的类型、药物转运的类型及其他遗传要素。

（2）药物剂型，药物的剂型决定了药物的给药途径和生物利用度。不同的剂型及不同给药途径会影响药物的吸收过程，不同生产厂家的药品可能由于生物利用度的差异导致给药剂量的差异。

（3）疾病状况，参与药物动力学过程的重要器官（肝脏和肾脏）功能的改变将影响药物的半衰期和清除率，同样会导致所需剂量不同。另外，免疫抑制剂环孢素和他克莫司主要以原型药物的形式经胆道排泄，在发生淤积性胆囊炎或胆道梗阻时，可发生药物浓度异常升高现象，从而导致严重的药物不良反应。

（4）药物相互作用，环孢素和他克莫司主要经 CYP3A4 和 CYP3A5 代谢，在与三唑类抗真菌药伏立康唑、抗高血压药物地尔硫䓬、盐酸小檗碱、五味子制剂和利福平等联合用药时，可出现血药浓度的异常波动，因此，需调整给药方案。

在治疗药物监测技术出现之前，很难实现对给药方案的"量体裁衣"，导致临床缺少判断药物在体内状况的客观指标，也无法找出上述影响因素。因此治疗药物监测为提高临床疗效和降低不良反应提供了有效的证据。

（三）治疗药物监测的指征

1. 用于预防性长期治疗的药物　抗癫痫药和抗心律失常药常用于症状发作之前，以预防患者发病。由于缺少终止发作的定量指标，未发病者可能是药物控制的结果，也可能是疾病自身的波动，因此在很大程度上具有偶然性。为了有效地控制发作，必须定期监测患者的血药浓度是否在有效血药浓度范围内（表 13-5）。

表 13-5　治疗特定疾病而缺少终止发作定量指标的药物

监测药物	监测浓度范围	中毒浓度
苯妥英钠	$10\sim20\ \mu g/mL$	$>20\ \mu g/mL$
苯巴比妥	$15\sim40\ \mu g/mL$	$>50\ \mu g/mL$

监测药物	监测浓度范围	中毒浓度
扑米酮	5～12 µg/mL	>15 µg/mL
卡马西平	8～12 µg/mL	>15 µg/mL
乙琥胺	40～100 µg/mL	>150 µg/mL
丙戊酸钠	50～100 µg/mL	>200 µg/mL
丙米嗪	0.15～0.25 µg/mL	>0.50 µg/mL
地昔帕明	0.15～0.25 µg/mL	>0.50 µg/mL
阿米替林	0.15～0.25 µg/mL	变异不定
去甲替林	0.05～0.15 µg/mL	变异不定
碳酸锂	0.3～1.4 mEq/L	>2.0 mEq/L
利多卡因	1.5～5.0 µg/mL	>7.0 µg/mL
普鲁卡因胺	4.0～10.0 µg/mL	>16.0 µg/mL
丙吡胺	2.0～5.0 µg/mL	>7.0 µg/mL
奎尼丁	2.0～5.0 µg/mL	>10 µg/mL
普萘洛尔	2.0～5.0 µg/mL	变异不定
胺碘酮	0.5～2.5 µg/mL	>2.5 µg/mL

2. 治疗指数窄的药物 有些药物的有效浓度与中毒浓度很接近，如氨基糖苷类抗生素、硫酸镁、强心苷类等。在达到有效浓度时，可能已经出现中毒症状。

3. 某些中毒症状与疾病症状极易混淆的药物 某些药物中毒症状与疾病自身症状极易混淆，难以鉴别。强心苷类药物，如地高辛的毒性反应为恶心、呕吐、心律失常等，而这些症状也常见于慢性充血性心力衰竭的患者；氨茶碱过量引起心律失常，而哮喘发作未得到控制也会有代偿性心率加快的症状。因此，监测这类药物的血药浓度对临床鉴别诊断十分有利（表13-6）。

表13-6　中毒症状与疾病自身症状极易混淆的药物血药浓度监测

监测药物	有效浓度	中毒浓度
地高辛	0.8～2.0 ng/mL	治疗浓度是中毒浓度的60%
洋地黄毒苷	10.0～30.0 ng/mL	治疗浓度是中毒浓度的60%
氨茶碱	10.0～20.0 µg/mL	>20 µg/mL

4. 具有非线性药物动力学特征的药物 某些药物由于受体内药物代谢酶的制约，在一定血药浓度后，剂量与浓度不成线性关系，即剂量稍有变化，即可引起血药浓度急剧升高而出现中毒，如苯妥英钠、环孢素、他克莫司等。这类药物的血药浓度应该监测，以便将其控制在最适宜的范围内。

5. 毒性较大的药物 例如，抗肿瘤药物甲氨蝶呤，肿瘤患者在使用大剂量甲氨蝶呤进行化疗的过程中需进行药物浓度监测，以便明确药物在体内的清除程度，并及时制订和调整亚叶酸钙解救方案，以防急性肝肾功能损伤的发生。

6. 药物相互作用引起动力学参数改变的药物 由于合并用药致使一些药物的药物动力学参数改变，从而使药物浓度增高或降低，监测血药浓度，可以进行剂量调整，使血药浓度维持在有效浓度范围内。例如，某哮喘患者口服氨茶碱100 mg，每8 h一次，哮喘控制且无不良反应。后因并发感染加用红霉素0.3 g，每8 h一次，3天后患者出现心搏加快，疑为氨茶碱过量反应，经测定氨茶碱的血药浓度为27 µg/mL。显然，用红霉素抑制氨茶碱在体内的消除，使药物蓄积中毒。此时可减少氨茶碱用量或停用红霉素，改用其他抗生素。

7. 个体间药物动力学参数差异较大的药物 由于生理病理原因，个体之间药物动力学差异很大，特别是在伴有胃肠功能障碍或心、肝、肾功能不良及影响血浆蛋白结合的疾病患者。这些情况会使药物动力学参数发生改变。通过血药浓度监测，可以求算个体参数，设计出符合患者的用药方案，对于提高疗效、减少不良反应非常有利。

8. 口服吸收不规则的药物 由于胃肠道吸收不良，药物吸收后进入肝脏，一部分被肝脏药物代谢酶代谢失效（称为肝脏首过效应），或者吸收饱和动力学（吸收零级动力学），这些过程往往因人而异，如水杨酸（包括阿司匹林）、普萘洛尔、三环类抗抑郁药等，尽管用药剂量相同，但药效差异很大，这种情况可通过血药浓度监测及时调整剂量。

9. 疑有耐药性或成瘾性的药物 有些药物长期应用，即使加大剂量疗效也不显著，可能是机体产生了耐药性或成瘾性之故。监测血药浓度即可鉴别诊断，如某些抗生素、安定药、镇痛药等。

10. 不遵守医嘱用药的对策 血药浓度监测的另一个重要作用是研究患者合作程度，提高患者遵守医嘱用药，对药物治疗树立信心，并接受合理的给药方案。

11. 药物中毒 药物中毒后的血药浓度监测，可以鉴别中毒药物，指导抢救，掌握病情变化，以便采取适当的应急措施。

临床常用需要监测的药物见表 13-7。

表 13-7 临床常用需要监测的药物

药物	参考范围
环孢素	谷浓度为 50～400 ng/mL；峰浓度为 400～1500 ng/mL
他克莫司	谷浓度为 3～15 ng/mL
吗替麦考酚酸	谷浓度为 1.0～4.5 μg/mL；AUC 为 30～60 μg·h/mL
西罗莫司	4～12 ng/mL
丙戊酸钠	50～100 μg/mL
卡马西平	4～12 μg/mL
苯妥英钠	10～20 μg/mL
苯巴比妥	15～40 μg/mL
拉莫三嗪	2.5～15.0 μg/mL
乙琥胺	40～100 μg/mL
地高辛	0.8～2.0 ng/mL
万古霉素	谷浓度为 10～20 μg/mL；峰浓度为 25～40 μg/mL
胺碘酮	0.5～2.5 μg/mL
阿米卡星	谷浓度为 5～2 μg/mL；峰浓度为 20～30 μg/mL（治疗威胁生命的感染时可达 40 μg/mL）
庆大霉素	谷浓度为 0.5～2 μg/mL；峰浓度为 5～10 μg/mL（严重感染时 8～10 μg/mL）
伏立康唑	谷浓度为 1～2 mg/L
伊曲康唑	谷浓度大于 1 mg/L
泊沙康唑	预防感染为 48 h 后谷浓度大于 0.35 mg/L；7 天后谷浓度大于 0.7 mg/L 治疗感染：7 天后谷浓度大于 1 mg/L
氟胞嘧啶	谷浓度大于 40 mg/mL
甲氨蝶呤	给药结束 24 h 后浓度小于 10 μmol/L，48 h 后大于 1 μmol/L，72 h 后小于 0.1 μmol/L
氨茶碱	谷浓度：成人为 10～20 μg/mL，新生儿为 5～10 μg/mL

链 13-1

　　治疗药物监测的核心目的是实现个体化给药，以提供精准药学服务。通过测定药物浓度可以定量地描述药物在患者体内的过程，得出有关的药物动力学参数，从而为患者制订合适的个体化给药方案。

四、化学药物相关基因检测及临床应用

（一）药物基因组学概述

1. 药物基因组学定义及研究内容　药物基因组学（pharmacogenomics）是以药物遗传多态性为基础，从基因组整体角度研究药物与遗传的关系，而不是仅从单基因角度研究。主要以药物效应和安全性为目标，研究各种基因突变与药效及安全性之间的关系，其目的是建立基于评价疾病易感性和选择药物治疗方案的个体化患者特征的遗传变异标志，是"药物反应"的基因组学，以研究药物治疗特殊反应人群的功能基因、基因结构、表达调控及其相互关系为主要内容，领域主要涉及新药研发和临床个体化治疗。从药物治疗机制研究的角度看，药物基因组学主要涉及五方面内容。第一，研究影响药物反应的遗传学，如药物不良反应的发生与基因变异的关系；第二，研究药物代谢酶的遗传学，如 *CYP* 基因多态性对药物代谢的影响导致用药剂量的改变；第三，研究靶基因的遗传药理学，如 *AC* 基因在内含子 16 位的缺失基因型与插入基因型相比酶活性增高，*5HTT* 启动子区基因多态性可导致不同的转录活性等；第四，研究疾病通路基因的遗传药理学，如 *ApoE4* 等位基因、*CEPT* 基因、*B2B2* 基因等；第五，研究毒理基因组学，采用高通量技术获得药物毒性的多基因信息，建立数据库用于临床用药安全性指导。

2. 药物基因组学在药物治疗中的作用　药物治疗过程有药品选择、药物定量两个环节，一般包括药物动力学和药效学两种研究路径。药物动力学-药效学呈现了药物治疗的完整轮廓，描述药物效应发生、发展过程中，药物基因组学参与其中的所有遗传事件。药物基因组学虽然是药物治疗诸多影响因素之一，却是影响最为广泛和复杂的一个。遗传因素对药物效应的影响，以药物疗效和安全性为主要目标。药物动力学和药效学差异都具有遗传学基础，药物基因组学与药物动力学、药效学的个体差异紧密相关。药物基因组学的研究可解释其差异，其研究进展为个体化治疗提供了新的模式，是近年来个体化研究的热点问题，极具发展潜力。目前关于治疗药物作用靶点的研究还相对较少，主要集中于抗肿瘤药物及新药开发阶段，所以本节主要介绍的是药物基因组学在药物治疗中的作用。

（二）药物代谢酶与药物转运体的基因

1. 药物代谢酶　代谢是药物动力学的重要环节，可以影响药物在体内的药理学活性，使药物灭活或者活化，该过程需要在药物代谢酶催化下进行反应。遗传变异可以影响这些酶的表达和活性，从而造成同一剂量的同一药物在不同人群中的疗效差异。药物代谢酶的遗传药理学是个体化治疗的主要研究领域之一，可指导相关药物的个体化用药。

　　（1）CYP2C9：CYP2C9 在肝脏中高度表达，是 CYP2C 亚家族的主要成员，占肝微粒体中 CYP450 总量的 20%，可代谢约 12% 的临床常用药物，如甲苯磺丁脲、苯妥英钠、布洛芬和华法林等。CYP2C9 在人群中存在高度基因多态性，已发现的基因型超过 50 种。野生型的 *CYP2C9* 被命名为 *CYP2C9*1*，是正常代谢的基因型。当前研究最多的两种基因型是 *CYP2C9*2* 和 *CYP2C9*3*，两者均是点突变，都可以导致酶活性的下降。

　　（2）CYP2C19：CYP2C19 是肝脏的主要代谢酶之一，可以代谢很多临床药物，包括抗抑郁药、苯二氮䓬类药物、美芬妥英、氯吡格雷和部分质子泵抑制剂等。CYP2C19 也存在显著的多态性，根据代谢活性，其表型可以分为超快代谢型、快代谢型、中间代谢型和慢代谢型。CYP2C19 的基因型则超过 25 种，其中，*CYP2C19*1* 被定义为野生型，属于快代谢型。亚洲人群中最常见的 3 种

多态性分别是 *CYP2C19*2*、*CYP2C19*3* 和 *CYP2C19*17*，它们的等位基因突变频率分别为 0.29、0.089 和 0.027，三者均为点突变，*CYP2C19*2* 和 *CYP2C19*3* 位于编码区，而 *CYP2C19*17* 位于启动子区。*CYP2C19*2* 和 *CYP2C19*3* 杂合子为中间代谢型，纯合子为慢代谢型，*CYP2C19*17* 杂合子和纯合子均为超快代谢型。

（3）CYP2D6：CYP2D6 是 CYP450 家族最重要的成员之一，它可以代谢体内很多外源性化学物质，约 25% 的临床药物在体内都经过该酶的代谢。*CYP2D6* 基因存在显著的多态性和个体差异，目前已经发现了 100 多种基因型，其中 *CYP2D6*1* 为野生型。*CYP2D6* 基因的多态性较为复杂，大致可以分为 3 类，即野生型（活性正常）、活性减弱型和活性缺失型。

（4）CYP3A5：CYP3A5 存在较为明显的基因多态性且可以影响蛋白表达，从而影响酶活性。目前已发现多种 *CYP3A5* 变异，较为主要的是 *CYP3A5*1*，*CYP3A5*3*、*CYP3A5*6* 和 *CYP3A5*7*，其中，*CYP3A5*1* 为野生型，酶活性正常，其余 3 种变异均导致了酶活性的缺失。这些变异在不同种族人群中的分布情况存在较大差异，亚洲人群中 *CYP3A5*1* 和 *CYP3A5*3* 各占 0.258 和 0.742，而 *CYP3A5*6* 和 *CYP3A5*7* 为罕见突变。

（5）硫嘌呤甲基转移酶：硫嘌呤甲基转移酶（thiopurine *S*-methyltransferase，TPMT）在硫嘌呤类药（如硫嘌呤、硫鸟嘌呤和硫唑嘌呤）的代谢过程中起着关键作用。硫嘌呤类药物的疗效和毒性均与患者体内的 TPMT 活性有关。野生型 *TPMT* 基因被定义为 *TPMT*1*，迄今为止已发现 11 种基因突变可引起 TPMT 酶活性的降低。

（6）线粒体乙醛脱氢酶 2：线粒体乙醛脱氢酶 2（ALDH2）同时具有乙醛脱氢酶和酯酶活性，参与乙醇、硝酸甘油等药物的代谢。ALDH2 代谢活化硝酸甘油成其活性代谢产物一氧化氮。*ALDH2*2*（Glu504Lys，rs671）多态导致所编码蛋白质 504 位谷氨酸被赖氨酸所取代，携带突变等位基因（*ALDH2*2*）的个体 ALDH2 酶活性下降，杂合子个体酶活性仅为野生型个体的 10%，突变纯合子个体酶活性缺失。因此，携带 *ALDH2*2* 等位基因的个体乙醇代谢能力下降，少量饮酒即出现脸红、心搏加速等不适；代谢硝酸甘油的能力下降，硝酸甘油抗心肌缺血的效应减弱。亚洲人群中 *ALDH2*2* 等位基因的携带率为 30%～50%。携带 *ALDH2*2* 等位基因的心绞痛患者应尽可能改用其他急救药物，避免硝酸甘油含服无效。

2. 药物转运体　药物转运体是决定药物在体内吸收、分布和排泄的重要蛋白，有时甚至会起决定性作用。因此，影响转运体功能的因素都有可能导致药物的药物动力学出现变化，从而影响药物的疗效和不良反应。药物转运体主要为跨膜蛋白，分为两大类，即三磷酸腺苷结合转运体（ATP-binding cassette transporter，ABC 转运体）超家族和溶质转运蛋白（solute carrier，SLC）家族。

ABC 转运体主要有 ABCB1 转运体和 ABCC7 转运体。ABCB1 是 ABC 转运体亚家族的第一个成员，编码的蛋白是 P-gp，是肿瘤细胞中最先被发现的外排转运体，可以导致肿瘤细胞出现多药耐药。ABCC7 是 ABCC 转运体家族的重要成员，主要负责离子转运，特别是氯离子的转运，ABCC7 发生突变导致的功能下降或者缺失可以导致囊性纤维化的发生，*ABCC7* 基因突变极其复杂，目前已经发现超过 1900 种不同类型的突变，并存在显著的人种差异，特别是亚洲人和欧美人的突变差异非常明显。

SLC 家族转运体主要有 SLCO1B1 转运体和 OCT2 转运体，*SLCO1B1* 基因编码的蛋白是 OATP1B1，它是有机阴离子转运多肽（organic anion transporting polypeptide，OATP）家族的重要成员，特异性地分布于肝脏，其功能与药物所致不良反应密切相关，临床常用的他汀类降脂药物就是 OATP1B1 的底物。OCT2 由 *SLC22A2* 基因编码，主要分布于近端肾小管细胞，负责将阳离子底物从血液中摄入肾上皮细胞，是肾脏排泄毒物的主要转运体，最为典型的底物是降糖药二甲双胍，*SLC22A2* 基因存在明显的基因多态性。

链 13-2

五、个体化用药研究进展

（一）血药浓度监测研究进展

国内外的治疗药物监测临床实践充分肯定了治疗药物监测对药物治疗的评价和指导作用及在提高合理用药水平方面所起的重要作用。面对我国医疗卫生事业日益提高的需求、国家医疗政策改革的要求及精准个体化治疗的需求，近几年，各种学会发布和完善了各类药物监测的技术和规范化使用指南，如 2019 年由中国药理学会治疗药物监测研究专业委员会制定了《治疗药物监测工作规范专家共识》。该共识明确了治疗药物监测的概念、理论基础及研究方法，为治疗药物监测工作的合法开展和质量考核提供基础，对推动治疗药物监测工作在医疗机构内科学、合理、合法开展有重要的规范和指导意义。《中国万古霉素治疗药物监测指南（2020 更新版）》发表于 *Clinical Infectious Diseases*，整合了更多、更新的证据，在开展治疗药物监测（适用人群、监测指标与目标范围、监测时机）及优化给药方案（初始给药方案设计、解读治疗药物监测结果以调整后续给药方案）方面提供了更全面的推荐意见，进一步促进了万古霉素治疗药物监测的规范开展及其合理用药。

（二）药物基因检测研究进展

随着人类基因组学的发展，药物基因组学领域的研究得到了迅猛推进，越来越多的药物基因组生物标志物及其检测方法相继涌现。药物基因组学已成为指导临床个体化用药、评估严重药物不良反应发生风险、指导新药研发和评价新药的重要工具，目前药物基因组学在心血管疾病、精神类疾病、肿瘤个体化用药指导方面应用较为广泛。国际国内发布了多种指南指导药物基因检测技术的发展，如美国 FDA 已批准在 140 多种药物的药品标签中增加药物基因组信息，涉及 42 个药物基因组生物标志物。2009 年成立临床药物基因组学实施联盟（Clinical Pharmacogenetics Implementation Consortium，CPIC），制定了一系列以药物基因组学为基础的治疗指南，用于指导临床医师和药师的实际用药。在国内，如国家个体化医学检测技术专家委员会于 2015 年发布的《药物代谢酶和药物作用靶点基因检测技术指南（试行）》和《肿瘤个体化治疗检测技术指南（试行）》。对药物代谢酶、药物作用靶点及肿瘤个体化用药基因检测分析前、分析中和分析后的质量进行了严格控制，促进了基因检测技术的标准化，为临床检验实验室进行基因检测提供了指导。

第三节　时辰药理学

生物节律是生命活动的基本特征之一。健康人体的活动大多呈现 24 h 昼夜的生理节律，这与地球有规律自转所形成的 24 h 周期是相适应的，表明生理节律受外环境周期性变化的影响并与之保持相对同步。通过对疾病与时间关系的长期观察，发现了药物的疗效、毒性及药物动力学过程都具有时间节律性，于是通过将时辰生物学与药理学相结合，应用时辰生物学的原理和方法研究药物的时效性，就产生了时辰药理学（chronopharmacology），又称时间药理学。

时辰药理学是研究药物与生物的内源性周期节律变化关系的学科，其研究内容主要分为时辰药物动力学（chronopharmacokinetics）、时辰药效学（chronopharmacodynamics）及时辰治疗学（chronotherapeutics）。

一、时辰药物动力学

时辰药物动力学是研究人体药物动力学参数节律性变化的学科，其中节律变化最主要是昼夜节律，其次为月节律和年节律。药物代谢过程中的这种节律性变化与机体功能的生物时间节律性变化有关，可能导致同一剂量药物在周期的某一时相对机体产生有益作用，而在另一时相无效或有害。因此，时辰药物动力学的研究在临床药物治疗方面有重要意义。

（一）生物节律对药物吸收的影响

药物的吸收机制包括主动转运、被动转运和膜动转运等。口服药物的吸收受药物理化性质和生理条件的影响。其中，生理条件包括胃酸分泌量、胃液 pH、胃肠的蠕动强度、胃排空时间及胃肠血流量等，它们都具有昼夜节律性。例如，胃液 pH 在 8:00 最高，22:00 最低；胃液分泌量在 6:00 最低，22:00 最高；胃排空率和小肠的蠕动速率均是白天大于夜晚；血流量在活动期较高，而休息期较低，这些因素导致某些药物特别是脂溶性药物吸收的时辰差异，如吲哚美辛、保泰松、呋塞米等一般清晨比傍晚吸收要好。但是这种生物节律差异基本不影响水溶性药物的药物动力学特性，如水溶性 β 受体拮抗剂阿替洛尔则不存在这种差异。除口服吸收外，透皮、肌内注射、眼部用药时，药物的吸收也受到昼夜节律的影响。例如，给儿童用利多卡因经皮吸收制剂时，早晨给药其局部麻醉作用维持时间较短；而药物在下午的经皮渗透速率较高，给药后其局部麻醉作用维持时间较长。

（二）生物节律对药物分布的影响

药物分布受多种因素影响，主要取决于器官血流量、血浆蛋白结合率及药物透过细胞膜的能力。一般来说，器官血流量在活动期较高、休息期较低，存在时辰差异。血流丰富的组织药物分布较多，尤其是在分布的最初阶段。药物的血浆蛋白结合水平也具有时辰差异，药物进入血液循环后，部分与血浆蛋白结合形成复合物而暂时失去活性，只有当药物与血浆蛋白解离成为游离药物才能发挥药理作用。影响药物与血浆蛋白结合的因素有温度、血液 pH、药物的理化性质及血浆蛋白的浓度等。健康成人的血浆蛋白水平峰值在 16:00，谷值在 4:00；老年人的血浆蛋白峰值在 8:00，谷值仍为 4:00。对于具有高蛋白结合率而表观分布容积小的药物，其结合率稍有改变，游离药物就会成倍变化，从而影响药物的临床疗效甚至产生不良反应。组织细胞膜通透性的节律变化也会导致药物分布的时辰差异。此外，随着细胞外液 pH 昼夜节律的改变，药物的分布也会存在节律变化。夜晚睡眠时，细胞外液的 pH 降低，酸性药物在细胞外液以非解离的形式存在，使药物的分布容积增加。细胞外液 pH 昼夜节律对碱性药物和非电解质药物无明显影响。

（三）生物节律对药物代谢的影响

药物代谢取决于肝药酶的活性及肝脏的血流量。当药物转化率较高时，肝血流量的大小是限制因素，药物清除率变化主要依赖于肝血流量的节律变化，肝血流量大可以使得药物口服后代谢较快。健康成年人仰卧时，肝血流量 8:00 最大，14:00 最小。如前所述，器官血流量在活动期较高、休息期较低。因此，在服用高提取率的药物时，其清除率白天较高，夜晚减少；相应地，半衰期白天较短，夜间延长。然而，人和动物生理节律有所不同。例如，啮齿类动物由于其活动周期在夜间，导致肝、肾血流量均是夜间高于白昼，例如，大鼠的肝血流量在 21:00 最高，15:00 最低。另有一些转化率较低的药物其生物转化则主要依赖于肝药酶活性。

（四）生物节律对药物排泄的影响

肾脏的排泄过程具有昼夜节律变化，这主要是由肾血流量、肾小球滤过率和尿液 pH 的昼夜变化引起的。在肾排泄过程中，肾血流量对肾小球滤过和肾小管分泌有重要影响，而重吸收过程与尿液 pH 和尿量有关。肾排泄功能的变化主要体现在肾排泄速度和肾排泄量上。根据生理学研究，正常人的肾血流量、肾小球滤过率、排尿量和尿素清除率以 17:30 为峰值，5:00 为最低。尿液的 pH 通常在 4.5～8.0 内变化。正常人尿量早晨多而睡眠时少。根据尿液 pH 的时辰变化特点，傍晚尿液 pH 较高，酸性药物肾小管重吸收减少，药物经尿排泄快，排泄时间较短；早晨尿液的 pH 较低，则酸性药物经尿排泄较慢，排泄时间较长。而弱碱性药物在夜间或早晨（尿液 pH 较低）尿排泄率高，白天（尿液 pH 较高）的排泄率则较低。

二、时辰药效学

时辰药效学是提示选择时间用药获取最佳疗效和最小毒性反应的一门新的学科。许多实验研究和临床实践都证明不同时间用药后，药物的效应完全不同。药物的治疗作用、不良反应等不仅取决于其理化性质、剂量及药物动力学，也取决于机体功能状态和靶器官对药物的反应性。许多靶组织、靶器官对药物的反应都具有时间节律依赖性，导致多数药物的治疗效果都可因用药时间的不同而异。

通常药物在血液中浓度的高低与其作用大小成正比。许多药物作用的昼夜节律与其在血液中浓度的昼夜节律性变化有关。药物在体内药物动力学过程的昼夜节律使药物在体内的浓度变化也表现出相应的昼夜节律。但在许多情况下，尽管药物的药效或毒效存在明显的时间节律，但药物在血液中甚至靶组织中的浓度并无相应的变化，提示药物疗效及毒效的时间节律并非完全取决于药物动力学的时间节律，还可能与药物对组织敏感性的时间节律有关。有些药物作用的时间节律会因剂量、观察指标及观察部位不同而有所差异，这种差异很可能是组织敏感性的时间节律造成的。例如，人体免疫系统在早晨最强，对病毒或易致过敏物质的抵抗力最强，此时抗组胺药物对于免疫系统的抑制作用减弱，所以赛庚啶 19:00 用药，其对变态反应的抑制作用仅持续 6~8 h，但 7:00 给药，其抑制作用则可持续 10~11 h。药物效应的时间节律性还与给药剂量有关。由于剂量的变化，在引起药物量效关系变化的同时，还可能直接影响机体的时间结构，导致生理节律的紊乱或原有药物效应时间节律的相位变化。

三、时辰治疗学

时辰治疗学是按照时辰生物学的原理，根据机体生理和病理的节律特征及治疗方法本身时间节律特点，制订最适时间的治疗方案，以达到预防和治疗疾病的最佳效果。从广义上讲，时辰治疗学不仅包括药物的时辰治疗，还包括放射和免疫时辰治疗，外科手术、器官移植的最佳时间选择等。对那些由于生理节律出现障碍或发生变化而导致的疾病，可采用同步因子或物理方法等治疗手段，使失同步的节律恢复正常，进而以达到治疗的目的。

时辰治疗学的研究内容有药物的择时治疗、择时放疗、择时免疫治疗、肿瘤的择时化疗、择时外科手术治疗、中医药和针灸的择时治疗等。时辰治疗学的最终目的应该是在最适合采用时辰治疗的疾病中，用时辰治疗代替其他疗法，或完善其他疗法，而不是把时辰治疗用于所有疾病治疗。为达到时辰治疗的目的，临床上还必须择时检查和择时诊断，即择时收集各项检查指标，以确定患者时间节律的变化特征。

四、时辰药理学的临床应用

传统的用药方案一般是将全天的剂量等量分成几次服用。与常规给药方法不同，按照时辰规律给药是根据机体生理、生化和病理功能的节律变化，以及药物在体内的动力学特征、靶器官的敏感性节律等制订合理的给药方案，从而提高药物疗效，减轻不良反应。

（一）心血管系统疾病与时辰药理学

人体心血管系统的生理活动存在明显的生物节律现象，是由多种神经体液因素调节的结果，而这些神经体液因素又受到高级中枢的时间节律的影响。因为受到共同的神经体液因素影响，心血管疾病也存在相互的影响，所以部分心血管系统疾病的时间节律存在共性，在发作时间上相对一致，均以清晨和上午多发。与心力衰竭有关的生理变化如血压、心率、儿茶酚胺释放和血小板聚集等均有昼夜节律性，活性高峰多出现在上午。增加心肌收缩力是治疗心力衰竭的最主要方法，强心苷是传统的正性肌力药，但在不同时间给药时其药物动力学和药效学差异较大。

（二）内分泌代谢疾病与时辰药理学

研究发现促肾上腺皮质激素、促肾上腺皮质激素释放激素及人体皮质醇的分泌有相同的昼夜变动规律，峰值出现在 8：00 左右，谷值则在午夜。肾上腺皮质激素用药后对自身激素分泌的抑制强度依次是夜间用药大于午后，午后用药大于午前，故清晨到午前用药可使不良反应减低到最低限度。

（三）呼吸系统疾病与时辰药理学

支气管哮喘也存在昼夜节律，常以夜间多发，可能的原因是气道炎症的波动，气道过敏性谷值在 16:00、峰值在 4:00。其次副交感神经的迷走神经功能夜间紧张度亢进，神经过度紧张也可诱发哮喘。另外皮质醇具有昼高夜低的特点，以 24:00 为最低，呼气流量峰值以 4:00 为最低，夜间血中皮质醇浓度低下、夜间体温低下及哮喘患者吸入寒冷空气引起气管收缩等，都可能与夜间呼吸功能低下有关。

（四）消化系统疾病与时辰药理学

胃的蠕动具有时间节律性，胃排空率昼夜间有一定差异，同一个体 20:00 进同一饮食后的胃排空率明显比 8:00 要慢。健康人和十二指肠溃疡患者的胃酸分泌峰值都在夜间（21:00～24:00），谷值在早上；某些参与胃酸分泌的下丘脑肽类物质，如血管活性肠肽、胃泌素等均呈现高峰时相在夜间的昼夜节律。胃内 pH 通常从晚餐后到就寝时低下，从深夜到早晨呈上升的倾向，尤以胃溃疡、慢性胃炎者更加显著。白天进食刺激胃酸分泌增加 7～8 倍，由于食物的缓冲作用，胃内 pH 短暂升高，在食物消化期间，胃内 pH 会逐渐降低至正常水平。在夜间，由于处于非进食状态，胃内 pH 低，此时是胃黏膜最易受损的时间，但使用抗酸药的治疗效果也最好。由于饮食对胃酸分泌的影响，不同抗溃疡药物在进餐前后的服用均应遵循时辰用药的原则。

（五）肿瘤与时辰药理学

正常细胞昼夜节律与肿瘤治疗密切相关。例如，DNA 合成的节律在不同细胞有着不同的高峰时期，在口腔黏膜细胞其高峰为 20:00，直肠黏膜细胞为 7:00，骨髓细胞为 12:00～20:00。根据其昼夜节律，可以避免在正常细胞 DNA 合成的高峰时期使用抑制 DNA 合成的抗肿瘤药物，从而减轻药物的毒性。另外肿瘤组织与正常组织在细胞生长、代谢及其对治疗的生物反应方面具有不同的节律特征，如将 DNA 合成作为参数，卵巢癌的高峰为 11:00～15:00，肺癌为 6:00～12:00 或 00:00～6:00，头颈部癌为 10:00。因此针对不同的肿瘤类型结合上述时间应用抑制 DNA 合成的抗肿瘤药，可增强药物的疗效。目前已发现 30 多种抗肿瘤药物疗效和不良反应的差异与给药时间有关。这 30 多种抗肿瘤药物的疗效或机体耐受性随昼夜节律改变的波动范围可达 50% 以上。另外，肿瘤放射治疗是目前公认的对恶性肿瘤最有效的治疗手段之一。但在肿瘤细胞被杀灭的同时，正常组织细胞也受到明显的损伤。肿瘤细胞与正常组织细胞在分裂增殖的时间节律性方面存在差异，因此，选择肿瘤细胞分裂增殖活跃同时正常组织细胞的分裂增殖处于相对静止的时间进行放疗，可以最大限度地杀伤肿瘤细胞，将正常组织细胞的损伤程度降到最小，可提高放疗效果。

（六）镇痛、麻醉药与时辰药理学

有研究表明人类在暗期痛阈低而明期痛阈高。胆绞痛、顽固性痛的峰值在夜晚，而类风湿关节炎疼痛的峰值在凌晨，骨性膝关节痛的峰值在下午。用伤害性屈曲反射模型观察健康男性日常生活来研究疼痛敏感性的昼夜变异，发现晚间疼痛的强度较大，峰值在 4:00。机体对哌替啶的敏感性也有昼夜差异，患者晚上对哌替啶的敏感性较低，白天给药疼痛缓解明显，且与血药浓度呈正相关，在晚间虽然血药浓度较高，但镇痛效应较差，这些表明在晚间为了取得

链 13-3

有效的止痛效果，患者需要给更大剂量的哌替啶。

五、时辰药理学研究进展

中国医学早在 2000 多年前就观察到生物节律的存在，东汉张仲景在《伤寒杂病论》中描述了疾病随时间变化的现象而提出了择时治疗的原则，李时珍在《本草纲目》中指出了择时用药的重要性，欧洲的亚里士多德、希波克拉底等也相继描述了动物活动周期性及医疗与季节的关系。进入 20 世纪以来，时辰生物学得到了迅速发展，以时辰生物学（chronobiology）的原理和方法为基础发展了相应分支学科。随着时辰药理学和时辰治疗学研究的深入，在基础理论、实验研究及临床应用等方面都取得了部分成果。现已发现心血管疾病、肿瘤、呼吸系统疾病等的发生及症状程度具有明显昼夜节律性特点。这些疾病如果仍按常规的治疗方案给药，药物的疗效甚至不良反应都会受到不同程度的影响。时辰药理学在抗高血压的方面，降压药物的作用受机体节律性的影响，不同时间用药，在药物强度、毒性大小及体内过程等方面都存在相当大的差异。时辰药理学在抗肿瘤方面，肿瘤昼夜节律的时辰疗法已在随机临床试验中得到证实，时辰给药对大肠癌、胃癌、肺癌、鼻咽癌、头颈部鳞癌、乳腺癌等具有较好的应用前景。依据肿瘤细胞的生物节律特性，为肿瘤患者制订个体化时辰给药方案可能成为肿瘤治疗的发展趋势。时辰药理学在支气管哮喘中的应用是呼吸系统疾病中有关生物节律报道最多的一种疾病，还有学者研究了时间药理学用药干预对老年慢性阻塞性肺疾病患者治疗效果的影响，因呼吸系统疾病大多存在夜间或凌晨症状加重的昼夜节律特点，因此有利于时辰治疗在呼吸系统疾病治疗中的应用，时辰治疗提高了药物的安全性与有效性，为临床合理用药提供了新的途径。

中医中药在我国的疾病防治中发挥了重大的作用，时辰药理学在传统中医药方面也有着独特而广泛的应用，人体生理活动和病理变化随着四时气候、十二时辰的变化而有相应改变。中药时辰药理就是中药存在着的各种时间效应性，选药合时，煎药法时，服药守时是保护临床疗效的必要条件，用药因时制宜，从而保证药物发挥最佳疗效。党的十九大报告中提出健康中国战略，强调要完善国民健康政策，为人民群众提供全方位全周期健康服务。党的二十大报告在十九大期间医疗体系建设服务于人民健康的基础上进一步提出加强重大慢性病健康管理，提高基层防病治病和健康管理能力。随着中国老龄化人口逐年增多，高血压、糖尿病、癌症等慢特病的发病率逐年攀升，给医疗机构对慢特病的防治带来很大的挑战，在疾病防治中需植入个体化用药的理念，以时辰药理学在中、西医药学的基础理论及临床应用为指导，控制好高血压、糖尿病等基础病，降低患者的并发症和死亡率，可作为提高基层防病治病和健康管理能力的抓手，值得深入研究和推进。

本 章 小 结

章末总结

本章药物动力学在临床实践中的应用主要内容：①生物利用度和生物等效性；②个体化用药设计及应用；③时辰药理学。

首先，介绍了生物利用度的概念、影响因素和意义，生物等效性及其评价指标。

生物利用度（bioavailability，BA）是指制剂中的药物被吸收进入体循环的速度与程度。生物利用度可分为绝对生物利用度和相对生物利用度。影响生物利用度的因素包括剂型因素、生理因素及其他因素等。剂型因素包括药物的理化性质、处方中辅料、制剂工艺、剂型、药物动力学特性及药物相互作用的影响等；生理因素包括年龄、性别、病理生理状态、给药时间、胃排空及胃功能状态、遗传及代谢多态性等；其他因素包括生活习性（如有无烟酒嗜好）、食物对生物利用度的影响（包括食物影响胃排空与胃肠蠕动）、胃肠道环境等。

生物等效性（bioequivalence，BE）是指一种药物的不同制剂在相同试验条件下，给予相同剂量，反映其吸收程度和速度的主要药物动力学参数差异无统计学意义。其以药物动力学参数为主要评价指标，包括血药浓度-时间曲线的 AUC、t_{max}、C_{max} 等。

此外，介绍了个体化用药设计及其应用，并做了案例展示。

个体化用药是正确的药物以正确的剂量和适合的时间用在适合的患者，给药方案是指医生和药师给患者制订的服药计划，包括药物与剂型、给药剂量、给药间隔等。意义：在临床治疗中，通过个体化给药可获得良好的治疗效果和较小的副作用。选择最佳剂量、最佳剂型、最佳给药时间与间隔的组合，就是设计治疗方案的核心关注点。

临床给药方案设计的基本方法有根据生物半衰期设计给药方案；根据稳态血药浓度均值设计给药方案；根据稳态血药浓度波动设计给药方案；非线性药物动力学给药方案设计；抗菌药物的给药方案设计。临床上通常根据药物特点、病原菌种类和患者病情选择适宜的抗菌药物，并结合药物动力学-药效学原理设计合理的抗菌药物给药方案。

特殊生理和病理条件状况下给药方案调整指的是特殊患者用药方案调整，主要包括肝肾功不全患者药物动力学的变化特点与剂量调整设计依据等内容。

实现个体化用药的主要手段为治疗药物监测、化学药物基因检测理论指导下的给药方案设计和调整。

治疗药物监测（therapeutic drug monitoring，TDM）是临床药学和个体化药学服务中的重要手段，是一门研究个体化药物治疗机制、技术、方法和临床标准，并将研究结果转化应用于临床治疗以达到最大化合理用药的药学临床学科，通过治疗药物监测实现制订和优化个体化给药方案、提高疗效；避免体内药物暴露过高产生不良反应；最大化节省药物治疗费用。

药物基因组学（pharmacogenomics）是以药物遗传多态性为基础，主要以药物效应和安全性为目标，研究各种基因突变与药效及安全性之间的关系，其目的是建立基于评价疾病易感性和选择药物治疗方案的个体化患者特征的遗传变异标志，是目前研究最热门的药学分支学科之一。

最后，介绍了时辰药理学相关的理论和应用。

时辰药理学是研究药物与生物的内源性周期节律变化关系的学科，其研究内容主要分为时辰药物动力学（chronopharmacokinetics）、时辰药效学（chronopharmacodynamics）及时辰治疗学（chronotherapeutics）。时辰药物动力学是研究机体的生物节律对药物作用或药物体内过程的影响，着重阐明药物的生物利用度、血药浓度、代谢与排泄等过程中的昼夜节律性变化。

时辰药效学则是研究药物在机体生物节律的影响下对机体的作用，主要阐明机体对药物的效应，包括作用与副作用及其所呈现周期性的节律变化，具体表现为时间效应性的差别，而时间效应性与时辰药物动力学和时间感受性有一定关系。

时辰治疗学是以时辰药理学为基础，根据机体生理、生化和病理功能表现的时辰节律性变化，以及药物在体内的代谢动力学特征、靶器官的敏感性节律等，制订出合理的给药剂量和给药时间，以获得最佳疗效和最小不良反应的一门科学。时辰药理学理论在心血管系统、内分泌系统、呼吸系统、消化系统、镇痛治疗、麻醉药物的使用等给药方案设计都有广泛的应用。

本章通过包括生物利用度、生物等效性、血药浓度监测、化学药物基因检测、时辰药理学在临床给药方案中的各种案例展示，目的是让读者学习到个体化给药在患者临床救治中的实际应用，临床中通过个体化给药可获得良好的治疗效果和较小的副作用，并获得较好的经济价值。

思　考　题

1. 什么是生物利用度？影响生物利用度的因素有哪些？
2. 什么是生物等效性？生物等效性的评价指标有哪些？
3. 简述个体化给药方案的概念和意义。
4. 简述治疗窗的概念与意义。
5. 简述两种与稳态血药浓度均值有关的公式及其应用范围。

6. 简述肾功能减退患者的给药方案调整方法。

7. 简述肝功能减退患者的给药方案调整方法。

8. 什么是治疗药物监测？治疗药物监测的意义是什么？哪些药物需要进行治疗药物监测？

9. 常见的药物代谢酶和药物转运体有哪些？如何影响药物的疗效？

10. 给药个体化的意义是什么？如何做到给药个体化？

11. 药物进入体内后分几个过程?简述这些过程与药物作用开始的速度、作用强度及持续时间有何关系。

12. 试述机体昼夜节律性对药物分布、蛋白结合的影响，并举例说明。

（林意菊　阳　剑）

第十四章 药物动力学研究进展

章前学习
指导

学习目标

1. 掌握 药物动力学-药效学模型分类；群体药物动力学-药效学模型和药物动力学模型的基本原理。

2. 熟悉 定量药理学的研究内容及其在药物研发和精准用药中的应用。

3. 了解 群体药物动力学-药效学模型参数的估算方法；基于生理的药物动力学模型的构建和优化策略。

第一节 定量药理学概述

进入 21 世纪以来，制药行业持续面临着投入不断增加，研发效率却仍然低下的窘境；在药物治疗方面，患者接受的也通常为经验性治疗，距离个体化用药的要求甚远。尽管我们已经在新药研发和临床药物治疗中获得了大量数据，但在这些海量数据中，可以促进药物研发和优化药物治疗方案的信息、规律和知识尚未被充分挖掘，使得这一趋势并未得到明显缓解。另外，药物利用审查、仿制药竞争、国家药品集中采购和治疗药物替代等客观因素，迫使制药企业不断研发出具有更高价值的治疗药物。在此背景下，药学工作者们开始将定量药理学（quantitative pharmacology）原理和模型应用于药物研发及药物临床治疗当中，以促进高效的药物开发、合理的治疗方案及监管决策的制定。

一、定量药理学定义

孙瑞元教授 1987 年编著出版了国内第一本学科专著《定量药理学》，定义该学科："定量药理学（或数学药理学）是在药理学中运用数学手段，定量研究药理作用规律的一门分支学科。"孙教授还阐明了定量药理学研究的五大特点：以具体的参数表达量的差别；以简洁的公式描述量的变化；以抽象的数学模型概括事物的主要本质；以统计的方法分析随机现象；以数学的推导侦查新的线索。同时孙教授指出，定量药理研究内容包括药效统计分析、量效关系分析、构效关系分析、时效关系分析、时量关系分析和药靶关系分析等。

国外学界对学科定义有若干新的表述，如美国 2007 年出版的专著 *Pharmacometrics：the Science of Quantitative Pharmacology* 中对其的定义："定量药理学开发并应用数学和统计方法来描述、理解、预测药物的药物动力学和药效学行为，并对其中信息的不确定性进行量化；定量药理学使得新药研发和药物治疗中基于数据的决策更为合理。"美国 FDA 前定量药理审评主任 Gobburu 等从新药审评的角度指出："人们越来越意识到定量思考在新药研发及管理审评中的重要价值。在药物动力学、药效学和疾病进程相关的数据建模与模拟的定量药理学理论的基础上，现已发展成药物模型、疾病模型和临床试验模型及三者之间互动的临床新药研发系统理论。药物模型通常描述了暴露（或药物动力学）与期望或非期望效应（或药效学），以及患者个体特征之间的关系。疾病模型描述了生物标志物与临床结局、疾病进程和安慰剂效应之间的关系。实验模型描述了纳排标准、患者停药及依从情况。定量药理学的典型关注点在于药物模型，即浓度-效应关系、剂量-反应关系、药物动力学-药效学关系等；另外，有很多变量影响着药物的药物动力学和药效学过程，我们用定量药理来理解这些变量，从而有利于管理决策。"Zhang 等从新药研发的角度指出："人们需要应用模型来解释复杂数据，并用于管理决策，这导致了定量药理学科的产生。定量药理学是以定量的方式来学习和确认新分子实体的关键性质，为新药研发及关键决策提供清晰的、可重复的、可预测的证据。"巴雷特（Barrett）教授则指出："既往关于定量药理的定义侧重于基于群体的方法学及对于不确定性的评价，这可能限制了该学科的最新应用范围。"他给出了一个更宽泛的定义，即"定量药理学是科学的一个分支，用生物、药理、疾病、生理的数学模型来描述和量化外源化学物和患者之间的相互作用（有效性和安全性）"。同时，Barrett 还指出了该学科与其他学科之间的密切联系，并强调，尽管定量药理与临床药理之间联系密切、相互促进，且两者在转化研究模式方面有很多共同点，但定量药理学不是临床药理学的分支，而是一个完整、独立的学科。

从相关专著和文献看，国内外对于定量药理学知识结构的表述略有差异。国外似乎更侧重于药物动力学和药效学研究中（尤其是在新药研发中）一些重要的建模与模拟技术，表述较为集中、专注；国内的表述则较为宽泛、广义，还包括了传统中医药的复方、药效评价量表，以及中药药物动力学等具有中国特色的研究内容。故在定量药理学的学习与应用中，将其相关方法应用于指导中药的临床实践，可以取长补短，相互借鉴。

二、模型引导的药物研发

根据 2020 年国家药品监督管理局药品审评中心（CDE）发布的《模型引导的药物研发技术指导原则》中的定义，模型引导的药物研发（model-informed drug development，MIDD）是指采用建模与模拟技术对生理学、药理学及疾病过程等信息进行整合和定量研究，从而指导新药研发和决策。我们对于一个药物的认知是基于数据基础的，得到数据后再进行统计分析得出结果，这些结果就为我们后续合理开发药物提供支持性证据。MIDD 就是利用来自临床前和临床试验数据构建各类数学模型，通过定量分析药物-疾病-人体三者的关系，深入理解药物的作用机制、作用特点、疾病发生发展的原理和进程等，从而进行模拟和预测，一方面可以提高药物的研发效率，降低研发成本和研发风险；另一方面可以为新药的监管决策提供信心。

建模与模拟在药物研发及其全生命周期管理中的应用涉及多个方面，涵盖从非临床到临床研究及上市后临床再评价的各个阶段，如图 14-1 所示。基于分析技术和应用场景的不同，常用的模型及分析方法种类包括但不限于：群体药物动力学（population pharmacokinetics，PopPK）模型、药物动力学-药效学（pharmacokinetics-pharmacodynamics，PK-PD）模型、群体药效学模型（population pharmacodynamics，PopPD）模型、暴露-效应关系（exposure-response）模型、基于生理的药物动力学（physiologically based pharmacokinetics，PBPK）模型、疾病进展（disease progression）模型和基于模型的荟萃分析（model-based meta-analysis）等。通常，科学合理的模型分析可以提供较强的"证据基础"，对于药物研发决策的制订和方向具有指导意义。模型，特别是基于机制的模型，是总结既往的已有知识或数据，然后据此预测未来结果的工具。从提高药物研发效率的角度出发，参与新药研发的研究者和决策者应合理运用建模与模拟技术，在药物研发的关键点（如Ⅱ/Ⅲ期临床试验前）积极寻求基于一个或多个相关联模型分析的证据，结合模型分析结果和实测研究结果，循环更新模型和模拟预测，综合判断后续研究方向。建议参与模型分析的专业人员在药物研发过程中尽早介入，参与研究设计和数据分析，形成模型引导的药物研发模式，可提高研发效率。

近年来，从 FDA 公开的创新药审评报告看，提交新药注册申请的品种几乎全部包含 MIDD 的研究内容。CDE 临床药理技术审评专家在 2020 年梳理了 MIDD 在中国新药注册中的应用，2018年国家药品监督管理局（NMPA）批准的 1 类创新药中，约 1/4 的品种运用了 MIDD 相关研究方法，另有 1/3 的品种被要求在上市后研究中开展 MIDD 相关分析。此外，2019 年国家药品监督管理局新批准的抗肿瘤新药中，约 70% 的品种开展了群体药物动力学等方面的研究。

三、模型引导的精准用药

根据《模型引导的精准用药：中国专家共识》（2021 版）给出的定义，模型引导的精准用药（model-informed precision dosing，MIPD）是通过数学建模与模拟技术，将患者、药物和疾病等相

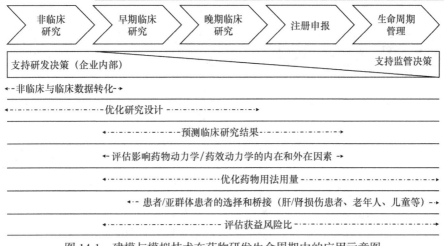

图 14-1　建模与模拟技术在药物研发生命周期中的应用示意图

关信息进行整合,为患者精准用药提供依据。相较于经验用药,MIPD 是一种基于患者生理、病理、遗传等特征制订给药方案的新方法,可提高药物治疗的安全性、有效性、经济性和依从性。在新药临床研究阶段,通常会排除患有其他合并症、存在多重用药和病情严重的患者。由此获得的研究数据在部分场景下不能代表真实世界的患者情况,导致相同的给药方案下,不同患者的治疗结果可出现较大差异。对于治疗指数窄、个体间变异大、具有潜在严重不良反应等的药物而言尤甚。随着我国经济和人口增长,疾病谱改变和科学技术的发展,人们对医疗服务尤其是精准用药的需求日益增长。一般而言,由于体内药物暴露量比剂量能更好地预测药物效应,故通过优化药物在体内的暴露量调整给药方案,可快速、持续地达到预期的治疗效果,保证用药安全,使患者获益。由此,通过构建药物的剂量-暴露-效应关系数学模型,定量描述药物、人体和疾病三者之间的关系,可以实现精准用药。

精准用药是一项复杂而艰巨的任务,需要诊断学、临床药理学、药物治疗学、药物基因组学、免疫学及细胞生物学等多学科知识,基于临床循证依据、制订适合患者个体的给药方案。MIPD 可定量分析个体差异对药物药物动力学或药效学的影响,并结合患者的个体特征和治疗目标,制订最佳的个体化给药方案。MIPD 的基本流程如图 14-2 所示,包括数据收集、模型构建、模型评价和实施应用四大环节,并且整个过程是一个不断循环和改进完善的过程。MIPD 的应用可贯穿于整个药物治疗的过程之中,包括患者评估和初始给药方案的制订、用药后的患者再评估和后续给药方案调整、药物治疗的依从性判断和提高,以及依从性不佳时的补救给药方案设计等。在药物治疗的每个阶段,以及在用药的有效性、安全性、经济性和依从性等多方面,MIPD 均发挥了巨大作用。目前,MIPD 应用较为广泛的药物治疗领域主要包括抗感染、器官移植术后抗免疫排斥、抗癫痫、抗精神病、抗血栓等领域,并有一定的临床循证依据。国内外的专家共识或治疗指南推荐,针对抗菌药物万古霉素和伏立康唑、免疫抑制剂他克莫司、A 型血友病的凝血因子Ⅷ治疗等,应采用群体药物动力学-药效学模型结合最大后验贝叶斯法(MAPB)进行给药方案的设计和调整。

四、定量药理学发展展望

定量药理学的发展日新月异。Gobburu 等在一次题为"定量药理学 2020:积累与突破"的报告中指出,美国自 1990 年至今,用了近 20 年时间,基本完成了定量药理学的技术积累、应用增多、管理政策重视、企业成功应用、影响力逐步增大、完善组织机构等发展阶段,并计划在未来的 10 年中让定量药理学在新药研发及管理中的应用更加规范化,培养更多的定量药理学者,并扩大研究及影响的范围。

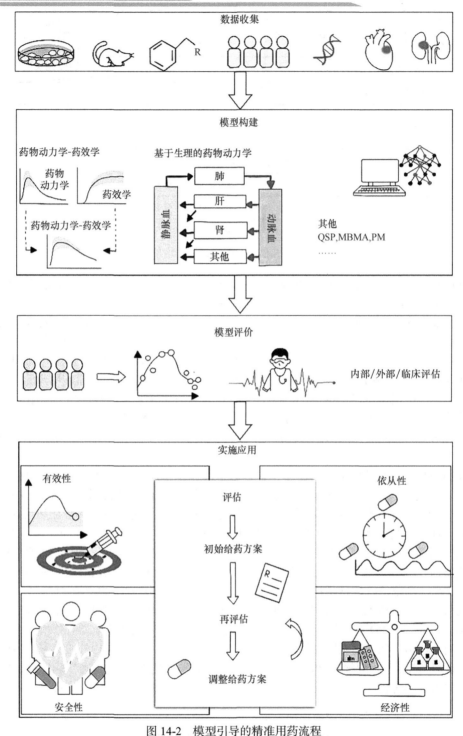

图 14-2　模型引导的精准用药流程

QSP. 定量系统药理学；MBMA. 基于模型的荟萃分析；PM. 药物经济学模型

　　学科发展需要学术、企业、管理三方面的重视和合力。学术界应在科研及培养定量药理学者方面起到重要作用；制药企业应适应 MIDD 的理念，重视定量药理的应用；药品监管部门则应充分重视定量药理学的重要性，并逐步制定、完善相关政策法规，以推动其在新药研发中的应用。另外，虽然国内外均认识到培养定量药理学者的重要性和紧迫性，但具体的设想及方案报道不多，目前存在的问题包括教学、研究机构很少，课程设置困难，学生专业背景不同等。如何搭建起一套完善的定量药理学教育培训体系，持续培养出定量药理学学科相关人才，是保证该学科快速稳步发展亟待解决的一个问题。

孙瑞元教授早在多年前即指出，药理学发展有两大趋势：一是研究深度由宏观走向微观，即整体、器官、组织、细胞、分子、基因等水平的研究逐步深入，这一纵深的发展使人类越来越精微地认识到药物作用的机制及本质；二是研究精度由定性走向定量，随着研究不断深入、资料日益丰富、数据不断增加、影响因素错综复杂，一般性的、描述性的研究已不能确切地表达药物与机体间相互作用的规律，势必进行定量药理学的研究。近年来，新药研发和临床药物治疗中仍存在诸多问题，定量药理学正是解决问题的有力工具之一。当前，MIDD 和 MIPD 等新理念的提出将该学科的重要性提升到了新的高度，定量药理学正迈入一个崭新的时代，这为国内定量药理的发展提供了新的契机，也提出了更高的要求，可谓机遇与挑战并存。国内学者必将把握新的发展机遇，努力赶超国际先进水平，定量药理学也将在新药研发和临床药物治疗中发挥越来越重要的作用。

第二节　药物动力学-药效学模型在药物研究中的应用

一、概　　述

药物动力学和药效学是按时间同步进行着的两个密切相关的动力学过程，前者着重阐明机体对药物的作用，即药物在体内的吸收、分布、代谢和排泄（ADME）及其经时过程；后者描述药物对机体的作用，即效应随着时间和浓度而变化的动力学过程，后者更具有临床实际意义。在相当长的一段时间里，药物动力学和药效学是两门独立的学科，药物动力学描述在不同的机体组织体液中药物浓度随时间的变化过程。药效学描述药效随假定的"效应部位"的药物浓度的变化过程。两者之间的内在联系被忽视，使得药物动力学和药效学的研究存在一定局限性。一方面，只有了解了药物的浓度与效应之间的关系，药物动力学研究才有意义；另一方面，药效学研究没有考虑到药物在体内的动态变化对其药效强度和药效持续时间的影响，因而得到的信息也是不完整的。

随着药物动力学和药效学研究的不断深入，人们逐渐意识到这一问题，药物动力学-药效学模型也应运而生。利用这一模型可以同时探讨机体对药物的作用（药物动力学）及药物对机体的作用（药效学），即浓度-时间-效应三者之间的相互关系，这有助于更为全面和准确地了解药物的效应随剂量（或浓度）及时间而变化的规律。近年来药物动力学-药效学模型受到越来越广泛的关注，在新药研发、转化研究、治疗药物监测和临床试验模拟中均有应用，是辅助药物研发、指导临床合理用药的有力工具。对药物动力学-药效学模型的深入研究一方面加速了新药研发的进程，提高药物开发决策效率，为临床用药的安全性和有效性提供更为科学的理论依据；另一方面有助于阐明药物作用机制、评价药物相互作用、模拟临床试验，探明药效个体差异的来源等。总之，药物动力学-药效学模型理论以其实用性和独特性在药理学研究领域中不断深入发展。对于大多数药物而言，药物动力学-药效学模型将越来越完善，应用也将越来越广泛。

二、药物动力学-药效学模型分类

药物动力学-药效学模型通过在传统的房室模型中引入效应室，将传统的药物动力学和药效学模型结合起来，定量描述血药浓度与药物效应之间的内在联系，并获得描述该关系的药物动力学和药效学参数，进而通过这些参数反映药物浓度和药物效应在体内的动态变化规律，有助于临床治疗过程中药物浓度和效应的模拟，为临床合理用药提供重要的研究方法和理论依据。

药物动力学-药效学模型的建立首先应了解药物在体内的起效方式和药物的作用机制，如直接效应或者间接效应；药物的作用是可逆还是不可逆的；同时还需考虑以何种方式将药物动力学和药效学联系起来。

（一）直接连接和间接连接

直接连接模型（direct link model）是将测定的血药浓度作为效应的药物浓度代入药效学模型，将血药浓度与效应直接联系起来建立药物动力学-药效学模型。该连接假设测定的血药浓度（中央室）与效应部位（效应室）的药物浓度迅速达到平衡，在这种情况下，浓度与效应的最大值将同时出现，效应浓度曲线不会出现滞后现象。如图 14-3 所示，即使用了 S 形 E_{max} 模型将中央室药物浓度与效应部位所产生的效应直接连接起来。其中 S 形 E_{max} 模型可用式（14-1）表示。

$$E = \frac{E_{max} \cdot C^n}{EC_{50}^n + C^n} \qquad (14\text{-}1)$$

式中，E_{max} 为药物产生的最大效应，EC_{50} 为产生 50% 最大效应时的药物浓度，n 为影响曲线斜率的陡度参数。当 $n=1$ 时，可简化为 E_{max} 模型。

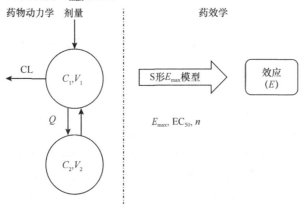

图 14-3 直接连接药物动力学-药效学模型示意图

但实际上许多药物观测到的血药浓度与效应之间存在时间滞后，因此该药物的浓度-效应关系无法通过直接连接药物动力学-药效学模型来描述。在这种情况下，血浆浓度最大值出现在效应最大值之前，尽管血浆浓度降低，但效应强度可能会增加，并且可能持续到超过血浆中药物浓度无法检测到的时间，浓度观察值与观察到的效应之间的关系遵循逆时针滞后曲线。这种现象可能是由间接反应机制引起的，也可能是由血浆和作用部位的药物浓度之间的分布延迟引起的。后者可采用间接连接模型（indirect link model）来描述，该模型引入一个效应室，将传统的药物动力学和药效学模型结合起来，如图 14-4 所示。效应室中的浓度代表与血浆缓慢平衡的效应部位的活性药物浓度，通常以 E_{max} 模型与效应相连，该模型类似于二室模型，但假设效应室转运回中央室的药量可以忽略不计，且当药物在体内达到动态平衡时由中央室向效应室的一级转运速率常数（k_{1e}）等于药物从效应室中消除的一级速率常数（k_{e0}）。

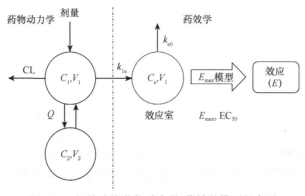

图 14-4 间接连接药物动力学-药效学模型示意图

（二）直接效应和间接效应

依据所涉及的生理学机制，观测到的药物效应可直接与效应部位的浓度相连接，也可经过两步或多步效应的传递与效应部位的浓度相连接。如果一个药物一旦到达作用部位即可产生相应的药效，药物的效应与效应室的浓度变化一致而无时滞时，该药物的作用方式属于直接作用，可以采用直接效应模型（direct response model）进行描述。如前所述的直接连接模型和间接连接模型均属于直接效应模型。

如果一个药物需要通过影响体内某种内源性物质的含量或活性，进而通过一系列的生理生化过程最终产生效应，则该药物的作用方式属于间接作用，该类作用的特点是其药效的产生与消除均有一个缓慢的过程，药物效应的变化将滞后于效应室的浓度变化。此时出现的时滞与间接连接模型中出现的时滞所引起的原因不同，间接连接模型的时滞是由药物的分布导致的，而间接作用的时滞则是由于药物的作用机制导致的，两者原理不同，在选择模型时应注意区分。对于间接作用药物的药物动力学-药效学模型则可采用间接效应模型（indirect response model）进行描述，该模型一般假设药物通过影响效应的产生和消除环节两种方式发挥药效，如图 14-5 所示。

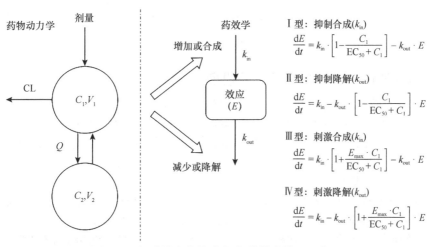

I 型：抑制合成(k_{in})
$$\frac{\mathrm{d}E}{\mathrm{d}t} = k_{in} \cdot \left[1 - \frac{C_1}{EC_{50} + C_1}\right] - k_{out} \cdot E$$

II 型：抑制降解(k_{out})
$$\frac{\mathrm{d}E}{\mathrm{d}t} = k_{in} - k_{out} \cdot \left[1 - \frac{C_1}{EC_{50} + C_1}\right] \cdot E$$

III 型：刺激合成(k_{in})
$$\frac{\mathrm{d}E}{\mathrm{d}t} = k_{in} \cdot \left[1 + \frac{E_{max} \cdot C_1}{EC_{50} + C_1}\right] - k_{out} \cdot E$$

IV 型：刺激降解(k_{out})
$$\frac{\mathrm{d}E}{\mathrm{d}t} = k_{in} - k_{out} \cdot \left[1 + \frac{E_{max} \cdot C_1}{EC_{50} + C_1}\right] \cdot E$$

图 14-5 间接效应药物动力学-药效学模型示意图

（三）软连接和硬连接

软连接模型（soft link model）通常基于体内的药物浓度和效应观测数据，在模型拟合过程中采用双向信息流法，使药物动力学和药效学数据相连接，建立药物动力学-药效学模型，如图 14-6 所示。在建立模型过程中，不考虑药物的作用机制，仅应用效应室来解释浓度效应关系中的滞后现象。软连接方法具有一定的预测能力，在经过全面验证后可以外推至其他情况。

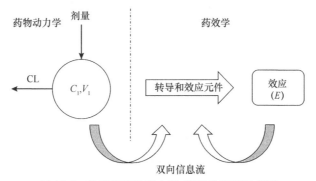

图 14-6 软连接药物动力学-药效学模型示意图

硬连接模型（hard link model）则基于体内的药物浓度表观观测值与体外效应参数（如受体结合亲和力、抗生素的最低抑菌浓度或其他与作用机制有关的变量），建立药物动力学-药效学模型用于预测药效学结果，如图 14-7 所示。与软连接模型相比，硬连接模型更具有预测性，只需要根据候选药物的药物动力学数据及体外药效学研究结果就可预测其体内的活性，这种模型尤其适用于新药研发中候选药物的体内活性预测和评估。

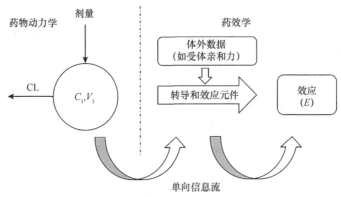

图 14-7　硬连接药物动力学-药效学模型示意图

（四）时间非依赖模型和时间依赖模型

依据药效学参数是否存在时间依赖性可以将药物动力学-药效学模型划分为时间依赖模型（time-variant model）和时间非依赖模型（time-invariant model）。对于多数药物，药物效应只取决于作用部位的药物浓度，药效学参数不随时间而变化，药物效应的改变仅随效应部位浓度的改变而发生变化，即非时间依赖性，对于这类药物的药物动力学-药效学模型则可采用时间非依赖模型，大部分药物都遵循这一规律。

但对某些药物而言，其药效学参数如 E_{max} 和 EC_{50} 呈时间依赖性变化，虽然效应部位的药物浓度没有变化，但药物效应仍随时间发生改变，此模型称为时间依赖模型，如图 14-8 所示。这类药物常常具有增敏或耐受现象，药物在耐受或增敏时其药效学参数均表现出时间依赖性，耐受性是由于受体数量减少或对受体的亲和力降低引起的，这两种情况都会产生浓度-效应关系中的顺时针曲线；而增敏会造成逆时针滞后现象。

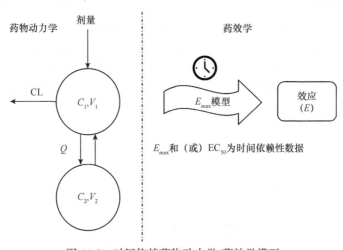

图 14-8　时间依赖药物动力学-药效学模型

三、药物动力学-药效学模型的应用

药物动力学-药效学模型由于通过建模手段将时间、暴露与效应等变量及变异因素（如性别、肌酐清除率等）整合在一起，揭示它们的内在关联，然后在给定剂量和设置变异程度的前提下，又可以用拟合法得到此时的药物的时程关系和效应的变化特征，对后续的研究具有明确的指导作用，避免研究进入误区，这一方面可以提高新药研发的成功率；另一方面极大地加速了新药研发的进程，因此药物动力学-药效学研究受到越来越广泛的重视，在新药研发的各个阶段得到广泛应用。

（一）非临床药物动力学-药效学

1. 体外药物动力学-药效学研究

（1）基于细菌的药物动力学-药效学：基于细菌的药物动力学-药效学研究主要应用于抗菌药物对目标病原菌的体外药效评价，最佳给药剂量、频率的确定，联合用药方案的筛选及药物药物动力学-药效学靶值的制定，最终目标是实现给药方案的优化。根据实验过程中药物浓度恒定或是变化，以及系统中是否存在细菌损失，可将该类体外试验系统分为静态或动态系统，以及开放或闭合系统。

在一项体外药物动力学-药效学研究中，研究者采用中空纤维模型系统（属于动态系统）研究了多黏菌素 B 联合不同剂量美罗培南对碳青霉烯耐药鲍曼不动杆菌的体外抗菌活性。多黏菌素 B 给药剂量为首剂 2.22 mg/kg+1.43 mg/kg，每 12 h 一次，美罗培南剂量为 2~8 g，每 8 h 一次，滴注 3 h，起始细菌接种量为 10^8 CFU/mL。结果表明，2 g 美罗培南的联合用药方案下，细菌于 72 h 发生反跳，而增加剂量至 8 g 可完全杀菌，至 336 h 未检测到细菌生长。另外，研究者还构建了基于机制的药物动力学-药效学模型，模型证实在相同的杀菌效果下，多黏菌素 B 的加入能够显著降低所需美罗培南的药物浓度。因此在保证安全性的前提下，临床可考虑高剂量美罗培南联合多黏菌素 B 治疗碳青霉烯耐药的鲍曼不动杆菌感染。

（2）基于细胞的药物动力学-药效学

1）肿瘤多药耐药逆转剂的开发：多药耐药（multiple-drug resistance，MDR）与肿瘤临床治疗密切相关，细胞药物动力学变化如细胞内药物累积减少、亚细胞再分布和外排增加影响靶部位药物浓度，从而影响疗效。MDR 与一些外排转运体的表达上调直接相关，如 P-糖蛋白（P-glycoprotein，P-gp）和多药耐药相关蛋白（multidrug resistance protein，MRP）。这些外排转运体将药物分子泵出细胞，降低细胞内的药物浓度，进而使细胞对药物的敏感性降低，表现为耐药。这些转运体有非常广泛的底物特异性，影响药物的细胞内浓度，其在细胞核、线粒体和高尔基体等细胞器中的表达对药物的亚细胞分布产生影响。

一些外排转运体的底物抗癌药在肿瘤细胞敏感株和耐药株上的细胞内分布具有显著差异。多柔比星（doxorubicin，DOX）是经典的 P-gp 底物，其靶点位于细胞核，细胞核内的药物浓度与其细胞毒性直接相关。研究发现，多柔比星在敏感型乳腺癌细胞 MCF-7/S 和耐药型乳腺癌细胞 MCF-7/A 中的摄取动力学行为具有显著差异。MCF-7/S 摄取多柔比星速度较快，总量较多，细胞核内分布较多；而 MCF-7/A 摄取多柔比星速度较慢，总量少，核内分布很少。当给予人参皂苷 Rh2 后，在全细胞和亚细胞水平上，显著增加了多柔比星在 MCF-7/A 内的积累，细胞核内的增加最为显著，且呈时间、浓度依赖性。进一步研究发现，多柔比星耐药细胞的细胞膜及核膜上高表达 P-gp 形成"双重屏障"，降低多柔比星向细胞核转运的速度和程度，阻碍其有效到达细胞核内的靶点。而人参皂苷 Rh2 可克服"双重屏障"的阻碍，实现对多柔比星的增效作用。结合靶细胞药物动力学-药效学研究，定量揭示了人参皂苷 Rh2 增效作用的药物动力学贡献度为 78%。

2）纳米靶向制剂的设计：水溶性差、药物动力学行为不理想、不良反应大是限制大多数化疗药物临床应用的主要因素。纳米靶向制剂是目前新型药物递送系统研究的热点。与游离药物相比，纳米制剂表现出缓控释性和靶向性特点，可实现药物增溶，提高药物生物利用度，降低不良反应等目的；其入胞、跨膜途径及药理作用的机制与游离药物相比也有所不同。研究者可通过整合现代各种先进的分析技术和细胞分子生物学技术，发挥其在细胞药物动力学研究中各方面的优势，记录并分析药物纳米制剂的动态分布及代谢过程，并进行定量研究，揭示纳米制剂在细胞内的动力学过程及规律。以抗肿瘤药紫杉醇为例，相比于游离紫杉醇，紫杉醇聚合物胶束纳米制剂的胞内摄取程度大幅增加，其紫杉醇的胞质分布是游离紫杉醇给药后的 4 倍以上，而细胞核内浓度无明显差异，表明其具有很强的胞质靶向性。当研究者进一步结合药物在细胞中的药理活性和药效结果，可建立细胞内药物动力学-药效学模型，揭示纳米制剂在细胞内的药物动力学-药效学关系，能较好地预测和评价药物的疗效及不良反应，阐明纳米制剂的作用特点，对纳米靶向制剂的开发、筛选和临床应用等都具有重大意义。

3）指导临床联合用药：联合用药在临床上的应用相当普遍，主要是为了达到增效减毒的目的，然而在靶细胞层面的相互作用研究尚不多见。基于细胞药物动力学-药效学的相互作用研究将为临床合理的联合用药提供科学依据。恩替卡韦是抗乙肝病毒的一线药物，其抗病毒作用和选择性强，但临床长期使用有一定的肝损伤风险。甘草酸二铵是目前国内临床上常用的一类保肝药物，联合使用甘草酸二铵能显著增强恩替卡韦的疗效且减少肝损伤。细胞药物动力学-药效学研究发现，甘草次酸和恩替卡韦联合给药后，细胞质及细胞核内恩替卡韦的药物浓度显著提高，与其在细胞内抑制病毒 DNA 的药理作用部位相一致，且亚细胞内药物浓度的增加与药效的增强成正比。提示甘草酸二铵可代谢成甘草次酸增加恩替卡韦在细胞内靶部位的分布，进而增强其抗病毒药效。

（3）基于离体器官的药物动力学-药效学：离体器官药物动力学-药效学研究以心脏灌流模型（langendorff）为例，如图 14-9 所示，该模型适用于心血管药物的筛选和研究，可直接观察药物对心脏功能和冠脉流量的影响，也可研究心肌代谢，分析冠脉流量与心肌代谢的关系。

离体器官来源可选用啮齿类动物如小鼠、大鼠、豚鼠，小型哺乳动物如兔。小鼠和大鼠实验成本低，兔冠脉插管相对容易，目前应用较多的是大鼠心脏灌流模型。Langendorff 实验的灌流方式通常分恒流和恒压两种，研究心脏缺血时应采用恒压灌流法，测定药物对冠脉循环的影响时应采用恒流灌流法。不仅如此，通过对蠕动泵的精确反馈控制，目前已建立了恒压与恒流灌流结合模型，可实时进行转换和动态监测。

以抗心律失常药胺碘酮为例，采用药物动力学-药效学建模方法研究其在离体灌流大鼠心脏中的摄取和负性肌力作用。药效学指标选用左心室充盈压相对基线值的变化分数。对流出液进行密集采样，测定药物浓度后通过药物动力学模型拟合获得药物动力学参数，可知心脏对胺碘酮的摄取属于灌注速率限制性模型，并且具有极高的分配系数，预测的组织洗脱半衰期约为 17 h。同时建立效应与浓度的 S 形 E_{max} 模型，获得最大效应 E_{max} 及最大效应一半时的药物浓度 EC_{50}，在本例中，E_{max} 指胺碘酮产生的左心室充盈压下降最大值占基线值的百分比，最终求得 E_{max} 为 37.7%，EC_{50} 为 0.53 μmol/L，结果提示静脉注射后，胺碘酮可被心脏快速摄取并产生适度的负性肌力作用。该体外药物动力学-药效学研究结果也可帮助我们在临床应用中更好地理解影响胺碘酮药效作用的相关因素。

2. 动物体内药物动力学-药效学研究　动物体内药物动力学-药效学研究是指在动物体内进行药物的药物动力学和药效学实验，阐明其药物动力学特性，获得一定给药剂量范围内机体产生的效应，并通过建模将药物动力学和药效学数据结合，描述药物在动物体内暴露量-时间-效应三者之间的关系，用于模拟预测达到目标药理效应时所需的给药剂量或暴露量。相较于体外药物动力学-药效学研究，动物体内药物动力学-药效学研究充分考虑宿主因素，包括宿主和药物及感染性疾病中宿主与病原体的相互影响。相较于人体药物动力学-药效学研究，动物体内研究成本较低，同时伦

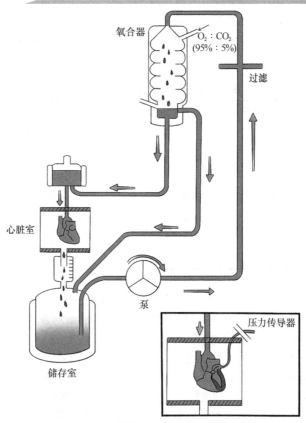

图 14-9　离体心脏灌流装置示意图

理受限较少，实际操作手段多样，可对给药方案进行灵活设计，并准确进行效应部位的采样和测定，对于涉及反应通路中多种生物标志物的病理模型，还可建立基于发病或治疗机制的药物动力学-药效学模型，帮助阐明疾病发生和药效反应机制。目前动物药物动力学-药效学研究较多应用于抗菌药物、抗肿瘤药物等研究中，尤其是抗菌药物，大量研究均证明了将动物药物动力学-药效学研究结果外推至人体的可行性。利用相似性原理，可将动物的研究结果外推至人体，当种属间相似性较差时，动物体内药物动力学-药效学研究也存在一定的限制，如对于一些无法在动物中进行复制的人类疾病，或无合适可定量药效指标的病理模型，其对应的治疗药物也不适于进行动物药物动力学-药效学研究。

（二）临床药物动力学-药效学

1. 健康受试者药物动力学-药效学研究　健康受试者是指在新药上市前用健康机体进行一次或若干次试验，以评价研究药物安全性和药物动力学特点的人群。近年来，随着可供评价疗效的生物标志物数目的增多，越来越多的药物动力学-药效学试验在健康受试者中进行。

以健康受试者为研究对象进行单剂给药、多剂给药后药物动力学研究，阐明不同剂量下的ADME 特征，是新药临床药物动力学的基本研究和制定临床试验给药方案的依据。综合药物动力学和药效学数据，构建药物动力学-药效学模型，可为Ⅱ、Ⅲ期临床试验适应证选择及给药方案设计提供依据。因此，在健康受试者中开展药物动力学-药效学研究具有重要意义。

健康受试者药物动力学-药效学的研究特点：药物动力学是重要的考察内容，通常为密集采样。药效学指标可以选择与药物作用机制有关的标志物，也可以是反映药物不良反应的指标。可以根据健康人药物动力学-药效学模型预测患者药物动力学-药效学特征，从而减少设计不周全的患者药物动力学-药效学研究，降低临床试验风险。不足在于，研究药物在健康受试者体内药物动力学-药效学特点与患者之间有一定差异，给药后有部分药效学指标的变化仅在患者中体现，或仅能从体外或动物研究中获得，开展健康受试者药物动力学-药效学研究时需考虑这一点。部分药物药物动力学-药效学研究实例报道见表 14-1。

表 14-1　健康受试者药物动力学-药效学研究实例报道

类别	药物名称	药效学指标	参考文献
升白细胞药	培非格司亭	中性粒细胞计数	Nakov R. Br J Clin Pharmacol，2018
抗病毒药	聚乙二醇干扰素 α-2a	2′,5′-寡腺苷酸合成酶活性	Jung YS. J Pharm Sci，2018
抗血小板药	替格瑞洛	血小板计数	Liu S. Eur J Clin Pharmacol，2018
抗肺纤维化药	GLPG1690	溶血磷脂酸	van der Aar E. J Clin Pharmacol，2019
高胆固醇血症治疗药	LY3015014	低密度脂蛋白胆固醇	Shen T. Pharm Res，2017
降糖药	埃格列净	24 h 尿糖分泌量	Dawra VK. Int J Clin Pharmacol Ther，2019
镇痛药	纳美芬	μ 阿片受体占有率	Kyhl LE，Br J Clin Pharmacol，2016

2. 患者药物动力学-药效学研究　临床治疗过程中，不同患者的病理生理特点不同，因此即使是针对同一种疾病的患者给予同一药物并且使用相同的剂量和给药方式，由于机体的 ADME 能力不同，药物在血液及其他作用靶部位的浓度也可能会有较大差异。患者的个体差异大，不可控因素多，针对患者的药效学研究及分析往往比健康人更为困难。对患者进行药效学研究时，选择的标本需要具有代表性，根据研究目的选择合适的标本。常见的标本有血标本、组织标本、尿标本、唾液标本、粪标本、胆汁或腹水标本等，如血标本可以反映药物浓度随时间的变化，与药物的疗效及不良反应紧密相关；尿液标本和粪便标本可以分别反映药物经过肾脏和肠道排泄的量；组织标本可以反映出药物的组织分布速度及在各组织中的浓度。肝肾功能异常患者应着重监测尿液和粪便中药物浓度，脑膜炎患者则应重点关注脑脊液中药物的分布情况。

在药效学研究方面，相较于健康受试者，患者群体在疾病种类及严重程度、对药物的敏感性及耐药程度、用药依从性等方面均有不同，因此个体化差异更加明显，试验设计过程中需要考虑的因素也更加复杂。不同类型的患者应依据疾病的特点及患者的具体情况选用不同类型的疗效指标，常用的疗效指标包括生存状态及相关临床事件类指标、量表类指标、实验室检测类指标、组织病理学指标和影像学指标等。在测定药物对患者的药物效应时，在时间方面也需要进行严格的试验设计。每个临床试验中所有访视点的整体安排称为访视时间框架，需要根据适应证、临床试验目的、观测指标特点、临床终点指标、药物作用特点等因素确定。除此之外，在许多临床试验中，药效学评价需要通过用药后指标和基线指标的组间比较来实现，因此往往需要对基线期疗效指标进行观测，如高血压患者的血压值、糖尿病患者糖化血红蛋白等。测量基线值之前，往往需要通过设计筛选期和导入期使受试者病情基本稳定、相关指标基线取值稳定可靠，以减少患者生活方式、心理因素、其他治疗药物等多种因素的影响。

第三节　群体药物动力学-药效学模型在药物研究中的应用

一、概　　述

群体药物动力学-药效学（population pharmacokinetics-pharmacodynamics，PopPK-PD）理论是建立在经典药物动力学-药效学理论基础之上，将其与统计学模型相结合，考察目标群体中药物动力学和药效学的群体特征。"群体"指根据研究目的所确定的研究对象的集合。"群体特征"包括群体平均值或典型值，也包括由于不同个体在生理、病理、遗传等方面的差异所导致的变异。群体分析方法可定量解析群体中变异的大小及影响因素的作用。另外，经典的药物动力学-药效学分析需要对每个受试者采集多个样本，才能获取和计算所需的药物动力学和药效学参数，而群体分析方法可充分利用临床的稀疏采样数据进行分析。对每个研究对象仅需采样一个到数个样本，即可估算个体的特征参数，有利于在实际患者人群（尤其特殊人群）中开展研究。

PopPK-PD 研究可充分利用药物研发中各个阶段的试验信息，将多个不同试验设计的临床研究数据进行汇总分析，更为准确地描述药物动力学-药效学特征，并据此进行剂量选择和临床试验模拟，比较和优化给药方案。此外，通过群体分析还可研究药物和药物之间、药物和食物之间的相互作用，分析发生相互作用的机制；明确药物动力学和药效学变异性的来源，据此优化给药方案等。将 PopPK-PD 分析与疾病进展模型、临床试验设计等其他定量药理学技术相结合，进行知识管理和整合，应用于新药研发决策的制定是近年来的研究领域之一。此外，将 PopPK-PD 与贝叶斯法相结合，可进行用药方案的选择、制订和调整，还可对长期用药患者的血药浓度监测数据进行依从性评估等。开发更高效的算法和计算工具、连接临床药物治疗实践，也是目前的重要研究内容之一。

二、群体药物动力学-药效学模型基本原理

（一）个体模型和群体模型

1. 个体模型 个体模型是表征个体数据特征的模型，可由一个结构模型和一个统计学模型组成。结构模型即经典的药物动力学-药效学模型。统计学模型即表征模型预测值与个体观测值差异的模型。构建个体模型可将观测值与预测值相联系，描述观测值和预测值的差异情况。

口服一级吸收和一级消除的一室模型的药物动力学模型可由图 14-10 表示。

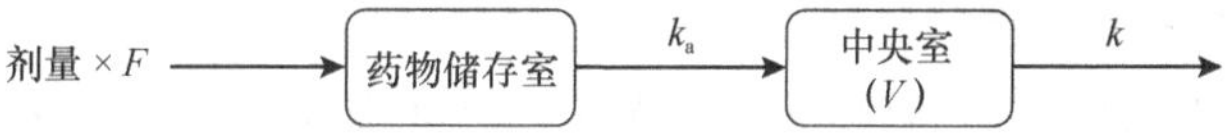

剂量×F ——→ 药物储存室 $\xrightarrow{k_a}$ 中央室 (V) $\xrightarrow{k}$

图 14-10 口服一级吸收和一级消除的一室模型

单次给药后血药浓度随时间的变化可表示为式（14-2）。

$$C_{\text{pred},i} = \frac{k_a \times F \times X_0}{V_d \times (k_a - k)}\left(e^{-k \times t_i} - e^{-k_a \times t_i}\right) \quad (14\text{-}2)$$

式中，k_a 是一级吸收速率常数，k 是一级消除速率常数，X_0 是给药剂量，F 是吸收分数，即进入体循环的药量占给药剂量的百分数，V_d 是分布容积，$C_{\text{pred},i}$ 是单次给药后第 i 个时间点的预测值。

预测值与观测值的关系，可用下面的误差模型式（14-3）表示。

$$C_{\text{obs},i} = C_{\text{pred},i} + \varepsilon_i \quad (14\text{-}3)$$

式中，$C_{\text{obs},i}$ 是第 i 个时间点的观测值，ε_i 是 t_i 时的观测值与预测值的差值，即随机效应。

通过模型拟合，可计算模型参数（V_d、F、k_a、k）的个体估算值和随机效应的大小。

2. 群体模型 群体模型是在个体模型基础上，增加了个体间变异的模型。个体间变异模型描述了个体参数的变异大小及变异的来源。群体模型不仅包含了个体模型的所有组分，还包含了个体间变异相关的参数和表征群体特征的子模型，用以描述群体的典型值和变异程度。

群体模型包含了多层嵌套的随机效应。第一层是参数水平，描述了个体模型参数的变异；第二层是个体观测值水平，描述了个体预测值的变异。第二层嵌套在第一层之上，即在不同的参数水平下产生的预测值。随机效应的嵌套性，也是群体模型与个体模型之间的差异所在。

（二）非线性混合效应模型

1. 结构模型 药物动力学结构模型通常包括了吸收模型和处置模型。常见的吸收模型包括简单的零级吸收模型、一级吸收模型，以及复杂的渐进吸收模型、混合吸收模型、威布尔吸收模型等。一般可选择简单的模型来描述药物的吸收过程。但对于需要准确估算药物的达峰时间和峰浓度，或

描述不同时间段的吸收过程、吸收滞后等特殊的吸收过程，可采用上述复杂的吸收模型。

药物的处置模型常用房室模型表征，包括一室、二室、三室等。房室数越多，药物动力学参数也越多，拟合的药物动力学过程更准确。但是房室数越多，模型也越复杂，易导致参数计算的失败。

在药效学研究中，常用模型包括直接连接模型、间接连接模型、间接效应模型等。药物动力学-药效学模型建模过程中可以一步同时拟合药物动力学和药效学参数，也可先建立药物动力学模型计算药物动力学参数，再进一步链接药效学模型计算药效学参数。

2. 固定效应 固定效应是一类特定的或可测量的模型参数，其来源和影响相对明确和固定。固定效应一般用 θ（theta）表示，θ 的数字下标用来标注不同的固定效应。群体模型中，固定效应参数定义了结构模型参数的群体典型值，如清除率（CL）、分布容积（V_d）、吸收速率（k_a）和生物利用度（F）等。

固定效应还包括了协变量，即可能影响药物动力学和药效学的因素，如研究对象的生理（年龄、性别、体重、种族、基因多态性）、病理（疾病类型、并发症、肝肾功能）和其他因素（合并用药、吸烟、饮酒、饮食）等。

例如，描述某个主要经肾脏清除的药物（如氨基糖苷类抗生素）的清除率时，可用式（14-4）表示。

$$CL = CL_{nr} + CL_r = \theta_1 + \theta_2 \times CL_{cr} \qquad (14-4)$$

式中，CL_{nr} 和 CL_r 分别表示清除率中非肾清除和肾清除的部分，CL_{cr} 表示肌酐清除率（单位：mL/min）。θ_1 和 θ_2 为固定效应参数，其中 θ_1 表示非肾清除部分的清除率，θ_2 表示与 CL_{cr} 成恒定正比的比例系数。

3. 随机效应 随机效应是一类未知的、难以测量或不可观测的因素，用来量化固定效应参数无法解释的变异或模型预测误差。

随机效应包括模型群体参数未解释的变异程度（level 1 random effect）和模型个体预测误差（level 2 random effect）。level 1 随机效应描述药物模型参数在不同个体间的差异程度（即个体间变异，between-subject variability，BSV）和模型参数在同一个体内不同场合下的差异程度（即个体内变异或场合间变异，inter-occasion variability，IOV）。level 2 随机效应描述模型的个体预测值与实测值的差异大小（即模型未解释的残差变异，residual unexplained variability，RUV）。个体间变异是指个体参数值相对于群体典型值的偏离；残差变异指个体预测值相对于实际观测值的偏离，两者的含义如图 14-11 所示。个体间变异和残差变异分别用 η（ETA）和 ε（EPS）表示，一般假设个体间变异和残差变异均符合正态分布。

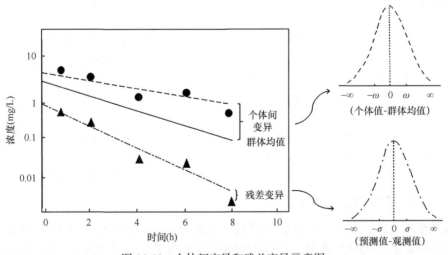

图 14-11 个体间变异和残差变异示意图

有些研究中，研究周期中包含了多个给药周期或采血周期。此时需考虑场合间变异，即不同研究阶段中个体药物动力学或药效学参数的变异。

（1）个体间变异：个体间变异即个体参数值相对于群体典型值的偏离。当个体间变异较小时，受试者间的药物动力学行为相似，各受试者间达到目标浓度所需的剂量接近，可使用固定剂量。当个体间变异较大时，统一的固定剂量则不能满足所有用药人群的需求。

若已知变异的来源，则可据此调整剂量。例如，氨基糖苷类抗生素常通过肾脏清除，肌酐清除率是造成个体间变异的原因，因此可通过肌酐清除率进行个体化给药。但如果个体间变异大且无法找到变异来源，难以解释患者剂量差异的原因，则需要寻找更合适的个体间变异模型、并估算其大小。

个体间变异常用加和型[式（14-5）]、比例型[式（14-6）]、指数型[式（14-7）]模型等表示。

加和型：
$$P_i = \hat{P} + \eta_i \tag{14-5}$$

比例型：
$$P_i = \hat{P} \times (1 + \eta_i) \tag{14-6}$$

指数型：
$$P_i = \hat{P} \times e^{\eta_i} \tag{14-7}$$

式中，P_i 为个体参数，$\hat{P}$ 为群体参数，η_i 为第 i 个个体的随机效应，η_i 符合均值为 0，方差为 ω^2 的正态分布。

描述药效学参数时，如药物最大效应 E_{max}，由于个体间的差异通常在一个数量级内，因此可用加和型模型，如式（14-8）、式（14-9）。

$$\hat{E}_{max} = \theta_1 \tag{14-8}$$

$$E_{max,i} = \hat{E}_{max} + \eta_i \tag{14-9}$$

式中，$\hat{E}_{max}$ 为药物最大效应的群体典型值，$E_{max,i}$ 为第 i 个个体的药物最大效应，η_i 是第 i 个个体的随机效应。每个个体的 η 不同，对应的 E_{max} 也不同。

在描述药物动力学参数时，如消除速率常数 k_e，个体间的差异可能超过一个数量级，此时可用比例模型表示，如式（14-10）和式（14-11）；或用指数模型表示，如式（14-10）和式（14-12）。

$$\hat{k}_e = \theta_2 \tag{14-10}$$

$$k_{e,i} = \hat{k}_e \times (1 + \eta_i) \tag{14-11}$$

$$k_{e,i} = \hat{k}_e \times e^{\eta_i} \tag{14-12}$$

常用计算软件 NONMEMd 在使用一阶估算法时，在个体间变异水平较低时比例型变异模型和指数型变异模型可得到相同的随机效应估算值。指数型模型最符合真实机体数据中个体药物动力学参数的统计分布特征（通常呈对数正态分布），同时与加和型、比例型模型相比，指数型模型可避免计算时出现负值，因此一般均选择指数型模型描述药物药物动力学参数的个体间变异。

（2）残差变异：残差变异主要来源于测量误差、实验室间误差及模型本身等。其大小反映了预测值相对于观测值的随机变化的程度。残差较大表明同一个受试者在相同剂量和给药间隔内的变异大，模型的预测性不佳。若一个线性动力学药物的残差变异较小，在每个给药间隔内的药物动力学行为一致，则可准确地预测浓度，并提供理想的治疗方案。

残差变异可用加和型[式（14-13）]、比例型[式（14-14）]、结合型[式（14-15）]和对数型[式（14-16）]模型等表示。

加和型：
$$Y = F + \varepsilon_1 \tag{14-13}$$

比例型：
$$Y = F \times (1 + \varepsilon_1) \tag{14-14}$$

结合型：
$$Y = F \times (1 + \varepsilon_1) + \varepsilon_2 \tag{14-15}$$

对数型：
$$Y = \lg F + \varepsilon_1 \tag{14-16}$$

式中，Y 为观测值，F 为模型预测值，ε 为残差变异。残差变异符合均值为 0、方差为 σ^2 的正态分布。其中对数型模型假设残差变异为对数正态分布，且 F 须为正值。

残差模型的选择应符合药物动力学和药效学特征及观测值的范围。当药物动力学和药效学观测值的范围在一个数量级以内时，如稳态谷浓度或恒速静脉滴注时的稳态血药浓度，可以选择加和型残差变异模型描述。当药物动力学或药效学数据的范围大于一个数量级时，可考虑选择比例型残差变异模型。

在选择残差变异模型时，须注意不同模型中预测值与残差变异的关系。如图 14-12 所示，加和型和对数型模型的残差是一个固定值，比例型和结合型模型的残差会随着预测值的增大而增大。比例型模型预测值趋近 0、残差亦趋近 0，而结合型模型在预测值趋于 0 时，残差逐渐趋于一个常数。此外，须注意图 14-12 中对数型的预测值（Y）指经对数转换后的浓度值。通过绘制加权残差-预测值的散点图，可初步评估两者之间是否存在相关性。

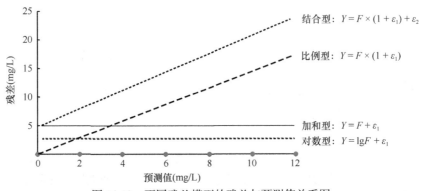

图 14-12　不同残差模型的残差与预测值关系图

（3）场合间变异：场合间变异表示个体的药物动力学或药效学参数在不同研究阶段中的变异，如在不同的给药周期或不同的采血周期中清除率的变异等。忽略场合间变异可影响个体参数估算值的准确性。图 14-13 展示了有无清除率场合间变异时的血药浓度-时间曲线。

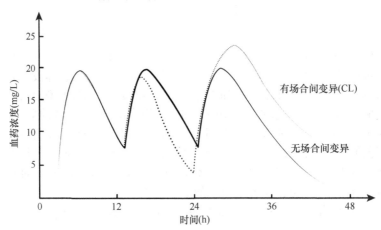

图 14-13　清除率有/无场合间变异时的血药浓度-时间曲线

场合间变异与个体药物动力学或药效学参数的关系（在假设符合加和型模型的情况下）可表示为

$$k_{e,in} = \left[k_{e,pop} + \kappa_n \right] + \eta_i \qquad (14\text{-}17)$$

式中，$k_{e,in}$ 表示第 i 个个体在第 n 个场景中的一级消除速率常数；$k_{e,pop}$ 是群体一级消除速率常数；κ 表示场合间变异，符合均值为 0、方差为 π^2 的正态分布；η 表示个体间变异，符合均值为 0、方

差为 ω^2 的正态分布。

三、模型参数估算方法

目前，模型参数的估算方法主要有参数法、非参数法和贝叶斯法。与非参数法相比，参数法的应用更为广泛。参数法中一阶条件估算法（first order conditional estimation，FOCE）、含个体间和残差变异交互作用的一阶条件估算法（first order conditional estimation with inter- and intra-subject variability interaction，FOCE-I）是最经典的计算方法。贝叶斯法综合了未知参数的先验信息和观测样本信息，根据贝叶斯定理，推断后验信息和未知参数。

（一）参数法

参数法是在假设模型参数服从正态分布（或对数正态分布）的前提下，结合经典的药物动力学和药效学理论与混合效应模型（固定效应和随机效应），直接求算出群体药物动力学和药效学参数。该法是目前群体药物动力学和药效学研究中使用最为广泛的一种方法。

1977 年，Sheiner 教授提出的非线性混合效应模型法采用了参数法估算群体参数。传统方法一般先计算个体参数，进而计算群体参数。而 NONMEM 法通过统计学模型来处理分析患者的特征信息（病理生理学信息、给药剂量等）、观测值（如血药浓度等）及可能的误差。参数估算时，采用了扩展最小二乘法，一步求算所有的群体参数。

常用的 NONMEM 软件包提供了多种参数估算方法，包括一阶估算法（first order，FO）、FOCE、FOCE-I、拉普拉斯法（Laplace）等。在 NONMEM 7 以上版本的软件中，还增加了新的算法，包括迭代两步法（iterative two-stage method）、蒙特卡罗抽样重要最大期望值法（Monte Carlo importance sampling expectation maximization method）、随机近似最大期望值法（stochastic approximation expectation maximization method）等。其中 FOCE 和 FOCE-I 的估算结果准确可靠，是经典的计算方法。

（二）非参数法

与参数法不同，非参数法无须假设参数符合正态分布（或对数正态分布）即可求算参数，适用于多数概率分布或联合分布的数据。目前，基于非参数法原理的算法有非参数最大似然法（nonparametric maximum likelihood，NPML）、非参数最大期望值法（nonparametric expectation maximization，NPEM）、半非参数法（semi nonparametric，SNP）、非参数自适应网格法（nonparametric adaptive grid，NPAG）等。Pmetrics 软件和 NONMEM 7.2 以上版本软件纳入了相关算法。

（三）贝叶斯法

贝叶斯法由英国学者托马斯·贝叶斯创建。其基本原理是根据某一事件既往发生的概率特征，预测之后该事件发生的可能性。在 PopPK-PD 研究中，贝叶斯法可以根据群体内的参数分布特征和个体实际的观测数据（如血药浓度、生物标志物浓度、药物动力学效应值等），估算最大概率的个体参数，其表述如下：

$$P(\Phi|C) = \frac{P(C|\Phi)P(\Phi)}{P(C)} \tag{14-18}$$

式中，Φ 表示模型参数值，C 表示个体观测数据。$P(C)$ 和 $P(\Phi)$ 分别是 C 和 Φ 的先验概率（或边缘概率）；$P(\Phi|C)$ 表示在已知 C 发生的情况下 Φ 的发生概率，称为后验概率；$P(C|\Phi)$ 表示在已知 Φ 发生的情况下 C 的发生概率，称为似然度。在 PopPK-PD 研究中，贝叶斯法是基于个体观测数据寻找一组最有可能的参数解，即 $P(\Phi|C)$。

最大似然法（maximum likelihood methods）估算参数时，假设参数是固定且未知的，但研究数据稀疏、数据不满足正态分布或模型过于复杂时，最大似然法容易导致计算失败。与最大似然法不同，贝叶斯法在参数估算时纳入了先验信息，并假设模型参数是随机的。例如，马尔科夫链蒙特卡罗（Markov chain Monte Carlo，MCMC）贝叶斯法无须假设参数的分布形式，可从某个建议分布（proposal distribution）中抽取样本，获得稳定的后验分布，进而分析计算。在稀疏数据建模分析时，MCMC 贝叶斯法可作为参数估算的方法。此外，最大似然法的结果通常是点估算值，如平均值；而贝叶斯法获得的通常是参数的概率分布。

与最大似然法相比，贝叶斯法估算参数基于先验信息，具一定主观性。当使用不同的先验信息时，可得到不同的估算结果。因此，贝叶斯法估算的可信度也取决于先验信息的可信度。尽管如此，贝叶斯法在医学研究中的应用仍日益增加。2010 年，美国 FDA 颁布了关于应用贝叶斯法分析医疗设备数据的指导原则。当传统的概率方法失败时，贝叶斯法常常作为替代方法使用。2011 年，NONMEM 7.2 以上版本软件纳入了 MCMC 贝叶斯算法。目前，该方法也成为群体数据分析中的重要算法之一。

四、群体药物动力学-药效学模型的应用

传统药物动力学-药效学研究主要关注"整体平均特征"，所以试验设计方面需要尽量避免潜在因素影响。此类研究通常在受试者特征高度相似的群体中通过密集采样获得该群体的平均药物动力学-药效学特征（如一组 18～40 岁男性受试者的平均血药浓度-时间曲线和药物动力学参数）。而对于临床研发而言，目标患者人群（如老年患者、女性患者等）中的变异对临床后续研发及药物上市后的临床实践极为重要。评估群体的变异具有重要意义，因为随着变异升高，药物的疗效和安全性在部分人群中可能会下降。尽早收集并量化群体的信息及基于 PopPK-PD 研究之上的量效关系，能够为临床研发策略提供参考，进而从研发途径上提高药物的安全性和有效性。

PopPK-PD 研究在当前临床药物研发和监管中常见的基本应用可包括以下五个方面。

（一）剂量选择

PopPK-PD 研究及量效关系研究为剂量选择提供关键依据。例如，PopPK-PD 研究得到体重和药物暴露之间的相关性可支持按体重给药或按体重分级给药。PopPK-PD 研究还可以模拟未经试验过的给药方案下的药物暴露水平。业内已有成功的案例使用 PopPK-PD 模拟未在临床试验中验证过的给药方案，结合暴露-效应关系，证明未验证的给药方案更优并获 FDA 批准上市。

盐酸昌欣沙星是由我国自主研发的第四代氟喹诺酮类抗菌药物。作为一种浓度依赖性药物，有必要结合患者自身情况和致病菌类型设计具有针对性的给药方案，以达到提高疗效、减少耐药、避免不良反应的目的。冀希炜等建立了盐酸昌欣沙星在中国健康受试者中的 PopPK-PD 模型，并考察其在不同给药方案下的药物动力学-药效学参数。结果显示，对于肺炎链球菌和甲氧西林敏感的金黄色葡萄球菌，临床应用盐酸昌欣沙星 300 mg/d 可获得满意疗效；对于肺炎克雷伯菌需要结合菌株的敏感性具体分析，如果临床分离菌株的最低抑菌浓度（MIC）在 4 μg/mL 以下，估计 400 mg/d 用药可以获得较好疗效；由于大肠埃希菌对昌欣沙星较不敏感，600 mg/d 的给药方案仍不能达到理想的 AUC/MIC 水平。

（二）儿童给药剂量与试验设计

PopPK-PD 研究对儿童试验尤为重要，因为它可使用稀疏采样尽可能减少采血点，并可使用基于成人数据的 PopPK-PD 模型来模拟并支持剂量选择。对儿童参数的推导应考虑：①异速放大法；②生长发育对药物代谢的影响；③儿童剂型的生物利用度。应该注意的是，准确的剂量选择必须建立在对暴露-效应关系在成人和儿童之间异同的深刻理解之上。

利拉鲁肽（liraglutide）是一种人胰高血糖素样肽-1（GLP-1）类似物，用于成人 2 型糖尿病患者控制血糖。Petri 等比较了利拉鲁肽在 2 型糖尿病成人患者和 10～17 岁儿童患者中的药物动

力学行为，发现在给予成人的有效剂量时，该药在儿童体内的暴露量与成人相同，若后续的临床试验证明在儿童体内相同的暴露量也能达到相同的药效，那么该药有望被扩展用于儿童糖尿病患者的治疗。

（三）特殊人群

PopPK-PD 研究结果可写进药品说明书，用以支持药物在一般患者人群及特殊患者人群中的使用。例如，单独进行肝肾功能不全患者的研究有时可能违背伦理。这种情况下，可在Ⅱ、Ⅲ期的临床试验中纳入一部分肝肾功能不全的患者，并采用 PopPK-PD 研究来推荐特殊人群的给药方案。

哌拉西林/他唑巴坦是一种广谱 β-内酰胺酶抑制剂组合抗生素，通常被推荐作为严重细菌感染的一线治疗，包括腹腔内感染、医院获得性肺炎、发热性中性粒细胞减少症及皮肤或软组织感染。哌拉西林/他唑巴坦约 70%由肾脏排泄，所以在肾功能不全患者中，可能因肾脏排泄减少而使哌拉西林/他唑巴坦蓄积过多，血浆蛋白结合率的降低及受损的代谢酶和转运体活性，同样可能影响其分布和消除过程。Zhang Chao 等基于 PopPK-PD 模型模拟研究了哌拉西林/他唑巴坦在肾功能不全患者中的最佳给药方案。研究发现对于肾功能轻度至中度受损的患者，哌拉西林/他唑巴坦 4/0.5 g，每 12h 一次，30 min 输注给药方案是合适的。但当 MIC 为 8 mg/L 或 16 mg/L，需要调整给药方案为每 8 h 一次或每 6 h 一次或者延长输注时间为 2～6 h。当 MIC 大于 32 mg/L 时，12～24 g/d 的高剂量哌拉西林/他唑巴坦持续输注是唯一可达到目标值的给药方案。对于严重肾损伤的患者，推荐采用低剂量并延长输注时间为 4～6 h。

（四）药物-药物相互作用

PopPK-PD 研究是药物-药物相互作用（drug-drug interaction，DDI）的重要研究手段。应用 PopPK-PD 研究时，建议考虑：①通常药物-药物相互作用研究对象是单种药物，而不是一类药物；②当几种合并用药作用机制和代谢途径相似的情况下，可以考虑将几种药物合并为一个协变量；③PopPK-PD 模拟可以推荐合并用药所需的最小例数和采样方案；④对生理上可能相关的协变量需要考虑全面。

研究报道，在艾滋病和肺结核的并发患者中，同时进行抗病毒和肺结核治疗比单独的肺结核治疗死亡率更低。然而，艾滋病病毒（HIV）蛋白酶抑制剂与抗肺结核药物利福霉素之间的相互作用是比较复杂的。亨尼格（Hennig）等整合了 13 个研究的数据进行 PopPK 分析，发现在合用 HIV 蛋白酶抑制剂后，利福布丁的清除率、表观分布容积及代谢物的比例均发生变化，利福布丁 150 mg 合并 HIV 蛋白酶抑制剂导致的药物暴露量与单独给予利福布丁 300 mg 相似甚至更高，并能达到治疗范围内的峰浓度。

（五）种族差异

PopPK-PD 研究可整合多个密集或稀疏采样临床试验的数据，并经过量化得到特定种族人群相关的药物动力学-药效学参数。给予 PopPK-PD 研究进行种族差异评估，比传统基于小样本的药物动力学-药效学参数比较更加科学合理。当不同种族的受试者人群在某些协变量分布上存在明显差异，而这些协变量又显著影响药物动力学-药效学参数时，使用 PopPK-PD 研究可定量种族与协变量的相关性及影响大小，为阐述种族差异提供证据。

PopPK-PD研究除了以上五类基本应用，在药物研发中还有更广泛深入的用途。例如，PopPK-PD研究结合疾病领域知识、临床试验运营等信息能够实现临床试验模拟，为研发决策、试验设计提供证据；结合疾病机制、转化医学等信息为生物标志物与疾病在临床的相关性提供解释，进而促进医学领域对疾病的认知。

第四节　基于生理的药物动力学模型在药物研究中的应用

一、概　　述

早在 1937 年，特奥雷尔（Teorell）首次提出用多室模型综合药物特点与生物/生理因素来模拟药物体内药物动力学过程。一直到 1977 年，"基于生理的药物动力学"模型这一术语才被标明推出。基于生理的药物动力学模型是将机体各器官组织的生理、生化参数，药物的理化性质及吸收、分布、代谢与排泄相关的数据进行公式化的描述，遵循物质平衡原理进行物质转运，并借助血液循环网络模拟机体循环系统的血液流向，将各器官组织连接起来研究药物体内过程的整体模型。

基于生理的药物动力学模型是基于作用机制的模型，与传统房室模型中以实测浓度-时间数据为建模基础不同的是，基于生理的药物动力学模型是根据药物的理化、生化特性及机体解剖学和生理结构而定的，它将每个相应的组织器官单独作为一个房室看待，每个房室都具有真实的生理学和解剖学意义，不同房室间借助血液循环连接，如图 14-14 所示。房室的选择不依赖于某一特定药物的性质，而是将每个房室内药物复杂的 ADME 过程简化，列出质量平衡微分方程，再利用计算机软件进行计算，能预测出任一组织器官内药物浓度的时变过程，因此能更好地反映药物在体内的分布情况。

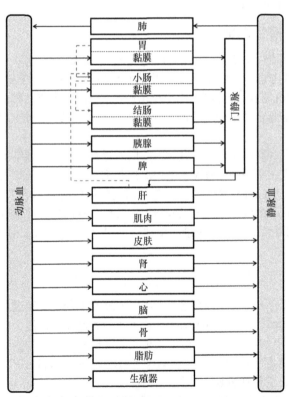

图 14-14　基于生理的药物动力学模型示意图（箭头代表血液流向）

尽管基于生理的药物动力学研究方法推出时间很早，但其被应用于创新药临床研发的时间还较短。两个著名的基于生理的药物动力学应用于创新药临床研发的里程碑：①2012 年 3 月，FDA 举行的临床药理学顾问委员会投票，支持基于生理的药物动力学方法应常规性被用于儿科临床试验设计；②2013 年 FDA 临床药理办公室新成立了基于生理的药物动力学小组，专门审阅新药申请研究中的基于生理的药物动力学分析报告。近几年，FDA 和欧洲药品管理局（EMA）陆续发布了《基于生理的药物动力学分析——格式与内容的行业指南》《基于生理的药物动力学分析的使用——用于口服药品开发、生产变更和控制的生物制药申请》等指南草案。有数据显示，目前提交给 FDA 的申请资料中大多含有基于生理的药物动力学建模和模拟方法，如 2018 年新药申请（new drug application，NDA）申报资料中有 33%含有基于生理的药物动力学模型，而 2019 年截至当年 10 月，NDA 申报资料中已有 50%含有基于生理的药物动力学模型。其中，约 60%的新药申报材料采用 PBPK 建模和模拟方法预测药物-药物相互作用的风险，以支持联合用药时提出剂量调整建议。2022 年 8 月，CDE 也发布了《生理药物动力学模型在儿科人群药物研发中应用的技术指导原则（征求意见稿）》。预示着基于生理的药物动力学模型的应用已从初期的学术界迅速发展到药物研发领域，而且也受到了我国药品监管部门的广泛关注和认可。

二、构建基于生理的药物动力学模型的关键点

■ （一）获取药物相关参数

基于生理的药物动力学模型运用了"自下而上"的建模方法，它结合了大量药物特异性数据、物种生理学参数（系统参数）及对药物动力学性质相关影响因素的理解。人体和临床前物种的系统相关参数（如组织体积、血流量、肾小球滤过率、每克肝脏中微粒体蛋白/肝细胞的量、血浆蛋白、酶及转运体的丰度）可从文献中获取，并且已经被整合入了一些商业基于生理的药物动力学建模平台，包括 Gastroplus、Simcyp、ADMEWORKS DDI Simulator、CLOEPK，以及开源软件 PK-sim 等。例如，人体基于生理的药物动力学模型考虑了不同种族人群特异性系统参数的变异性，以及这些参数在该种族人群中的相关性。药物相关参数包括理化性质（分子量、pK_a、药物的酸碱性）、溶解度和渗透性、血浆蛋白结合率、全血/血浆分配比、转运体对药物处置的贡献，以及药物经酶代谢的体外数据（如固有清除率 CL_{int}）。这些药物特异性参数通常可通过体外测定或计算机预测获取，而如果缺乏足够的体外和体内数据，将会限制基于生理的药物动力学模型的应用。

■ （二）结合"自下而上"和"自内而外"的方法构建和优化模型

基于生理的药物动力学建模通常采用"自下而上"的方法，即基于早期药物发现阶段的临床前数据构建模型，并根据体外试验获得的药物特异性参数预测临床前物种和人体内药物动力学。例如，琼斯（Jones）等提出的用于临床药物动力学预测的"自下而上"方法描述如下。

（1）临床前静脉给药后药物动力学预测，可评估并选择最合适的组织/血浆分配系数（K_p）预测方法，评估预测的准确性并对特定药物的理化参数在合理范围内进行调整。

（2）在一定剂量范围内对临床前口服给药后药物动力学进行预测，以进一步评估预测的准确性。

（3）基于临床前药物动力学预测研究选择的合适的 CL 和 K_p 预测方法，模拟药物在人体的吸收和处置。当获得临床前或临床体内数据，可进一步完善和优化机制基于生理的药物动力学模型（"自内而外"）并前瞻性应用于未研究场景的模拟预测。这些预测报告可作为申报材料的一部分提交监管机构，也可作为制订或修改药品说明书、批准后补充研究，以及下一代药物研发的参考和依据。

在模型验证阶段，模拟结果和观测数据之间经常发生吻合度不佳的情况，而参数敏感性分析可帮助确定对模拟结果影响最大的输入参数。为确定需要纳入敏感性分析的参数，就必须对每个输入参数的性质，以及它们如何影响模拟结果都要有较好的理解。另外，了解输入参数的生成方式及其数值的合理范围也同样重要。

三、基于生理的药物动力学模型的应用

理论上,基于生理的药物动力学模型可以:①预测任何组织和器官中药物及代谢成产物浓度的经时过程;②定量地描述病理、生理参数变化对药物处置的影响;③结合体外数据预测药物在体内的药物动力学行为,或将在动物中获得的结果外推至人体,预测药物在人体血液及组织中的浓度。

■(一)指导药物研发

大多数药物研发失败的原因之一是其在人体中不适当的药物动力学特性,尽管近年来药物的药物动力学和生物利用度等问题已有所改善,但由于药物在人体中复杂的 ADME、毒理学和药理学安全性较差等问题,使得药物研发过程中的多数候选药物最终都面临失败的风险。因此,在首次临床(first-in-human,FIH)试验前期,通过动物或体外药物动力学参数外推到人体来预测药物在人体内的药物动力学特性在药物研发的临床研究阶段意义重大。体外-体内外推(in vitro-in vivo extrapolation,IVIVE)和异速放大(allometric scaling,AS)是预测药物在人体内药物动力学行为的有效方法。IVIVE 是使用生物材料(如肝微粒体和肝细胞)的体外数据预测体内 CL 的方法,所以 IVIVE 主要用于通过 CYP 代谢的化合物,故有必要分别建立用于 CYP,非 CYP 和药物转运体代谢的方法,然后将这些方法整合到预测人体药物动力学中。AS 是基于体内药物动力学参数与实验动物(如小鼠、大鼠、犬和猴)的体重之间的关系来预测 CL 和表观分布容积(V_d),但实际上药物在不同物种间代谢、转运和胃肠道吸收方面也有显著差异。因此,AS 预测药物药物动力学行为明显不够精确,尤其是口服给药和代谢缓慢的药物。

基于生理的药物动力学模型通常用于早期药物发现阶段,预测候选药物的药物动力学性质,评估药物在机体内的药物动力学行为,对药物化合物的筛选、FIH 给药剂量的选择具有重要意义。基于生理的药物动力学建模可用于探索潜在临床候选药物,在体内试验之前预测候选药物的血浆或组织药物动力学,更好地理解药物动力学特性和药物动力学-药效学关系,从而筛选出更合理的药物,进而帮助完成跨物种外推、给药途径和 FIH 给药剂量的选择。

目前,基于生理的药物动力学模型不仅可用于 FIH 剂量预测研究,在生物药剂学领域也同样得到了广泛应用。在药物研发中对临床前生物药剂的评估包括体外溶出度测试和动物体内测试,即首先在溶出度试验中筛选制剂,然后再将优选制剂用于动物实验,以选出适用于人体的最佳剂型。Kesisoglou 等介绍了不同制药公司使用基于生理的药物动力学模型应用于生物药剂学的几个案例,如在 FIH 前期预测药物吸收,及 FIH 后期优化制剂和溶出方法等问题,显示了基于生理的药物动力学模型在药物制剂研发过程中的潜在应用前景。

■(二)指导特殊人群用药

基于生理的药物动力学模型可将药物在健康志愿者中的药物动力学行为外推至患病人群或特殊人群(老人、儿童、孕妇及患有肝肾功能损害的患者)以指导用药。帕罗特(Parrott)等建立基于生理的药物动力学模型模拟奥司他韦及其活性代谢物奥司他韦羧酸盐在健康成人中的药物动力学,通过改变影响药物药物动力学行为的年龄依赖性参数,成功预测其在儿童体内的药物动力学过程。此外,许多药物经肝脏代谢、肾脏排泄,因此器官损伤患者的用药安全也非常重要。Rhee 等构建了二甲双胍基于生理的药物动力学模型,通过口服二甲双胍后在健康成人和老年人中获得的临床血药浓度数据来优化与验证该模型,然后推测并比较其在肝肾功能损害患者体内的药物动力学。由于二甲双胍主要经肾脏排泄消除,所以基于生理的药物动力学模型可以很好地预测肾脏清除率变化对药物动力学的影响。

■(三)评价药物-药物相互作用

治疗疾病时多种药物的共同给药增加了药物-药物相互作用风险,会显著影响患者的用药安全性，因此在用药前对药物-药物相互作用进行风险评估非常重要。药物-药物相互作用由共同给药引起药物 ADME 性质的变化，其机制通常涉及药物代谢酶（CYP450 等）、转运体（P-gp、OATP 等）或两者的共同作用。在预测总清除率时，IVIVE 和 AS 难以确定代谢酶和转运体的表达量、亲和力和特异性的变化，Patilea 等提出的扩展清除率模型可以确定代谢酶或转运体是否会影响药物在人体中的药物动力学、组织浓度及药物-药物相互作用，从而弥补 IVIVE 和 AS 方法的缺陷。此外，基于生理的药物动力学模型可以通过评估个体间的变异性，如年龄、性别、种族和遗传多态性，研究药物在虚拟群体中个体药物-药物相互作用的程度，同时也可以研究给药途径等因素对药物-药物相互作用变化的影响。

抗肿瘤药物与抗逆转录病毒药物共同给药可能存在药物-药物相互作用，合理评估可能发生的药物-药物相互作用，进而调整用药剂量可以显著优化 HIV 感染者的抗肿瘤治疗。莫尔托（Moltó）等使用基于生理的药物动力学模型模拟抗逆转录病毒药物（地瑞纳韦、利托那韦、依非韦伦和依曲韦林）与抗肿瘤药物（厄洛替尼和吉非替尼）之间的药物-药物相互作用，比较使用和不使用抗逆转录病毒药物的厄洛替尼和吉非替尼的药物动力学，从而给出剂量调整策略。结果发现地瑞纳韦和利托那韦增加了抗肿瘤药物的血药浓度，而依非韦伦和依曲韦林减少其血药浓度。所以给药剂量可以调整为使用地瑞纳韦或利托那韦时减少厄洛替尼和吉非替尼的剂量，或与依曲韦林合用时增加剂量，而即使厄洛替尼或吉非替尼剂量加倍，依然存在与依非韦伦的相互作用。

（四）预测口服药物吸收

口服药物的吸收过程较复杂，受药物溶解度和渗透性、胃肠道 pH 和食物效应等因素的影响，所以通过体外数据建立口服药物的基于生理的药物动力学模型来评估候选药物的口服吸收效率就显得尤为重要。口服药物基于生理的药物动力学模型在预测口服药物药物动力学、指导药物剂型选择和配方优化及研究胃肠道 pH 和饮食对药物的影响方面很有意义。

Liu 等建立了基于生理的药物动力学模型预测口服药物多巴胺 D_3 受体拮抗剂 YQA-14 的药物动力学行为，以评估其作为临床候选药物的可能性，结果表明在一定范围内减少给药剂量会增加药物的生物利用度。口服药物的吸收依赖于药物的特定性质如溶解度和渗透性等，基于生理的药物动力学模型也可以通过改变药物特定参数推测出药物在人体内充分吸收的颗粒粒度以指导用药。此外，基于生理的药物动力学模型可研究胃肠道 pH 和食物对药物生物利用度的影响，pH 的改变主要影响固体药物在特定隔室中的溶解度，食物会影响胃肠道转运、胃液 pH 和食物-药物的直接相互作用，且胆汁分泌有助于亲脂性药物的溶解和渗透，使得基于生理的药物动力学模型成为预测药物在人类禁食和进食状态下如何吸收较合适的手段。随着研究人员对口服药物吸收过程的理解增多，基于生理的药物动力学模型预测药物动力学的能力也将提高，为制药行业新药的开发提供更好的工具。

（五）药品监管领域

基于生理的药物动力学模型的广泛应用有效促进了新药审评的相关决策的出台。近几年，EMA和 FDA 分别发布了关于基于生理的药物动力学模型的指南草案，突出了如今基于生理的药物动力学模型在制药行业的快速发展。新药审评中，基于生理的药物动力学建模主要用于药物-药物相互作用和儿童用药研发两个方面。Shebley 等总结了过去几年向监管机构提交审批的相关案例，发现大多数候选药物与药物-药物相互作用有关，所涉及的药物主要影响 CYP3A，也包括对 CYP2C8 和 CYP2C9 底物或 CYP2C9 抑制剂的药物-药物相互作用预测。基于生理的药物动力学建模相关指南的出台为临床药物-药物相互作用评价提供了重要指导，同时进一步完善了新药临床研究的注册申请内容。

链 14-1

本 章 小 结

章末总结

本章我们学习了药物动力学的相关研究进展。

首先我们学习了定量药理学的定义及 MIDD 和 MIPD 的相关内容。

MIDD 是指采用建模与模拟技术对生理学、药理学及疾病过程等信息进行整合和定量研究，从而指导新药研发和决策。建模与模拟在药物研发及全生命周期中的管理应用涉及多个方面，涵盖从非临床研究到临床研究及上市后临床再评价等各个阶段。MIPD 是通过数学建模与模拟技术，将患者、药物和疾病等信息进行整合，指导患者精准用药。相较于经验用药，MIPD 是一种基于患者生理、病理、遗传等特征制订给药方案的新方法，可提高药物治疗的安全性、有效性、经济性和依从性。MIPD 的基本流程包括数据收集、模型构建、模型评价和实施应用四大环节，并且整个过程是一个不断循环和改进完善的过程。

此外，我们还学习了药物动力学-药效学模型的研究内容和分类系统。

药物动力学-药效学的研究分为两部分，一部分来源于试验数据的收集，另一部分是将试验获得的数据进行计算建立药物动力学-药效学模型。血药浓度（C）和药理效应强度（E）数据主要来源于动物实验、体外试验和人体试验三个途径。

药物动力学-药效学模型可以分为直接连接模型和间接连接模型，其中直接连接模型是指将测定的血药浓度作为效应的药物浓度代入药效学模型，将血药浓度与效应直接联系起来建立药物动力学-药效学模型。但实际上许多药物观测到的血药浓度与效应之间存在时间滞后，在这种情况下，血浆浓度最大值出现在效应最大值之前。浓度观察值与观察到的效应之间的关系遵循逆时针滞后曲线。此时可采用间接连接模型来描述。

如果一个药物一旦到达作用部位即可产生相应的药效，药物的效应与效应室的浓度变化一致而无时滞时，该药物的作用方式属于直接作用，可以采用直接效应模型进行描述。如前所述的直接连接模型和间接连接模型均属于直接效应模型。如果一个药物需要通过影响体内某种内源性物质的含量或活性，进而通过一系列的生理生化过程最终产生效应，则该药物的作用方式属于间接作用。此外，药物动力学-药效学模型还可分为软连接模型和硬连接模型，以及时间依赖模型和时间非依赖模型，在新药研发的各个阶段均得到了广泛应用。

在经典的药物动力学-药效学理论基础之上引入"群体"的概念，即可开展 PopPK-PD 研究。"群体"指根据研究目的所确定的研究对象的集合。"群体特征"包括群体平均值或典型值，也包括由于不同个体在生理、病理、遗传等方面的差异所导致的变异。PopPK-PD 研究可充分利用药物研发中各个阶段的试验信息，将多个不同试验设计的临床研究数据进行汇总分析，更为准确地描述药物动力学-药效学特征，并据此进行剂量选择和临床试验模拟，比较和优化给药方案。

最后，我们还学习了基于生理的药物动力学模型的基本原理和相关应用，掌握了基于生理的药物吸收、分布、代谢和排泄的生理模型。

基于生理的药物动力学模型是根据药物的理化、生化特性及机体解剖学和生理结构而定的，它将每个相应的组织器官单独作为一个房室看待，每个房室都具有真实的生理学和解剖学意义，不同房室间借助血液循环连接。它结合了大量药物特异性数据、物种生理学参数（系统参数）及对药物动力学性质相关影响因素的理解。

基于生理的药物动力学建模通常采用"自下而上"的方法，即基于早期药物发现阶段的临床前数据构建模型，并根据体外试验获得的药物特异性参数预测临床前物种和人体内药物动力学，可以应用于指导药物研发、指导特殊人群用药、评价药物-药物相互作用、预测口服药物吸收及药品监管领域等各个方面，对药物开发应用的全过程有着重要的指导意义。

思　考　题

1. 请简述药物动力学-药效学模型中"间接连接"和"间接效应"导致药物效应变化滞后于浓度变化的原因和区别。

2. 在 PopPK-PD 研究中通常可考虑的协变量包括哪些？应如何进行选择？可举例说明。

3. 在 PopPK-PD 研究中残差变异模型有哪些？如何进行选择？

4. 在构建基于生理的药物动力学模型时，需要纳入的药物相关参数有哪些？

5. 在基于生理的药物动力学模型中，肝脏清除模型有哪两种？

（王　凌）

参 考 文 献

陈刚. 2019. 生物药剂学. 5 版. 北京: 中国医药科技出版社

董王明, 江昌照, 叶金翠, 等. 2020. 经皮给药制剂促透方法研究进展. 中国新药杂志, 29(18): 2089-2097

董玉洁, 蒋沅岐, 陈金鹏, 等. 2021. 中药缓控释制剂的研究进展. 中草药, 52(8): 2465-2472

樊斌, 李泽荣, 王书霞, 等. 2019. 枸橼酸西地那非肺部给药的剂型研究进展. 中国药师, 22(5): 911-913

郭姗姗, 李草, 赵志刚. 2022. 眼用制剂的前药及其药动学研究进展. 中国药学杂志, 57(9): 684-690

国际人用药品注册技术协调会. 2022. ICH 协调指导原则-生物分析方法验证及样品分析 M10

国家药典委员会. 2020. 中华人民共和国药典:2020 年版四部. 北京: 中国医药科技出版社

何娜, 苏珊, 董亚琳, 等. 2021. 《中国万古霉素治疗药物监测指南(2020 更新版)》解读. 临床药物治疗杂志, 19(1): 12-16

黄壮, 张慧, 刘楠, 等. 2021. 多肽类药物鼻腔给药研究进展. 中国医院药学杂志, 41(17): 1801-1907

蒋欣语, 李笑雨, 郭锡汉, 等. 2023. 同型半胱氨酸通过影响 Ang-1 和 Survivin 表达改变血管内皮通透性. 中国老年学杂志, 43(2): 442-444

蒋沅岐, 董玉洁, 陈金鹏, 等. 2021. 中药靶向制剂的研究进展. 中草药, 52(4): 1156-1164

焦正. 2019. 基础群体药动学和药效学分析. 北京: 科学出版社

焦正, 李新刚, 尚德为, 等. 2021. 模型引导的精准用药: 中国专家共识 (2021 版). 中国临床药理学与治疗学, 26(11): 1215-1228

李菲, 田景振, 王建筑, 等. 2019. 直肠给药系统的研究进展. 中成药, 41(5): 1115-1118

李先福, 张志伟, 洪晓轩, 等. 2021. 烷基糖苷类吸收促进剂在药物递送系统中的应用与展望. 药学学报, 56(6): 1591-1598

梁欢欢, 曹晔, 李双双, 等. 2021. 口服缓控释制剂研究进展. 军事医学, 45(12): 945-949

刘嘉玲, 武晓静, 周骐. 2021. 淋巴转运对缺血心肌免疫损伤的影响. 中国循证心血管医学杂志, 13(6): 762-763

毛世瑞. 2019. 药剂学(英文版). 北京: 人民卫生出版社

孟令婷, 顾艳丽. 2020. 口服缓控释制剂药剂学特点及临床应用. 中国药物经济学, 15(11): 125-128

王海涛, 刘睿, 宋锦, 等. 2022. 提高角膜滞留性的策略:黏附材料及递药系统的应用进展. 中国现代应用药学, 39(13): 1767-1774

银晓晶. 2022. 7-乙基-10-羟基喜树碱与大鼠血浆蛋白结合率的测定. 当代化工, 51(2): 366-369

尹莉芳, 张娜. 2022. 生物药剂学与药物动力学. 6 版. 北京: 人民卫生出版社

余敬谋, 黄建耿. 2019. 生物药剂学与药物动力学. 武汉: 华中科技大学出版社

张菁. 2021. 药动学-药效学: 理论与应用. 北京: 科学出版社

张相林, 缪丽燕, 陈文倩. 2019. 治疗药物监测工作规范专家共识(2019 版). 中国医院用药评价与分析, 19(8): 897-898

赵蒙蒙, 马建宏, 杨维, 等. 2020. 具两个米氏代谢非线性药物动力学模型 AUC 的评估. 数学建模及其应用, 9(3): 22-31

钟大放. 2021. 创新药物代谢和药动学研究. 北京: 科学出版社

Darwich A S, Polasek T M, Aronson J K, et al. 2021. Model-Informed precision dosing: background, requirements, validation, implementation, and forward trajectory of individualizing drug therapy. Annu Rev Pharmacol Toxico, 61: 225-245

David T, Hélène M, Yann V, et al. 2019. Nonlinear pharmacokinetics of rituximab in non-Hodgkin lymphomas: A pilot study. British Journal of Clinical Pharmacology, 85(9):2002-2010

Guang Dong Pharmaceutical Association. 2020. 基于药物基因组学的抗血小板药物个体化药学服务指引(2020 年版). 今日药学, 30(9): 584-591

Kirbs C, Kluwe F, Drescher F, et al. 2019. High voriconazole target-site exposure after approved sequence dosing due to nonlinear pharmacokinetics assessed by long-term microdialysis. European Journal of Pharmaceutical Sciences, 131: 218-229

Liu X, Yu Z, Wang Y, et al. 2020. The rapeutic drug monitoring of polymyxinB by LC-MS/MS inplasma and urine. Bioanalysis, 12(12): 845-855

Wang L Z, Syn N, Li S, et al. 2019. The penetration and distribution of topical atropine in animal ocular tissues. Acta Ophthalmol, 97(2): e238-e247

Wang Y, Zhu H, Madabushi R, et al. 2019. Model-Informed drug development: current us regulatory practice and future considerations. Clin Pharmacol Ther, 5(4): 899-911